中医膏丹丸散大典

（膏剂分典）

主　　编　宋　兴　罗才贵　杨　宇

分册主编　欧阳利民　薛　红　刘　渊

分册副主编　邓森涛　孟　君　江　澜　王化楠
　　　　　　姚宝清　蔡　林　陈泽峰　谢晓红

主　　审　邓中甲

编　委（按姓氏笔画为序排列）

王　静　王　刚　文　怡　孔沈燕　孔明枫
史章华　朱旭华　刘　平　刘清富　刘亚飞
刘克林　吴继平　林佳敏　李贤军　汤利平
陈　述　陈　龙　陈　颖　陈丽平　陈建雄
邱昌玉　何　英　何玉华　张芸芸　张国辉
杨　帆　杨　春　阿贝乐　罗来荣　金　钊
欧亚龙　胡　波　侯　伟　贺成彪　高　锋
殷海宽　席大章　黄勇刚　黄纯富　黄金燕
曾元静　曾军秀　程　永　梁秀梅　雷　琴
缪奇祥

四川科学技术出版社

·成都·

图书在版编目(CIP)数据

膏剂分典/宋兴主编. －成都:四川科学技术出版社,2007.7(2024.11 重印)
(中医膏丹丸散大典)
ISBN 978－7－5364－6281－6

Ⅰ.膏… Ⅱ.宋 Ⅲ.膏剂－验方 Ⅳ.R289.5

中国版本图书馆 CIP 数据核字(2007)第 095979 号

中医膏丹丸散大典
(膏剂分典)

出品人 程佳月
主　编 宋 兴 罗才贵 杨 宇
策划编辑 康利华
责任编辑 戴 玲 吴 文
封面设计 韩建勇
版面设计 康永光
责任出版 欧晓春
出版发行 四川科学技术出版社
成都市锦江区三色路 238 号 邮政编码 610023
官方微博 http://weibo.com/sckjcbs
官方微信公众号 sckjcbs
传真 028－86361756
成品尺寸 203mm×140mm
印张 32.625 字数 1100 千
印　刷 成都蜀通印务有限责任公司
版　次 2007 年 7 月成都第 1 版
印　次 2024 年 11 月成都第 7 次印刷
定　价 90.00 元
ISBN 978－7－5364－6281－6

前 言

中医学经过三千年不断发展，已积累奇效良方逾数十万首，其中，膏、丹、丸、散、酊、油、汁、烟等类剂型的方（简称“膏丹丸散”）即占半数以上。由于这类方结构精炼，用法奇巧，具有简、便、验、廉的突出特点，因而受到历代医家、病家的普遍欢迎和重视。这些医方各具特色，即便在同名方中，也因作者不同，时代不同而结构迥异，疗效迥殊。此外，还存在不少有药无量、有方无名、用药怪异难觅、过用剧毒大毒药物的处方。如何在众多医方中选择结构精当而又安全高效的方剂以供现实所需，已成为当代临床、科研、新药开发工作者共同关注的问题。通过全面整理，把这类医方从浩如烟海的古医籍中筛选出来，以供现实各界参考，正是本书编著目的所在。

这一以时代需要为前提的中医方剂学文献，是从历代中医典籍中精选集粹而成，全书共收方剂一万二千余首，含丸、丹、散、膏、泥、糊、酒、锭、饼、栓、油、汁、浆、烟等十余种剂型。

在编撰此书时，主要做了以下工作：

广收博采：本书选收资料，主要集中在两个方面，一是截至1949年之前的“古方”，二是现存于生活实践中的民间单方、验方。古方的现代化裁和现代新方的创制虽也十分丰富，但在1995年出版的《中医疑难病秘验方大典》中已有了较为全面的反映，此次不再重复收取。

古方从历代医学典籍中精选得来，民间单方、验方则从1949年后全国各地所辑单、验方文献中集粹得来，从而使本书成为集历代经典瑰宝和民间散珠碎玉为一体的方剂工具书。

定其体例：本书分《散剂分典》、《丹丸剂分典》（其中丹剂有颗粒也有粉末，后世多把这一剂型与丸剂相提并论，本书依照传统习惯把二者并入一册。）、《膏剂分典》（附锭、饼、栓、泥、糊、酒、油、汁、浆、烟等方剂）三部分典。汤剂不在本典选取范围之内，但却收录了汁、浆等方剂。汁指药物鲜汁，浆指糖浆，都有所特指。

在以病种为纲对方剂进行分类时，由于古今病名差异，方治范围不确等问题很难处理，如霍乱、痢疾，古方所论，以腹泻特点为依据，论治范围大多并非今日之真霍乱、真痢疾，列入传染科反而误导读者，于是将其收在了内科；部分内科方治证十分庞杂，难以归纳在某一具体病症下，只好另设杂病一栏。中医儿科历来以麻、痘（天花）、惊、疳四大病症为主体，“痘疮”虽已被消灭，但对这类方剂还是作了少量选收，以期在保存学科基本面貌的同时，也给其他病证的遣方用药提供参考。在处理这些问题时，都以符合现实临床实际，有助现实运用为原则。

择其精要：在同一病症下，结构相同，功效相近的方甚多，只不过方制有大小，药味有多少罢了。本书在同类方中只选取了结构相对精炼，临床疗效好，历代医家颇为推崇的处方作为代表，既缩小本书体积，又避免使读者选用时眼花缭乱。

汰其怪异：个别古方用药十分怪异，如《普济方》“天灵丹"，以人头骨"天灵盖"入药；《普济本事方》"保命丹"以"虎睛"为引等。怪异之物，古今难觅，原则上弃而不取。

去其污秽：有的方用药污秽，而又不经任何特殊炮制，如《本草纲目》以"粪坑泥"直接外敷疔疮，以"狗蝇"生吞截疟，这类反映民间原始用药经验的处方，违背了最基本的卫生要求，原则上一律淘汰。

明其效用：有的方原作者没有明确归纳功效主治，运用颇为不便。为有利现实运用，一律在深入研究方剂结构和药物间搭配比例的基础上，归纳提炼出功效主治，以明其效用。

正其药名：为保持文献资料的真实性，本书药名原则上不做改动，但对部分别名太多，别名音义差异太大的药物，以现行中药药典用名为标准，进行了统一。

特殊修订：主要是对剂量模糊、含剧毒药、炮制方法有重大疑误等类处方，从实用、安全的角度作了特别的技术处理和说明。

1. 剂量模糊处方的修订：对有药无量的方，一律参照现代药典常用量标准补出剂量。各药用量多少，主要以全方功效主治为依据，并结合药物有毒无毒，权衡而定，给读者提供一个参考依据。有的方用量模糊，以瓢、杯、碗、盏、匙、弹丸、钱匕、撮等为量，极不精确，本书一律在参考历代度量衡换算标准，并参照药典用量标准的前提下，标示出确切量，以便读者参考。这样的处理未必能准确反映制方者本意，但总比完全模糊不清好。

2. 含大毒药物处方的修订：有的古方大量运用剧毒药

物，既不介绍加工炮制方法，用量又大大超过药典规定，如《普济本事方》用治小儿寒积的内服“金锁固阳丹”，由砒霜、乌头、黄丹、黄蜡、沥青、朱砂、巴豆、马钱子、雄黄9种药物组成，剧毒药就占了8种，并且未作任何炮制说明，缺乏严谨的科学性，潜在巨大临床风险，原则上弃而不取。

为满足科研需要，对部分结构较好而有毒药物（如水银、雄黄、铅、砒、乌头、马前子、斑蝥、红娘子等）运用相对较多、剂量相对较大的处方，也作了部分保留，此类处方存在较大运用风险，故仅供科研参考，临床不可轻率运用！

3. **炮制方法疑误处方的修订**：对药物加工炮制有重大疑误的处方，如朱砂用油煎、火炒，巴豆不去油而直接入药等，均以药物炮制学要求为标准，作了适当修正，或在注意事项中加以更正性说明，以免贻误医林。

4. **珍稀动物药处方的修订**：一版对含珍稀动物药的部分处方，用替代品替换了珍稀动物药，并在用量上进行了放大，由于替换品的选择，替换品用量的确定，还存在较大分歧，本版为保持古方的学术严谨性，仍恢复原方所用珍稀动物药名称和用量，替换工作留给读者根据自己面临的病症以及未来研究进展去进行选择。

郑重说明：本书所收医方均属古方或早已正式出版的民间验方，都是古人、他人的临床心法结晶，不是本编委会作者的个人心得。出于临床安全考虑，在此特别强调指出：读者参考取用时，在药物炮制、配伍、用量上都应严格按照现代药典要求进行取舍化裁，不得盲目照搬！含剧毒药物的方药，仅供研究参考，不得轻率援用！此外，文献整理应忠实原著，本书所提出的有关炮制、用量、禁忌、配伍等意见，都只能作为参考。

本书广泛适用于各级医院内、妇、儿、外、骨伤、耳鼻喉等各科医生参考；适用于中医院校师生教学、学习参考；适用于各制药企业、药物研究机构开发新药、新课题参考。

本书在一版问世后，畅销全国，受到中医界、学术界及药业界热情关注，不断来信、来电，提出意见和建议，此次再版，参考各界朋友的意见和建议做了全面修订，算是对全体同仁及朋友的答谢。

由于本书涉及文献广，权衡取舍难，疏漏在所难免，真诚欢迎广大读者在使用中提出宝贵意见！

本书在编撰过程中，自始至终得到四川省教育厅和四川科学技术出版社的热情关怀和大力支持，1998 年，此项工作被列为四川省教委重点科研课题，2001 年被列入国家新闻出版署“十五重点图书”项目。2010 年，本书获四川省教育厅科研成果一等奖。没有上述各方的激励，就不可能有这一成果的问世和再版。在此，谨致诚挚谢意！

成都中医药大学《中医膏丹丸散大典》编委会

2013 年夏

凡　例

1. 剂型为纲：本丛书共分《丹丸剂分典》、《散剂分典》（附粉剂）、《膏剂分典》（附泥、糊、酒、锭、栓、油、汁、浆、烟剂）三部分典。

2. 科别为目：各分典前首建科别目录，再以笔画为纲建方剂目录，按画数、笔顺“一”“丨”“丿”“丶”“乛”排列方名。

3. 收方体例：直接在各方下列出原书名，其下再分列药物组成、制作方法、功效主治、临床用法、注意事项。有方有名的，严格沿用旧名；有方无名的，参照方中药物组成、用法、主治病症补命方名，其后加※号。

4. 收方原则：一律忠实原方结构，对方剂配伍不作任何改动。各方药物名称尽量使用文献中的原名。个别别名太多，别名音义差异太大的药物，以当代国家药典或中医高等院校教材用名为标准，进行统一。对无从查考的异物、异名，仍存其旧。药物涉及珍稀保护动物的，方名、药名、用量仍存其旧，尽量忠实反映原貌。

5. 功效主治：原方已正确概括的，直接转引；未作概括的，根据配伍特别加以补充提炼；概括有误的，以配伍特点为依据，加以修正。

6. 临床用法：原方已作清晰说明的，直接转引原文；未作说明或说明不清楚的，参照后世或现代用法予以补充说明。

7. 注意事项：每方均按该方功效主治、药物有毒无毒，提出相应的注意事项。

8. 数量标示：凡以枚、弹丸、鸡子、梧桐子、豆、瓢、碗、盏、杯、刀圭、钱匕、撮、握等标示数量的，一律参照古今度量换算资料和现代药典换算成确切剂量。

9. 方名检索：同名多方的，目录中只列一名，名后标出各方所在页码，以便检索。

目　录

膏剂

内　科

腹　痛

泄　泻

痢　疾

便　秘

黄　疸

胸胁痛

膨　胀

积　聚

眩　晕

高血压

中　风

口眼㖞斜

癃　闭

二便不通

痿　证

水　肿

汗　证

消　渴

儿 科

腹　痛

积　滞

疳　证

惊　风

外　　科

有头疽

疔　疮

疖　疮

附骨疽

淋巴结核（瘰疬、痰核）

臁　疮

血栓闭塞性脉管炎

乳　　痈

冻　疮

虫兽伤

疮后溃疡

断指再植

皮肤科

癣

头　癣

手脚癣

带状疱疹

黄水疮

天疱疮

丹　毒

湿　疹

酒渣鼻

瘢　痕

脱　发

皮肤皲裂

鸡　眼

肛肠科

痔　疮

瘘　疮

骨伤科

骨　折

传染科

肺结核

疟　疾

钩端螺旋体

麻　风

梅　毒

眼科

结膜炎

目赤肿痛

耳鼻科

中耳炎

耳　疮

耳　聋

耳息肉

鼻　疮

鼻息肉

口齿科

口　疮

泥糊剂

内　科

外　科

皮肤科

骨伤科

传染科

耳鼻科

酒剂

内　科

妇产科

儿　科

外　科

面　斑

骨伤科

痹　证

骨　折

骨髓炎

腰椎间盘突出症

传染科

流行性腮腺炎

肺结核

疟　疾

麻　风

眼科

迎风流泪

妇产科

外　科

传染科

肛肠科

栓剂

内　科

片剂

内　科

妇产科

妇产科

儿　科

外　科

传染科

油剂

内　科

妇产科

儿　科

外　科

皮肤科

肛肠科

传染科

耳鼻科

汁剂

内　科

妇产科

妊娠尿闭

阴道炎

儿　科

二便不通

百日咳

外　科

疮　痈

淋巴结核

乳　痈

阑尾炎

烧　伤

虫兽伤

皮肤科

癣

头癣

手脚癣

湿　疹

水田皮炎

传染科

流行性腮腺炎

流行性脑膜炎

白　喉

肺结核

疟　疾

传染性肝炎

儿科

传染科

液剂

内科

妇产科

肛肠科

骨伤科

传染科

眼科

耳鼻科

口齿科

膏剂

内科·感冒

万灵膏

《理瀹骈文》

药物组成 玄参 苦参 生地 黄连 黄芩 山栀 大黄 当归 川芎 白芷 赤芍 羌活 独活 防风 连翘 天花粉 桔梗 五倍子 皂角 白及 白蔹 山慈姑 红芽大戟 肉桂 蓖麻仁 木鳖仁 穿山甲 杏仁 头发各30g 槐枝 柳枝 桃枝 马齿苋各240g 黄丹 铅粉各500g 松香 黄蜡各60g 百草霜45g 轻粉 儿茶 乳香 没药各15g 麝香3g 麻油4000ml

制作方法 麻油熬前33味，去渣，以黄丹、铅粉、松香、黄蜡收膏，余药研细末加入混匀。

功效主治 解表清热，理气活血。主治四时伤寒及温热病症。

临床用法 外贴背心、胸口，每日1次。

注意事项 本方严禁入口。孕妇忌用。

井底泥膏

《古今脐疗良方集解》

药物组成 井底泥30g

制作方法 用纱布将井底泥包裹备用。

功效主治 清热。主治感冒发热、头昏等症。

临床用法 外敷脐部，每次10～15分钟，每日3～5次。

注意事项 忌风热。

乌头膏

《太平圣惠方》

药物组成 乌头炮 野葛各150g 莽草500g 猪脂2500g 白酒150ml

制作方法 除猪脂外，余药共研细末，酒浸3天。将猪脂煎成膏，入诸药煎10分钟，药成去渣。

功效主治 温阳，祛风，解痉。主治外感风寒所致筋脉拘急、身体强直、鼻塞、头痛等症。

临床用法 向火摩患处数百遍，汗出为度。若触露鼻塞，对火摩头顶。每日1～2次。

注意事项 本方有毒，不可入口、眼。孕妇慎用。

白膏

《太平圣惠方》

药物组成 川乌 莽草 羊踯躅各40g 天雄60g 白酒1000ml 猪脂800g

制作方法 用酒浸上药12小时，滤出，用炼好的猪脂与药一同放铜器内，先武火后文火煎至诸药成焦黄色即成膏，去渣，用瓷器盛之。

功效主治 祛风散寒，定痛止痒。主治外感风寒之恶寒、肢节疼痛，并疗恶疮、小儿头疮、痈肿。

临床用法 用药膏涂摩患处，每日2～3次。

注意事项 本方不可入眼、口。孕妇忌用。

冬疫五仙膏

《理瀹骈文》

药物组成 干姜60g 大黄120g 麻黄 白芷 细辛 甘草各90g 滑石180g 黄丹200g 麻油1500ml

制作方法 滑石研细末，备用。麻油熬诸药，去渣，黄丹收膏，加入滑石粉混匀。

功效主治 解表散寒，通腑泻热。主治寒邪中毒、入里化热之冬疫。

临床用法 外贴肾俞穴，每日1次。

注意事项 本方不可内服。孕妇慎用。

发散膏

《理瀹骈文》

药物组成 麻黄 杏仁 桂枝 苏叶 陈皮 薄荷 桑白皮 大腹皮 甘草 桔梗 款冬花 炒荆芥 炒百部 炒白前 半夏 贝母 知母 南星 牛阿胶各30g 炒柴胡 炒黄芩 炒枳壳 炒葶苈子 天冬 麦冬 旋覆花 马兜铃各15g 五味子 乌梅 木香 皂角 干姜各12g 川椒 轻粉各9g 麻油2000ml 黄丹500g

制作方法 牛胺阿胶烊化备用。麻油熬诸药，去渣，黄丹收膏，加阿胶搅匀。

功效主治 散寒理肺，平喘止咳。主治外感风寒及诸般喘嗽。

临床用法 外贴天突、肺俞、膻中、气海穴，每日1次。

注意事项 本方不可内服。

伤寒通用膏

《理瀹骈文》

药物组成 麻黄 赤芍 甘草

各120g　柴胡　升麻　党参　当归各30g　朱砂　雄黄各45g　麻油1500ml　黄丹300g

制作方法　麻油煎诸药，去渣，黄丹收膏。

功效主治　解表散邪。主治四时伤寒。

临床用法　外贴膻中穴，每日1次。

注意事项　本方不可内服。朱砂、雄黄严禁火煅。春夏可加石膏、枳实各30g，秋冬可加细辛、桂枝各15g。

芥末膏※

《常见病验方研究参考资料》

药物组成　芥末适量。

制作方法　开水调匀，摊在纱布上备用。

功效主治　辛温解表。主治风寒感冒。

临床用法　趁热贴于喉部、胸部及背部，用棉花盖好，20分钟后取去，每日1～2次。

注意事项　避风。

劳感调荣养胃膏

《理瀹骈文》

药物组成　党参　黄芪　生地　当归　川芎　柴胡　陈皮　羌活　白术　防风　生姜　大枣　葱白各30g　黄丹200g　麻油1000ml

制作方法　麻油煎诸药，去渣，黄丹收膏。

功效主治　养血益气，扶正解表。主治劳力感冒，内伤气血不足，外感风寒，头痛、身热、恶寒、自汗、沉困无力。

临床用法　外贴胸口，每日1次。

注意事项　本方不可内服。元气不足、中气下陷者加升麻30g煎熬；热甚加黄芩30g煎熬。

张涣辛夷膏

《幼科释谜》

药物组成　辛夷叶　冰片　麝香各3g　细辛　木通　白芷　木香各15g　杏仁6g　羊髓　猪油各60g

制作方法　先将各药研为末，用羊髓、猪油同辛夷叶、细辛、木通、白芷、木香、杏仁共熬成膏，至色黄，待冷入冰片、麝香拌匀。

功效主治　疏风通窍。主治鼻不闻香臭。

临床用法　点鼻，每日2次。

注意事项　忌风冷。孕妇忌用。

青膏

《备急千金要方》

药物组成 当归 川椒 川芎 吴茱萸 白芷 附子各90g 川乌头30g 莽草60g 白酒1000ml 猪脂1000g

制作方法 诸药切细，用白酒浸24小时滤出，用炼成的猪脂和入，煎至药色黄，去渣即可。

功效主治 散寒，祛风烦痛，定痛。主治外感风寒，头痛项强、四肢烦痛。

临床用法 外摩痛处，每日2~3次。

注意事项 不可内服。孕妇慎用。

青莲摩顶膏

《太平圣惠方》

药物组成 麻油 莲子草汁各300ml 酥90g 吴蓝 大青叶 葳蕤曾青 炒槐子仁 山栀仁 长理石各30g 淡竹叶50g 盐花朴硝各60g

制作方法 油、酥、莲子草汁三味放于锅中，用文火熬微沸。除后3味外，诸药切细，纱布包入油共煎，入后3味，煮沸成膏。

功效主治 疏风清热。主治风热行脑，头昏、鼻塞、目赤流泪。

临床用法 外涂头顶及发际部，每日2次。

注意事项 忌风，忌辛燥食物。

实表膏

《理瀹骈文》

药物组成 羌活 防风 川芎 白芷 白术 黄芪 桂枝 白芍 甘草 柴胡 黄芩 半夏各15g 麻油1000ml 黄丹200g

制作方法 麻油熬诸药，去渣，黄丹收膏。

功效主治 益气固表，祛风逐邪。主治外感风邪，头痛身痛、表虚自汗诸症。

临床用法 外贴心口，每日1次。

注意事项 本方不可内服。

羌活清空膏

《兰室秘藏》

药物组成 羌活 防风 甘草各12g 黄连9g 蔓荆子3g 黄芩60g

制作方法 共研细末。

功效主治 祛风、清热、止

痛，主治外感头痛、鼻塞诸症。

临床用法 1次3g，饭后临卧时清茶调下，每日3次。

注意事项 避风。

荆菊膏※

《常见病验方研究参考资料》

药物组成 荆芥 菊花 冰片各10g

制作方法 荆芥、菊花共研细末备用。

功效主治 辛凉解表。用于预防流感。

临床用法 冰片溶化成水，入荆芥、菊花末调匀成膏，搽鼻孔。每日3～5次。

注意事项 孕妇慎用。

春疫五仙膏

《理瀹骈文》

药物组成 姜 葱 蒜各300g 大黄240g 滑石180g 黄丹800g 麻油2000ml 皂角120g

制作方法 滑石研极细末，备用。麻油熬诸药，去渣，黄丹收膏，再加滑石粉混匀。

功效主治 祛风解表，通腑泻毒。主治春温疫毒及表寒里热证。

临床用法 外贴肺俞穴，每日1次。

注意事项 避风。不可内服。

贴顶膏

《圣济总录》

药物组成 蓖麻仁 杏仁 食盐 川芎 松脂各等份。

制作方法 共研细末，涂于腊纸上。

功效主治 祛风、活血、止痛。主治外感风邪，鼻塞、头眩头痛。

临床用法 先灸百会三壮，后将药与腊纸贴于灸处，每日1次。

注意事项 避风。

贴喉膏

《外台秘要》

药物组成 蜂蜜240g 甘草60g 猪脂120g

制作方法 先以猪脂与蜂蜜炼，再入甘草末煎至黑，滤过取膏。

功效主治 利咽、解毒。主治感冒后咽喉疼痛。

临床用法 1次6g，含服，每日3次。

注意事项 忌食辛燥。

桂心姜汁杏仁膏※

《太平圣惠方》

药物组成 桂心 60g 生姜汁 30ml 杏仁 30g 蜜 150g

制作方法 将桂心、杏仁研细末，共熬成膏，即可。

功效主治 疏风宣肺。主治风冷失音，咽喉不利。

临床用法 1 次 3～6g，温酒调服，每日 3 次。

注意事项 忌风冷。

流感麻疹膏※

《常见病验方研究参考资料》

药物组成 朱砂 雄黄 天麻 苍术 细辛 广木香各 5g 白芷 贯众各 15g 防风 鹅不食草 独活 牙皂 丁香各 10g 菜油适量

制作方法 上药共研细末，菜油调膏备用。

功效主治 祛风解表，解毒散寒。用于防治流感、麻疹。

临床用法 搽鼻孔内，每日 3～5次。

注意事项 孕妇禁用。朱砂、雄黄禁火煅。

桑菊膏

《国医论坛》

药物组成 桑叶 菊花 杏仁 连翘 桔梗 甘草 薄荷各 3g 葱白 白蜜各 10g。

制作方法 上药研细末，葱白捣烂，白蜜共调匀如膏备用。

功效主治 疏散风热，利咽止咳。主治风热感冒，咽痛、咳嗽等症。

临床用法 外敷脐中，每次 4～6小时，每日 2 次。

注意事项 戒烟、酒。

桑银膏※

《民间敷灸》

药物组成 桑菊感冒片、银翘片各 4 片，白蜜 10g。

制作方法 将药片研细末，加白蜜调匀如膏。

功效主治 疏风解表，祛痰利咽。主治感冒发热、咳嗽咽痛等症。

临床用法 外敷神阙穴，纱布覆盖固定，每日 3 次。

注意事项 忌辛辣，避风热。

服。孕妇慎用。

黄术膏

《常见病验方研究参考资料》

药物组成 雄黄10g 苍术20g 香油适量

制作方法 上药共研细末备用。

功效主治 解表，散寒，解毒。用于预防流感。

临床用法 香油调稠，涂鼻孔内，每日3~5次。

注意事项 孕妇忌用。不宜长期持续使用。雄黄禁火煅。

黄辛膏

《太平圣惠方》

药物组成 大黄 附子 细辛 干姜 川椒 桂心各15g 巴豆肉21粒 醋100ml 猪脂500g

制作方法 上药俱切细，用醋浸12小时，滤出，用腊月猪脂，煎令附子色黄即止，滤出滓，用瓷盒盛之。

功效主治 祛风散寒，解毒杀虫。主治外感风寒，目赤、头痛、颈项强直、恶寒诸症。

临床用法 外摩周身，每日3~5次。

注意事项 避风冷。不可内

清肺膏

《幼幼新书》

药物组成 瓜蒂15g 制附子18g 赤小豆 细辛 甘草各0.5g 冰片3g 蜜适量

制作方法 将上药研细末，炼蜜为丸，每丸重约1g。

功效主治 宣通鼻窍。主治鼻窍不通，不闻香臭。

临床用法 1次1丸，纱布裹，纳鼻中，每日3次。

注意事项 病性属热者不宜使用。孕妇忌用。

清暑膏※

《常见病验方研究参考资料》

药物组成 藿香叶 扁豆叶 荷叶各30g

制作方法 洗净，共捣泥备用。

功效主治 清暑利湿。主治感受暑热，身热口渴等症。

临床用法 1次10g，开水冲服，每日3次。

注意事项 现制现用，药用鲜品。

清热泻火膏

《常见病民间传统外治法》

药物组成 生石膏12g 银花12g 板蓝根9g 鲜西瓜皮15g

制作方法 上药共捣如泥，备用。

功效主治 清热解毒，利咽消肿。主治外感发热、咽喉肿痛。

临床用法 外敷脐部，纱布、胶布固定。每次3～5小时，每日2～3次。

注意事项 忌风热及辛燥之品。

葱椒膏

《古今脐疗良方集解》

药物组成 葱白50g 胡椒1g

制作方法 葱白、胡椒共捣烂如泥。

功效主治 温阳散寒，发汗解表。主治感冒头痛、腹泻等症。

临床用法 外敷脐上，纱布覆盖，胶布固定，再用热水袋热熨脐部，每日2次。同时服热姜汤100ml，每日1～3次。

注意事项 忌风寒及生冷食物。

葱翘膏

《中医简易外治法》

药物组成 葱白30g 连翘15g

制作方法 连翘研细末，葱白捣泥和匀。

功效主治 清热解毒，发汗解表。主治外感风热，发热无汗、头痛咽痛等症。

临床用法 外敷脐部，同时服热开水100ml以助发汗。每日1～3次。

注意事项 以微汗出为宜，不可大汗。

葱白石膏

《古今脐疗良方集解》

药物组成 葱白200g 石膏粉30g

制作方法 共捣烂如膏备用。

功效主治 清热泻火，发散解表。主治外感发热、头痛等症。

临床用法 外敷脐部，纱布、胶布固定，每次3～5小时，每日2次。

注意事项 忌辛辣、油腻食物。

葱姜麻黄膏

《韩明本医案》

药物组成 生姜 10g 葱白 30g 麻黄 6g

制作方法 生姜、葱白捣烂，麻黄研细末，共调匀如膏。

功效主治 疏风散寒，发汗解表。主治感冒头痛、恶寒发热。

临床用法 外敷脐上，再用热水袋热熨脐部，每次15～30分钟，每日1～3次。

注意事项 以出微汗为宜，不可大汗。

葱豉翘荷膏

《民间敷灸》

药物组成 淡豆豉 30g 连翘 葱白 薄荷各 10g

制作方法 葱白捣烂，余药研细末加入葱白中调匀。

功效主治 疏风散热，发汗解表。主治感冒发热、头痛、咳嗽等症。

临床用法 外敷风池、大椎、神阙穴，纱布覆盖固定，每日 2 次。

注意事项 忌食辛燥。

椒豉香葱膏

《民间敷灸》

药物组成 胡椒 15g 淡豆豉 30g 丁香 10g 葱白 20g

制作方法 前 3 味药研细末，葱白捣烂调药粉备用。

功效主治 散寒解表。主治风寒感冒。

临床用法 先贴大椎、神阙，每穴用药 5g，纱布覆盖，橡皮膏固定。再令患者脱衣侧卧，用药膏 10g 涂劳宫穴，两手合掌放于两腿内侧，屈腿夹好，盖严被盖以助发汗，每次 30～60 分钟，每日 2 次。

注意事项 以微汗出为宜，不可大汗。

摩顶细辛膏

《太平圣惠方》

药物组成 细辛 当归各 90g 桂心 天雄 乌头各 60g 白芷 45g 川芎 干姜 朱砂各 30g 松柏枝 120g 生地汁 500ml 猪脂 500g

制作方法 诸药切细，用生地汁浸 12 小时。先煎猪脂，入诸药，共煎至白芷呈黄色，去渣，油冷后，入朱砂搅，冷凝后收入瓷瓶内。

功效主治 祛风散寒，通络止痛。主治外感风邪，头昏、头痛、鼻塞诸症。

临床用法 以膏外摩头顶，每日3次。

注意事项 不可内服。孕妇忌用。

霜茶药膏※

《全国中草药新医疗法展览会资料选编》

药物组成 儿茶 柿霜各9g 冰片1g 枯矾6g 甘油适量

制作方法 将上药共研细末，甘油调糊。

功效主治 活血清热。主治感冒后咽痛及扁桃体肿大。

临床用法 涂抹扁桃体处，每日1~3次。

注意事项 忌辛辣刺激性食物。孕妇慎用。

头痛

川楝膏※

《常见病验方研究参考资料》

药物组成 川楝子仁3~4粒 伤湿止痛膏2张。

制作方法 川楝子仁研细末，放膏药中备用。

功效主治 行气止痛。主治偏头痛。

临床用法 贴双侧太阳穴，每日1~3次。

注意事项 现制现用。

乌星膏※

《常见病验方研究参考资料》

药物组成 川乌 天南星各10g 葱汁适量

制作方法 川乌、天南星共研细末，加葱汁调为糊状备用。

功效主治 辛温散寒，疏风止痛。主治头风痛。

临床用法 涂太阳穴，每日1~3次。

注意事项 不可令药入口、眼。孕妇慎用。热证禁用。

乌栀膏※

《常见病验方研究参考资料》

药物组成 栀子 草乌各10g 葱汁适量

制作方法 栀子、草乌共研细末，加葱汁调匀为膏备用。

功效主治 祛风，除湿，止

痛。主治头风痛。

临床用法 敷双侧太阳穴，干即换。

注意事项 严禁入口、眼。孕妇忌用。

巴豆膏※

《常见病验方研究参考资料》

药物组成 巴豆肉1粒 小膏药1张

制作方法 将巴豆肉研细末，放膏药中备用。

功效主治 辛温通络，祛痰止痛。主治偏头痛。

临床用法 贴患侧太阳穴3~4小时。

注意事项 本品对皮肤刺激性大，皮肤过敏者慎用。孕妇忌用。

头风痛膏

《绛囊撮要》

药物组成 青黛 黄连 决明子 黄芩 桑叶 当归 红花 生地 防风 苏叶 贝母各30g 麻油1000ml 黄丹500g 朱砂10g

制作方法 青黛、黄丹、朱砂研细末备用。麻油熬剩余药物，去渣，前3药收膏。

功效主治 清热活血，祛风止痛。主治外感头痛。

临床用法 偏头痛贴对侧太阳穴，全头痛贴双侧太阳穴，每日1~2次。

注意事项 不可内服。朱砂禁火煅。

芎附葱白膏※

《常见病验方研究参考资料》

药物组成 白附子 川芎各3g 葱白适量

制作方法 白附子、川芎共研细末，加葱白共捣调膏，摊纱布上备用。

功效主治 辛温通阳，散寒止痛。主治头痛。

临床用法 贴太阳穴1小时。

注意事项 热证头痛及阴虚内热者慎用。

决明膏※

《常见病验方研究参考资料》

药物组成 决明子60g 茶汁适量

制作方法 决明子炒后研细末，加茶汁调匀为膏备用。

功效主治 清肝明目，疏风止痛。主治头痛。

临床用法 敷双侧太阳穴，干

即换。

注意事项 现制现用。

豆根膏※

《常见病验方研究参考资料》

药物组成 山豆根 9g 香油（或菜油）适量

制作方法 山豆根研细末，加油调匀为膏备用。

功效主治 清热，止痛。主治热证头痛。

临床用法 敷两侧太阳穴，干即换。

注意事项 现制现用。

芥穗鸡蛋膏※

《常见病验方研究参考资料》

药物组成 荆芥穗 9g 鸡蛋 3 枚

制作方法 将鸡蛋开 1 小孔，每个鸡蛋内装入荆芥穗末 3g，封好，烧熟备用。

功效主治 疏风散热。主治风热头痛。

临床用法 每日一剂，去壳食鸡蛋，分 3 次服完。

注意事项 现制现用。

灵仙膏※

《常见病验方研究参考资料》

药物组成 鲜威灵仙根 200g 糖 50g

制作方法 将威灵仙根洗净，抽去筋，捣泥，加糖拌匀为膏备用。

功效主治 通络止痛。主治偏头痛。

临床用法 外敷患处，干即换。

注意事项 现制现用。

柏果膏※

《常见病验方研究参考资料》

药物组成 嫩柏树果 30g 食盐 30g

制作方法 上药共捣烂，炒热备用。

功效主治 祛风，安神，止痛。主治外感头痛。

临床用法 外敷患处，每日 1～3次。

注意事项 现制现用。

沙石膏※

《常见病验方研究参考资料》

药物组成 蚕沙15g 石膏30g 醋适量

制作方法 上药共研细末，加醋调匀为糊备用。

功效主治 清热除湿。主治风热头痛。

临床用法 外敷前额，干即换。

注意事项 现制现用。

清空膏

《张氏医通》

药物组成 羌活90g 防风60g 炙甘草18g 酒黄芩90g 酒黄连30g 柴胡21g 川芎15g

制作方法 上药共研细末，盛盏内，茶水调匀，隔水煮成膏。

功效主治 祛风胜湿，清热止痛。主治头风，湿热上盛，遇风即痛。

临床用法 1次15g，温开水调服，每日1～2次。

注意事项 忌食辛燥。

硝黄膏※

《常见病验方研究参考资料》

药物组成 大黄 朴硝各3g

制作方法 上药共研细末，用井水调糊备用。

功效主治 清热泻火。主治热证头痛。

临床用法 敷两侧太阳穴，每日1～3次。

注意事项 孕妇慎用。

蓝机圣砭脑膏

《普济方》

药物组成 桂枝 附子 半夏各等份 生姜汁适量

制作方法 上药共研细末，用姜汁调成膏。

功效主治 解表散寒，通络止痛。主治外感风寒，两额角及头顶疼痛。

临床用法 膏贴痛处，每日3次。

注意事项 不可内服。

发热

牛黄七宝膏

《普济方》

药物组成 牛黄 冰片 麝香各1.5g 朱砂7.5g 轻粉1g 白面15g 寒水石$_{烧}$ 10g

制作方法 上药共研细末，滴水和丸。

功效主治 清热凉血，开窍醒神。主治伤寒时疫，热毒暑病，发热胸痞、身发黄斑、狂躁迷闷。

临床用法 1次0.5~1g，小儿减半，温开水调服，每日1次。

注意事项 朱砂禁火煅。本膏不可过量，不可久服。孕妇忌服。

导赤泻心膏

《理瀹骈文》

药物组成 党参 生地 麦冬 知母 黄连 黄芩 焦山栀 茯苓 甘草 犀角 滑石 生姜 竹叶各30g 麻油1500ml 黄丹300g 朱砂5g

制作方法 炒黄丹，研细末备用。除朱砂外，麻油熬诸药，去渣，黄丹收膏。

功效主治 清热泻火，养阴利湿。主治伤寒邪入心经，发热、神昏、目赤、唇焦。

临床用法 撒朱砂末外贴心口，每日1次。

注意事项 不可内服。朱砂禁火煅。

消食退烧膏

《贵州民间方药集》

药物组成 土知母根31g 鸡蛋1枚。

制作方法 土知母根捣烂，加鸡蛋清调糊备用。

功效主治 消积退热。主治食积内闭，身热面赤、大便秘结等症。

临床用法 外敷脐部，纱布、胶布固定，每次6~12小时，每日1~2次。

注意事项 忌辛辣、油腻食物。

雄鸡石膏

《古今脐疗良方集解》

药物组成 雄鸡血10滴，生石膏5g。

制作方法 共捣成泥状备用。

功效主治 清热泻火，祛风定惊。主治高热、四肢抽搐等症。

临床用法 外敷脐部，纱布、胶布固定，每次30～60分钟，每日1～3次。

注意事项 忌辛燥食物。避风热。

燕鸭膏

《常见药用食物》

药物组成 燕窝泥 青壳鸭蛋各1枚。

制作方法 取鸭蛋白与燕窝泥调匀备用。

功效主治 清热泻火。主治热病高热不退。

临床用法 外敷脐部，纱布、胶布固定，每日1次。

注意事项 忌辛燥食物。

藕汁膏

《杨氏家藏方》

药物组成 藕汁150ml 生地汁150ml 生薄荷汁50ml 生姜汁25ml。

制作方法 将上药装于陶器内用文火熬成稠膏。

功效主治 凉血解暑，清心除烦。主治感受暑邪，身热、烦渴。

临床用法 1次3ml，浓煎当归汤化服，每日3～5次。

注意事项 忌辛燥，避暑热。

风疹

延年牡丹膏

《普济方》

药物组成 牡丹皮 当归 川芎 防风 升麻 防己 芒硝各1.8g 白芍 细辛 干姜 犀角屑 漏芦 蒴藋 零陵香 栀子仁 杏仁 黄芩 大黄 青木香各0.9g 竹沥60ml 醍醐100ml。

制作方法 上除竹沥、醍醐外共研细末，以竹沥浸12小时，入醍醐内置火上煎，待白芍色黄膏成去渣。

功效主治 祛风除湿，清热活血，行气通络。主治项强头痛、风疹瘙痒、风肿。

临床用法 外摩患处，每日2次。

注意事项 忌风。

犀角竹沥膏

《延年秘录》

药物组成 犀角3.6g 升麻

2.4g 蒴藋根 秦艽 独活 白及 菊花 白术 防风 白芷 当归 防己 川芎 青木香 寒水石碎 苦参 漏芦根各1.2g 蒺藜子10g 莽草0.6g 枳实2枚 栀子仁7枚 竹沥90ml 吴蓝30g 猪脂150g

制作方法 上药除猪脂外共研细末，以竹沥浸12小时，置炭火上和猪脂煎至白芷色黄，去渣膏成。

功效主治 祛风清热，除湿止痒。主治风热、头强硬不适及热毒疹痒。

临床用法 外摩患处，每日3次。

注意事项 忌过食辛燥。

咳嗽

二仁膏

《遵生八笺》

药物组成 杏仁120g 桃仁15g 生姜180g 甘草3g 盐15g。

制作方法 前3药去皮后，用湿纸裹包研细末，加入甘草与盐，装瓶备用。

功效主治 行气祛痰。主治老人胸膈气滞，咳嗽痰多。

临床用法 1次6g，入热水中做汤服下，每日2～3次。

注意事项 忌食生冷。

人参膏

《经验良方》

药物组成 人参 知母 黄芩 款冬花 贝母 紫菀 杏仁 皂荚 桔梗 荆芥 防风 甘草各等份 蜜适量

制作方法 上药研细末，炼蜜为丸，约1cm大。

功效主治 行气止咳，化痰平喘。主治伤风咳嗽、气粗多涎、身热。

临床用法 1次1丸，温蜜水化服，每日2～3次。

注意事项 孕妇禁用。

人参冬花膏

《幼幼集成》

药物组成 人参 天冬 麦冬 款冬花 川贝母 桑白皮 阿胶 黄芩 当归各3g 五味子 炙甘草各1.5g 蜜适量

制作方法 上药研细末，炼蜜为丸。

功效主治 养阴清肺，化痰止咳。主治气逆咳嗽、痰中见血。

临床用法　每日1剂，每日3次，灯芯汤调服。

注意事项　忌辛燥之品。

人参款花膏

《卫生宝鉴》

药物组成　款冬花　人参　五味子　杏仁各24g　紫菀　桑白皮各30g　木香　槟榔　紫苏叶　半夏各15g　蜜适量。

制作方法　上药研细末，炼蜜为丸。

功效主治　补益肺胃，行气止咳。主治肺胃气虚，久嗽不已、咽膈满闷、咳嗽痰涎、呕吐恶心、腹肋胀满、腰背疼痛。

临床用法　1次3g，饭后细嚼，淡姜汤送服，含化亦可。每日2～3次。

注意事项　忌过食辛燥和生冷。

川贝膏※

《常见病验方研究参考资料》

药物组成　川贝15g　百部30g　款冬花15g　饴糖250g

制作方法　川贝、百部、冬花共研细末，加入饴糖共调匀为膏备用。

功效主治　润肺，止咳，化痰。主治咳嗽日久。

临床用法　1次5g，温开水调服，每日3次。

注意事项　忌过食辛燥。

天门冬膏

《太平圣惠方》

药物组成　天冬75g　赤茯苓90g　贝母45g　紫菀　桔梗　桑白皮　木通各30g　生地汁50ml　生姜汁10ml　生麦门冬汁30ml　藕汁20ml　白蜜30ml　酥20ml

制作方法　前7味药研细末，与余药放于锅中，搅匀，慢火熬成膏。

功效主治　养阴润肺，化痰止咳，降气平喘。主治咳唾稠黏、上气喘急、心烦胸闷、不能饮食。

临床用法　1次15g，每日3～5次。

注意事项　忌食辛燥。

天门冬膏

《太平圣惠方》

药物组成　天冬　麦冬　酥各60g　款冬花　贝母　紫菀　白前　杏仁各30g　生地汁50ml　白蜜50g

制作方法 前7味除酥外6药以水1000ml，煎至200ml，去渣。杏仁研如脂，与地黄汁、酥、蜜放入药汁中，于银锅中慢火熬成膏。

功效主治 养阴清肺，止咳利咽。主治咳嗽、肺脏壅热、咽喉闭塞、不得睡卧。

临床用法 1次15g，含化，每日5~7次。

注意事项 忌食辛燥。

五味子茶膏※

《常见病验方研究参考资料》

药物组成 五味子30g 茶叶120g 炙甘草15g

制作方法 上药共研细末，加水浓煎成膏备用。

功效主治 敛肺，止咳。主治肺肾不足之久咳。

临床用法 1次5ml，开水冲服，每日3次。

注意事项 凡表邪未解，内有实热，咳嗽初起，麻疹初发，实喘者均不宜。

止咳膏

《古今脐疗良方集解》

药物组成 蜂房6g 杏仁9g 钩藤9g 罂粟壳6g 百部20g

制作方法 上药研细末，温水调为糊。

功效主治 止咳化痰。主治咳嗽。

临床用法 外敷脐部，纱布包扎，每日1次，连用5~7天。

注意事项 避风寒。

止咳琼珠膏

《遵生八笺》

药物组成 罂粟壳90g 桑白皮 玄参各21g 贝母24g 五味子 薄荷各15g 橘皮 桔梗各18g 甘草12g 蜜适量

制作方法 上药研细末，炼蜜为丸。

功效主治 清肺化痰，敛肺止咳。主治肺阴虚咳嗽，痰稠而黏，或热痰久咳后期。

临床用法 1次5g，睡前开水送服，每日1次。

注意事项 忌辛燥之品。

玉液膏

《德生堂方》

药物组成 人参 五倍子 乌梅肉 五味子 诃子肉 芒硝 甘草各30g 蜜适量

制作方法 上药研细末，炼蜜

成膏。

功效主治 敛肺止咳，化痰平喘，清热利咽。主治远年近日咳嗽气喘、逆满倚息、语音不响。

临床用法 1次1.2g，临卧饭后，舌尖舔取，徐徐咽下，每日3次。

注意事项 忌食辛燥。实证等不宜。

石膏姜草膏※

《常见病验方研究参考资料》

药物组成 生石膏60g 炙甘草15g 生姜汁 蜂蜜各适量

制作方法 生石膏、甘草共研细末，加姜汁、蜂蜜共调匀为膏备用。

功效主治 清热泻火，宣肺止咳。主治肺热咳嗽。

临床用法 1次9g，温开水送服，每日3次。

注意事项 忌过食辛燥。

白芥膏※

《常见病验方研究参考资料》

药物组成 白芥子30g

制作方法 白芥子研细末，水调为膏备用。

功效主治 温肺祛痰，利气散结，通络止痛。主治慢性支气管炎咳嗽。

临床用法 外贴前、后胸，3分钟后，用水洗去。

注意事项 本品外敷有发泡作用，故皮肤过敏者忌用。不宜久敷。

瓜蒌贝母半夏膏※

《常见病验方研究参考资料》

药物组成 瓜蒌皮50g 贝母30g 半夏20g 白蜜适量

制作方法 上药共熬膏备用。

功效主治 清热润肺，化痰止咳，利气宽胸。主治久咳不愈。

临床用法 舌下含化，1次5～10ml，每日3次。

注意事项 忌过食辛燥。

白花膏

《济生方》

药物组成 款冬花 百合(蒸)各等份 蜜适量

制作方法 上药研细末，炼蜜为丸。

功效主治 清肺化痰，养阴止血。主治喘嗽不已，或痰中带血。

临床用法 1次2g，饭后临卧细嚼，姜汤送下或含化，每日4次。

注意事项 忌过食生冷或辛燥之品。

百花膏

《医醇賸义》

药物组成 百合 款冬花各等份 蜜适量

制作方法 上药共研细末，炼蜜为丸，约1cm大。

功效主治 止咳化痰。主治喘咳不已，或痰中有血。

临床用法 1次1丸，含化，每日3~5次。

注意事项 忌食辛燥。

如神宁嗽膏

《寿世保元》

药物组成 天冬250g 杏仁 贝母 百部 百合各120g 款冬花150g 紫菀90g 饴糖250g 蜜500g 阿胶 茯苓各120g

制作方法 前7味药研细末，水煎3次，入饴糖、蜜再熬，又入阿胶。白茯苓研细末，入前汁内调匀如糊状成膏。

功效主治 润肺止咳，化痰定喘。主治阴虚火动，吐血咯血、咳嗽痰多、喘急气壅。

临床用法 1次9g，含化或开水化服，每日2~3次。

注意事项 忌食辛燥。

红枣苦菜膏※

《常见病验方研究参考资料》

药物组成 红枣10枚 苦菜250g

制作方法 苦菜切碎，与红枣共浓煎收膏备用。

功效主治 止咳平喘。主治慢性支气管炎咳嗽。

临床用法 1次10g，开水冲服，每日3次。

注意事项 忌过食辛燥。

豕膏

《景岳全书》

药物组成 当归250g 猪油500g 白蜜500g

制作方法 当归浓煎取汁，和猪油同炼去其水汽，加入白蜜再炼，滤净收贮。

功效主治 润肺止咳，润肠通便。主治老人痰嗽不利、大便秘结等症。

临床用法 1次5~10g，温开水调服，每日3次。

注意事项 忌过食生冷和辛燥食物。

杏仁膏

《太平圣惠方》

药物组成 杏仁 紫苏子各60g 酥90g 阿胶60g 生姜汁10ml 白蜜50g

制作方法 将杏仁、紫苏子炒后研细末，与余药相和，放银锅内，慢火熬成膏。

功效主治 养血止血，化痰平喘。主治咳嗽喘急、喉中似有物、唾血不止。

临床用法 1次10g，温粥送服，每日4~5次。

注意事项 忌食辛燥。

杏仁膏

《卫生家宝方》

药物组成 猪胰1个 杏仁 玉竹 贝母各15g 黄蜡0.3g

制作方法 上药研细末，以瓷瓶盛，黄蜡盖于面上，放锅里蒸熟。

功效主治 清肺化痰，行气止咳。主治久嗽不止，肺气逆满。

临床用法 1次6g，温开水送服，每日2~3次。

注意事项 忌过食辛燥。

杏参膏

《普济方》

药物组成 杏仁 人参 胡桃 柿霜各30g 蜜适量

制作方法 将胡桃、杏仁研细加入蜂蜜，再与人参、柿霜制丸。

功效主治 温肾益肺，止咳化痰。主治咳嗽久而不已。

临床用法 1次3g，细嚼，姜汤送服，每日2~3次。

注意事项 忌过食生冷。

芥辛遂洋膏

《民间敷灸》

药物组成 白芥子 细辛 甘遂 洋金花各10g 姜汁50ml

制作方法 白芥子、细辛、甘遂、洋金花研细末，加入姜汁调匀成膏。

功效主治 散寒化饮，祛痰止咳。主治感寒咳嗽、痰白量多等症。

临床用法 在脐眼左上、左下、正上方1.5寸处取穴，各用药膏2g外敷，胶布固定，15~30分钟后揭去。

注意事项 青光眼忌用。皮肤过敏者忌用。孕妇忌用。忌内服。

补肺膏

《理瀹骈文》

药物组成 鳖甲1只 党参 玄参 黄芪 紫菀 麦冬 天冬 熟地 生地 地骨皮 山药 贝母 知母 百合 牛阿胶 白及各60g 柏子仁 黄柏 白芍 陈皮 丹皮 桔梗 赤茯苓 杏仁 香附 当归 五味子 秦艽 天花粉 炒黄芩 黑山栀 枸杞各30g 炒柴胡 郁金 白术 川芎 炒蒲黄 炙桑皮 黄连 半夏 胆南星 甘草各15g 苏子9g 薄荷6g 牡蛎24g 乌梅7枚，麻油4000ml 黄丹2000g

制作方法 麻油先煎鳖甲，去渣，再加入诸药（除阿胶、白及）熬，去渣，调入黄丹、阿胶、白及。

功效主治 养阴清热，润肺调肝。主治肺阴虚咳嗽、咯痰及肺痿，并治一切虚热证。

临床用法 外贴肺俞穴及肝俞穴，每日1次。

注意事项 不可内服。

矾醋膏※

《常见病验方研究参考资料》

药物组成 生白矾30g 米醋适量

制作方法 共调匀为膏备用。

功效主治 燥湿，消痰，止咳。主治咳嗽。

临床用法 外敷足心，胶布固定，每日1次，连用3～5日。

注意事项 阴虚者忌用。

松桃膏※

《常见病验方研究参考资料》

药物组成 松子仁 核桃仁各30g 蜂蜜15g

制作方法 松子仁、核桃仁共捣为泥，加蜂蜜调匀为膏备用。

功效主治 益肾，润肺，止咳。主治干咳、久咳。

临床用法 1次6g，饭后开水冲服，每日3次。

注意事项 忌过食辛燥。

明矾瓜蒌膏※

《常见病验方研究参考资料》

药物组成 瓜蒌50g 白蜜适量 明矾5g

制作方法 瓜蒌与白蜜共熬膏，放入明矾调匀装瓶备用。

功效主治 清热化痰，利气宽胸。主治咳嗽。

临床用法 每日含化5～10g，

每日3次。

注意事项 体虚胃弱者慎用。

参杏膏

《串雅内外编》

药物组成 人参 款冬花 诃子 贝母 五味子 桑白皮 紫菀 杏仁 阿胶 茯苓 甘草各15g 蜜适量

制作方法 上药共研细末，炼蜜为丸。

功效主治 补气养阴，止咳化痰。主治久咳、燥咳，痰黏痰少、难于咯出。

临床用法 1次6g，含化，每日2～3次。

注意事项 忌过食生冷或辛燥之品。

热咳膏

《中医外治法集要》

药物组成 牵牛子15g 大黄30g 槟榔8g 木香5g 轻粉1g 蜂蜜50g

制作方法 轻粉另研末，余药烘干研细末，蜂蜜调诸药成膏。

功效主治 清热，化痰，止咳。主治肺热咳嗽、痰黄黏稠、胸闷等症。

临床用法 外敷神阙穴，纱布覆盖固定，每日1次。

注意事项 忌内服。孕妇忌用。

核桃膏※

《常见病验方研究参考资料》

药物组成 核桃仁 白糖各适量

制作方法 核桃仁捣泥，加白糖调匀为膏备用。

功效主治 补肺益肾，止咳平喘。主治肺肾虚损之咳嗽。

临床用法 1次9g，开水送服，每日3次。

注意事项 忌过劳。

润华膏

《红炉点雪》

药物组成 人参15g 麦冬 阿胶各30g 款冬花 紫苏各15g 五味子30g 杏仁 百药煎各15g 贝母30g 罂粟壳15g 乌梅肉 桔梗各30g 蜜适量

制作方法 上药共研细末，炼蜜为丸。

功效主治 益气，养阴，润肺。主治劳伤咳嗽。

临床用法 1次10g，每日2

次，早晚含化。

注意事项 忌生冷，忌辛燥。

润肺止咳膏

《敷脐妙法治百病》

药物组成 生地 百合 麦冬 五味子各10g 人参6g

制作方法 上药共研细末，加凉开水调糊备用。

功效主治 益气养阴，敛肺止咳。主治干咳无痰或少痰、动辄气急、舌红苔少、脉细数或指纹紫滞。

临床用法 外敷脐部，纱布、胶布固定，每日1次。

注意事项 忌辛燥食物。

桑椹膏※

《常见病验方研究参考资料》

药物组成 桑椹子不拘量

制作方法 加水熬膏备用

功效主治 滋阴补血，润肠止咳。主治久咳。

临床用法 1次10ml，早晚各服1次，开水冲服。

注意事项 脾胃虚寒泄泻者忌服。

萝卜膏※

《常见病验方研究参考资料》

药物组成 萝卜1枚 生姜3片 蜂蜜适量

制作方法 萝卜、生姜共煎浓汁，加蜂蜜收膏备用。

功效主治 温肺化饮，润肺止咳。主治风寒咳嗽及久咳不愈。

临床用法 每日1剂，分3次服完。

注意事项 忌风冷。

银杏膏

《寿世保元》

药物组成 陈细茶 白果肉 核桃肉各120g 蜂蜜250g

制作方法 捣烂混匀成膏。

功效主治 温肾补肺，止嗽平喘。主治常年咳嗽吐痰。

临床用法 1次15g，含化，每日3次。

注意事项 忌食生冷。

清肺膏

《理瀹骈文》

药物组成 主方：黄芩90g 薄荷 桑白皮 知母 地骨皮 贝

母　天冬　麦冬　连翘　苏子　天花粉　葶苈子　芫花　生姜　葱白　竹叶　侧柏叶　橘叶各60g　桔梗　陈皮　郁金　香附　荆芥穗　枳壳　牵牛子　山豆根　瓜蒌　旋复花　杏仁　川芎　白芷　马兜铃　前胡　蒲黄　防风　苏梗　青皮　胆南星　防己　射干　白前　槟榔　白牵牛子　款冬花　五倍子　玄参　生地　甘草　忍冬藤　当归　白芍　赤芍　丹皮　木通　车前子　枳实　黄连　黄柏　山栀　白及　白蔹　大黄　芒硝　木鳖仁　蓖麻仁　穿山甲　凤仙草　百合　莱菔子各30g　滑石　枇杷叶各120g　冬桑叶　白菊花　槐枝　柳枝　桑枝各240g　花椒　乌梅各15g　麻油5000ml　黄丹2000g

附方：生石膏120g　青黛　海浮石　蛤粉　硼砂　明矾　轻粉各30g，酒蒸化牛胶120g

制作方法　生姜、葱、冬桑叶、菊花、槐枝、柳枝、桑枝、枇杷叶、竹叶、柏叶、橘叶、凤仙草、百合、莱菔子、花椒、乌梅与余药分为两锅，油熬至枯，去渣，再合并熬至油老，下黄丹收，待温搅匀。

功效主治　清肺化痰，活血止痛。主治肺热咳嗽，燥热、火邪伤肺、衄血及肺痈、咽痛、肺胀等。

临床用法　根据病位分别外贴喉、胸口、背、脐上、脐下或患处，每日1次。

注意事项　不可内服。孕妇忌用。

清肺膏

《理瀹骈文》

药物组成　党参　陈皮　贝母　半夏　桔梗　茯苓　桑白皮　知母　枳壳　杏仁　款冬花　麦冬　地骨皮　黄芩　生地各30g　炒黄连　木通　五味子　苏子　诃子　石菖蒲　甘草　生姜各15g　枇杷叶　百合各120g　阿胶24g　麻油3000ml　黄丹800g

制作方法　阿胶烊化备用。麻油熬诸药，去渣，黄丹收膏，入阿胶混匀。

功效主治　清肺化痰，理肺利咽。主治肺热壅盛，咽痛、音哑、咳嗽。

临床用法　外贴肺俞穴，每日1次。

注意事项　不可内服。

清热化痰膏

《理瀹骈文》

药物组成　党参　茯苓　白术　甘草　陈皮　半夏　胆南星　香附　黄芩　黄连　麦冬　枳壳　石菖蒲　生姜　竹茹各30g　麻油

800ml　黄丹 400g

制作方法　麻油熬诸药，去渣，黄丹收膏。

功效主治　清肺化痰，健脾除湿。主治痰热咳嗽。

临床用法　外贴肺俞穴，每日 1 次。

注意事项　不可内服。忌辛燥之品。

清燥润肺糊膏

《敷脐妙法治百病》

药物组成　麦冬　玉竹　北沙参　杏仁　浙贝母各 10g　栀子 9g　白蜜适量

制作方法　前 6 味药共研细末，加入白蜜调糊备用。

功效主治　宣肺化痰，润肺止咳。主治干咳无痰、咳而不爽、鼻咽干燥等症。

临床用法　外敷脐部，纱布、胶布固定，每次 6～12 小时，每日 1～2次。

注意事项　忌辛燥食物。

琼玉膏

《洪氏集验方》

药物组成　生地 2000g　茯苓 360g　人参 180g　蜂蜜 1000g

制作方法　将生地熬汁去渣，入蜂蜜熬炼至稠，再将人参、茯苓研细末，兑入药汁中，收炼成膏。

功效主治　滋阴润肺，益气补脾。主治虚劳干咳、咽燥咯血、肌肉消瘦、气短乏力等。

临床用法　1 次 10ml，温开水送服，每日 3 次。

注意事项　忌过食辛燥和生冷。

款冬花膏

《传信适用方》

药物组成　人参　白术　款冬花　炙甘草　炮姜　钟乳粉各 15g　蜜适量

制作方法　上药研细末，炼蜜为丸。

功效主治　补益肺气，润肺止咳。主治咳嗽。

临床用法　1 次 3g，饭前米饮送服，每日 3 次。

注意事项　初病者不宜用。孕妇慎服。

蛤蚧膏

《御药院方》

药物组成　蛤蚧 1 对　党参 45g　紫菀 15g　麻黄 500g　艾叶

炒槐角　陈皮　枇杷叶　桑白皮　甜葶苈　款冬花　杏仁　薄荷　鼠曲草　五味子　紫苏叶　皂荚　贝母各15g

制作方法　除前2味，后药研细末，用水3升，于锅内慢火熬至1.5升，去渣，再熬成膏。蛤蚧用米泔水洗净，酥炙黄，同党参研细末，与膏和匀。

功效主治　温肾纳气，降气平喘。主治咳嗽上气、喘满日久。

临床用法　1次5g，食后临卧送服，每日4次。

注意事项　忌过食生冷。

紫菀膏

《本草衍义》

药物组成　紫菀　款冬花　杏仁　炙枇杷叶　木通　炙桑白皮各30g　酒大黄15g　白蜜适量

制作方法　上药煎浓汁，熬膏加蜜备用。

功效主治　养阴清热，润肺止咳。主治肺热咳嗽、肌肤灼热。

临床用法　1次10～20g，慢慢含化，每日3～4次。

注意事项　忌辛燥之品。孕妇慎服。

温肺膏

《理瀹骈文》

药物组成　主方：姜制半夏90g　杏仁　苏子　炙桑白皮　五味子　麻黄　细辛　干姜　葶苈子　陈皮　肉桂　白蒺藜各60g　党参　白术　苍术　黄芪　炙甘草　川芎　白芷　荆芥穗　独活　防风　百部　天南星　当归　白芍　桔梗　枳壳　青皮　威灵仙　砂仁　沙苑蒺藜　旋复花　制香附　乌药　大腹皮　巴戟天　大茴香　补骨脂　吴茱萸　荜茇　芫花　高良姜　款冬花　紫菀　厚朴　黑牵牛子　泽泻　车前子　白附子　巴豆仁　诃子肉　川乌　白及　白蔹　皂角　木瓜　木鳖仁　蓖麻仁　炮穿山甲　干凤仙草各60g　白芥子　川椒　核桃仁　胡椒　石菖蒲　莱菔子　白果仁　大枣　乌梅　罂粟壳各30g　生姜　葱白　槐枝　柳枝　桑枝各120g　麻油5000ml　黄丹2000g

附方：肉桂　丁香　木香　降香　白蔻仁各30g研细末，入酒蒸化之牛胶120g

制作方法　主方后16味与前药分成两组，分别用麻油熬枯，去渣后合熬至油老，去火，下黄丹收，待温下附方药，搅匀。

功效主治 温肺散寒，理气化痰。主治肺寒咳喘，或中焦虚寒，痰水冷气，心下汪洋嘈杂、时吐清水，或下焦水衰，肾水上泛为痰，或冷哮、冷痿。

临床用法 根据病位分别上贴膻中，中贴神阙，下贴丹田，每日1次。

注意事项 严禁内服。孕妇忌用。

漫忆山人云母膏

《理瀹骈文》

药物组成 云母120g 麻油300ml 黄丹100g

制作方法 麻油熬云母，黄丹收膏。

功效主治 补肺，理气，化痰。主治肺部疾病。

临床用法 外贴肺俞穴，每日1次。

注意事项 不可内服。

哮喘

大蒜膏※

《常见病验方研究参考资料》

药物组成 紫皮蒜60g 砂糖120g

制作方法 将大蒜剥皮，加水适量捣如泥，放入砂糖，搅匀。置锅中共熬成膏备用。

功效主治 行气，消积。主治哮喘。

临床用法 1次5ml，温开水送服，早晚各1次。

注意事项 久服有效。阴虚及热证忌用。

乌龙膏

《张氏医通》

药物组成 皂荚12g 百草霜 火硝 硼砂 人参各3g 白酒200ml

制作方法 皂荚捶或槌碎，开水3升泡2小时，去渣，砂锅内熬成膏，入酒搅，其余药物研细末入膏内，调匀即成。

功效主治 涌吐痰涎。主治哮喘、喉间痰鸣、痰液清稀、量多诸症。

临床用法 在消毒棉花签上蘸药膏点在咽喉即可，每日1～3次。

注意事项 忌食生冷。孕妇慎用。

凤仙芥子膏※

《常见病验方研究参考资料》

药物组成 凤仙花根150g

白芥子 30g　轻粉 6g

制作方法　共熬膏备用。

功效主治　温肺祛痰，通络散结。主治哮喘。

临床用法　外贴背脊 1～5 椎处，每日 1 次。

注意事项　不宜久贴。热喘者忌用。皮肤过敏者忌用。

功劳双花膏※

《常见病验方研究参考资料》

药物组成　功劳子、叶各 250g　款冬花　百合花　白蜜各 120g　冰糖适量

制作方法　先将功劳子、叶及二花共浓煎去渣取汁，纳入白蜜再煎，加冰糖适量收膏备用。

功效主治　滋阴清热，化痰止咳。主治哮喘。

临床用法　每晨服 5～10ml，开水冲服。

注意事项　忌过食辛燥。

用痰膏

《普济方》

药物组成　皂荚 1000g　明矾 60g　半夏 30g

制作方法　皂荚用水 5000ml 煎至 1000ml，去渣，再熬成 200ml。半夏研细末醋煮成膏，入皂荚膏内和匀。明矾研细末和入搅匀。

功效主治　化痰利水。主治哮喘痰多。

临床用法　1 次 2g，含化，每日 3 次。

注意事项　不可随意加大服药剂量。服前后吐出痰涎为药物正常反应。孕妇忌服。

白芥膏※

《常见病验方研究参考资料》

药物组成　鲜白芥子 5g　姜汁适量

制作方法　白芥子研细末，姜汁调匀为膏备用。

功效主治　温肺祛痰，利气散结。主治哮喘。

临床用法　外敷肺俞穴，3 小时后揭去。

注意事项　勿令起泡。皮肤过敏者忌用。

瓜蒌膏※

《常见病验方研究参考资料》

药物组成　全瓜蒌 1 枚　蜂蜜适量

制作方法　瓜蒌焙干，研细

末，加蜂蜜共调匀为膏备用。

功效主治 润肺化痰，利气宽胸。主治哮喘。

临床用法 1次6g，每日1次，开水冲服，连服5日。

注意事项 瓜蒌反乌头，两药不可同时内服。亦不可与生葱共同内服。

芥夏膏※

《中医验方秘方汇编》

药物组成 白芥子45g 半夏9g 轻粉6g 蜂蜜适量

制作方法 共研细末，蜂蜜调匀为膏备用。

功效主治 温肺，化痰，平喘。主治哮喘。

临床用法 外敷肺俞、天突穴，皮肤发红即取下。

注意事项 本品有发泡作用，皮肤过敏者忌用。勿令起泡。不可内服。

杏仁膏※

《常见病验方研究参考资料》

药物组成 杏仁30g 川贝9g 海浮石12g 冰糖30g

制作方法 上药共捣如泥备用。

功效主治 化痰，止咳，平喘。主治哮喘喉间痰鸣者。

临床用法 1次9~15g，开水送服，早晚各1次。

注意事项 贝母反乌头，两药不可同服。

胡桃蜜膏※

《常见病验方研究参考资料》

药物组成 胡桃肉 蜂蜜各1kg

制作方法 胡桃肉捣泥与蜂蜜调匀为膏贮存备用。

功效主治 补肾温肺，润肠止咳。主治老年人哮喘。

临床用法 1次10g，开水送服，每日2次。

注意事项 实证慎用。

麻黄膏※

《常见病验方研究参考资料》

药物组成 麻黄 生姜 面粉各120g 白酒适量

制作方法 麻黄研细末，姜捣泥，入面粉、酒共炒热，纱布包备用。

功效主治 宣肺平喘。主治哮喘。

临床用法 外熨背心，冷即

换。

注意事项 表虚自汗者慎用。

麻辛阳和膏※

《常见病验方研究参考资料》

药物组成 麻黄 2.1g 细辛 1.5g 阳和膏 1 张

制作方法 细辛、麻黄共研细末，将药末撒在阳和膏上备用。

功效主治 祛风散寒，宣肺平喘。主治哮喘。

临床用法 外贴肺俞穴，每日 1 次。

注意事项 热证忌用。

椒蒌膏※

《常见病验方研究参考资料》

药物组成 瓜蒌 1 枚 胡椒 7 粒 蜂蜜 米汤适量

制作方法 瓜蒌、胡椒共研细末，以蜂蜜调匀为膏备用。

功效主治 温肺化痰，利气宽胸。主治哮喘。

临床用法 1 次 3g，米汤送服，每日 2 次。

注意事项 蜂蜜不可与生葱共同内服。热证忌用。

黑芝麻膏※

《常见病验方研究参考资料》

药物组成 黑芝麻 250g 生姜汁 120ml 蜂蜜 120g 蒸熟 冰糖 120g 捣碎蒸熔

制作方法 黑芝麻炒熟后与姜汁拌匀再炒，冷后再与蜂蜜、冰糖混和调匀为膏，贮存备用。

功效主治 补益精血，润燥平喘。主治老年人哮喘。

临床用法 每服 10ml，早晚各 1 次。

注意事项 蜂蜜不可与生葱同服。

温白膏

《理瀹骈文》

药物组成 麻黄 苏子 紫菀各 9g 南星 半夏 桔梗 川贝 细辛 杏仁 甘草各 15g 生姜 阿胶各 30g 麻油 1000ml 黄丹 200g

制作方法 阿胶烊化备用。麻油熬诸药，去渣，黄丹收膏，入阿胶拌匀。

功效主治 温肺化痰，理气平喘。主治哮喘。

临床用法 外贴肺俞穴，每日

1次。

注意事项 不可内服。

肺炎

二仁膏※

《常见病验方研究参考资料》

药物组成 栀子30g 桃仁 明矾各3g 陈醋适量

制作方法 栀子、桃仁、明矾共研细末，加醋调匀为膏备用。

功效主治 清热，解毒，活血。主治肺炎。

临床用法 外敷胸部，每日1～3次。

注意事项 现调现用。

芥面膏※

《常见病验方研究参考资料》

药物组成 芥末4.5g 面粉适量

制作方法 上药混合，加水共调为糊备用。

功效主治 温肺祛痰，利气散结。主治肺炎。

临床用法 外敷肺俞穴，1小时后去掉。

注意事项 本方有发泡作用，皮肤过敏者慎用。勿令起泡。热证禁用。

鱼石膏※

《常见病验方研究参考资料》

药物组成 鱼腥草120g 生石膏粉30g

制作方法 鱼腥草洗净捣泥，冲开水250ml，再加入石膏粉共搅匀。

功效主治 清热解毒，泻火除烦。主治肺炎。

临床用法 1次125ml，每隔4小时服1次。

注意事项 脾胃虚寒及阴虚内热者忌服。现制现服。

肺痈

云母膏

《理瀹骈文》

药物组成 云母 焰硝 甘草各120g 槐枝 桑白皮 柳枝 侧柏叶 橘皮 松香各60g 川椒 白芷 没药 赤芍 肉桂 当归 黄芪 血竭 石菖蒲 白及 川芎 白蔹 木香 防风 厚朴 桔梗 柴胡 党参 苍术 黄芩 龙

胆草　合欢皮　乳香　茯苓各 15g　麻油 4000ml　黄丹 1500g

制作方法　松香研细末，备用。麻油熬诸药，去渣，黄丹收膏，松香拌匀。

功效主治　清肺，活血，消痈。主治肺痈。

临床用法　外贴患处体表皮肤，每日 1 次。

注意事项　不可内服。

五神膏

《理瀹骈文》

药物组成　杏仁 30g　玄参 15g　蛇蜕　蜂房　乱发各 7.5g　麻油 180ml　黄丹 80g

制作方法　黄丹研细末收膏用，麻油熬余药，黄丹收膏。

功效主治　降气解毒。主治肺痈。

临床用法　外贴脐部，每日 1 次。

注意事项　不可内服。

理肺膏

《世医得效方》

药物组成　诃子　百药煎　五味子　人参　款冬花　杏仁　知母　贝母　葶苈子　紫菀　百合　甘草各 15g　白茅根 1000g　蜜 100g

制作方法　除白茅根、蜜外共研细末，白茅根熬汁，取汁去渣，纳药末制为膏，入蜜冷却。

功效主治　理肺，顺气，止咳。主治肺痈发作，咳唾不利、胸膈迫塞、身软乏力者。

临床用法　1 次 3g，温水送服，每日2～3次。

注意事项　忌过食辛燥和生冷。

醋蒜糊膏※

《常见病验方研究参考资料》

药物组成　紫皮蒜 1 枚　米醋 120g

制作方法　蒜去皮捣泥，加米醋调为糊，再用砂锅煎熬。

功效主治　解毒，散痈。主治肺痈初起。

临床用法　饭后顿服，每日 1 次。

注意事项　现制现服。

矽肺

贝母二冬膏※

《常见病验方研究参考资料》

药物组成　天冬去心　杏仁　麦

冬去心　川贝各30g　蜂蜜500g

制作方法　前4味药共研细末，和蜜共熬为膏备用。

功效主治　滋阴润燥，清肺止咳。主治矽肺。

临床用法　每晚临睡前服10g。

注意事项　贝母反乌头，两药不可同服。忌辛辣食物。

失眠

元德膏

《串雅内外编》

药物组成　人参　当归　麦冬各60g　五味子15g

制作方法　上药用水1000ml煎至200ml，去渣，再熬成膏。

功效主治　益气养心。主治心气虚，失眠、善惊、闻雷声即昏晕、不省人事。

临床用法　1次6ml，白开水调服，每日2～3次。

注意事项　忌食生冷。

丹硫膏

《民间验方》

药物组成　丹参　远志　石菖蒲　硫黄各20g　甘草10g　白酒适量

制作方法　上药共研细末，加入白酒调膏备用。

功效主治　除烦安神。主治失眠。

临床用法　外敷脐部，胶布固定，每晚换药1次。

注意事项　忌浓茶。膏药放瓶中密闭保存。

古庵心肾膏

《理瀹骈文》

药物组成　生地　熟地　山药　茯神　当归　泽泻　黄柏各45g　山茱萸　枸杞　牛膝　丹皮　黄连　甘草　龟板　鹿角　朱砂各30g　黄丹500g　麻油1000ml

制作方法　朱砂研细末备用。麻油熬诸药，去渣，黄丹收膏，入朱砂混匀。

功效主治　滋补肾阴，宁心安神。主治劳损心肾，阴精亏损，虚热不眠诸症。

临床用法　外贴心口、丹田，每日1次。

注意事项　不可内服。朱砂禁火煅。

宁志膏

《本事方释义》

药物组成 人参 酸枣仁各30g 朱砂5g 乳香3g 蜜适量

制作方法 上药研细末，和匀，炼蜜为丸。

功效主治 益气宁心，安神定志。主治心气虚耗，神不守舍，恐怖惊惕、恍惚健忘、睡卧不宁、梦涉危险、赤白浊甚等。

临床用法 1次4g，薄荷汤化下，每日1~2次。

注意事项 朱砂禁火煅。不可随意加大服药剂量。

宁神膏

《幼科释谜》

药物组成 人参15g 茯神60g 葛根 甘草 五味子 知母 花粉各9g 生地30g

制作方法 先将生地浸1夜，捣烂，绞取汁熬膏，然后将其余药共研细末入膏内。

功效主治 滋阴清热，养心安神。主治烦躁、失眠。

临床用法 1次3g，大枣煎汤送下，每日3次。

注意事项 忌辛燥之品。

宁神膏

《医学入门》

药物组成 朱砂5g 乳香 炒酸枣仁 人参 茯神各30g 琥珀23g

制作方法 上药共研细末。

功效主治 宁心，安神，镇惊。主治失血过多，神昏、谵语、失眠。

临床用法 1次3g，灯芯枣子煎汤调服，每日3次。

注意事项 朱砂禁火煅。不可过量，不可久服。

地仙膏

《理瀹骈文》

药物组成 地骨皮600g 麻油800ml 黄丹300g

制作方法 麻油熬地骨皮，令熟透，去渣，黄丹收膏。

功效主治 退虚热。主治心、肺、肝、肾虚而致烦躁、失眠。

临床用法 外贴脐部，每日1次。

注意事项 不可内服。

朱砂膏

《苏沈良方》

药物组成 金末7.5g 朱砂 珍珠末 犀角屑 炙甘草 人参 玳瑁各30g 琥珀 牛黄 麝香 冰片 硼砂 羚羊角 赤茯苓 远志 安息香各15g 铁粉 苏合香油各0.3g 蜜200g 金箔适量

制作方法 上药研细末和匀，炼蜜为丸，约1cm大，外涂以苏合香油，金箔为衣，装入瓷器内密封。

功效主治 清热凉血，益气健脾，镇心安神。主治心神不定、身热不寐、虚损嗽血等。

临床用法 1次半丸，每日3次，饭后含化，可与阿胶丸相杂服。

注意事项 不可久服，不可随意加大服药剂量。朱砂严禁火煅。孕妇忌服。

春雪膏

《普济方》

药物组成 寒水石 石膏 滑石 代赭石 朴硝各15g 甘草9g

制作方法 上药研细末。

功效主治 清热泻火。主治热邪壅盛，心烦不寐。

临床用法 1次6g，井水调服，每日2~3次。

注意事项 忌食辛燥。孕妇忌服。

养心膏

《理瀹骈文》

药物组成 党参 白术 茯苓 甘草 生地 川芎 黄连 瓜蒌 半夏 沉香 朱砂 栀子各30g 麻油500ml 黄丹200g

制作方法 麻油熬诸药，黄丹收膏，待冷却后调入朱砂。

功效主治 益气养心，化痰安神。主治心气心血两虚，兼夹痰火所致心神不宁、心烦失眠诸症。

临床用法 外贴膻中穴，每日1次。

注意事项 不可内服。朱砂禁火煅。

养神膏

《理瀹骈文》

药物组成 牛心1枚 党参 熟地 柏子仁 茯苓 黄芪 白术 当归 远志 酸枣仁 益智仁 麦冬 木鳖仁 半夏各30g 酒白芍 五味子 陈皮 甘草 龙齿 郁金 石菖蒲各15g 黄连12g 肉桂6g 陈胆星24g 朱砂21g 麻油3000ml 黄丹2000g

制作方法 黄丹研细末收膏用。朱砂、龙齿、郁金、石菖蒲研细末备用。麻油熬牛心，去渣，加入余药熬熟，去渣，黄丹收膏，加入前备用药末，混匀，冷却。

功效主治 养心安神，镇静开郁。主治各种神志病。

临床用法 外贴胸口，每日1次。

注意事项 不可内服。朱砂禁火煅。

养心安神膏

《理瀹骈文》

药物组成 主方：牛心 牛胆各1枚 黄连90g 麦冬 丹参 玄参 苦参 郁金 胆南星 黄芩 丹皮 天冬 生地 龟板 龙齿 龙骨 牡蛎 生姜 竹茹 石菖蒲各60g 党参 熟地 黄芪 白术 酒白芍 当归 贝母 半夏 桔梗 陈皮 川芎 柏子仁 连翘 枣仁 石斛 炒远志 天花粉 蒲黄 川楝子 地骨皮 山药 五味子 枳壳 黄柏 知母 山栀 甘草 木通 泽泻 车前子 红花 肉桂 木鳖仁 羚羊角 犀角各30g 槐枝 柳枝 竹叶 桑枝各240g 百合 鲜菊花各120g 凤仙草200g 麻油4000ml 黄丹2000g

附方：寒水石 金陀僧各120g 芒硝 朱砂 青黛各60g 明矾 赤石脂 代赭石各30g 酒蒸化牛胶120g

制作方法 主方后7味及生姜、竹茹、石菖蒲与余药分两组。先用麻油900ml浸牛心、牛胆，熬焦去渣备用，再分熬前两组药至枯，去渣后，三者合熬至油老，去火后入黄丹收膏，待温入附方药搅匀。

功效主治 滋阴清热，养心安神。主治心胆气虚，神不归舍。

临床用法 外贴膻中，每日1次。

注意事项 不可内服。孕妇忌用。

滋阴退热膏

《敷脐妙法治百病》

药物组成 生地 百合 麦冬各10g 青蒿30g 地骨皮 胡黄连 知母 丹皮各9g

制作方法 上药共研细末，温开水调糊备用。

功效主治 滋阴清热。主治失眠健忘、五心发热、口咽干燥、舌红少苔、脉细数等症。

临床用法 外敷脐部，纱布、胶布固定，每日1次。

注意事项 忌辛燥食物。

狂证

牛黄膏

《素问病机气宜保命集》

药物组成 朱砂9g 郁金9g 冰片 甘草各3g 牡丹皮9g 牛黄7.5g 蜜适量

制作方法 上药研细末，炼蜜为丸。

功效主治 凉血清心，息风开窍。主治热入血室，发狂不认人。

临床用法 1次0.6g，温水化服，每日1~3次。

注意事项 不可随意加大服药量，不可久服。朱砂禁火煅。孕妇忌服。

胆草膏※

《常见病验方研究参考资料》

药物组成 龙胆草9g 鸡蛋清适量

制作方法 龙胆草研细末，加鸡蛋清共调为膏备用。

功效主治 清肝，泻火，燥湿。主治伤寒发狂。

临床用法 每日1剂，冷开水调服，3次服完。

注意事项 忌辛辣厚味。

癫痫

来苏膏

《医方类聚》

药物组成 皂荚100g 酸浆水500ml

制作方法 将皂荚去皮，打碎，用清净酸浆水，春天、秋天浸泡5日，夏天浸泡2日，冬天浸泡7日，搓揉后去渣澄净，装入瓷器内以先武火后文火熬成膏药，摊于纸上阴干即成。

功效主治 清热豁痰。主治积热痰涎上冲之惊风狂乱及破伤风抽搐伴牙关紧闭。

临床用法 用时取直径约10cm大1片，以温浆水在瓷器内化开，用竹苇管装药水，让患者抬头，将药水吹入鼻孔内。患者抬头持续一段时间。每日1~2次。

注意事项 吐出痰涎为药物正常反应。孕妇忌用。

定痫膏

《中医验方》

药物组成 主方：制马钱子 僵蚕 胆南星 明矾各15g

附方：生姜10g　艾叶3g

制作方法　主方药共研细末，每次取药粉5～10g，同附方药合捣为膏备用。

功效主治　豁痰开窍，熄风解痉，通络止痛。主治癫痫发作，不省人事，及癫痫后头痛等症。

临床用法　取膏药敷于脐部，再用艾炷放药膏上灸，按年龄1岁灸1壮，每日灸1次。3～5日换药膏1次。

注意事项　若局部起泡则停药。皮肤过敏者忌用。

清心化痰膏

《理瀹骈文》

药物组成　主方：胆南星90g　连翘　郁金　黄连　麦冬　大黄　枳实　陈皮　葶苈子　黄芩　朴硝　生姜　竹茹　薄荷　石菖蒲各60g　生地　玄参　丹参　苦参　川芎　当归　白芍　蒲黄　杏仁　丹皮　桔梗　前胡　知母　贝母　瓜蒌　半夏　槟榔　枳壳　大戟　青皮　天麻　山栀　甘遂　黄柏　独活　防风　旋复花　细辛　醋芫花　木通　泽泻　车前子　甘草　木鳖仁　蓖麻仁　皂角　穿山甲　地龙　瓦楞子　羚羊角　犀角　僵蚕　全蝎　凤仙草　紫苏子　莱菔子各30g　滑石120g　柳枝　竹叶　桑枝　槐枝各240g　白芥子15g　麻油5000ml　黄丹2000g

附方：石膏240g　硝煅青礞石　金陀僧各120g　青黛　雄黄　明矾各60g　硼砂　朱砂　轻粉各30g　牛黄清心丸1粒　滚痰丸9g　抱龙丸15g

制作方法　主方中生姜、竹茹、薄荷、石菖蒲、柳枝、竹叶、桑枝、槐枝、凤仙草、紫苏子、莱菔子、白芥子与余药分两组，分别用麻油熬至药枯，去渣后合熬至油老，黄丹收膏，去火，再入附方药末搅匀。

功效主治　清热化痰，养阴通络。主治郁痰，惊痰，热痰，燥痰，老痰，痰迷心窍，痰热结胸，癫痫及怪病。

临床用法　外贴膻中，每日1次。

注意事项　本方严禁入口。雄黄、朱砂禁止火煅。孕妇忌用。

惊风

大青膏

《幼科类萃》

药物组成　白附子4.5g　青黛　天麻各3g　全蝎　乌梢蛇肉焙干酒煮　天竺黄各1.5g　大黄　麝香各

0.3g　朱砂1.5g　白蜜适量

制作方法　上药研细末，生白蜜和膏。

功效主治　清热化痰，镇惊息风，通经活络。主治痰热闭阻，惊搐吐泻。

临床用法　1次1.5～3g，薄荷汤化下服之，每日1～3次。

注意事项　朱砂禁火煅。孕妇忌服。

牛黄膏

《证治准绳》

药物组成　蝎尾49枚　巴豆霜4.5g　冰片0.3g　朱砂6g　郁金9g　牛黄0.2g　麝香0.6g

制作方法　将上药共研细末，即可。

功效主治　清热，息风，镇惊。主治壮热、痰鸣、不省人事，或左右手偏搐，或唇口眼鼻颤动。

临床用法　1次0.6g，蜜汤调下，每日1～2次。

注意事项　不可随意加大药量。朱砂禁火煅。孕妇忌服。

息风止痉膏

《古今脐疗良方集解》

药物组成　全蝎　僵蚕　蜈蚣各12g　胆南星10g　鲜竹沥30ml

制作方法　前4味药共研细末，入竹沥水调糊备用。

功效主治　清热涤痰，息风止痉。主治头项强痛、口角搐动，甚则项背强直、角弓反张。

临床用法　外敷脐部，纱布、胶布固定，1次6～12小时，每日2次。

注意事项　忌风热。不可内服。孕妇忌用。

呕吐

田螺膏※

《常见病验方研究参考资料》

药物组成　田螺5枚　盐适量

制作方法　田螺捣烂为泥，加盐调匀为膏。

功效主治　清热止呕。主治热病呕吐。

临床用法　外敷石门穴，1小时后取下，每日1～2次。

注意事项　现制现用。

生姜伤湿膏

《中医脐疗大全》

药物组成　生姜5g　伤湿止痛

膏1张

制作方法 生姜捣烂备用。

功效主治 祛风止呕。主治晕车、晕船引起的恶心、呕吐、头痛。

临床用法 将生姜敷于脐部，外贴伤湿止痛膏，于乘车、船前30分钟贴。

注意事项 乘车、船前不宜吃得过饱。

阳痧救急膏

《理瀹骈文》

药物组成 苍术90g 藿香 陈皮 炒山楂 枳壳 麦芽 炒神曲 酒黄芩 半夏 生姜 薤白 葱白 蒜 石菖蒲各60g 厚朴 羌活 防风 荆芥 川芎 白芷 杏仁 大腹皮 香附 乌药 青皮 槟榔 草果 木瓜 郁金 细辛 香薷 白术 车前子 姜汁炒黄连 大黄 猪苓 木通 泽泻 莱菔子 白芥子 蜀椒 佛手各30g 紫苏 炒柴胡 葛根 薄荷各21g 吴茱萸 川乌 甘草 雄黄 朱砂 砂仁 明矾 降香 木香 丁香 肉桂各15g 滑石120g 凤仙草100g 麻油5000ml 黄丹2000g

制作方法 雄黄至肉桂8味药研细末备用。麻油熬余药至焦，去渣，去火，入黄丹收膏。再下前备用药末，混匀。

功效主治 燥湿健脾，理气和胃。主治感受风、寒、暑、湿或饮食失节所致的呕吐泄泻。

临床用法 外贴上脘、中脘、神阙穴，每日1次。

注意事项 严禁内服。雄黄、朱砂严禁火煅。孕妇忌用。

阴痧救急膏

《理瀹骈文》

药物组成 附子120g 白附子 川乌 肉桂 半夏 天南星 白术 炮干姜 木瓜 蚕沙 韭白 艾各60g 吴茱萸 苍术 草乌 独活 补骨脂 高良姜 延胡索 五灵脂 草蔻仁 党参 黄芪 白胡椒各30g 川芎 防风 桂枝 细辛 酒白芍 当归各21g 荜澄茄 陈皮 厚朴 乌梅 炙甘草 巴戟天 益智仁 大茴香 姜黄连 乌药 麦冬 五味子 肉蔻仁 凤仙草 白芥子 雄黄 朱砂 明矾 檀香 木香 丁香 砂仁 乳香 没药各15g 生姜20g 薤白 石菖蒲各9g 麻油5000ml 黄丹2000g

制作方法 雄黄、朱砂、明矾、檀香、木香、丁香、砂仁、乳香、没药诸药研细末备用。麻油熬余药，去渣，黄丹收膏，再下前备用药末，混匀。

功效主治 温阳化痰，理气通

络。主治寒湿吐泻。

临床用法 外贴胸脐，每日1次。

注意事项 不可内服。雄黄、朱砂严禁火煅。孕妇忌用。

助胃膏

《仁斋直指方论》

药物组成 人参 白术 茯苓 陈皮 砂仁各0.3g 木香 丁香 肉豆蔻 草果各4.5g 白蔻3g 蜜适量

制作方法 上药共研细末，炼蜜为膏。

功效主治 益气健脾，行气止呕。主治呕吐不能食。

临床用法 1次6g，煎姜汤送服，每日3次。

注意事项 慎风寒，忌生冷。

姜葱膏※

《古今脐疗良方集解》

药物组成 生姜15g 葱白10g

制作方法 上药共捣烂如膏备用。

功效主治 温中散寒，降逆止呕。主治感寒呕吐等症。

临床用法 外敷脐部，纱布固定，再用热水袋熨脐部，每日1～3次。

注意事项 忌风冷。

梅核椒姜膏

《常见病验方研究参考资料》

药物组成 盐梅核 胡椒各3粒 姜汁适量

制作方法 梅核、胡椒共研细末，加姜汁调匀为膏备用。

功效主治 温中，降逆，止呕。主治虚寒性呕吐。

临床用法 顿服，每日1剂。

注意事项 忌食生冷。

清胃膏

《理瀹骈文》

药物组成 主方：生地 白茅根 桑叶 芦根 枇杷叶 芭蕉叶 竹叶 滑石各120g 麦冬 天花粉 生姜 竹茹各90g 黄连 知母 当归 瓜蒌仁 白芍 石斛 天冬 葛根 甘草 葱白 韭白 薤白 藿香各60g 玄参 丹参 苦参 羌活 枳实 槟榔 防风 秦艽 黄芩 郁金 贝母 白芷 半夏 陈皮 桔梗 连翘 川芎 柴胡 前胡 胆南星 山药 忍冬藤 蒲黄 杏仁 火麻仁 苏子 青皮 炙甘草 地骨皮 桑白皮 黄柏

山栀　五味子　赤芍　丹皮　红花　五倍子　胡黄连　升麻　白术　甘遂　大戟　细辛　车前子　泽泻　木通　皂角　蓖麻仁　木鳖仁　羚羊角　犀角　穿山甲　大黄　芒硝　石菖蒲各30g　槐枝　柳枝　桑枝　白菊花各240g　凤仙草200g　乌梅3枚　麻油5000ml　黄丹2000g

附方：生石膏240g　寒水石120g　青黛30g　牡蛎粉　玄明粉各60g　酒蒸化牛胶120g

制作方法　主方中生姜、竹茹、石菖蒲、葱白、韭白、薤白、藿香、白茅根、芦根、枇杷叶、芭蕉叶、竹叶、槐枝、柳枝、桑枝、菊花、凤仙草、乌梅与其他药分开，分别用麻油熬枯，去渣，再合熬至油熟，去火，入黄丹收膏，待温入附方药末搅匀。

功效主治　清热生津，利气通腑。主治胃阴不足，燥热犯胃，心烦口渴、呕吐黄水、咽食不下，或消谷善饥、吐血、大便难。

临床用法　根据病位，分别外贴上脘、中脘、下脘，每日1次。

注意事项　本方不可内服。孕妇忌用。

温胃膏

《理瀹骈文》

药物组成　主方：炒干姜　艾叶　薤白　韭白　蒜头　石菖蒲各60g　川乌15g　白术45g　黄连　五味子各15g　苍术　党参　附子　黄芪　吴茱萸　麻黄　桂枝　细辛　羌活　独活　防风　麦冬　藁本　炒柴胡　川芎　当归　酒白芍　香附　紫苏　藿梗　杏仁　白芷　青皮　陈皮　炒半夏　天南星　厚朴　乌药　麦芽　威灵仙　神曲　枳实　泽泻　荜澄茄　草豆蔻仁　草果　肉蔻仁　补骨脂　高良姜　益智仁　大茴香　巴戟天　荜茇　车前子　延胡索　五灵脂　木瓜　蜀椒　白芥子　胡椒各30g　甘草21g　生姜　葱白各120g　凤仙草200g　大枣　乌梅各5枚　麻油5000ml　黄丹2000g

附方：木香　丁香　砂仁　肉桂　制乳香，没药各30g　酒蒸化牛胶120g

制作方法　生姜、葱、艾、薤、韭、蒜、石菖蒲、凤仙、木瓜、蜀椒、白芥子、胡椒、大枣、乌梅与其余药分熬至枯，去渣，再合熬至油老，去火，入黄丹收膏，待温入附方药末搅匀。

功效主治　温胃散寒，理气和胃。主治胃寒不纳、吐泻、痞胀、疼痛诸症。

临床用法　分贴上脘、中脘、胃俞穴，每日1次。

注意事项　忌食生冷。不可内服。孕妇忌用。

噤痢膏

《穴位贴药疗法》

药物组成 牙皂6g 细辛27g 葱白6g 田螺2枚 小麦曲12g

制作方法 上药混合，同捣如膏备用。

功效主治 通阳，开噤，止呕。主治呕吐不食，或食入即吐、口淡不渴、舌淡、脉弱等症。

临床用法 外敷脐部，纱布覆盖，胶布固定，每次2~4小时，每日5次。

注意事项 忌风寒及生冷油腻食物。

藿香止呕膏※

《民间敷灸》

药物组成 藿香15g 生姜10g 大腹皮5g 枳实50g 薄荷 半夏 葱白各10g 艾叶20g 菜油适量

制作方法 葱白捣烂，余药研细末，入菜油调匀如膏。

功效主治 散寒除湿，和胃止呕。主治风寒感冒引起的恶心呕吐、胸脘胀闷、舌苔白腻等症。

临床用法 外贴中脘、膻中、神阙穴，外用橡皮膏固定，每次4~6小时，每日1次。

注意事项 忌风寒、生冷油腻食物。

噎膈

开膈膏

《理瀹骈文》

药物组成 党参 白术 苍术 黄芪 茯苓 甘草 生地 熟地 当归 白芍 川芎 天冬 麦冬 黄连 吴茱萸 黄柏 知母 贝母 青皮 陈皮 半夏 胆星 乌药 香附 厚朴 枳实 桔梗 瓜蒌 连翘 红花 神曲 麦芽 山楂 槟榔 木通 苏子 砂仁 草蔻仁 木香 丁香 藿香 乳香 大黄 巴豆仁 牵牛子 莪术 三棱 草乌 肉桂 雄黄 明矾 郁金 牙皂各15g 姜60g 凤仙子3g 乌梅7枚，麻油2000ml 黄丹500g

制作方法 黄连同吴茱萸炒。麻油熬诸药，去渣，黄丹收膏。

功效主治 健脾理气，化食消痞。主治噎膈。

临床用法 外贴上脘穴，每日1次。

注意事项 不可内服。雄黄严禁火煅。孕妇忌用。

呃逆

生姜汁膏

《太平圣惠方》

药物组成 生姜汁500ml 白蜜150g 人参 百合各60g 牛酥适量

制作方法 诸药共入锅内，文火煎成膏。

功效主治 益胃生津，温中散寒。主治噎膈不能饮食。

临床用法 1次6g，含服，每日4次。

注意事项 外感风热者勿服。

噎膈膏※

《常见病验方研究参考资料》

药物组成 蝼蛄 蜣螂各7只 广木香9g 当归身15g 黑牛涎100ml

制作方法 蝼蛄、蜣螂、广木香、归身共研细末，加黑牛涎共调匀备用。

功效主治 行气活血。主治噎膈。

临床用法 每日1剂，黄酒送服，分3~4次服完。

注意事项 孕妇忌用。

柿蒂二香膏※

《常见病验方研究参考资料》

药物组成 柿蒂 香附各9g 丁香3g

制作方法 上药共研细末，加开水调匀为膏备用。

功效主治 温中行气，降逆止呕。主治呃逆。

临床用法 每日1剂，分3次服完，不效再服。

注意事项 肺胃热盛者慎用。丁香畏郁金，两药不可同服。

姜蜜糊膏※

《常见病验方研究参考资料》

药物组成 生姜 蜂蜜各30g

制作方法 生姜洗净捣取汁，和蜂蜜调为糊备用。

功效主治 温中散寒，降逆止呕。主治呃逆。

临床用法 顿服，每日1剂，不效再服。

注意事项 现制现用。不可与生葱同服。

胃脘痛

乌梅杏枣泥膏※

《常见病验方研究参考资料》

药物组成 乌梅1枚 杏仁7枚 大枣3枚

制作方法 上药共捣泥，调匀备用。

功效主治 缓急止痛。主治胃痛。

临床用法 每日1剂，开水送服，分3次服完。

注意事项 不可饮食过量。

双灵膏

《御药院方》

药物组成 高良姜炒 30g 白芥子炒 15g 白面90g

制作方法 上药共研细末，加入白面，水调成膏。

功效主治 温中，散寒，除湿。主治胃脘及肌肉寒性疼痛。

临床用法 药膏摊在纸上，外贴患处，每日1~2次。

注意事项 忌风冷。皮肤过敏者忌用。

吴萸膏※

《古今脐疗良方集解》

药物组成 吴茱萸3g 醋10ml

制作方法 吴茱萸研细末，入醋调匀如膏备用。

功效主治 温中，散寒，止呕。主治胃寒疼痛、不欲饮食、呕吐泄泻等症。

临床用法 外敷脐部，纱布覆盖，胶布固定，再用热水袋热熨脐部，每日2次。

注意事项 忌风寒及生冷油腻食物。

胃痛贴膏※

《全国中草药新医疗法展览会资料选编》

药物组成 毛茛（鲜品，全草）250g 红糖适量

制作方法 将药洗净，捣烂，加红糖调匀备用。

功效主治 行气活血，通络止痛。主治胃痛。

临床用法 外贴胃俞、肾俞穴（或配加肓门、梁丘、阿是穴），约5分钟，局部有蚁行感时即弃去。如发生水泡，不宜刺破，任其自行吸收。

注意事项　本方不可内服。孕妇忌用。皮肤过敏者忌用。

姜菜膏※

《常见病验方研究参考资料》

药物组成　生姜　鲜菜头各120g　葱50g

制作方法　共捣泥，炒热，纱布外包备用。

功效主治　行气，散寒，止痛。主治胃痛。

临床用法　热熨痛处，每日1~3次

注意事项　现制现用。

姜糖膏※

《常见病验方研究参考资料》

药物组成　生姜　红糖各250g

制作方法　生姜绞汁，隔水蒸10~15分钟，再将红糖溶入收膏备用。

功效主治　温中止呕，行气止痛。主治虚寒性胃痛。

临床用法　每服2次，4天服完1剂。

注意事项　胃火炽盛者不宜。

菖蒲膏※

《常见病验方研究参考资料》

药物组成　生姜汁　石菖蒲根　陈酒糟各50g　盐适量

制作方法　上药共混匀，炒热备用。

功效主治　和中化湿，行气止痛。主治胃痛。

临床用法　纱布包熨痛处，或制成饼贴胃脘部，每日1~3次。

注意事项　现制现用。

萸薄膏※

《常见病验方研究参考资料》

药物组成　吴茱萸45g　薄荷30g　灶心土20g　葱白50g　陈醋适量

制作方法　吴茱萸、薄荷、灶心土共研细末，葱白捣泥，共炒热，加醋调为膏，用纱布包好备用。

功效主治　温中散寒，行气止痛。主治虚寒性胃痛。

临床用法　热敷痛处，每日1~3次。

注意事项　现制现用。

椒枣膏※

《常见病验方研究参考资料》

药物组成　胡椒9粒　大枣7枚

制作方法　胡椒研细末，大枣捣泥，共调匀为膏备用。

功效主治　温中，行气，止痛。主治虚寒性胃痛。

临床用法　每日1剂，用酒或醋送服，分2～3次服完。

注意事项　现制现用。

御寒暖胃膏

《理瀹骈文》

药物组成　生姜汁50ml　牛阿胶12g　乳香　没药各10g

制作方法　生姜汁熬沸，入阿胶化开，乳香、没药研细末收膏。

功效主治　暖胃散寒，行气止痛。主治胃寒不思饮食、腹胀、呕呃、疼痛。

临床用法　撒花椒末贴中脘穴，每日1次。

注意事项　忌食生冷之品。

暖胃膏※

《中医外治法集要》

药物组成　鲜吴茱萸叶　鲜橘叶　鲜石菖蒲　小茴香根各等份　白酒适量

制作方法　上药共捣，加白酒调匀备用。

功效主治　温中和胃，散寒止痛。主治胃脘冷痛、喜温、呕吐清水等症。

临床用法　外敷脐部，胶布固定，再用热水袋热熨脐部。每次30～60分钟，每日3次。

注意事项　避风寒忌食生冷油腻食物。

腹痛

丁麝木鳖膏

《扶寿精方》

药物组成　木鳖仁　母丁香各5枚　麝香0.3g

制作方法　上药共研细末，加入适量米汤调膏备用。

功效主治　温中，散寒，止

痛。主治感寒所致腹痛、不欲饮食等症。

临床用法 外敷脐部，胶布固定，每日1次。

注意事项 避风寒忌食生冷油腻食物。本方有毒，不可入口。孕妇禁用。

化食膏

《理瀹骈文》

药物组成 白术60g 枳实30g 麻油2000ml 黄丹120g

制作方法 麻油熬两药，去渣，黄丹收膏。

功效主治 化食，理气，消胀。主治伤食腹胀、腹痛。

临床用法 外贴中脘穴，每日1次。

注意事项 不可内服。胸满闷者，加神曲、麦芽各30g熬；食积生痰者，加橘红12g、半夏15g熬；损伤脾胃之气者，加党参、白芍、甘草、干姜各90g熬，酒伤者加葛根、苍术、陈皮、厚朴、甘草各10g熬。

龙液膏

《本草纲目》

药物组成 茯苓1000g 蜂蜜适量

制作方法 去茯苓渣滓后焙干研细末，和蜂蜜，加入水，桑柴火煮12小时，即可。

功效主治 滋阴益气，健脾化湿。主治脾虚腹胀、腹痛以及水湿停留，烦郁燥渴等。

临床用法 1次10g，空腹开水送服，每日2～3次。

注意事项 忌食生冷之品。

代灸涂脐膏

《卫生宝鉴》

药物组成 附子 马蔺子 蛇床子 木香 肉桂 吴茱萸各6g 姜汁50ml

制作方法 上药研细末，入姜汁调膏备用。

功效主治 温中散寒，理气止痛。主治腹痛、便溏、舌淡、脉沉等症。

临床用法 外敷脐部，纱布覆盖，胶布固定，每日1次。

注意事项 本方有毒，不可入口。不可长期应用。孕妇禁用。

白芷小麦膏

《内病外治》

药物组成 白芷60g 小麦粉

15g　食醋适量

制作方法　白芷研细末，同小麦粉混匀，入醋调匀成糊备用。

功效主治　祛寒止痛，和中止泻。主治脘腹冷痛、呕吐泄泻等症。

临床用法　外敷脐部，胶布固定，每次3～5小时，每日1～3次。

注意事项　避风寒忌食生冷油腻食物。

芥末膏※

《常见病验方研究参考资料》

药物组成　芥末100g　陈醋　卤水各适量

制作方法　共熬成膏，摊在纱布上备用。

功效主治　温阳散结，通络止痛。主治腹痛。

临床用法　外贴痛处，皮肤发红时即去掉。

注意事项　勿令起泡。皮肤过敏者忌用。

连香姜糊膏

《民间敷灸》

药物组成　黄连　香附　高良姜各15g　姜汁30ml

制作方法　前3味药研细末，入姜汁调糊。

功效主治　温中祛寒，行气止痛。主治腹痛胀满、大便泄泻、苔白、脉沉细等症。

临床用法　外敷脐部，纱布固定，每日1～3次。

注意事项　忌食油腻食物。

灶土葱螺膏※

《常见病验方研究参考资料》

药物组成　灶心土　葱白　田螺烧灰各60g

制作方法　葱白捣泥，纳诸药共调匀备用。

功效主治　温中散寒，行气止痛。主治虚寒性腹痛。

临床用法　外敷脐部，胶布固定，每日1次。

注意事项　实证、热证者慎用。现制现用。

附桂膏

《验方新编》

药物组成　麻油1500ml　柏枝　松叶各2.5kg　附片　肉桂各0.25kg　黄丹　铅粉各0.3kg

制作方法　先将麻油入锅烧滚，下柏枝、松叶、附片，熬枯去渣，下肉桂末再熬，下黄丹、铅粉，不停搅动，至滴水成珠，入瓦器内浸水中，去火毒，用布摊。

功效主治 温中散寒。主治肚腹寒痛、筋骨麻木酸痛。

临床用法 肚腹寒痛者，外贴肚脐及肾俞穴；筋骨麻木酸痛者，贴患处。每日 1～2 次。

注意事项 忌生冷寒湿。不可内服。孕妇忌用。

附麻葱糊膏

《民间敷灸》

药物组成 附片 80g 麻黄 葱白各 30g 白酒适量

制作方法 上药捣碎，入酒炒糊状备用。

功效主治 温里通阳，祛寒止痛。主治寒凝腹痛。

临床用法 取热药糊外敷脐部，纱布固定，每次 4～5 小时，每日 2 次。

注意事项 不可内服。孕妇忌用。

奔豚膏

《民间敷灸》

药物组成 吴茱萸 陈皮 附片各 30g 肉桂 丁香各 10g

制作方法 上药研细末，水调成膏。

功效主治 行气，温阳，降逆。主治奔豚气，腹痛呕吐、苔白腻、脉弦紧等症。

临床用法 外敷关元、神阙、中脘、肾俞、肝俞穴，纱布、胶布固定，每 20 小时更换 1 次。

注意事项 忌食生冷油腻食物。孕妇忌用。

固精保元膏

《理瀹骈文》

药物组成 党参 黄芪 当归各 15g 甘草 苍术 五味子 远志 白芷 白及 红花 紫梢花各 9g 肉桂 6g 附子 麝香各 3g 鹿角胶 30g 乳香 丁香各 6g 麻油 600ml 黄丹 200g 芙蓉膏 6g

制作方法 黄丹、鹿胶、乳香、丁香、麝香、芙蓉膏研匀备用。麻油熬余药，去渣，入前备药混匀。

功效主治 益气温阳。主治阳虚腹痛诸症。

临床用法 外贴脐部及丹田，每日 1 次。

注意事项 不可内服。孕妇忌用。

姜葱膏※

《常见病验方研究参考资料》

药物组成 生姜 葱白连根须不拘量

制作方法 洗净捣烂，共炒热备用。

功效主治 温阳，行气，止痛。主治虚寒性腹痛及关节肌肉痛。

临床用法 热敷痛处，冷则炒热再敷。

注意事项 勿烫伤。现制现用。

健脾膏

《理瀹骈文》

药物组成 白术120g 茯苓 白芍 神曲 麦芽 香附 当归 枳实 半夏各60g 陈皮 黄连 吴茱萸 山楂 白蔻仁 益智仁 黄芪 山药 甘草各21g 党参 木香各15g 麻油2000ml 黄丹200g

制作方法 麻油熬诸药，去渣，黄丹收膏。

功效主治 温中健脾，行气止痛。主治寒中，肠鸣腹痛。

临床用法 外贴心口、脐部，每日1次。

注意事项 不可内服。

健脾消胀膏

《家用便方》

药物组成 吴茱萸30g 丁香6g 胡椒30粒 凡士林适量

制作方法 上药共研细末，加入凡士林调匀成膏备用。

功效主治 温中散寒，健脾理气。主治脾胃受寒，腹胀腹痛、不思饮食等症。

临床用法 取药膏2g，外敷脐部，每日1次。

注意事项 忌寒凉、生冷、油腻食物。

健脾调胃膏

《中医外治法集要》

药物组成 桔梗 神曲 莲子 青皮 山药 木香各等份 香油适量

制作方法 上药烘干，研细末，香油调匀如膏。

功效主治 补脾和中，消食行滞。主治脾胃虚弱，纳呆、腹胀等症。

临床用法 外敷神阙、中脘穴，用铝纸盖，纱布固定，每日1次，10次为1疗程。

注意事项 忌生冷。

涂脐膏

《东医宝鉴》

药物组成 附子 蛇床子 马蔺子 肉桂 吴茱萸各等份 姜汁适量

制作方法 上药研细末，入姜汁调膏备用。

功效主治 温肾，散寒，止痛。主治脾胃虚寒所致脐腹疼痛。

临床用法 外敷脐部及关元、气海穴，胶布固定，每次1~2小时，每日1次。

注意事项 忌内服。忌风寒生冷。孕妇禁用。

消胀糊膏

《民间敷灸》

药物组成 厚朴 枳壳各10g 香附 柴胡 半夏 茯苓各5g 姜汁适量

制作方法 上药共研细末，入姜汁调匀成糊。

功效主治 消积除满，行气止痛。主治食积所致脘腹胀痛等症。

临床用法 外敷神阙穴，纱布覆盖，胶布固定，每天1次。

注意事项 忌风寒及生冷食物。

消胀糊膏

《家用便方》

药物组成 车前子30g 蜗牛20g 大蒜30g

制作方法 上药共捣为糊备用。

功效主治 消食化积，行气除胀。主治食积腹胀、不思饮食等症。

临床用法 外敷脐部，每次1~3小时，每日1~3次。

注意事项 忌生冷、油腻食物。

通结膏

《古今脐疗良方集解》

药物组成 大黄25g 巴豆6g 干姜30g

制作方法 上药研细末，水调备用。

功效主治 泻下通结，导滞止痛。主治饮食结滞较甚，便秘腹痛等症。

临床用法 外贴脐部，纱布固定，再用热水袋热熨脐部，每次15~30分钟，每日1~3次。

注意事项 若1日内大便超过

3次即停药。本品只可外用，忌内服。孕妇禁用。

理气定痛膏

《民间敷灸》

药物组成 赤芍20g 红花 木香 香附 官桂 乌药 川芎 陈皮各5g 延胡索 桃仁 生姜 莱菔子各10g 凡士林适量

制作方法 将生姜捣烂，余药研细末，加入凡士林共同调匀，蒸热备用。

功效主治 温中散寒，活血止痛。主治脘腹疼痛、拒按、喜温、舌有瘀点、脉沉涩等症。

临床用法 取热药饼适量外敷神阙、天枢、中脘穴，橡皮膏固定，每次4~6小时，每日1次。

注意事项 忌风寒及生冷油腻食物。孕妇忌用。

蛇马膏※

《太平圣惠方》

药物组成 蛇床子末15g 马鞭草汁50ml

制作方法 上药调和如膏。

功效主治 燥湿，行气，止痛。主治气攻小腹疼痛。

临床用法 外涂痛处，每日1~2次。

注意事项 忌七情过极。

硫萸膏※

《常见病验方研究参考资料》

药物组成 硫黄 吴茱萸各6g 大蒜2枚

制作方法 上药共捣烂，调匀备用。

功效主治 温中，行气，止痛。主治虚寒性腹痛。

临床用法 外敷脐部，胶布固定，皮肤发红时即去掉。

注意事项 大蒜有发泡作用，勿令起泡。皮肤过敏者忌用。

椒杏大枣膏※

《常见病验方研究参考资料》

药物组成 白胡椒7粒 大枣3枚 杏仁7粒

制作方法 共捣为泥，调匀为膏备用。

功效主治 温中，缓急，止痛。主治虚寒性腹痛。

临床用法 每日1剂，顿服，酒送服。

注意事项 亦可用醋调服。现制现服。

雄黄鸡清糊膏

《民间敷灸》

药物组成 雄黄10g 鸡蛋清适量

制作方法 雄黄研细末，入鸡蛋清调糊。

功效主治 解毒，杀虫。主治虫积腹痛。

临床用法 外敷神阙穴，纱布固定，每次15～30分钟，每日1次。

注意事项 忌油腻及生冷食物。不可长期使用。禁口服。

蒜醋膏※

《本草纲目》

药物组成 大黄10g 石灰5g 桂心15g 朴硝10g 大蒜30g 醋150ml

制作方法 前3味药研细末，加醋放入锅中熬如膏。将朴硝、大蒜同捣如泥，入药膏中调匀备用。

功效主治 温经散寒，通里导滞。主治感寒所致腹胀、不欲饮食、大便不通等症。

临床用法 取药膏适量外敷脐部，胶布固定，皮肤发红时即去掉。

注意事项 避免受寒。忌生冷油腻食物。皮肤过敏者及孕妇忌用。

暖脐膏

《理瀹骈文》

药物组成 制附子15g 甘遂 甘草各9g 蟾蜍 麝香 鸦片 丁香末各0.5g 葱汁30ml

制作方法 葱汁熬前3药末成膏，加蟾蜍、麝香、鸦片、丁香末，摊布上。

功效主治 温中散寒。主治受寒腹痛。

临床用法 外贴脐部，每日1～2次。

注意事项 不可内服。孕妇忌用。

泄泻

亡阳膏

《理瀹骈文》

药物组成 党参 当归各60g 炮姜 肉桂各30g 白术 炙甘草 酒白芍 黄芪 熟地 茯苓 陈皮 附子各90g 生姜 大枣各120g 黄丹250g 麻油2000ml

制作方法 黄丹研细末备用。

余药用麻油熬，去渣，用黄丹收膏。

功效主治 温阳固脱。主治伤寒误下伤阳，下利不止、头眩肉瞤。

临床用法 外贴关元穴，每日1～2次。

注意事项 不可内服。孕妇忌用。

五倍子膏

《常见病验方研究参考资料》

药物组成 五倍子6g 陈醋适量

制作方法 药研细末，共调膏备用。

功效主治 敛肺，涩肠，止泻。主治久泻。

临床用法 外敷脐部，胶布固定，1小时后揭去，每日1次。

注意事项 不可久贴。

止泻膏

《中医验方》

药物组成 白胡椒10粒 干姜 生姜各10g 小茴香12g 肉桂3g 葱白3根 酒精适量

制作方法 前5味药共研细末，和葱白共捣烂，加酒精调膏备用。

功效主治 温肾暖脾，散寒通阳。主治大便稀薄有泡沫、肠鸣腹痛、苔白脉沉等症。

临床用法 外敷脐部，纱布、胶布固定，再用热水袋热敷。每日换药1次，热敷2次，每次热敷15～20分钟。

注意事项 忌风寒，生冷、油腻食物。皮肤过敏者及孕妇忌用。

止泻膏

《河南省秘验单方集锦》

药物组成 五倍子 制附子 补骨脂 雄黄各10g 冰片3g 麝香1g 芝麻油500ml 铅丹250g 巴豆仁10g

制作方法 用芝麻油将巴豆仁炸焦去渣，炼油加入铅丹熬成膏，摊在布上。余药研细末，撒在膏药上备用。

功效主治 温脾暖肾，涩肠止泻。主治脾肾阳虚所致久泻、腰膝酸软、舌淡苔白、脉沉细等症。

临床用法 微火将膏药烤热，外贴脐部，2～4日换药1次。

注意事项 孕妇禁用。本方有毒，不可入口。

石榴皮膏

《穴敷疗法聚方镜》

药物组成 鲜石榴果皮30g

制作方法 捣泥备用。

功效主治 收涩止泻。主治久泻不愈、脱肛。

临床用法 外敷脐部，胶布固定，每日1次。

注意事项 泄泻初起禁用。

宁和堂暖脐膏

《串雅内外编》

药物组成 香油（或麻油）500ml 生姜片500g 黄丹250g 麝香0.3g

制作方法 黄丹水飞。香油、生姜共煎去渣，与黄丹再熬成膏，摊于纱布上备用。麝香研细末。

功效主治 温中，散寒，止痛。主治感寒所致腹痛、泄泻。

临床用法 膏药在微火上烤，撒入麝香末，外贴神阙穴，每日1次。

注意事项 忌风寒及生冷油腻食物。孕妇禁用。

回阳膏

《寿世保元》

药物组成 白矾煮 9g 黄丹6g 干姜15g 母丁香10枚 胡椒16枚 醋适量

制作方法 研细末，醋调为膏。

功效主治 温经通阳，散寒止痛。主治脾胃虚弱，饮食生冷，寒积脏腑，四肢厥冷、畏冷憎寒、饮食不化、大便溏泄、呕吐涎沫，或小便频数等因房事不节所致者。

临床用法 手握药搭脐上，盖被出汗即可，每日1次。

注意事项 不可内服。避风冷。

芥姜膏

《本草纲目》

药物组成 白芥子 生姜各10g

制作方法 共捣烂如膏备用。

功效主治 温经止泻。主治受寒所致泄泻。

临床用法 外敷脐部，胶布固定，每日1次。

注意事项 忌食生冷食物。若局部起泡则停药。皮肤过敏者忌用。

吴萸胡椒膏

《古今脐疗良方集解》

药物组成 吴茱萸30g 白胡椒30粒 丁香6g 凡士林适量

制作方法 上药共研细末，入

凡士林调膏备用。

功效主治 温中，散寒，止泻。主治肠鸣泄泻、腹痛肢冷、苔白脉沉等症。

临床用法 外敷脐部，纱布、胶布固定，每日1次。

注意事项 忌风寒及生冷油腻食物。

青梅膏※

《中医验方集锦》

药物组成 青梅1.5～2.5kg

制作方法 洗净去核，捣烂绞汁，以陶瓷盆盛梅汁，放日光下晒至稠厚如饴状方可，待冷即凝固成稠膏。或放炭火上，令其水分蒸发亦可。将稠膏用大口瓶装贮备用。

功效主治 敛肺，涩肠，止泻。主治泄泻。

临床用法 1次3g，饭前服，每日3次。

注意事项 外有表邪或内有实热积滞者均不宜。

疟痢膏

《理瀹骈文》

药物组成 生姜 葱白各300g 麻油800ml 黄丹500g

制作方法 麻油熬姜、葱，黄丹收膏。

功效主治 温中散寒，通阳止泻。主治风寒泄泻。

临床用法 贴肝俞或关元穴，每日1次。

注意事项 不可内服。忌食生冷。

夏日防泻膏

《理瀹骈文》

药物组成 生姜 葱 蒜各60g 木鳖仁15g 穿山甲9g 乳香 没药各7.5g 丁香1.5g 麻油150ml 黄丹90g

制作方法 麻油熬前5味药，去渣，黄丹收膏，研乳香、没药、丁香入膏，混匀。

功效主治 清热解毒，理气醒脾。主治夏日受寒泻痢。

临床用法 临睡外贴脐部，每日1次。

注意事项 不可内服。孕妇慎用。

黄连膏

《医方类聚》

药物组成 黄连30g 鸡蛋清适量 豆浆300ml

制作方法 将药研细末，用鸡

子白和为饼，炙为紫肝色，用豆浆慢火熬成膏。

功效主治 清热燥湿，和胃止痢。主治久痢不愈。

临床用法 1次4g，温米汤送服，每日3次。

注意事项 白痢者加酒500ml同煎制作。

绿豆膏

《中国膏药学》

药物组成 绿豆粉9g 丁香 白胡椒各6g 枯矾9g 淡吴茱萸3g，太乙膏120g

制作方法 上药共研细末，加入太乙膏熔化搅匀，制作膏药备用。

功效主治 温中，消积，止泻。主治脾胃受寒，腹鸣、腹泻等症。

临床用法 外敷脐部，胶布固定，1~2日换药1次。

注意事项 忌风寒、生冷油腻食物。

椒姜膏※

《常见病验方研究参考资料》

药物组成 胡椒5g 生姜汁适量

制作方法 胡椒研细末，加生姜汁共调为膏备用。

功效主治 温中散寒，行气止泻。主治寒泻。

临床用法 外敷脐部，胶布固定，每日1次。

注意事项 阴虚内热或胃肠实热积滞者忌用。

硫黄蓖麻膏

《本草纲目》

药物组成 硫黄15g 蓖麻仁7枚

制作方法 上药合捣烂研如膏备用。

功效主治 温肾涩肠，通滞消积。主治久泻不愈、食少神疲、畏寒肢冷、苔薄白、脉细弱。

临床用法 外敷脐部，胶布固定，热水袋熨脐部，每日2次。

注意事项 忌风寒及生冷油腻食物。不可内服。

温脾止泻膏

《古今脐疗良方集解》

药物组成 肉桂 鸡内金各3g 硫黄 枯矾 五倍子各6g 白胡椒1.5g 鲜葱头5根 醋适量

制作方法 上药研细末，鲜葱头捣烂，与药末拌匀，加醋调膏备用。

功效主治 温肾暖脾，涩肠止泻。主治泄泻、肠鸣腹痛、泻后则安、肢冷、苔白、脉沉细。

临床用法 外敷脐部，胶布固定，每次2小时，每日1次，6次为1疗程。

注意事项 用药后皮肤出现红痒，停药即可。

蒜砂膏

《民间敷灸》

药物组成 大蒜20g 朱砂0.3g

制作方法 朱砂研细末，大蒜捣烂，入朱砂末调匀备用。

功效主治 解毒，止泻。主治湿毒所致之泄泻、腹痛、身热烦躁等症。

临床用法 外贴神阙、涌泉穴，胶布固定，每次6~12小时，每日1次。

注意事项 朱砂禁火煅。勿令起泡。皮肤过敏者忌用。

樟矾松砂膏

《民间敷灸》

药物组成 樟脑 明矾 松香 朱砂各50g

制作方法 上药分别研细末，再混合调匀，入瓷瓶内密封保存。放置3日后取出熔膏备用。

功效主治 清热，解毒，止泻。主治泄泻、腹痛、身热口渴、苔腻等症。

临床用法 取药膏少量，捻如绿豆大，置于肚脐中，外用胶布固定，每次6~12小时，每日1次。

注意事项 忌食辛燥之品。朱砂禁火煅。

噤痢膏

《中国中医独特疗法大全》

药物组成 田螺 细辛 皂角各9g 葱3根

制作方法 上药捣烂，调和如膏备用。

功效主治 通阳开噤。主治寒湿泄泻，泻下过度、不进饮食等症。

临床用法 外敷脐部，纱布、胶布固定，每日1次。

注意事项 忌风寒及生冷食物。孕妇忌用。

健脾膏

《普济方》

药物组成 丁香 藿香叶 人

参各30g　沉香　木香各15g　蜜适量

制作方法　共研细末，炼蜜为丸。

功效主治　益气健脾，化湿和中。主治虚寒吐利。

临床用法　1次3～6g，米汤饮下，每日3次。

注意事项　忌食生冷之品。

桃仁膏

《普济方》

药物组成　桃仁　杏仁　巴豆各0.9g　朱砂0.3g

制作方法　共研细末，和饭为丸。

功效主治　泻水逐饮，镇心安神。主治中寒吐泻。

临床用法　1次0.3g，米汤送下，每日1～3次。

注意事项　不可久服，不可过量。朱砂禁火煅。孕妇忌服。

痢疾

二豆膏

《古今脐疗良方集解》

药物组成　巴豆1粒　绿豆胡椒各3粒　红枣肉2枚

制作方法　前3味药研细末，与红枣共捣烂如膏备用。

功效主治　温中祛寒，攻积导滞。主治寒积食滞所致下痢腹痛、里急后重。

临床用法　外敷脐部，胶布固定，每次15～30分钟，每日1～3次。

注意事项　湿热痢及体虚者忌用。痢止即去药。孕妇忌用。

马齿苋膏※

《常见病验方研究参考资料》

药物组成　马齿苋适量

制作方法　洗净绞汁或煎汤后，以文火熬成膏备用。

功效主治　清热解毒，散血止血。主治痢疾。

临床用法　1次10～20ml，开水送服，每日3次。

注意事项　密封，置于阴凉处保存。

止痢狗皮膏

《万病回春》

药物组成　乳香　没药各15g　木鳖子10枚　老柳枝　杏仁各50g　桃枝50g　香油210ml　黄丹

90g 麝香0.3g

制作方法 将木鳖子、柳枝、杏仁、桃枝放入香油中炸枯，去渣，入黄丹熬成膏，再将乳香、没药、麝香研细末，加入膏中调匀，摊于5cm^{2}狗皮上备用。

功效主治 解毒，活血，止痛。主治痢疾，便下脓血等症。

临床用法 外贴脐部，每次12小时，每日2次。

注意事项 膏药需密闭保存于阴凉干燥之处。孕妇禁用。不可入口。

平胃膏

《理瀹骈文》

药物组成 白术 厚朴 陈皮 甘草各30g 木香 槟榔各9g 桃仁 黄连 茯苓 党参 当归 生姜 血余炭各15g 牛阿胶10g 黄丹300g 麻油500ml

制作方法 牛阿胶熬化。麻油与诸药熬，去渣，黄丹收膏。入胶和匀。

功效主治 理气燥湿，养血止血。主治血痢。

临床用法 外贴脐部，每日1次。

注意事项 不可内服。

回春泄痢膏

《理瀹骈文》

药物组成 诃子肉 罂粟壳 赤石脂各120g 煅龙骨60g 乳香 没药各15g

制作方法 诸药共研细末，加适量水熬透，摊膏。

功效主治 收涩止泻。主治滑脱泻痢。

临床用法 外贴关元穴，每日2次。

注意事项 初病不可用。

芙蓉膏※

《常见病验方研究参考资料》

药物组成 鲜木芙蓉叶7张 黏米50g

制作方法 共捣烂为膏备用。

功效主治 凉血解毒，消肿止痛。主治噤口痢。

临床用法 每日1剂，冲开水服，分3次服完。

注意事项 现制现用。

泻痢膏

《万病回春》

药物组成 赤石脂 诃子 罂

粟壳各120g　干姜200g　龙骨60g　乳香　没药各15g　麝香3g　麻油1120ml　黄丹500g

制作方法　前8味药各研细末。麻油熬前4味药，熬至油剩5/6时，加入黄丹，熬至滴水成珠时，再将龙骨、乳香、没药、麝香加入膏内调匀，摊于牛皮纸上备用。

功效主治　温中涩肠，活血止痛。主治泻痢，久泻不愈。

临床用法　外贴脐部，每日1次。

注意事项　忌风寒及生冷油腻食物。膏药需密闭存放于阴凉、干燥的地方。孕妇忌用。

泄痢通治膏

《理瀹骈文》

药物组成　木鳖仁30g　穿山甲15g　麻油250ml　黄丹150g

制作方法　麻油熬药，去渣，黄丹收膏。

功效主治　祛风通络。主治气滞泻痢。

临床用法　外贴脐部，每日1次。

注意事项　本方严禁入口。

参连膏

《经验广集良方》

药物组成　黄连3g　人参0.3g　田螺适量　麝香0.3g

制作方法　田螺捣烂，入麝香末调匀如膏。另将黄连、人参同煎汤备用。

功效主治　益气开闭，清热解毒。主治噤口痢。

临床用法　外敷脐部，胶布固定。内服药汤，每日1次。

注意事项　忌辛辣、油腻食物。年老体虚者不宜用此方。孕妇忌用。

热痢膏

《理瀹骈文》

药物组成　大黄　苍术　香附　炒香附　五灵脂各120g　羌活　生姜　莱菔子各60g　川乌　黄柏　延胡索　黄芩　枳壳　槟榔　青皮　陈皮　当归　酒白芍　皂角　石菖蒲　车前子各30g　牵牛子　黄连　吴茱萸　木香　姜黄　僵蚕　蝉蜕各15g　滑石120g　巴豆仁21g　麻油3000ml　黄丹1800g

制作方法　麻油熬诸药，去渣，黄丹收膏。

功效主治　清热燥湿，理气止痢。主治热痢。

临床用法　外贴关元穴，每日1次。

注意事项　不可内服。孕妇忌用。

酸梅膏

《常见病验方研究参考资料》

药物组成　青梅1500～2500g

制作方法　青梅洗净、去核，捣烂后用纱布滤过。滤汁放陶瓷盆中在日光下晒，至凝固如胶后放瓶中密封贮存备用。

功效主治　敛肺涩肠，生津止血。主治痢疾及各种胃肠炎。

临床用法　溶于水中饮服，成人1次9g，饭前服，每日3次。小儿酌减。

注意事项　本品酸涩收敛，故外有表邪或内有实热积滞者均不宜服。

便秘

牙皂膏※

《常见病验方研究参考资料》

药物组成　牙皂1枚　醋适量

制作方法　牙皂研细末，醋调为膏备用。

功效主治　消积通便。主治便秘。

临床用法　送入肛门内，每日1～3次。

注意事项　现制现用。孕妇忌用。

行舟膏※

《本草纲目》

药物组成　阿胶6g　葱白3根　蜜20g

制作方法　前2药水煎，入蜜调匀。

功效主治　补血，润肠，通便。主治老人便秘日久者。

临床用法　每日1剂，温服，每日2次。

注意事项　忌过食辛燥之品。

皂角膏

《医方类聚》

药物组成　皂角　杜仲　萆薢　大黄　黑牵牛各等份。

制作方法　共研细末，水煎为膏。

功效主治　泻水除湿，通便消肿。主治大便壅闭、脚气肿痛。

临床用法 每服3～5g，每日2～3次。

注意事项 不可随意加大服药剂量。孕妇禁服。

皂角膏

《世医得效方》

药物组成 大黄15g 黑牵牛 猪牙皂角各30g 蜜适量

制作方法 上药研细末，炼蜜为丸，每丸重0.1g

功效主治 泻火解毒。主治大便秘结。

临床用法 1次0.7g，空腹温开水送下，每日1～3次。

注意事项 不可随意加大服药量。体虚者不可用。孕妇忌服。

桑椹膏※

《常见病验方研究参考资料》

药物组成 鲜桑椹500g

制作方法 上药加水1000ml浓煎收膏备用。

功效主治 滋阴补血，生津润肠。主治习惯性便秘。

临床用法 1次6～9g，开水化服。每日1～3次。

注意事项 置冰箱内密封保存。

腑行膏

《理瀹骈文》

药物组成 大黄 芒硝 生地 当归 枳实各30g 厚朴 陈皮 木香 槟榔 桃仁 红花各15g 麻油300ml 黄丹200g

制作方法 麻油熬诸药，去渣，黄丹收膏。

功效主治 通腑行气。主治大便秘结。

临床用法 外贴脐部，每日1次。

注意事项 虚者不宜用。孕妇忌用。

黄疸

山甲没药膏

《古今脐疗良方集解》

药物组成 穿山甲末100g 乳香、没药乙醇浸液70ml 鸡矢藤挥发油0.5g 冰片3g 食醋10ml

制作方法 上药混合调匀如膏备用。

功效主治 活血，消肿，止痛。主治肝炎，肝肿大伴肝区明显疼痛、黄疸等。

临床用法 外敷脐部，胶布固定，每3～5日换药1次，连用6次为1疗程。

注意事项 忌辛辣、油腻食物。孕妇禁用。

公英膏※

《常见病验方研究参考资料》

药物组成 蒲公英120g 生甘草60g

制作方法 上药加水1000ml，煮取药液400ml，再加水适量煎取浓汁，混合两次所得药液，浓缩收膏60ml备用。

功效主治 清热，解毒，利湿。主治肝炎、黄疸。

临床用法 1次5ml，白开水冲服，早晚各1次。

注意事项 忌食辛燥。宜多休息。

肝炎黄疸膏※

《古今脐疗良方集解》

药物组成 甜瓜蒂3g 虎杖6g 垂柳叶9g 石韦3g 醋适量

制作方法 上药研细末，每次取药末5g，醋调为膏。

功效主治 清热，利湿，退疸。主治黄疸色泽鲜明、小便短赤、发热口干、舌红、脉滑数。

临床用法 外敷脐部，纱布包扎，每日1次。

注意事项 忌辛辣、油腻食物。

茵陈蒿姜膏※

《本草纲目》

药物组成 茵陈蒿500g 生姜25g

制作方法 上药捣烂为膏。

功效主治 除湿退黄。主治遍身黄疸。

临床用法 外涂胸前、四肢，每日3～5次。

注意事项 忌辛燥及肥甘厚味。

茵陈鲫鱼膏

《民间敷灸》

药物组成 白胡椒30粒 丁香 茵陈各30g 鲜鲫鱼1条（60～120g） 白酒适量

制作方法 将白胡椒、丁香、茵陈共研细末，鲜鲫鱼捣烂去鱼刺，入白酒共调成糊，分成5份备用。

功效主治 温阳，化湿，退黄。主治黄疸，面色灰暗、胸闷腹胀、苔白腻、脉濡缓。

临床用法 外贴神阙、双侧肝俞、脾俞穴，外用橡皮膏固定，每日1次。

注意事项 忌生冷、油腻食物。

复方茵陈膏

《中医外治法集要》

药物组成 茵陈 栀子 大黄 芒硝各30g 杏仁6g 常山 鳖甲 巴豆霜各12g 豆豉10g

制作方法 上药加水，连煮3次，过滤混合，再浓缩成膏，纱布包裹备用。

功效主治 利湿退黄，消积软坚。主治黄疸型肝炎、肝肿大等。

临床用法 外敷神阙穴，每次1～3小时，每日4～7次。

注意事项 本方严禁内服。孕妇忌用。

黑豆煎膏

《普济方》

药物组成 黑豆320g 生地汁 麦冬汁 生藕汁各60ml 酥15g 蜂蜜适量。

制作方法 先用水5000ml煎黑豆取汁1000ml，然后下诸汁和蜂蜜，搅匀，慢火熬为膏，入瓷器内。

功效主治 利湿退黄，滋阴润燥。主治急黄，烦躁口干、遍身悉黄。

临床用法 1次4g，含服，每日3次。

注意事项 忌辛辣油腻食物。

滑麦膏※

《常见病验方研究参考资料》

药物组成 石膏 滑石各等份 大麦汁适量

制作方法 石膏、滑石共研细末，用大麦汁调匀为膏备用。

功效主治 清热利湿。主治湿热黄疸。

临床用法 1次9g，温开水送服，每日1次。

注意事项 忌食辛燥。

胸胁痛

芥蛋膏※

《常见病验方研究参考资料》

药物组成 白芥子30g 鸡蛋

2枚

制作方法 白芥子研细末，加鸡蛋清共调为糊备用。

功效主治 散寒，通络，止痛。主治胁痛。

临床用法 外敷痛处，30分钟后将药翻面再敷，30分钟后去药。每日1次。

注意事项 白芥子有发泡作用，皮肤过敏者慎用。勿令起泡。

吴萸膏※

《常见病验方研究参考资料》

药物组成 吴茱萸9g 陈醋适量

制作方法 吴茱萸研细末，醋调为膏备用。

功效主治 疏肝行气，散寒止痛。主治胁痛。

临床用法 外敷痛处，每日1次。

注意事项 现制现用。

阿魏膏※

《常见病验方研究参考资料》

药物组成 阿魏1.5～3g 伤湿止痛膏1张

制作方法 将阿魏放于膏药上，烘烤膏药待阿魏溶化备用。

功效主治 活血，祛瘀，止痛。主治右胁疼痛。

临床用法 外贴痛处，每日1次。

注意事项 勿烫伤皮肤。孕妇忌用。

乳没蜈蚣膏

《常见病验方研究参考资料》

药物组成 蜂房9g 乳香24g 没药15g 蜈蚣9g 防风 白芷各12g 丁香15g 甘草12g 鸡蛋清适量

制作方法 上药共研细末，用鸡蛋清调匀为糊备用。

功效主治 通经活络，解毒止痛。主治胸膜炎疼痛。

临床用法 外敷肋旁，每日1次。

注意事项 现制现用。孕妇慎用。

葱硫膏※

《常见病验方研究参考资料》

药物组成 红皮葱1根 硫黄30g

制作方法 葱去皮，洗净，与硫黄共捣泥，纱布包好备用。

功效主治 解毒，活血，止

痛。主治胸胁痛。

临床用法 外敷痛处，痛止即可。

注意事项 若敷处皮肤起水泡，可用消毒针将水泡刺破，撒消炎粉即可愈。

臌胀

十臌取水膏

《理瀹骈文》

药物组成 大戟 甘遂 麻黄各40g 乌梅 胡芦巴 葶苈子 芫花 黑牵牛子 细辛 汉防己 槟榔 海蛤 陈皮 桑白皮 生姜 蝼蛄各30g 麻油3000ml 黄丹2000g

制作方法 麻油熬诸药，去渣，黄丹收膏。

功效主治 逐水消肿。主治臌胀。

临床用法 外贴脐部，2日1次。

注意事项 不可内服。孕妇忌用。

皂角膏※

《常见病验方研究参考资料》

药物组成 皂角7枚 蜂蜜适量

制作方法 皂角焙干研细末，调蜂蜜备用。

功效主治 化痰，散结，消胀。主治臌胀。

临床用法 外贴脐部，2日1次。

注意事项 换药前应用棉球蘸水将脐眼拭净。孕妇忌用。

阿魏砂膏※

《中医单方验方》

药物组成 阿魏 硼砂各30g 白酒适量

制作方法 共研细末，加白酒调匀为膏备用。

功效主治 化积，行气，利水。主治肝硬化腹水。

临床用法 外敷脐部，胶布固定，每日1次。

注意事项 现制现用。

消水膏※

《常见病验方研究参考资料》

药物组成 商陆 泽泻 杜仲 冰糖各500g

制作方法 前3味药煎浓汁，以冰糖收膏备用。

功效主治 泻下，利水，消肿。主治肝硬化腹水。

临床用法 1次10ml，温开水送服，每日3次。若肿退减半，每次用量亦减半，服至肿胀全部退尽为止。

注意事项 脾虚泄泻者慎用。

消水膏※

《常见病验方研究参考资料》

药物组成 栀子15g 冰片10g 生姜 白面各30g 鸡子清5枚

制作方法 栀子、冰片共研细末，生姜捣烂，鸡子清、白面调匀备用。

功效主治 清热除湿，利水退肿。主治腹水及下肢水肿、有指压痕者。

临床用法 外贴脐部，每3~4小时1次。

注意事项 宜低盐饮食。孕妇忌用。

葱蒜膏※

《常见病验方研究参考资料》

药物组成 大蒜30枚 葱30根

制作方法 上药煎水去渣，再熬成膏，摊纱布上备用。

功效主治 温阳，行气，消胀。主治气臌胀及阳气不足之水臌胀。

临床用法 外贴脐部，每日1次，连用3~4次。

注意事项 用药前应将脐垢拭净。

臌胀消满膏

《理瀹骈文》

药物组成 苍术 白术 香附 当归 苏梗 黄连 栀子 枳实 山楂 木香 槟榔 赤茯苓 木通 泽泻 生姜各30g 麻油800ml 黄丹400g

制作方法 麻油熬诸药，去渣，入黄丹收膏。

功效主治 行气利湿。主治臌胀肿满。

临床用法 外贴气海穴，每日1次。

注意事项 不可内服。

积聚

蝼蛄膏※

《祖国医学采风录》

药物组成 蝼蛄7只去足 大黄 甘遂各3g

制作方法 上药共捣烂，调匀为膏备用。

功效主治 清热利水，消肿散结。主治肝硬化腹水。

临床用法 外敷脐部，胶布固定，每日1次。

注意事项 现制现用。若药干燥，可加少许醋调匀再敷。

麝香芥椒膏

《民间敷灸》

药物组成 白芥子10粒 白胡椒5粒 麝香0.1g

制作方法 白芥子、白胡椒研细末，再与麝香末混匀，调成膏备用。

功效主治 豁痰，消痞，散结。主治臌胀腹水，脘腹胀满、口渴不欲饮水，苔腻质暗、脉细涩等症。

临床用法 外敷脐部，纱布覆盖，每日1次。

注意事项 孕妇禁用。皮肤过敏者忌用。

二甲膏

《理瀹骈文》

药物组成 全鳖甲1只 醋炒青皮 醋炒莪术 当归各90g 土炒穿山甲30g 麻油800ml 黄丹600g

制作方法 麻油熬药，去渣，黄丹收膏。

功效主治 理气，活血，滋阴。主治久疟形成的脾脏肿大。

临床用法 外贴脐部，每日1次。

注意事项 不可内服。孕妇忌用。

十香膏

《理瀹骈文》

药物组成 沉香 丁香 白檀香 甘松 郁金 乳香 木香 白胶香 龙齿 苏合香油各15g 麝香3g 麻油300ml 黄丹200g

制作方法 前5味用麻油浸7日，再以先武火后文火煎，去渣，入黄丹收膏，再入余药末搅匀。

功效主治　行气散结。主治气滞所致血聚成块。

临床用法　外贴患处，2 日 1 次

注意事项　不可内服。孕妇忌用。

大黄膏

《瑞竹堂经验方》

药物组成　大黄　芒硝各等份　蒜泥适量

制作方法　将上药共研细末，同蒜泥调和成膏。

功效主治　泻下攻积，软坚消痞。主治腹部痞块。

临床用法　外贴痞块处体表部位，每日 1～2 次。

注意事项　正虚体弱、年老者不宜用。孕妇忌用。

大豆蒜硝膏※

《常见病验方研究参考资料》

药物组成　朴硝 30g　大蒜 15g　大豆 30g

制作方法　豆、硝研细末，和蒜同捣烂备用。

功效主治　泻下，软坚，散结。主治脾肿大。

临床用法　外贴患处，每日 1 次。

注意事项　孕妇及脾胃素体虚弱者慎用，勿令起泡。

川椒消水膏

《中医外治法集要》

药物组成　川椒 100g　炙鳖甲　三棱　莪术　阿魏各 15g　白酒适量

制作方法　上药共研细末，酒调成膏备用。

功效主治　破血逐瘀，消坚止痛。主治肝脾肿大、疼痛。

临床用法　外敷脐部，胶布固定，再用热水袋熨脐部。每次 30～60分钟，每日2～3次。

注意事项　忌酗酒，禁情志过极。孕妇忌用。

木鳖膏

《世医得效方》

药物组成　木鳖　独蒜　雄黄各 1.5g　醋适量

制作方法　将上药研为膏，入醋和匀。

功效主治　杀虫解毒，散结止痛。主治腹部痞块。

临床用法　外贴患处，每日 1

次。

注意事项 不可内服。皮肤过敏者慎用。

化积膏

《理瀹骈文》

药物组成 香附 五灵脂各240g 黑牵牛子 白牵牛子各30g 木香末30g 麻油1000ml 黄丹100g

制作方法 香附120g制，五灵脂120g炒，黑、白牵牛子各15g煅，其余生用。麻油熬前4味药，去渣，黄丹收膏，入木香末混匀。

功效主治 行气活血，化积消痞。主治积聚。

临床用法 外贴脐部，每日1次。

注意事项 忌食生冷。孕妇忌用。

化铁膏

《寿世保元》

药物组成 皂荚 生姜各120g 葱250g 蒜200g 芒硝250g 大黄120g

制作方法 前4味熬膏，加入大黄再熬，去渣。芒硝化水和匀，瓷瓶收贮。

功效主治 软坚散结。主治腹部痞块。

临床用法 外贴患处，每日1～2次。

注意事项 应配合内服消积保中丸。孕妇忌用。

化痞膏

《理瀹骈文》

药物组成 大黄 黄柏 川乌 栀子 苏木 制乳香 制没药各30g 草乌 生地 红花 巴豆仁 肉桂 血竭各15g 黄连 黄芩 当归 赤芍 川芎 麝香各3g 蛇蜕2条 蜈蚣6条 穿山甲20片 桃枝 柳枝 枣枝各100g 麻油600ml 黄丹 铅粉各210g 密陀僧 松香 黄蜡各60g 轻粉 胆南星 蚶子壳各9g

制作方法 麻油熬前25味药（除乳香、没药、血竭），去渣，黄丹、铅粉收，再下松香、密陀僧、黄蜡，最后入余药末搅匀。

功效主治 理气，活血，消痞。主治痞证。

临床用法 外贴患处，每日1～2次。

注意事项 本方严禁入口。孕妇忌用。

玉簪穿蒜膏

《常见病验方研究参考资料》

药物组成 玉簪花15g 独蒜7枚 穿山甲6g 醋适量

制作方法 穿山甲研细末，余药共捣烂，和醋调匀备用。

功效主治 软坚，散结，消肿。主治脾肿大日久者。

临床用法 外贴患处，每日1次。

注意事项 皮肤过敏者忌用。勿令起泡。

皮巴膏

《古今脐疗良方集解》

药物组成 皮硝6g 栀子 巴豆 杏仁 葱根各7枚，独头蒜1枚 白面5g 白酒20ml 酵母10g

制作方法 上药共捣烂，调匀备用。

功效主治 破瘀消积。主治脾肿大、腹胀满等症。

临床用法 外敷脐部，纱布包扎，1昼夜后取下，1周后再敷，5次为1疗程。

注意事项 不可内服。敷药后局部皮肤潮红或起水泡则停药数日。孕妇忌用。

红花膏※

《常见病验方研究参考资料》

药物组成 水红花50g

制作方法 水煎成膏备用。

功效主治 活血祛瘀，散肿止痛。主治脾肿大、疼痛。

临床用法 外贴患处，每日3~5次。

注意事项 孕妇忌用。

克坚膏

《理瀹骈文》

药物组成 川乌 草乌 羌活 威灵仙 防己 南星 半夏 玄参 生地 首乌 穿山甲 川芎 当归 白芷 赤芍 黄芪 防风 丹皮 连翘 金银花 栀子 秦艽 郁金 乌药 枳壳 青皮 红花 木香 木通 肉桂 芦荟 蜂房 全蝎各15g 头发30g 乌梢蛇12g 大黄30g 麻油2000ml 黄丹1200g 蟾蜍9g 乳香 没药各21g 血竭 儿茶各15g 樟脑60g 麝香3g

制作方法 麻油熬前37味药，去渣，黄丹收膏，后7味药研细末，混匀摊膏。

功效主治 化瘀活血，温阳散结。主治积聚、痞块。

临床用法 外贴患处，每日1次。

注意事项 不可内服。孕妇忌用。

没药膏

《普济方》

药物组成 没药 木香 当归各15g 五灵脂75g 硇砂15g 酒醋适量

制作方法 上药研细末，放于银器内用酒醋熬膏。

功效主治 活血散结，行气止痛。主治腹部包块、腹痛。

临床用法 1次5~8g，热酒或醋汤送服，每日2次~3次。

注意事项 不可七情过极。孕妇忌用。

阿魏膏※

《东台县采方汇编》

药物组成 阿魏9g 薄荷油适量

制作方法 阿魏研细末，加入薄荷油调匀为膏，摊纱布上备用。

功效主治 行气，化积，消痞。主治肝硬化、肝脾肿大。

临床用法 外贴患处，胶布固定，每日1次，连贴5~7天。

注意事项 现制现用。孕妇忌用。

阿魏膏

《内科摘要》

药物组成 羌活 独活 玄参 官桂 赤芍 炮山甲 生地 鼠粪 大黄 白芷 天麻各15g 红花12g 槐枝 桃枝 柳枝各9g 土木鳖20枚 麻油600ml 黄丹适量 乱发5g 芒硝 阿魏 乳香 没药各15g 苏合香15g 麝香9g

制作方法 前15味用麻油浸7日，煎黑去渣，入乱发再熬滤清，徐下黄丹煎，待硬软适中，入芒硝、阿魏、乳香、没药，取起离火，再入苏合香油、麝香调匀成膏，瓷器收贮。

功效主治 活血化瘀，通络消痞。主治痞块。

临床用法 外贴患处，每日1次。

注意事项 本方有毒，不得内服。孕妇忌用。

香蓖魏朴膏※

《常见病验方研究参考资料》

药物组成 松香120g 蓖麻

子30g　阿魏6g　朴硝15g

制作方法　上药共捣为膏备用。

功效主治　软坚散结，消肿止痛。主治脾肿大、疼痛。

临床用法　外贴患处，每日1次，以消为度。

注意事项　孕妇忌用。

复方消癥膏

《敷脐妙法治百病》

药物组成　活甲鱼　鲜苋菜各500g　莪术　三棱各50g　乳香155g　肉桂27.5g　没药155g　沉香25g　麝香12.5g　黄丹100g　麻油500ml

制作方法　先将莪术、三棱共切片，加麻油置铁锅内加热。将活甲鱼、苋菜入锅内，炸至将焦时，取出甲鱼切碎，再入锅中，炸枯后去渣。加入黄丹再熬成膏，离火微温时，将乳香、没药、沉香、肉桂共研细末，同麝香共入膏中调匀，摊于牛皮纸上备用。

功效主治　活血行气，破瘀消癥。主治积聚、痞块。

临床用法　外贴脐部及患处，3日1次。

注意事项　孕妇禁用。不可内服。

神仙化痞膏

《理瀹骈文》

药物组成　大黄　黄柏　当归　秦艽　三棱　醋莪术　风化硝各9g　全蝎　炮穿山甲各14枚　木鳖仁7枚　蜈蚣5条　麻黄72g　炒黄丹500g，乳香　没药各15g　麻油1120ml

制作方法　乳香、没药、风化硝共研细末备用。炒黄丹研细末备用。麻油熬诸药，去渣，黄丹收膏，入前末混匀，摊于牛皮纸上。

功效主治　行气活血，清热通络。主治痞证。

临床用法　先用姜擦患处，再贴药膏，热熨，每日1次。

注意事项　严禁内服。孕妇忌用。

神仙化癖膏

《寿世保元》

药物组成　秦艽　三棱　黄柏　莪术　蜈蚣各15g　穿山甲14片　当归9g　全蝎14只　大黄9g　木鳖子7枚　阿魏60g　乳香　没药各15g　麝香3g　芒硝末9g　香油1120ml　炒黄丹560g

制作方法　香油煎前11味药

至黄色，去渣，冷时下黄丹，用先武火后文火熬，槐、柳条不住手搅，出黑烟后离火，下后4味药末，调匀，以瓷器盛之。

功效主治 消痞散结，活血清热。主治痞块积气、身体发热、口内生疳等。

临床用法 用时，药膏坐水中熔开摊狗皮上，外贴患处，3日1换。贴3日热退，7日觉腹微痛，10日大便下脓血为验。

注意事项 不可内服。忌生冷腥腻、发物100日。孕妇忌用。

姜葱蒜皂膏※

《常见病验方研究参考资料》

药物组成 生姜30g 大葱10根 大蒜6枚 牙皂皮18g

制作方法 上药共捣为膏，摊布上备用。

功效主治 祛痰散结，温阳行水。主治脾肿大。

临床用法 外贴患处，每日1次，以消为度。

注意事项 孕妇忌用。皮肤过敏者忌用。

桃海透骨膏※

《常见病验方研究参考资料》

药物组成 海螵蛸 透骨草 山栀子各9g 桃仁 大枣去核各7枚 连须葱头7根 蜜适量

制作方法 上药共研细末，蜜调摊布上备用。

功效主治 活血祛瘀，化积通络。主治脾肿大。

临床用法 外贴患处，每日1次。

注意事项 孕妇忌用。

铁星膏

《陕西草药》

药物组成 铁棒槌1g 天南星0.6g

制作方法 上药研细末，摊在橡皮膏上备用。

功效主治 活血消肿，化痰散结。主治腹部包块、疼痛。

临床用法 外贴脐部，每日1次。

注意事项 忌生冷、油腻食物。

臭椿膏※

《常见病验方研究参考资料》

药物组成 臭椿白皮150g

制作方法 去其外粗皮，留下白嫩皮，切碎，水煎去渣，再用文火熬膏，摊黑布上备用。

功效主治　清热燥湿。主治湿热蕴结致脾脏肿大。

临床用法　先用生姜片搽患处，再用药膏加温外贴，每日1次。

注意事项　防烫伤皮肤。

消肿膏※

《常见病验方研究参考资料》

药物组成　朴硝30g　独头蒜1枚　穿山甲3g

制作方法　上药共捣为膏，备用。

功效主治　软坚，通络，散结。主治脾肿大。

临床用法　外贴患处，每日1次，以消为度。

注意事项　勿令起泡。皮肤过敏及孕妇忌用。

散积消肿膏

《古今脐疗良方集解》

药物组成　云南白药1g　阿魏1.5g

制作方法　先将阿魏研细末，加入云南白药混匀备用。

功效主治　活血祛瘀，消肿止痛。主治脾肿大。

临床用法　取上药填于脐内，胶布固定，2日1次。

注意事项　忌油腻食物。孕妇忌用。

蓖麻香朴膏※

《常见病验方研究参考资料》

药物组成　蓖麻仁60g　松香120g　朴硝15g

制作方法　上药共捣为膏，摊布上备用。

功效主治　消肿止痛，软坚散结。主治脾肿大、疼痛。

临床用法　外贴患处，每日1次。

注意事项　孕妇忌用。

鳖苋膏

《贵州民间方药集》

药物组成　鳖鱼（团鱼）1只　苋菜1000g

制作方法　苋菜煎水，浓缩，再与鳖鱼熬成浓膏，摊于纸上备用。

功效主治　软坚通便。主治脘腹痞块、大便不通等症。

临床用法　外贴脐部或痛处，每日1次。

注意事项　忌辛辣食物。

天麻膏

《幼科释谜》

药物组成　生地 60g　羌活 45g　当归 36g　牛膝　玄参　杜仲　独活各 22.5g　天麻 30g

制作方法　上药共研细末，加水熬膏。

功效主治　滋阴燥湿，平肝息风。主治眩晕。

临床用法　1 次 3g，温开水送服，每日 3 次。

注意事项　忌过食肥甘厚味。

白果圆肉膏※

《常见病验方研究参考资料》

药物组成　生白果肉 3 枚　龙眼肉 7 枚。

制作方法　共捣为膏，蒸熟备用。

功效主治　补心脾，益气血。主治眩晕。

临床用法　每晨服 1 剂。

注意事项　白果大量及生食易引起中毒，宜加注意。实证忌服。

胡桃芝麻桑椹膏※

《常见病验方研究参考资料》

药物组成　黑芝麻　胡桃肉　桑椹各 12g　蜂蜜适量

制作方法　前 3 味药洗净，共捣泥，加蜂蜜调匀为膏，装瓶密封备用。

功效主治　补肝益肾，滋阴养血。主治肝肾亏虚之眩晕、健忘、失眠以及贫血。

临床用法　1 次 5ml，温开水送服，每日 3 次。

注意事项　本品宜置冰箱中保存。

消肝膏

《理瀹骈文》

药物组成　主方：鳖甲 1 只　柴胡　韭白　凤仙草　益母草　菊花　桑叶　芙蓉叶各 120g　黄连　龙胆草各 90g　玄参　生地　川芎　当归　白芍　郁金　丹皮　地骨皮　羌活　防风　胆南星　生姜　葱白　蒜　侧柏叶各 60g　薄荷　黄芩　麦冬　知母　贝母　黄柏　天麻　荆芥穗　秦艽　蒲黄　枳壳　连翘　半夏　天花粉　栀子　香附　赤芍　前胡　陈皮　瓜蒌仁

青皮　桃仁　胡黄连　延胡索　煨莪术　炒五灵脂　煨三棱　甘遂　大戟　红花　车前子　茜草　牛膝　续断　木通　皂角　细辛　蓖麻仁　木鳖仁　大黄　芒硝　羚羊角　穿山甲　犀角　全蝎　牡蛎　忍冬藤　甘草　石决明　石菖蒲各30g　吴茱萸　肉桂　蝉蜕　花椒　白芥子　乌梅各15g　槐枝　柳枝　冬青枝　桑枝　地骨皮各240g　麻油6000ml　黄丹3000g

附方：煅青礞石120g　雄黄　青黛各60g　芦荟　木香各30g　酒蒸化牛胶120g

制作方法　主方后8味及姜、葱、蒜、韭、凤仙草、益母草、菊花、桑叶、芙蓉叶、侧柏叶、石菖蒲、木瓜与其余药分别用麻油熬至药枯，去渣，再合熬，去火，入黄丹收膏，待温，入附方药末搅匀。

功效主治　疏肝清热，理气活血。主治肝经血虚火旺，眩晕眼花、耳鸣耳痛、寒热往来、善怒、胁肋乳房及少腹胀痛、阴肿，小儿发搐。

临床用法　头眼病贴两太阳穴，耳病夹耳贴。内症分别外贴膻中、两胁、肝俞、脐上、脐下及患处，2日1次。

注意事项　本方不可内服。孕妇忌用。

痰阻眩晕膏

《中医验方》

药物组成　胆南星　明矾　川芎　郁金各12g　白芥子30g　生姜汁100ml

制作方法　前5味药共研细末，加入姜汁调膏备用。

功效主治　燥湿化痰，行气开窍。主治头重眩晕、胸闷恶心、苔白腻、脉濡滑等症。

临床用法　外敷脐部，纱布覆盖，胶布固定，每日1次，10日为1疗程。

注意事项　忌生冷、油腻食物。皮肤过敏及孕妇忌用。

高血压

吴茱萸降压膏

《全国中草药新医疗法展览会资料选编》

药物组成　吴茱萸2500g　骨胶12.5kg　土耳其红油175ml　冬青油87.5ml　茉莉香精87.5ml

制作方法　吴茱萸去净土，放

入两层锅内，加水10倍煮4小时，过滤。药渣再加水6倍煮2小时，过滤。两次药汁合并浓缩至6250ml，放入带搅拌器的双重罐内，加入骨胶、土耳其红油、冬青油，加温至50℃，搅拌40分钟，再加茉莉香精搅拌10分钟，取出胶汁涂于专用纸上，制成7cm×5cm膏药。

功效主治 温经活血。主治高血压病。

临床用法 先用温水浸洗双脚，拭干后将药膏在温水中蘸一下，甩去余水，趁湿贴于两脚心涌泉穴，24小时换药1次，5天为1疗程，可连贴2~3个疗程，血压稳定2~3日后停药。

注意事项 忌精神刺激。

降压膏

《全国中草药新医疗法展览会资料选编》

药物组成 夏枯草 茺蔚子各18g 草决明30g 生石膏60g 黄芩 桑叶 槐角 钩藤各15g 蜜适量

制作方法 上药共煎熬，去渣取汁，加蜜收膏，共150ml。

功效主治 平肝息风，清热凉血。主治高血压头昏、头痛。

临床用法 1次25ml，开水送服，每日3次。

注意事项 避免情志刺激。

夏枯膏※

《常见病验方研究参考资料》

药物组成 夏枯草30g 杜仲15g 龙胆草18g 菊花6g

制作方法 菊花煎汁，其余3味药共制成流浸膏备用。

功效主治 清肝，泻火，明目。主治高血压头昏、头痛等症。

临床用法 菊花汁调服流浸膏，每日1剂，分4次服完。

注意事项 忌辛燥厚味。禁情志过极。

益母草膏

《常见病验方研究参考资料》

药物组成 益母草150g

制作方法 益母草水煎，浓缩备用。

功效主治 活血，利尿降压。主治高血压病。

临床用法 1次5~10ml，温开水送服，每日2~3次。

注意事项 避免情绪过极。

中风

艾蒲膏※

《常见病验方研究参考资料》

药物组成 生石菖蒲根 生艾叶 生姜 水葱各60g 香油 陈醋各适量

制作方法 前4味药共捣泥，加香油、陈醋同炒为膏，纱布包好备用。

功效主治 温经，祛痰，通络。主治中风，不省人事、痰涎上涌。

临床用法 趁热从头顶、胸背、四肢由上而下熨，冷则炒热再熨，每日1～3次。

注意事项 现制现用。

至圣一醉膏

《博济方》

药物组成 天麻 安息香 冰片各0.3g 没药 乳香各15g 制附子30g 酒100ml

制作方法 共研细末，入酒，于银石器内熬膏。

功效主治 活血通络，温阳开窍。主治中风瘫痪，日久不愈。

临床用法 1次3g，温酒送服，暖卧，汗出为度，每日1～2次。

注意事项 避风，不可过量服用。

冰梅膏※

《常见病验方研究参考资料》

药物组成 冰片3g 乌梅肉6g

制作方法 上药加热水少许，共捣烂为膏备用。

功效主治 清热缓急，通络开窍。主治中风，口噤不开。

临床用法 外搽牙龈，每日3～5次。

注意事项 现制现用。孕妇忌用。

转舌膏

《寿世保元》

药物组成 连翘 薄荷 柿霜各30g 栀子 黄芩酒炒 桔梗 大黄酒蒸 玄明粉 防风 甘草 牛黄各15g 川芎9g 远志30g 石菖蒲18g 犀角6g 琥珀 珍珠各3g 蜜适量 朱砂15g

制作方法 共研细末，炼蜜为

丸，朱砂为衣。

功效主治 清热泻火，化痰开窍。主治中风，抽搐、舌謇不语及失音。

临床用法 1次2～6g，饭后及临睡薄荷汤送服，每日3次。

注意事项 朱砂禁火煅。

备急膏

《太平圣惠方》

药物组成 制川乌15g 轻粉 冰片各0.3g 黄牛胆汁适量

制作方法 共研细末，黄牛胆汁调成膏，以瓷器盛。

功效主治 祛风散寒，重镇安神。主治中风，口噤不开。

临床用法 1次2g，以温酒调，撬开口灌之，每日1～2次。

注意事项 不可过量服用。

祛风愈瘫膏

《理瀹骈文》

药物组成 蓖麻仁 桃枝 柳枝 桑枝 槐枝 椿枝 茄根各200g 麻油2000ml 黄丹1000g

制作方法 麻油熬诸药，去渣，黄丹收膏。

功效主治 疏风通络。主治风瘫。

临床用法 外贴患处，每日1～2次。

注意事项 避风。

麻黄膏

《普济方》

药物组成 麻黄200g

制作方法 麻黄水煎，掠去沫，逐渐添水再熬，去渣取汁。药汁再熬，不停搅动，即成药膏。

功效主治 祛风平喘，开窍醒神。主治中风，不省人事、猝然倒仆。

临床用法 1次3g，温水送服，每日2～3次。

注意事项 避风冷。

趁风膏

《三因极一病证方论》

药物组成 穿山甲 红海蛤 川乌头各60g

制作方法 共研细末。

功效主治 温经散寒，通络止痛。主治中风，手足偏废不举。

临床用法 1次15g，捣葱白汁和成厚饼，直径1.5cm大，贴在患侧脚中心，用纱布缚定，于无风处室中椅子上坐，椅前用汤一盆，将贴药脚于盆内浸，仍用人扶病人，恐汗出不能支持，俟汗出即去药，半月1次。

注意事项 不可内服。避风。

蓖麻膏※

《常见病验方研究参考资料》

药物组成 蓖麻子适量

制作方法 捣泥，纱布包，烤热备用。

功效主治 消肿拔毒，泻下通滞。主治中风，面瘫，口眼㖞斜，失音口噤。

临床用法 熨歪斜处，每日1～3次。

注意事项 现制现用。

口眼㖞斜

二乌膏※

《常见病验方研究参考资料》

药物组成 川乌0.9g 草乌1.5g 白芷3g 鲜鳝鱼血5ml 鸡蛋清适量

制作方法 前3味药共研细末，加鳝鱼血、鸡蛋清共调膏备用。

功效主治 祛风散寒，温经通络。主治感受风邪，口眼㖞斜。

临床用法 涂患侧面部，每日1次。

注意事项 不可内服。孕妇禁用。

二乌牵正膏※

《常见病验方研究参考资料》

药物组成 川乌 草乌 细辛 白附子各1.5g 蜂蜜适量

制作方法 前4味药共研细末，加蜂蜜调膏备用。

功效主治 祛风散寒，温经通络。主治感受风邪，口眼㖞斜。

临床用法 贴患侧颧骨凹陷处，每日1次。

注意事项 不可内服。孕妇禁用。

天仙膏

《世医得效方》

药物组成 天南星 草乌头各5g 白僵蚕7枚 白及6g

制作方法 共研细末。

功效主治 祛风，化痰，通络。主治卒暴中风，口眼㖞斜。

临床用法 将药末与生鳝鱼血调和涂歪斜处，觉正，便用温水洗去。

注意事项 避风冷。不可内服。孕妇忌用。

天南星膏

《杨氏家藏方》

药物组成 天南星30g 生姜汁适量

制作方法 研细末，用生姜自然汁调，摊纸上阴干。

功效主治 涤痰，息风，止痉。主治卒暴中风，口眼㖞斜。

临床用法 左歪贴右侧脸部，右歪贴左侧脸部，每日1~2次。

注意事项 避风。孕妇忌用。

木鳖子膏※

《常见病验方研究参考资料》

药物组成 木鳖子5g

制作方法 研细末，清水调成膏。

功效主治 温经，通络。主治感受风邪，口眼㖞斜。

临床用法 贴患侧耳下，5日1次。

注意事项 严禁入口。孕妇禁用。

石灰膏

《仁存方》

药物组成 石灰50g 醋适量

制作方法 将石灰醋炒如泥。

功效主治 祛风胜湿，解毒敛疮。主治口眼㖞斜。

临床用法 歪斜在右时，药膏涂左面；歪斜在左时，药膏涂右面。每日1~2次。

注意事项 忌风冷。皮肤过敏者忌用。

正面膏

《古今脐疗良方集解》

药物组成 胆南星8g 雄黄3g 醋芫花50g 马钱子总碱0.1mg 白胡椒挥发油0.05ml

制作方法 前4味药研细末，再喷入白胡椒挥发油，混合均匀调膏备用。

功效主治 祛风通络。主治颜面神经麻痹，口眼㖞斜等症。

临床用法 外敷脐部，胶布固定，2日1次。

注意事项 膏药放瓶中密闭保存。若局部皮肤起水泡则停药数日。不可内服。孕妇忌用。

白芥膏※

《常见病验方研究参考资料》

药物组成　白芥子 1.5g　蜂蜜适量

制作方法　白芥子研细末，蜜调为膏。

功效主治　行气，化痰，通络。主治口眼喎斜。

临床用法　外贴患侧太阳穴，每日 1 次。

注意事项　皮肤过敏者忌用。勿令起泡。

生地芥子膏※

《常见病验方研究参考资料》

药物组成　生地 60g　白芥子 30g　姜汁 100ml

制作方法　生地捣泥，白芥子研细末，加姜汁共调膏备用。

功效主治　通经活络。主治口眼喎斜。

临床用法　外贴患侧面部，起泡即洗去。

注意事项　皮肤过敏者忌用。

冰麻膏※

《常见病验方研究参考资料》

药物组成　蓖麻子 30g 去壳　冰片 0.9g

制作方法　共捣调匀为膏备用。

功效主治　通经活络，消肿解毒。主治口眼喎斜。

临床用法　外贴患侧面部，每日 1 次。

注意事项　若在冬季，可加干姜粉 3g，附子末 3g。孕妇慎用。

防风膏※

《常见病验方研究参考资料》

药物组成　白及　僵蚕　防风各 6g　姜汁适量

制作方法　前 3 味药共研细末，姜汁调匀为膏，摊纱布上备用。

功效主治　息风止痉，疏风解表。主治风邪所致口眼喎斜。

临床用法　先将患部皮肤消毒，用针刺患部稍出血，再贴膏药。正后即去药。

注意事项　忌恼怒。现制现用。

皂角膏

《备急千金要方》

药物组成 皂角150g 米醋适量

制作方法 皂角去皮，研细末，米醋调如膏状。

功效主治 化痰，祛风，通络。主治口眼㖞斜。

临床用法 外涂对侧面部，左歪涂右，右歪涂左，干后再涂。

注意事项 避风。孕妇忌用。

附子冰片膏※

《常见病验方研究参考资料》

药物组成 鲜附子30g 冰片3g 蜂蜜适量

制作方法 附子、冰片共捣，蜜调为膏。

功效主治 散寒，温经，通络。主治口眼㖞斜。

临床用法 外敷患处，5小时内取下。

注意事项 勿令起泡，皮肤过敏者及孕妇慎用。

附子通络膏※

《常见病验方研究参考资料》

药物组成 白附子 僵蚕 全蝎各15g 香油适量

制作方法 前3味药共研细末，加香油调膏备用。

功效主治 息风止痉，温经通络。主治口眼㖞斜。

临床用法 外敷患处，每日1次。

注意事项 现制现用。血虚生风者慎用。

松香膏※

《常见病验方研究参考资料》

药物组成 松香15g 烧酒30g

制作方法 松香研细末，用双层纱布摊匀，酒洒于松香点燃，将药融化调匀，令稍冷。

功效主治 活血通络，祛风除湿。主治口眼㖞斜。

临床用法 外敷患处，每日1~3次。

注意事项 勿烫伤皮肤。

南星膏※

《常见病验方研究参考资料》

药物组成 生南星 猪油各等份。

制作方法 生南星研细末，与猪油共调匀为膏备用。

功效主治 祛风化痰，通络解痉。主治口眼㖞斜。

临床用法 外敷患处，每日1次。

注意事项 现制现用。孕妇慎用。

南星栀子膏※

《常见病验方研究参考资料》

药物组成 生南星9g 栀子20枚 陈醋适量

制作方法 生南星、栀子共研细末，加陈醋调匀为膏备用。

功效主治 清热祛风，涤痰止痉。主治口眼㖞斜。

临床用法 外敷患侧颊车穴，每日1~2次。

注意事项 现制现用。孕妇慎用。

蓖麻膏

《普济方》

药物组成 大蓖麻子14枚 巴豆7枚 麝香1.5g

制作方法 上药捣泥，加麝香和成膏。

功效主治 祛风，通络，解痉。主治口眼㖞斜。

临床用法 歪斜在左时，药膏安于右手劳宫穴，用纸七张，盖定药膏上，用碗扣在药上，外加热敷。歪斜在右，药膏则放于左手。每次30~40分钟，每日1~2次。

注意事项 不可内服。孕妇忌用。

蓖麻膏※

《常见病验方研究参考资料》

药物组成 蓖麻子肉30g 冰片0.9g 干姜 香附各30g

制作方法 上药共捣，调膏备用。

功效主治 散寒活血，温经通络。主治口眼㖞斜。

临床用法 外敷患处，每日1~3次。

注意事项 孕妇忌用。

蓖麻仁膏※

《本草纲目》

药物组成　蓖麻仁200g

制作方法　捣为膏。

功效主治　祛风通络，温阳益气。主治口眼㖞斜及产后子宫不收。

临床用法　治口眼㖞斜，向左斜贴右侧脸部，向右斜贴左侧脸部。治子宫不收，外贴丹田，每日1～2次。

注意事项　严禁内服。孕妇忌用。

椿根膏※

《常见病验方研究参考资料》

药物组成　椿根白皮50g　白面适量

制作方法　椿树根去粗皮，取当中皮质，捣烂，加白面，水调糊，摊匀在纱布上，约4cm厚。

功效主治　清热，燥湿，祛风。主治湿热阻络之口眼㖞斜。

临床用法　外敷患处，每日1～3次。

注意事项　皮肤过敏者慎用。

蔓芪膏※

《常见病验方研究参考资料》

药物组成　生黄芪　蔓荆子各6g　炙甘草9g

制作方法　共研细末，水调为膏。

功效主治　益气，祛风，散邪。主治体虚受风，口眼㖞斜。

临床用法　外敷患处，每日1～3次。

注意事项　现制现用。

鳝血膏※

《常见病验方研究参考资料》

药物组成　鲜鳝鱼血　面粉各适量

制作方法　共调匀为膏备用。

功效主治　祛风，活血。主治口眼㖞斜。

临床用法　外涂患处，复正即洗去。

注意事项　同时以豨莶草30g煎汤，冲入饴糖60g，空腹服，每日1剂，分3次服完。

鳝鱼膏※

《常见病验方研究参考资料》

药物组成 鳝鱼焙干 6g 白矾 大麻仁各 30g 猪油 60g

制作方法 前 3 味药共研细末，加猪油调匀为膏，用纱布包好备用。

功效主治 活血通络，祛风燥湿。主治口眼㖞斜。

临床用法 将膏烤至出油为度，外搽患处，每日 1 次，连搽 4 次。

注意事项 现制现用。

鳝香膏※

《本草纲目》

药物组成 鳝鱼血 麝香各适量

制作方法 麝香研细末，入鳝鱼血中调匀为膏。

功效主治 祛风。主治口眼㖞斜。

临床用法 外涂患处，左歪涂右，右歪涂左，每日 1～2 次。

注意事项 避风。孕妇忌用。

淋证

玉屑膏

《三因极一病证方论》

药物组成 黄芪 人参各等份 萝卜 100g 蜂蜜 60g

制作方法 萝卜切片，蜜腌 15 分钟，再蘸蜜焙干，如此反复，直至蜜尽，炙熟备用。余药共研细末备用。

功效主治 补气摄血，化湿通淋，缓急止痛。主治尿血、石淋，疼不可忍者。

临床用法 1 次 6g，盐汤送服，每日 4 次。

注意事项 实证或有表证者禁用。不可与生葱同服。

地龙蜗牛糊膏

《湖南中医单方验方》

药物组成 地龙 1 条 蜗牛 1 只

制作方法 共捣如泥，备用。

功效主治 利尿通淋。主治热淋涩痛。

临床用法 外敷脐部，纱布包

扎固定，每次3～5小时，每日1～3次。

注意事项 忌辛燥食物。

固尿膏

《中医脐疗大全》

药物组成 益智仁 炮姜 炙甘草 肉桂各30g

制作方法 上药研细末和匀，贮瓶内备用。

功效主治 温肾缩尿。主治劳淋及下元虚寒、小便频数等。

临床用法 1次取药末5g，加葱白一段共捣匀，外敷脐部，胶布固定，再用暖水袋热熨30～60分钟，24小时换药1次。

注意事项 忌风寒及生冷油腻食物。孕妇忌用。

通淋膏

《理瀹骈文》

药物组成 玄参 麦冬 当归 赤芍 知母 黄柏 生地 黄连 黄芩 栀子 瞿麦 萹蓄 赤茯苓 猪苓 木通 泽泻 车前子 甘草 木香 郁金 萆薢 乱发各30g 滑石240g 麻油2000ml 黄丹100ml

制作方法 滑石研细末备用。麻油熬诸药，去渣，黄丹收膏，入滑石粉混匀。

功效主治 清热利湿，通淋止痛。主治膀胱积热，淋涩尿血。

临床用法 外敷脐部，每日1～2次。

注意事项 不可内服。孕妇慎用。

淋证膏

《穴位贴药疗法》

药物组成 葱白5根 萹蓄3g 大黄2g 木通2g 瞿麦6g

制作方法 上药共捣为膏，备用。

功效主治 清热解毒，利水通淋。主治尿频、尿急、尿痛、尿道口灼热，苔黄、脉滑数。

临床用法 外敷脐部，胶布固定，每日1次。

注意事项 忌辛燥食物。孕妇忌用。

滑石膏

《太平圣惠方》

药物组成 滑石60g 木通30g 灯芯草 大麦 小麦 桑白皮各15g 酥油250g 葱白10g

制作方法 除滑石外，余药同

酥油共用慢火煎至葱呈淡黄色，用绵滤其渣，再入滑石末，煎成膏样入瓷瓶中备用。

功效主治 清热利湿，化石通淋。主治膀胱虚热。尿下沙石、涩痛。

临床用法 1次6g，饭前温水送服，每日3次。

注意事项 忌辛辣饮食。

蒜螺车前膏※

《常见病验方研究参考资料》

药物组成 车前子 大蒜各10g 田螺1枚

制作方法 加水共熬为膏，备用。

功效主治 清热利水。主治热淋及急性肾炎，尿频、尿急等症。

临床用法 外敷脐部，纱布固定，每日1~3次。

注意事项 饮食宜清淡。忌过劳。

癃闭

二白膏

《古今脐疗良方集解》

药物组成 葱白1根 白胡椒7粒

制作方法 共捣如泥，备用。

功效主治 温阳利水。主治小便不通。

临床用法 外敷脐部，覆盖塑料薄膜，胶布固定，每次3~5小时，每日1~3次。

注意事项 忌生冷、油腻食物。

甘遂苡米膏

《贵州民间方药集》

药物组成 甘遂31g 薏苡仁16g

制作方法 上药烘干，共研细末，水调成膏备用。

功效主治 利水开闭。主治尿闭。

临床用法 外敷脐部，胶布固定，每日1次。

注意事项 忌辛燥食物。孕妇忌用。

田螺膏※

《常见病验方研究参考资料》

药物组成 田螺3枚 盐9g

制作方法 田螺捣泥，加盐和匀成膏备用。

功效主治 清热利水。主治小

便不利。

临床用法 外敷脐部，纱布固定，每日1~3次。

注意事项 同类方用量出入较大，田螺少可用1枚，多可用至8枚；盐少可用0.3g，多可用至30g。贴敷部位亦可有以下几处：①敷脐上或脐，热熨；②敷脐下1寸3分或2寸3分之处；③敷气海穴或丹田穴。

皂葱膏※

《常见病验方研究参考资料》

药物组成 皂角粉12g 葱白3根

制作方法 上药共捣泥，调匀备用。

功效主治 通阳散结，化气行水。主治小便闭塞、点滴不通。

临床用法 外敷脐部，胶布固定，每日1~3次。

注意事项 孕妇慎用。

利水膏※

《常见病验方研究参考资料》

药物组成 田螺3枚 槟榔3g 鲜车前草30g 葱白10g 朴硝9g 冰片0.3g

制作方法 上药共捣泥，调匀备用。

功效主治 行气利水。主治小便不利。

临床用法 外敷脐部，纱布固定，每日1~3次。

注意事项 孕妇忌用。

金沙膏※

《常见病验方研究参考资料》

药物组成 海金沙6g 热糍粑1团

制作方法 海金沙研细末，与热糍粑共和匀备用。

功效主治 利水通淋。主治小便不利。

临床用法 外敷脐部，每日1~3次。

注意事项 勿烫伤皮肤。

茴香葱膏※

《常见病验方研究参考资料》

药物组成 小茴香6g 葱头15g

制作方法 上药共捣泥，调匀备用。

功效主治 通阳散结，行气利水。主治小便不利、少腹胀急。

临床用法 外敷小腹，1小时后取下，每日1~3次。

注意事项　现制现用。

姜豉膏※

《常见病验方研究参考资料》

药物组成　淡豆豉21粒　生姜10g　食盐适量

制作方法　共捣调匀为膏，烘热备用。

功效主治　温阳，行气，利水。主治小便不通、少腹胀急。

临床用法　外敷脐部，冷即换。

注意事项　现制现用。

通尿膏

《韩明本医案》

药物组成　葱白200g　硫黄20g

制作方法　上药共捣为膏，备用。

功效主治　温阳利尿。主治小便不通、点滴不爽、腰酸无力。

临床用法　外敷脐部，胶布固定，上用热水袋热熨。熨1小时后，再换药膏外敷及热熨膀胱区，每日1次。

注意事项　忌生冷食物。不可内服。

栀蒜兰花膏※

《常见病验方研究参考资料》

药物组成　山栀7枚　大蒜1枚　鲜马兰花5朵。

制作方法　共捣调膏，摊纱布上备用。

功效主治　清热利湿，凉血利尿。主治小便不利。

临床用法　外敷脐部，每日1～3次。

注意事项　勿令起泡。皮肤过敏者忌用。

葱硝膏※

《验方选录》

药物组成　芒硝30g　龙须葱3根

制作方法　共捣调膏，摊纱布上备用。

功效主治　通阳散结，行气利水。主治小便不利。

临床用法　外敷脐部，每日1～3次。

注意事项　同时热熨脐及脐四周。孕妇慎用。

葱螺麝香膏※

《常见病验方研究参考资料》

药物组成 葱白30g 田螺8枚 麝香适量

制作方法 共捣为泥，和匀备用。

功效主治 通阳散结，行气利水。主治癃闭。

临床用法 外敷脐部，胶布固定，每日1～3次。

注意事项 孕妇禁用。

蒜栀膏

《种福堂公选良方》

药物组成 独头大蒜1枚 栀子21枚 盐10g

制作方法 上药共捣如膏，备用。

功效主治 清热，解毒，利尿。主治小便不通。

临床用法 外敷脐部，纱布覆盖固定，每日1次。

注意事项 忌生冷食物。皮肤过敏者忌用。

蓖麻水仙膏※

《常见病验方研究参考资料》

药物组成 蓖麻子30粒 水仙头1枚

制作方法 蓖麻子去壳，与水仙头共捣泥，调匀备用。

功效主治 消肿，泻下，通滞。主治小便不通、少腹胀急。

临床用法 外敷足心涌泉穴，每日2～3次。

注意事项 现制现用。孕妇慎用。

碧通膏※

《常见病验方研究参考资料》

药物组成 车前草3棵 大葱3根

制作方法 洗净，共捣泥，调匀为膏。

功效主治 通阳利湿，行气利水。主治小便不利。

临床用法 外敷脐部，胶布固定，每日1～3次。

注意事项 现制现用。药用鲜品。

二便不通

田螺青盐膏

《理瀹骈文》

药物组成 田螺3枚 青盐0.9g

制作方法 取田螺肉与青盐共捣为膏，备用。

功效主治 清热解暑，利湿通便。主治暑热蕴结，二便不通。

临床用法 外敷脐下1寸3分，每日1～2次。

注意事项 避暑热。

乳螺膏※

《常见病验方研究参考资料》

药物组成 乳香3g 田螺1枚

制作方法 共捣为泥，备用。

功效主治 活血，利尿，通便。主治二便不通。

临床用法 外敷脐部，纱布固定，每日1～3次。

注意事项 孕妇忌用。

栀蒜膏※

《常见病验方研究参考资料》

药物组成 栀子 独头蒜各7枚 食盐3g

制作方法 共捣调匀，备用。

功效主治 清热，利水，通便。主治二便不通。

临床用法 外敷脐部，纱布固定，每日1～3次。

注意事项 孕妇慎用。勿令发泡。皮肤过敏者忌用。

番薯叶膏※

《常见病验方研究参考资料》

药物组成 生番薯叶20g 黄糖适量

制作方法 番薯叶捣泥，与黄糖共调匀为膏。

功效主治 活血，通滞。主治二便不通。

临床用法 外敷脐部，纱布固定，每日1～3次。

注意事项 孕妇忌用。

蜗牛膏

《万病回春》

药物组成 蜗牛3只 麝香

0.5g

制作方法 蜗牛不去壳，捣烂如泥，入麝香调匀为膏。

功效主治 行气开闭。主治气闭，大小便不通。

临床用法 纳上药于脐中，以手揉按，每日1~2次。

注意事项 田螺代蜗牛亦可。孕妇忌用。

泌尿系统结石

石淋膏

《穴位贴药疗法》

药物组成 虎杖根100g 乳香15g 琥珀10g 葱白1根

制作方法 若虎杖根为鲜品则和乳香、琥珀共捣如膏备用。若为干品则研细末，加葱白、乳香、琥珀捣烂如膏备用。

功效主治 利水通淋，化瘀散结。主治尿路结石、小便不利或血淋等。

临床用法 外敷脐部或肾俞穴，胶布固定，每日1次。

注意事项 孕妇忌用。

尿结石膏

《古今脐疗良方集解》

药物组成 小茴香3g 金钱草6g 葱白5根 蓖麻子7粒 食盐6.5g

制作方法 上药共捣如膏，备用。

功效主治 通淋排石，行气止痛。主治尿路结石、腰腹疼痛。

临床用法 外敷脐部，胶布固定，或同时加敷膀胱俞穴，每日1次。

注意事项 孕妇忌用。

通尿消石膏

《中医脐疗大全》

药物组成 滑石 硝石 乳香 琥珀 小茴香各30g 冰片15g

制作方法 上药共研细末，贮瓶备用。

功效主治 利尿通淋，散结止痛。主治泌尿系统结石，小便不利、小腹疼痛。

临床用法 1次取药末3g，温开水调膏，外敷脐部，麝香壮骨膏固定，再用艾条悬灸30分钟。每日灸1次，2日换药1次。

注意事项 孕妇禁用。

尿失禁

固脬膏

《中医脐疗大全》

药物组成 山萸肉10g 龙骨15g 小茴香6g 肉桂9g 蜂蜜适量

制作方法 上药烘干，共研细末，蜜调为膏。

功效主治 温肾助阳，固精止脱。主治小便失禁、腰膝酸软、畏寒肢冷、舌淡、脉细等症。

临床用法 外敷脐部，纱布、胶布包扎，每日1次，10～15日为1疗程。

注意事项 忌风寒及生冷食物。孕妇慎用。

尿浊

化浊膏

《理瀹骈文》

药物组成 椿根白皮90g 干姜 白芍 黄柏各30g 麻油300ml 黄丹200g

制作方法 麻油熬诸药，去渣，黄丹收膏。

功效主治 升清降浊。主治小便赤白浊。

临床用法 外敷气海穴，每日1次。

注意事项 不可内服。孕妇慎用。

遗精

壮阳膏

《验方新编》

药物组成 附子1枚重45g 冰片1.5g 穿山甲3g 硫黄6g 麝香0.3g 白酒250ml

制作方法 先将附子挖去内部，成一空壳。将挖出的附子末和中间3味药共研细末，填入附子壳内。用酒煎附子至酒干，取出附子，入麝香末捣为膏备用。

功效主治 补火助阳，温肾固精。主治遗精、阳痿不举、腰膝酸软等。

临床用法 1次取药膏0.3cm^2大，填入脐中，外用胶布固定，3日1次。

注意事项 不可内服。

用。

补阳涩精膏

《理瀹骈文》

药物组成　菟丝子　白茯苓　韭菜子　龙骨各30g　麻油200ml　黄丹80g

制作方法　麻油熬诸药，去渣，黄丹收膏。

功效主治　温阳固精。主治阳虚精脱不禁。

临床用法　外贴肾俞穴，每日1次。

注意事项　不可内服。忌食生冷。

龟鹿二仙膏

《审视瑶函》

药物组成　鹿角600g　龟板300g　枸杞子180g　人参90g

制作方法　将鹿角切片，入砂锅久煮，取出烘干，研为细末，再同龟板、枸杞子共煮，过滤去渣，以文火煮熬成膏。

功效主治　滋阴壮阳，补气益精。主治梦遗、瘦弱少气、目视不明。

临床用法　1次4.5g，淡酒化服，每日2～3次。

注意事项　邪气盛实者不宜服用。

知柏四物膏

《理瀹骈文》

药物组成　生地　白芍　川芎　当归　麦冬　酒黄柏　蜜知母　姜汁炒　黄连　栀子　炮姜　山茱萸　煅牡蛎各30g　麻油600ml　黄丹200g

制作方法　麻油熬诸药，去渣，黄丹收膏。

功效主治　养血滋阴，清热涩精。主治阴虚心动梦遗。

临床用法　外贴肾俞穴，每日1次。

注意事项　不可内服。衣被不可过紧过厚。

保精膏

《理瀹骈文》

药物组成　鳖甲1只　熟地240g　酒制菟丝子　肉苁蓉　赤石脂各120g　天冬　麦冬　生地　山药　续断　炒杜仲　巴戟天　车前子　枸杞　山茱萸　茯苓　五味子　党参　栀子仁各60g　黄连　当归　白芍　远志　酸枣仁　覆盆子　金樱子　地骨皮　益智仁　茴香　石菖蒲　蜀椒　甘草　泽泻　黄柏　知母　龙骨　煅牡蛎　骨碎

补各 30g　麻油 4000ml　黄丹 2000g

制作方法　先以麻油熬鳖甲，再入诸药熬，去渣，黄丹收膏。

功效主治　填补肾精，敛精固脱。主治肾精不固所致遗精。

临床用法　外贴肾俞穴，精寒或精如水者撒附子、肉桂末贴肾俞穴，每日 1 次。

注意事项　不可内服。忌生冷。

梦泄膏

《串雅内外编》

药物组成　鲜紫花地丁 80g

制作方法　捣烂如膏。

功效主治　清利湿热。主治梦遗频作，甚则排尿时精液外流、小便短少。

临床用法　外敷脐部，胶布固定，每日 1 次。

注意事项　忌辛燥食物，内裤不宜过小。

阳痿

大附膏

《贵州民间方药集》

药物组成　大附子 1 枚　五味子　炙黄芪　硫黄各 6g　穿山甲 2 片　麝香 0.3g　白酒 250ml

制作方法　将附子挖空，除麝香外余药共研细末，纳于附子内，酒入锅内，用微火煮大附子至酒干，取出附子研如膏备用。

功效主治　温肾固精，活血通络。主治阳痿。

临床用法　先用麝香填入脐眼，再将附子膏盖在麝香上，外用胶布固定，3 日后取下，10 日 1 次。

注意事项　忌风寒。不可内服。

复方雄阳膏

《马氏医通》

药物组成　天雄　附子　川乌各 6g　桂心　桂枝　细辛　干姜　川椒各 60g　麻油 500ml　黄丹 150g

制作方法　上药共切片，麻油浸泡（春 5 日，夏 3 日，秋 7 日，冬 10 日），煎熬去渣。滤净再熬，徐徐下黄丹，不住手搅，滴水不散为度，摊膏备用。

功效主治　温肾壮阳。主治阳痿。

临床用法　外贴脐部及丹田，每日 1 次。

注意事项　忌风寒。不可内服。

温肾糊膏

《民间敷灸》

药物组成 小茴香 炮姜各5g 食盐1g 人乳汁5ml

制作方法 先将小茴香、炮姜研细末，加入食盐和人乳汁（蜂蜜或鸡血亦可）调匀备用。

功效主治 温肾助阳。主治阳痿、畏寒肢冷、腰膝酸软、舌淡、脉细弱等。

临床用法 外敷脐部，塑料纸、胶布固定，6日1次。

注意事项 忌风冷。皮肤过敏者不宜用。

缩阴症

麝脑莴苣膏

《寿世保元》

药物组成 麝香6g 樟脑9g 莴苣子10g 莴苣叶12g

制作方法 上药共捣为膏，备用。

功效主治 活血散结，通窍理气。主治缩阴症。

临床用法 外敷脐部，纱布、胶布固定，每日1次。

注意事项 忌风寒及生冷油腻食物。

痹证

七制松香膏

《种福堂公选良方》

药物组成 松香1500g 桐油1500ml 川乌 草乌 白芥子 蓖麻子 干姜 肉桂 苍术各120g 血余240g 牛皮膏120g 樟脑30g 麝香9g

制作方法 将桐油及血余诸药熬至药枯发消、滴水成珠，去渣，入牛皮膏烊化，用制过松香（依次用姜汁、葱汁、白凤仙汁、烧酒、闹杨花、商陆根、红醋取汁各煮一次）渐收膏，退火后加樟脑、麝香混匀，摊厚纸上。

功效主治 温经散寒，祛风除湿。主治风寒湿气痹阻疼痛。

临床用法 外贴患处，每日1次。

注意事项 孕妇忌用。不可内服。

三子膏

《丹方精华》

药物组成 韭子 蛇床子 附子 官桂各30g 川椒90g 独头蒜500g 硫黄18g 母丁香18g 麝香1g 香油1000ml 黄丹400g

制作方法 前6味药用香油浸10日，煎熬去渣，加黄丹熬成膏。后3味药共研细末，加蒜2枚捣为丸，备用。

功效主治 温肾，散寒，止痛。主治痹证，腰痛酸冷、四肢欠温等。

临床用法 先取药丸1粒填脐内，外贴药膏，3日1次。

注意事项 忌风寒及生冷食物。孕妇禁用。

三物通络膏※

《常见病验方研究参考资料》

药物组成 艾叶60g 生姜45g 葱2~5根 烧酒适量

制作方法 前3味药共捣为膏，纱布包好备用，烧酒炖热。

功效主治 散寒通络，活血止痛。主治痹证，四肢疼痛。

临床用法 药包蘸热酒搽患处，每日1~3次。

注意事项 忌风寒。

大补延龄膏

《理瀹骈文》

药物组成 主方：党参 丹参 玄参 黄芪 白术 木通 生地 熟地 酒川芎 酒当归 酒白芍 川乌 山茱萸 白芷 山药 羌活 防风 柴胡 秦艽 苍术 厚朴 青皮 陈皮 乌药 杏仁 香附 苏子 贝母 半夏 枳实 天南星 丹皮 地骨皮 桑白皮 菟丝子 蛇床子 杜仲 牛膝 续断 炙甘草 补骨脂 黄柏 知母 锁阳 巴戟天 胡核仁 天冬 五味子 麦冬 炒枣仁 柏子仁 炒远志 肉豆蔻 吴茱萸 大茴香 威灵仙 覆盆子 川楝子 车前子 泽泻 益智仁 黄连 黄芩 栀子 大黄 桂枝 红花 木鳖仁 蓖麻仁 炮穿山甲 金樱子 五倍子 龙骨 牡蛎 石菖蒲 白芥子 莱菔子 花椒 大枣 乌梅各30g 生姜 干姜 葱白 薤白 韭 蒜 艾 侧柏叶各60g 槐枝 柳枝 桑枝 桃枝 冬青枝 鲜菊花各240g 苍耳草 凤仙草各100g 血余炭90g 麻油5000ml 黄丹2000g

附方：炒铅粉500g 密陀僧 净松香各120g 赤石脂 木香 砂仁 肉桂 丁香 檀香 雄黄

明矾　轻粉　降香　制乳香　制没药各30g　龟胶　鹿胶各60g　牛胶90g　酒蒸化

制作方法　主方前74味与其余药分熬至枯，去渣，再合熬至油老，去火，入黄丹收膏，待温下附方药，搅匀。

功效主治　益气养血，调和五脏。主治气血两虚，不荣则痛。

临床用法　外贴患处，2日1次。

注意事项　本方有毒，严禁入口。孕妇忌用。

川椒膏※

《常见病验方研究参考资料》

药物组成　川椒15g　盐9g　醋适量

制作方法　川椒研细末，和盐、醋共调匀为膏，备用。

功效主治　温阳，散寒，止痛。主治寒证痹痛。

临床用法　外敷患处，每日1次。

注意事项　避风冷。

天麻膏

《太平圣惠方》

药物组成　天麻　当归　防风　乌头　独活　细辛　乌蛇　半夏　干蝎　白僵蚕各30g　猪脂750g　蜡120g

制作方法　上药切细，猪脂煎沸，下药同煎至赤黑色，去渣，下蜡烊化，再滤凝膏。

功效主治　祛风，解毒，止痛。主治风寒湿毒所致疼痛。

临床用法　外贴患处，每日2次。

注意事项　不可内服。孕妇忌用。

五生膏

《太平圣惠方》

药物组成　附子　吴茱萸　蛇床子　当归　桂心各30g

制作方法　上药研细末。

功效主治　温中，调血，祛风活络。主治腰脚痛甚、活动受限。

临床用法　1次30g，生姜汁调，摊于蜡纸上，外贴患处，每日1次。

注意事项　忌风冷。孕妇忌用。

内伤膏

《疡科心得集》

药物组成　主方：鹿角60g　乌药240g　红花60g　当归36g

木瓜30g 官桂 生姜 秦艽 老鹳草各60g 离乡草90g 虎骨酥炙60g 商陆90g 麻油5000ml 飞丹3000g

附方：肉桂 乳香 没药各60g 麝香6g

制作方法 用麻油浸主方药21日，煎枯，去渣，离火入飞丹收膏，再入附方药末搅匀。

功效主治 养血活络，祛风除湿。主治内伤腰腿疼痛，寒湿流注，鹤膝风，痹证。

临床用法 外贴患处，每日1次。

注意事项 不可内服。孕妇忌用。

见晛膏

《理瀹骈文》

药物组成 川乌 草乌 大黄 威灵仙 刘寄奴各24g 南星 半夏 羌活 独活 红花 当归 桃仁 苍术 白芥子 蛇床子 乳香 白芷各15g 甘松 山柰 花椒 皂角 炮穿山甲 荜茇 乳香 没药各9g 白芷15g 五灵脂 樟脑 冰片各30g 头发60g 生姜汁 葱白汁 韭白汁 烟叶汁 商陆汁 羊踯躅汁 白凤仙汁 艾叶汁各250ml 大蒜汁60ml 松香780g 麻油1120ml 密陀僧120g 硫黄500g 土鳖虫30个

制作方法 大蒜汁用松香60g收，其余8汁各用松香90g收。用麻油先熬头发，再入诸药，熬熟至枯，去渣，下松香、密陀僧、硫黄收膏。

功效主治 温阳散寒，祛风除湿，活血止痛。主治风寒湿痹，疼痛麻木，以及偏头痛、漏肩风、鹤膝风、痛风、跌打损伤。

临床用法 外贴患处，每日1次。

注意事项 小儿、孕妇及有皮肤溃破者禁用。本方严禁入口。

丹参膏

《肘后救卒方》

药物组成 丹参 蒴藋各90g 羊踯躅 菊花各30g 秦艽 独活 乌头 川椒 连翘 桑白皮 牛膝各60g 醋5000ml 麻油7000ml 猪脂500g

制作方法 诸药与醋、麻油共煎，令醋尽，去渣，再与猪脂同煎为膏。

功效主治 祛风散寒，温阳活血，消痞除满。主治肢节麻痹疼痛，或病后半身不遂、偏枯拘屈、口㖞耳聋，或结核瘰疬坚肿未溃。

临床用法 外涂患处，每日1～2次。

注意事项 忌受寒。避潮湿。

严禁入口。孕妇禁用。

乌头摩风膏

《太平圣惠方》

药物组成 乌头 附子 当归各60g 羌活 细辛 桂心 防风 白术 川椒 吴茱萸各30g 猪脂500g 醋200ml

制作方法 上药细切，入醋浸12小时。先煎猪脂，再将药入猪脂中慢火煎至附子成黄色，去渣，膏即成。

功效主治 祛风，散寒，止痒。主治风痹，腰脚不遂、四肢拘挛，并治马坠疼痛不可忍，及白癜风、脚气等。

临床用法 外涂患处，每日2～3次。

注意事项 孕妇忌用。不可内服。

凤仙活血膏※

《常见病验方研究参考资料》

药物组成 白凤仙根 臭梧桐 生姜 大蒜头 韭菜各0.5kg

制作方法 共洗净捣汁，文火煎膏，摊纱布上备用。

功效主治 祛风除湿，通络止痛。主治漏肩风，肩臂疼痛。

临床用法 外贴患处，每日1次。

注意事项 皮肤过敏者慎用。避风冷。

龙虎膏

《圣济总录》

药物组成 龙骨 虎骨炙各90g 焙当归 桂枝各30g 皂荚27g 醋3000ml

制作方法 前4味药及皂荚15g共研细末备用。剩余皂荚12g与醋共煎至1500ml汁时去渣，再入前药末，同煎如膏，入瓷盒。

功效主治 舒筋活络，祛湿止痛。主治风湿着痹，肌肉酸痛，或不知痛痒。

临床用法 以膏外摩患处，每日1～3次。

注意事项 避寒湿风冷。孕妇忌用。

四物蠲痹膏※

《常见病验方研究参考资料》

药物组成 紫荆皮30g 赤芍18g 独活18g 葱白适量

制作方法 前3味药共研细末，用时每次取15g，加葱白共捣为膏，烘热，摊纱布上备用。

功效主治 通阳活血，祛风除

湿。主治痹证，关节酸痛。

临床用法 外贴患处，每日1～2次。

注意事项 现制现用。

四淫百病膏

《理瀹骈文》

药物组成 川乌 草乌 羌活 独活 南星 半夏 麻黄 桂枝 苍术 大黄 细辛 当归 白芷 豨莶草 海风藤各30g 生姜 葱 蒜 槐枝各300g 松香60g 木香 川椒末 乳香 没药 轻粉各15g 麻油3000ml 黄丹1500g

制作方法 松香、木香、川椒、乳香、没药、轻粉共研细末备用。麻油熬余药，去渣，入黄丹收膏，加入备用药末冷却。

功效主治 散寒除湿，通络止痛。主治风寒湿所致四肢、腰膝疼痛。

临床用法 外贴肾俞穴或痛处，每日1次。

注意事项 严禁入口。孕妇忌用。

代灸膏

《普济方》

药物组成 南星 半夏 白芷 川乌 川椒 白及 马蔺子各30g 乳香 没药各9g 酒适量

制作方法 上药共研细末，酒调为膏。

功效主治 行气活血，散寒止痛。主治脚气肿痛。

临床用法 外敷痛甚处，干则以热水润湿，每日2次。

注意事项 不可内服。孕妇忌用。

白龙膏

《遵生八笺》

药物组成 白及30g 五倍子炒15g 白蔹9g 醋适量

制作方法 共研细末，醋调为膏。

功效主治 消肿止痛。主治四肢肿痛、关节疼痛。

临床用法 外敷患处，每日2次。

注意事项 皮肤溃破者不宜使用。

白芥膏※

《常见病验方研究参考资料》

药物组成 白芥子15g 鸡蛋2枚

制作方法 白芥子研细末，加

鸡蛋清调膏备用。

功效主治　化痰散结，通络止痛。主治痹证，关节酸痛。

临床用法　外涂患处，3 小时后洗去。

注意事项　现制现用。皮肤过敏者忌用。勿令起泡。

白芥膏※

《常见病验方研究参考资料》

药物组成　白芥子末 15g　百草霜　面粉各 20g　白酒适量

制作方法　上药共调匀为膏，备用。

功效主治　利气散结，通络止痛，主治痹证，关节酸痛。

临床用法　外敷患处，3 小时后洗去。

注意事项　现制现用。皮肤过敏者忌用。勿令起泡。

白芥生姜泥膏※

《常见病验方研究参考资料》

药物组成　白芥子　生姜各 15g

制作方法　共捣调匀为膏，备用。

功效主治　温阳散结，通络止痛。主治痹证，关节酸痛。

临床用法　外敷患处，3 小时后洗去。

注意事项　现制现用。皮肤过敏者忌用。勿令起泡。

头风膏

《理瀹骈文》

药物组成　白附子 60g　川乌　防风　川芎　荆芥　僵蚕　石膏　甘草各 30g　羌活　全蝎　地龙　南星　天麻　白芷各 15g　草乌　乳香　没药　雄黄各 9g　麻油 800ml　松香　黄蜡各 100g　黄丹 200g

制作方法　麻油熬前 15 味药，去渣，松香研细末，与黄蜡、黄丹、乳香、没药、雄黄收膏。

功效主治　祛风除湿，化痰通络。主治风寒、风痰头痛及肢体关节疼痛、拘挛。

临床用法　外贴患处，每日 1 次。

注意事项　不可内服。雄黄严禁火煅。孕妇忌用。

加味太乙膏

《理瀹骈文》

药物组成　大黄　玄参　生地　木鳖仁　当归　赤芍　白芷　肉

桂各60g　轻粉12g　槐枝　柳枝各100g　乳香15g　没药9g　阿魏9g　血余30g　麻油600ml　黄丹1200g

制作方法　黄丹研细末备用。麻油熬余药，去渣，入黄丹收膏。

功效主治　清热解毒，理气活血。主治筋骨、胸背心腹、腰脚诸痛及跌打、烫火、痈疮诸症。

临床用法　外贴患外，2日1次。

注意事项　本方严禁入口。孕妇忌用。

百棱藤膏※

《本草纲目》

药物组成　百棱藤1500g

制作方法　切细，水煮汁，去渣熬膏。

功效主治　祛风，止痛，解毒。主治各种风痛、风疮。

临床用法　1次10ml，酒送服，每日3次。

注意事项　避风。

曲膏

《备急千金要方》

药物组成　大黄　黄芩　莽草　巴豆　葛根　丹皮　羊踯躅　芫花　蜀椒　皂荚　藜芦　附子各30g　白芷160g　醋500ml　猪脂480g

制作方法　除白芷外，余药共研细末，用醋浸药末12小时，入猪脂、白芷，文火煎至白芷色黄，去渣，入瓷器内备用。

功效主治　祛风散寒，除湿止痛。主治风湿痹痛、四肢软弱。

临床用法　外涂患处，每日3次。

注意事项　本方有毒，严禁内服。外用时间不宜过长。孕妇禁用。

肉桂膏

《疡科心得集》

药物组成　主方：川乌　草乌　海藻　当归　甘草　白及　甘遂　白芷　细辛　芫花　半夏　肉桂　红花　大戟　虎骨各22.5g　麻黄30g　五倍子30g　麻油1000ml　清油615ml　东丹500g

附方：乳香　没药末各30g　麝香15g　百草霜30g

制作方法　用麻油、清油煎主方药至枯，去渣，下东丹收膏，再下附方药末搅匀。

功效主治　散寒除湿，活血通络，软坚散结。主治寒湿痹痛，乳痰，乳癖，瘰疬等。

临床用法　外贴患处，每日1次。

注意事项　不可内服。孕妇忌用。

当归摩膏

《圣济总录》

药物组成　焙当归　细辛各45g　桂枝30g　鲜生地500g　天雄30g　白芷0.9g　川芎15g　朱砂30g　炮姜0.9g　乌头30.9g　松脂120g　猪脂2500g

制作方法　除朱砂另研细末、生地取汁及松脂、猪脂外，余药共切片，入生地汁内浸12小时，与猪脂、松脂共用文火煎，至白芷色黄，去渣入瓷盒，再入朱砂末搅匀。

功效主治　活血散寒，温经止痛。主治诸风寒湿，骨肉痹痛。

临床用法　外涂患处，按摩至局部皮肤发红，每日1~2次。

注意事项　本方有毒，严禁入口。孕妇禁用。朱砂禁火煅。

回春万病无忧膏

《理瀹骈文》

药物组成　大黄　桑枝　槐枝　桃枝　柳枝　枣枝各120g　当归　赤芍　白芷　肉桂各60g　麻油600ml　黄丹420g　乳香　没药各15g　苏合香油适量

制作方法　黄丹研细末备用。麻油熬其余药，去渣，入黄丹收膏，再入乳香、没药、苏合香油混匀冷却。

功效主治　通络定痛，消肿生肌。主治风湿痹痛及各种痈毒、跌打诸证。

临床用法　外贴患处，2日1次。

注意事项　不可内服。孕妇忌用。

壮腰膏

《理瀹骈文》

药物组成　木瓜120g　苍术60g　天麻　南星　羌活　防风　黄芪　肉桂　杜仲　石楠叶　牛膝　附子　续断　当归　苡仁　萆薢　槟榔　石斛各30g　熟地　川芎　赤芍　陈皮　乌药　杏仁各15g　麻油1000ml　黄丹500g

制作方法　麻油熬诸药，去渣，黄丹收膏。

功效主治　祛风除湿，补肾强腰。主治肾虚腰膝痛，及干、湿脚气。

临床用法　外贴患处，每日1次。

注意事项 避风冷。不可内服。孕妇忌用。

防风止痛膏※

《常见病验方研究参考资料》

药物组成 防风 川乌 白芷各30g

制作方法 上药共研细末，水调为膏。

功效主治 温经通络，祛风除湿。主治痹证，关节酸痛及老人关节疼痛。

临床用法 趁热敷痛处，每日1~2次。

注意事项 忌入口。孕妇慎用。

阳和解凝膏

《外科证治全生集》

药物组成 主方：附子 桂枝 肉桂 官桂 大黄 归身 川乌 草乌 地龙 僵蚕 赤芍 白芷 白敛 白及各60g 续断 防风 荆芥 五灵脂 香橼 木香 陈皮各30g 鲜牛蒡草1.5kg 白凤仙花梗120g 麻油5000ml 铅丹210g

附方：乳香 没药各60g 苏合香120g 麝香30g

制作方法 先将牛蒡、凤仙花梗入麻油煎枯去渣，再将主方余药入煎，至枯去渣，加入铅丹搅匀，文火熬，至滴水成珠为度。再入附方药末，摊成膏药。

功效主治 温经散寒，活血止痛。主治寒证痹痛。

临床用法 外贴患处，每日1次。

注意事项 孕妇忌用。不可入口。

芥芷膏※

《常见病验方研究参考资料》

药物组成 白芥子 白芷各15g 鸡蛋3枚

制作方法 白芥子、白芷共研细末，蛋清调匀为膏备用。

功效主治 祛风散寒，通络止痛。主治痹证，关节酸痛。

临床用法 外敷患处，3小时后洗去。

注意事项 现制现用，皮肤过敏者忌用。勿令起泡。

芥草膏

《普济方》

药物组成 芥草叶 当归 白芷 防己 蜀椒各90g 吴茱萸 丹参 川芎 商陆各120g 沉香

木香　零陵香　丁香　犀角屑各90g　附子15g　醋3000ml　酥1000g

制作方法　上药共研细末，用纱布包，入醋中，浸12小时取出，再入酥油中，用先武火后文火煎至变色，去渣，密封备用。

功效主治　祛风除湿，行气止痛。主治风痹不仁，或风毒诸症。

临床用法　外涂患处，每日1～2次。

注意事项　严禁内服。外用时间不宜过久。孕妇禁用。

赤豆芙蓉膏※

《常见病验方研究参考资料》

药物组成　赤小豆　芙蓉花各15g　蜂蜜适量

制作方法　前2味药共研细末，加蜂蜜调匀为膏，备用。

功效主治　清热利湿。主治热痹，掌指关节痛。

临床用法　外敷患处，每日1次。

注意事项　忌食辛燥。

吴萸膏※

《常见病验方研究参考资料》

药物组成　吴茱萸末10g　黄酒10ml

制作方法　上药调匀炒热，摊纱布上备用。

功效主治　散寒，通络，止痛。主治感寒所致腰背及四肢疼痛。

临床用法　趁热贴患处，每日1次。

注意事项　现制现用。

皂角膏

《儒门事亲》

药物组成　皂荚500g　白酒1500ml

制作方法　皂荚捣碎，筛去粗渣，与酒熬至酒减半，去渣，药汁入陶器熬为膏。

功效主治　消肿，活血，止痛。主治腰痛。

临床用法　外贴痛处，每日1～2次。

注意事项　忌风冷。孕妇忌用。

羌活愈风膏

《理瀹骈文》

药物组成　当归　熟地　川芎　白芍　党参　茯苓　白术　甘草　黄芪　肉桂　羌活　独活　防风

白芷　麻黄　细辛　柴胡　蔓荆子　前胡　秦艽　薄荷　菊花　苍术　厚朴　枳壳　半夏　黄芩　生地　知母　枸杞　地骨皮　防己各30g　麻油3000ml　黄丹1000g

制作方法　黄丹研细末备用，麻油熬剩余药物，去渣，黄丹收膏。

功效主治　益气养血，祛风除湿。主治风湿痹痛。

临床用法　外贴膻中，每日1次。

注意事项　不可内服。孕妇慎用。

妙应膏

《遵生八笺》

药物组成　肉桂　老姜　川乌　草乌　羌活　独活　天南星　当归　白芷　赤芍药　白附子　紫荆皮　石菖蒲各30g　松香100g　姜汁　葱汁　蒜汁　米醋　酒各150ml　麻油1000ml　土木鳖　蓖麻子　巴豆各90g　飞丹250g　乳香　没药各12g　牙皂90g　冰片6g

制作方法　前13味药用水2000ml煎至1000ml，留渣再煎水1000ml至300ml，去渣，将两煎药汁共熬成膏，放入松香末，再入姜汁、葱汁、蒜汁、米醋、酒，慢火熬至如琥珀样。又将麻油另熬土木鳖、蓖麻子、巴豆净肉至药黑，待冷后，将药渣研细末放油锅内再煎至滴水成珠，下飞丹，将先熬药膏倾入搅匀，煎至色黑即起锅。待油温稍降，下乳香、没药、牙皂末、冰片，瓷器收贮，放水中浸泡以去火毒。

功效主治　活血通络，搜风除湿。主治风湿痹痛、行步艰难、腰膝肩肘冷痛等。

临床用法　外贴患处，2日1次。

注意事项　本方有毒，严禁入口。孕妇忌用。

附子膏

《太平圣惠方》

药物组成　附子60g　吴茱萸　川椒各30g　白芷60g　前胡　白术　肉桂各30g　川芎　当归各60g　细辛　汉防己各30g　醋2000ml　猪脂1500g

制作方法　上药研细末，以纱布裹药，醋浸12小时，用猪脂慢火煎令药色黄，去渣，膏成。

功效主治　祛风，解毒，止痛。主治风毒疼痛，及脚缓弱无力。

临床用法　外涂患处，每日2次。

注意事项 不可内服。孕妇忌用。

陈元膏

《备急千金要方》

药物组成 当归 附子 天雄 乌头各45g 生地160g 细辛 川芎各30g 桂枝 白芷 朱砂各15g 猪脂900g 雄黄30.3g 醋1500ml 松脂120g 人参 防风各90g

制作方法 朱砂、雄黄共研细末备用。地黄取汁，与醋混匀。猪脂、松脂与余药共煎至白芷色黄，入前药汁，再煎，去渣，入雄黄、朱砂末，搅匀。

功效主治 温阳散寒，祛风除湿。主治风湿痹痛。

临床用法 外涂患处，每日1~2次。

注意事项 本方有毒，严禁内服。孕妇禁用。外用时间不宜过长。

灵宝化积膏

《万氏家抄方》

药物组成 巴豆仁 蓖麻仁各100粒 五灵脂120g 阿魏醋化 当归各30g 白附子 穿山甲 乳香 没药各15g 麝香0.9g 松香750g 芝麻油150ml

制作方法 前7味药切片浸油内3日，用砂锅煎药至焦黑色，去渣，入松香煎30分钟，再入余药末，煎时以桃、柳枝搅匀，勿令枯，用狗皮摊膏。

功效主治 行气活血，消肿止痛。主治湿热、瘀血积滞之痹证疼痛等。

临床用法 外贴患处，以热水袋熨，使药气深入，每日1次。

注意事项 不可内服。孕妇忌用。

青龙膏

《朱氏集验方》

药物组成 天麻 狗脊各60g 生姜汁10ml 黄酒1000ml 白花蛇肉180g

制作方法 白花蛇用酒煮，去皮骨新瓦上焙干。诸药共研细末，加入酒，隔锅煮稠如膏，入姜汁同熬匀，即成。

功效主治 祛风除湿，活络止痛。主治荣卫不和，手脚举动不快，或痹证肢体疼痛。

临床用法 1次3g，用酒20ml搅匀服，每日2~3次，饭前服。

注意事项 避风冷。

青藤膏

《医统正脉》

药物组成 青风藤500g

制作方法 釜中文火煎，成膏收贮。

功效主治 祛风止痒，除湿通络。主治风湿麻痹，历节，鹤膝风，瘙痒，损伤疮肿等。

临床用法 1次10ml，酒送服，每日3次。服后将病人身上拍数下，即遍身痒不可当，急以梳子梳以止痒，止后饮少量冷水便解。

注意事项 服后避风数日。

固本膏

《理瀹骈文》

药物组成 党参 黄芪 熟地 当归 续断 牛膝 五加皮 附子 肉桂各9g 杏仁 白芷各4.5g 麻油300ml 黄丹80g

制作方法 麻油熬诸药，去渣，黄丹收膏。

功效主治 益气温阳，散寒止痛。主治痹证。

临床用法 外贴患处，每日1次。

注意事项 不可内服。孕妇忌用。

治痹血结膏

《理瀹骈文》

药物组成 槐枝 柳枝各500g 麻油800ml 松香300g 当归 白芷 细辛 知母 木鳖仁 五倍子 乳香 没药各15g 明矾12g 血竭9g 轻粉6g 麝香3g

制作方法 乳香、没药研细末备用。明矾、血竭、轻粉、麝香研匀备用。先用麻油煎槐、柳枝至熟，去渣，加入剩余诸药熬，去渣，入乳香，没药收膏，并混匀前备用药末，冷却成膏。

功效主治 活血祛风，通络止痛。主治臂、腿痛。

临床用法 外贴患处，由近及远逐次贴诸关节及手脚心，并热熨膏药，每日1~2次。

注意事项 严禁入口。孕妇忌用。

骨碎艾叶膏※

《常见病验方研究参考资料》

药物组成 葱白10根 艾叶60g 骨碎补15g 生姜汁200ml

制作方法 共捣调匀为膏，备用。

功效主治 温阳散寒，强筋健

肾。主治痹证，关节酸痛。

临床用法 外敷患处，纱布固定，每日1次。

注意事项 忌风寒。

透骨膏

《瑞竹堂经验方》

药物组成 生地 熟地 马鞭草各250g 吴茱萸90g 骨碎补 干姜各120g 鳖甲$_{炙}$1500g 蒲黄60g 白面90g 米醋适量

制作方法 共研细末，加入白面调匀，用米醋调膏。

功效主治 补益肝肾，祛瘀止痛。主治风湿走注疼痛。

临床用法 将膏放火上温热，外贴患处，每日2次。

注意事项 避风冷。孕妇慎用。

追风逐湿膏

《外科正宗》

药物组成 豨签草 麻黄 川乌 草乌 海风藤 半夏 天南星 羌活 蓖麻子 桂枝各90g 独活 细辛 当归 白芷 苍术 大黄各60g 葱汁 生姜汁各300ml 香油800ml 炒黄丹300g 松香末620g 木香 乳香 胡椒 轻粉各60g 白芥子末120g

制作方法 前16味药各切细片，用葱汁、姜汁拌浸12小时。次日香油同药入锅文火煎至药枯，去渣，下黄丹，徐徐搅入，再下松香末，取锅离火，下乳香末、木香末、胡椒末、轻粉、白芥子搅匀，入钵内盛贮。

功效主治 追风除湿，舒筋通络。主治风寒湿所伤，骨节疼痛、筋挛不能行走，或麻木等症。

临床用法 药膏加热化软，外贴患处，每日1次。

注意事项 不得内服。孕妇忌用。皮肤过敏者慎用。

追风逐湿遇仙膏

《遵生八笺》

药物组成 主方：豨莶草 海风藤 半夏 蓖麻子 麻黄 川乌 草乌 天南星 羌活 桂枝各120g 独活 细辛 玄参 当归 荆芥 金银花各30g

附方：乳香 没药 木香 轻粉 胡椒各120g 白芥子50g 香油3.5L，葱汁 姜汁各300ml 酒500ml 飞丹适量

制作方法 主方用香油、葱汁、姜汁、酒浸12小时，用铜锅先武火后文火熬煎，待滴油色黑，去渣。每500ml药油，下飞丹270g，再将附方药研细末入膏油，牛皮纸摊。

功效主治　搜风逐湿，通络止痛。主治风湿骨节疼痛，或痰核肿痛，皮肤麻木燥痒以及各种风疾。

临床用法　外贴患处，3日1次。

注意事项　如见肉痒冷汗，是风湿外出，可以将膏纸揭去。本品不可内服。孕妇及皮肤过敏者忌用。

复方羊花药膏※

《全国中草药新医疗法展览会资料选编》

药物组成　巴豆30g　羊踯躅15g　薄荷脑　樟脑　冰片各2g

制作方法　先将前2味药加水适量，煎1～2小时，过滤去渣，药汁煎至糊状，再将余药研细末放入，搅匀即得。

功效主治　活血通络。主治风湿性关节炎。

临床用法　外敷患处，1～2天1次。

注意事项　本品有大毒，不可内服。孕妇忌用。

姜胶膏

《医学衷中参西录》

药物组成　姜汁500g　牛皮胶120g

制作方法　上药同熬成膏，摊布上备用。

功效主治　散寒通脉。主治肢体受凉疼痛，或寒凝阻遏血脉，肢体麻木不仁。

临床用法　外贴患处，10日1次。

注意事项　热肿疼者不可用。

神应膏

《普济方》

药物组成　川乌　马蔺子　肉桂　干姜　杜仲　木鳖子　没药　补骨脂各15g　乳香9g　醋适量

制作方法　上药研细末，醋调为膏。

功效主治　温经活络，散寒止痛。主治腰痛。

临床用法　外贴患处，每日2～3次。

注意事项　严禁入口。孕妇忌用。

神效膏

《太平圣惠方》

药物组成　牛皮胶30g　芸苔子　安息香　附子　花椒各15g

制作方法　牛皮胶水溶作膏，余药研细末，入胶中和匀，摊纸上备用。

功效主治 温经散寒，息风止痛。主治风湿走注疼痛、上下不定。

临床用法 外贴患处，每日1次。

注意事项 不可内服。孕妇忌用。

神仙外应膏

《串雅内外编》

药物组成 川乌500g 陈醋适量

制作方法 上药研细末，与隔年陈醋入砂锅内慢火熬至酱色。

功效主治 温经止痛，祛风通络。主治筋骨疼痛、手足拘挛。

临床用法 先用升麻、皮硝、生姜煎汤洗患处，然后将药膏外敷患处，每日1~2次。

注意事项 避风。本方不可内服。孕妇忌用。

神验摩风毒膏

《太平圣惠方》

药物组成 牛膝 赤芍 当归 白术 白芷 川椒 厚朴 雷丸 半夏 桔梗 细辛 吴茱萸 制附子 木香 大腹皮 槟榔各30g 酥60g 驼脂 腊月猪脂各150g 白酒100ml。

制作方法 将前16味药共研细末，以酒浸12小时，然后煎猪脂，入诸药，以慢火熬成膏，去渣，后下酥和驼脂，待稍冷收入瓷器，备用。

功效主治 温阳，祛风，止痛。主治风毒日久，四肢挛急、肌肉顽痹，及腹中寒痛。

临床用法 外摩患处，每日2次。若腹中痛，以酒化服1~3g，空腹服，每日2次。

注意事项 忌风冷。孕妇忌用。

除湿膏

《寿世保元》

药物组成 黄明胶90g 生姜250g 乳香末 没药末各4.5g 花椒末3g

制作方法 生姜捣汁，黄明胶与乳没共置铜勺内，火上烊化，加入适量开水，用筷子搅匀，入花椒末再搅匀，摊纸上备用。

功效主治 行气止痛，散寒除湿。主治湿袭肌表，全身骨节疼痛。

临床用法 外贴患处并热熨，每日1次。

注意事项 避寒湿。孕妇忌

用。

换骨膏

《普济方》

药物组成 槟榔 没药 盐 麝香 当归 全蝎 川芎各3g 黄丹90g 清油150ml 垂柳枝60g

制作方法 上药研细末。先将柳枝入油煎至黄黑色，去渣，下盐、黄丹，慢火煎至黑色，下药末拌匀凝膏。

功效主治 祛风解毒，舒筋换骨。主治风毒流注，筋骨疼痛。

临床用法 外贴患处，每日1次。

注意事项 不可内服。孕妇忌用。

消毒膏

《圣济总录》

药物组成 马牙硝30g 草乌15g 生姜汁30ml 面适量

制作方法 上药研细末，入面和生姜汁，慢火同熬成膏，摊布上备用。

功效主治 祛风除湿，散寒止痛。主治腿脚疼痛、筋脉拘挛。

临床用法 外贴患处，每日2次。

注意事项 不可内服。孕妇忌用。

桑枝膏※

《常见病验方研究参考资料》

药物组成 桑枝1kg 冰糖0.5kg

制作方法 桑枝水浓煎去渣，加冰糖收膏备用。

功效主治 祛风除湿，舒筋活络。主治新旧四肢麻痹。

临床用法 每晨服5ml，开水调服。

注意事项 避风。

菖蒲棉籽膏※

《常见病验方研究参考资料》

药物组成 石菖蒲50g 棉花籽50g 酒适量

制作方法 棉籽、石菖蒲共捣炒热，酒洒上备用。

功效主治 温经通络，散寒除湿。主治腰酸痛。

临床用法 趁热敷患部，纱布固定，每日1次。

注意事项 现制现用。

野葛膏

《太平圣惠方》

药物组成 野葛根 蛇含 桔梗 茵芋 防风 川椒 干姜 细辛 当归 附子 羌活 大黄各60g 犀角屑 川乌 升麻各30g 巴豆30粒 白酒5000ml 猪脂2.5kg 雄黄60g

制作方法 上药研细末，除雄黄外，余药用酒浸12小时，再与猪脂煎至药色变黄，去渣，入雄黄，待冷时装入瓷器中。

功效主治 祛风利湿，活血通络。主治风湿，筋脉挛急疼痛。

临床用法 外贴患处，每日1次。

注意事项 不可内服。孕妇忌用。

麻乌膏※

《本草纲目》

药物组成 麻黄120g 制草乌30g 蜂蜜适量

制作方法 前2味药炒至焦黄，共研细末，炼蜂蜜调为膏。

功效主治 祛风除痹。主治肢体麻木。

临床用法 1次3g，温开水调服，每日2~3次。

注意事项 不可随意加大服药剂量。孕妇禁服。

椒叶膏※

《常见病验方研究参考资料》

药物组成 鲜辣椒叶 酒各适量

制作方法 辣椒叶洗净、捣烂、炒热，酒频频洒上，调匀备用。

功效主治 温经散寒。主治腰酸痛。

临床用法 趁热敷患处，纱布固定，每日1次。

注意事项 忌风寒。

雄黄摩风膏

《太平圣惠方》

药物组成 雄黄 朱砂各15g 硫黄60g 熟地 沙参 山药 巴戟天 川芎 续断 杜仲 当归 秦艽 狗脊 萆薢 茵芋 白蔹 桂心 杜若 川椒 天雄去皮脐各30g 鬼箭羽 附子 鹿角胶 羊踯躅 川乌 木香 汉防己 牛膝 细辛各30g 虎胫骨180g 石斛 败龟板 石菖蒲各150g 腊月猪脂3kg 羚羊角粉 犀角粉各30g

制作方法 除雄黄、朱砂、硫黄分别研细外，余药共研细末，入猪脂文火煎，候药味尽，去渣，更煎炼，入硫黄、雄黄、朱砂，以柳木篦搅匀，待凝收于瓷器中即可。

功效主治 温阳补肾，强筋健骨，清热祛风，行气活血。主治痹证，痛风，白虎风，脚膝筋脉不利、挛痛抽掣，及骨髓疼痛。

临床用法 先用膏摩痛处，后外贴之，每日1～2次。

注意事项 严禁入口。雄黄、朱砂严禁火煅。孕妇忌用。

腰痛膏

《理瀹骈文》

药物组成 羌活 防风 威灵仙 天麻 川芎 当归 延胡索 牛膝 肉桂 杜仲 肉苁蓉 续断 补骨脂 南星 黄柏 苍术 小茴香 萆薢 秦艽 乌药 红花 知母 香附 胡桃肉 骨碎补 木鳖仁 全蝎 龟板 自然铜 木香 乳香 没药 草乌 川楝子 五倍子 生地 白芍 五灵脂各15g 生姜30g 麻油1000ml 黄丹500g

制作方法 麻油熬诸药，去渣，黄丹收膏。

功效主治 补肾强腰，理气活血。主治腰部疼痛。

临床用法 外贴患处，每日1次。

注意事项 本方有毒，严禁入口。孕妇忌用。

滴乳膏

《普济方》

药物组成 主方：大蒜 乳香 没药各6g 白胶香 阿胶各9g 附方：草乌 桂枝各6g 木鳖子9g 白酒500ml

制作方法 主方中大蒜捣烂，除没药外，余药与酒共煎，使大蒜烂成膏为度，次入没药。将研为细末的附方药放入膏内，再煎熬为膏。

功效主治 祛风散寒，活血止痛。主治关节疼痛。

临床用法 趁热外敷患处。每日1～2次。

注意事项 不可内服。孕妇忌用。防止烫伤。

踯躅摩风膏

《太平圣惠方》

药物组成 羊踯躅 羌活 防风 川芎 杏仁 细辛 当归各30g 白蔹 白及 白芷 丹参 苦参 玄参 桂心 附子 川乌

皂荚　汉椒　莽草　大黄各15g　米醋1L　猪脂1000g

制作方法　上药以米醋拌浸36小时后慢火炒干，与猪脂慢火同煎，候药味出尽，去渣，再煎，以柳木枝不断手搅，候凝收于瓷盒中。

功效主治　活血通络，止痒止痛。主治肢节疼痛、肌肉顽痹，或遍体疮癣，或瘾疹风瘙等疾。

临床用法　外摩患处，每日1～3次。

注意事项　不可入口。孕妇忌用。

鹤膝膏

《理瀹骈文》

药物组成　羌活　独活　玄参　生地　熟地　萆薢　天麻　当归　杜仲　防风　肉桂　牛膝各30g　麻油800ml　黄丹400g

制作方法　麻油熬诸药，去渣，黄丹收膏。

功效主治　祛风除湿，温肾强筋。主治痹证及鹤膝风。

临床用法　外贴患处，每日1次。

注意事项　不可内服。忌风寒潮湿。孕妇慎用。

摩风膏

《太平圣惠方》

药物组成　驼脂　腊月猪脂　狗脂　鹅脂各60g　清油500ml　桂心　没药　血竭　白芷　白附子　附子　天麻　吴茱萸　青盐　雄黄　轻粉各15g　马牙硝　芒硝各0.3g　黄蜡180g　麝香0.3g

制作方法　先将桂心、没药、血竭、白芷、白附子、附子、天麻、吴茱萸、青盐、马牙硝、芒硝共研细末，然后用清油将驼脂、腊月猪脂、狗脂、鹅脂同化尽，去渣，入上药末，最后加入黄蜡，倾盒内，入麝香、雄黄，轻粉，用柳枝搅匀，备用。

功效主治　温阳通络，祛风化痰。主治风湿寒毒，筋急肿硬、疼痛。

临床用法　外摩患处，每日3次。

注意事项　雄黄忌火煅。孕妇忌用。

摩风膏

《太平圣惠方》

药物组成　当归90g　细辛　川芎　干姜　川乌各60g　白芷　雄黄末　桂心　朱砂末各30g　附子

天雄各90g　松脂末250g　生地汁500ml　醋3L　猪脂炼成膏2.5kg

制作方法　除上药末外，余药切细，用地黄汁及醋浸12小时，于猪脂中慢火煎，待白芷色黄去渣，入朱砂、雄黄、松脂各药末，用柳木篦搅令匀，盛于瓷器中即成。

功效主治　祛风散寒，通络定痛。主治痹证疼痛。

临床用法　外摩患处，每日1～2次。

注意事项　本方不可内服。雄黄、朱砂禁火煅。孕妇忌用。

摩风膏

《圣济总录》

药物组成　蓖麻子45g　草乌15g　乳香3g　猪脂适量

制作方法　上药研细末，入猪油中搅熬成膏。

功效主治　祛风通络，温经止痛。主治风湿痹证，筋骨疼痛。

临床用法　烘热膏药外涂患处，用于掌摩擦，每日2次。

注意事项　不可内服。孕妇忌用。

摩风膏

《圣济总录》

药物组成　防风　羌活　川芎　细辛　当归　蜀椒　羊踯躅各0.9g　白敛　白及　丹参　苦参　黑参　桂枝　附片　乌头　皂荚　莽草各0.3g　杏仁15g　米醋1L　猪脂1000g

制作方法　上药共研细末，用米醋搅匀，浸72小时后熬干，入猪脂文火煎12小时，纱布滤渣，瓷瓶收藏。

功效主治　祛风除湿，散寒止痛，舒经通络。主治风湿痹痛。

临床用法　外摩患处至皮肤发红，每日1～3次。

注意事项　本方有毒，严禁入口。孕妇忌用。

摩腰膏

《古今医统大全》

药物组成　制附子　制川乌　制南星各7.5g　雄黄　樟脑　丁香各4.5g　干姜3g　麝香1.5g　白蜜适量

制作方法　上药研细末，裹蜜为丸。

功效主治　温经散寒，通络止痛。主治寒性腰痛，妇人带下清水色白。

临床用法　1次5g，生姜汁化开如糜，烘热摩腰部痛处，后用纱布固定。同时于饭后服1～3g，每日1次。

注意事项 雄黄严禁火煅。不可过量服用。孕妇忌用。

摩风白芷膏

《太平圣惠方》

药物组成 白芷 防风 附子 白芍 当归 川椒 羌活 藁本 川乌 细辛 白僵蚕各15g 生姜 黄蜡各150g 猪脂1.25kg

制作方法 前12味药共研细末。煎猪脂去渣，入上药末，煎至白芷色焦赤，去渣，入黄蜡，收入瓷盒，备用。

功效主治 温阳止痛，祛风除湿。主治风湿流注，骨节疼痛、筋脉挛急。

临床用法 药膏烘热，外摩患处，每日2次。

注意事项 不可内服。孕妇忌用。

熨痛膏

《杨氏家藏方》

药物组成 干姜 大麦各60g 童便250ml

制作方法 上药炒后研细末，以童便同熬成膏。

功效主治 散寒止痛。主治寒湿客搏经络，四肢骨节疼痛。

临床用法 趁热熨患处，每日1～2次。

注意事项 避风冷。

整痛膏

《圣济总录》

药物组成 草乌 干姜 五灵脂各30g 炒浮小麦0.3g 醋500ml

制作方法 上药研细末，用醋煎熬成膏，摊纸上备用。

功效主治 消肿止痛。主治腿脚肿痛、行履无力，及跌打伤疼痛不可忍者。

临床用法 外敷患处，每日1～2次。

注意事项 不可内服。孕妇忌用。

糟皂膏※

《本草纲目》

药物组成 酒糟120g 皂荚20g 芒硝 五味子 砂糖各30g 姜汁10ml

制作方法 以上各药和姜汁研匀为膏。

功效主治 活血通络。主治鹤膝风。

临床用法 外涂患部，每日

1～2次。

注意事项 避风冷。孕妇忌用。

痿证

木萸槟黄膏

《中医验方》

药物组成 吴茱萸 木瓜 槟榔 大黄各10g 麝香膏1张

制作方法 前4味药研细末，装瓶备用。

功效主治 化湿降浊。主治脚气，足胫肿大、麻木重着、软弱无力、小便不利、苔白腻、脉濡缓等症。

临床用法 取药末10g，水调成膏，外敷脐部，麝香膏封贴，2～3日1次。

注意事项 忌生冷食物。孕妇禁用。

风疾膏

《理瀹骈文》

药物组成 羌活 枳壳各90g 细辛 香附 桔梗 麻黄 防风 白芍 知母 半夏 当归 甘草 薄荷 茴香 石膏各60g 天麻 党参 木香 菟丝子 白术 藁本 独活 全蝎 僵蚕 菊花 川芎 杜仲 茯苓 柴胡 黄芩 陈皮 熟地 蔓荆子 地骨皮 肉桂 生地 黄连各30g 麻油4000ml 黄丹2000g

制作方法 麻油熬诸药，去渣，黄丹收膏。

功效主治 祛风除湿，温肾强腰，化痰通络。主治风疾，痿证。

临床用法 外贴患处，每日1次。

注意事项 不可内服。避风冷。孕妇慎用。

健步膏

《理瀹骈文》

药物组成 防己30g 羌活 柴胡 天花粉 滑石 甘草各15g 泽泻 防风各9g 苦参 川乌各3g 肉桂1.5g 麻油300ml 黄丹100g

制作方法 麻油熬诸药，去渣，黄丹收膏。

功效主治 清热除湿。主治湿热痿证。

临床用法 外贴患处，每日1次。

注意事项 不可内服。孕妇忌用。

黑豆煎膏

《圣济总录》

药物组成 黑大豆360g 桑白皮150g 羌活 炒刺蒺藜 海桐皮 炒吴茱萸各15g

制作方法 水煮黑豆至豆烂，过滤取汁。余药研细末，入前汁以先武火后文火煎成膏。

功效主治 祛风，止痒，除湿。主治脚气，腿脚软弱无力。

临床用法 1次3g，饭前以温酒化下，每日2～3次。

注意事项 避风寒湿。

摩傅神明膏

《普济方》

药物组成 制附子60g 吴茱萸30g 川芎 白芷 川椒各45g 前胡 白术 桂枝 当归 细辛 防己各90g 醋2000ml 猪脂1000g

制作方法 上药研细末，以纱布包裹，放入干净容器中，用醋浸12小时。腊月猪脂放锅中炼去筋膜，然后与所浸药物一起用先武火后文火熬变色，去渣成膏。

功效主治 祛风解毒。主治风毒脚气不仁、缓弱无力。

临床用法 外摩患处，令其深入皮肤，每日2～3次。

注意事项 忌风冷。孕妇忌用。

水肿

三鲜膏※

《常见病验方研究参考资料》

药物组成 鲜葡萄根 鲜芦根各30g 葱白15g

制作方法 洗净，共捣调膏，摊纱布上备用。

功效主治 除风湿，利小便。主治水肿、小便不利。

临床用法 外贴脐部，每日1次。

注意事项 现制现用。

大蒜扁豆膏※

《常见病验方研究参考资料》

药物组成 大蒜 花扁豆各250g

制作方法 共炖烂如膏备用。

功效主治 健脾，化湿，消肿。主治脾虚湿盛，水肿、小便不利。

临床用法 1次30g，温热服，每日3次。

注意事项 忌生冷。

天名精膏※

《古今脐疗良方集解》

药物组成 天名精500g 红糖适量

制作方法 取上药鲜品洗净，捣烂，加红糖调匀备用。

功效主治 破血逐瘀，利水消肿。主治水肿、小便不利。

临床用法 外敷脐部，橡皮膏固定，每日1次，4日为1疗程。

注意事项 治疗期间须卧床休息，进低盐饮食。

牛膝蒜膏※

《常见病验方研究参考资料》

药物组成 大蒜 鲜土牛膝各15g

制作方法 洗净，共捣为膏，备用。

功效主治 活血祛瘀，利尿通淋。主治水肿、小便不利。

临床用法 外敷脐部，每日1次。

注意事项 皮肤过敏者忌用。

勿令起泡。

石蒜蓖麻膏

《常见病民间传统外治法》

药物组成 石蒜15g 蓖麻子1粒

制作方法 上药共捣为膏，备用。

功效主治 清热解毒，利水消肿。主治肾炎水肿。

临床用法 外敷脐部，胶布固定，每日1次，连用7日。

注意事项 忌高盐饮食。皮肤过敏者忌用。

地瓜浮萍膏

《常见病验方研究参考资料》

药物组成 紫背浮萍120g 地瓜粉250g 生姜 红糖各适量

制作方法 上药共捣，加水熬膏备用。

功效主治 发汗解表，利水消肿。主治水肿、小便不利。

临床用法 1次10g，温开水送服，每日2次。

注意事项 避风。

豆枣膏※

《常见病验方研究参考资料》

药物组成 黑皮绿心大豆 红枣各500g

制作方法 洗净，同煮烂，捣膏备用。

功效主治 养血活血，利水消肿。主治营养不良性水肿。

临床用法 1次50g，温开水调服，早晚各1次。

注意事项 忌生冷。

豕肝膏※

《本草纲目》

药物组成 猪肝尖100g 绿豆200g 陈仓米500g

制作方法 加水同煮如膏。

功效主治 利尿，消肿，解毒。主治水肿、尿少。

临床用法 1次80～150g，空腹食，每日2～3次。

注意事项 忌食生冷。

芥菜利尿膏

《古今脐疗良方集解》

药物组成 野芥菜根30g 盐5g

制作方法 上药共捣如泥，备用。

功效主治 利水消肿。主治肾炎水肿、小便不利等症。

临床用法 外敷脐部，纱布包扎固定，每日2次。

注意事项 忌高盐饮食。

利水膏

《河南省秘验单方集锦》

药物组成 蜗牛 大蒜 皂角各10g

制作方法 上药共捣如泥，备用。

功效主治 消积利水。主治腹部水肿、胁下胀满、小便短少、大便秘结。

临床用法 外敷脐部，药干则换。

注意事项 皮肤过敏及孕妇忌用。勿令起泡。

实脾温肾膏

《理瀹骈文》

药物组成 白术 厚朴 木瓜 大腹皮 草果 茯苓 附子各20g 木香 炮姜 甘草各15g 独活 蜀椒 茴香 吴茱萸 肉桂

肉蔻仁　紫苏　陈皮　泽泻各21g　麻油1000ml　黄丹500g

制作方法　麻油熬诸药，去渣，黄丹收膏。

功效主治　健脾温肾，除湿消肿。主治阴水。

临床用法　外贴肾俞穴，每日1次。

注意事项　本方不可内服。孕妇忌用。

茯苓杏仁膏

《普济方》

药物组成　茯苓　杏仁各120g　陈皮90g　竹沥　姜汁各50ml　蜜30g

制作方法　用水9000ml煎前3味药，取汁3000ml，去渣，入竹沥、生姜汁、蜂蜜，和匀熬膏。

功效主治　利湿消肿，降气除满。主治水肿气满、胸中气急。

临床用法　1次6g，开水送服，每日3次。

注意事项　忌过食生冷。

葎草膏

《民间验方》

药物组成　鲜葎草茎叶100g

制作方法　上药捣烂备用。

功效主治　清热，利水，通淋。主治急性肾炎水肿、小便不利。

临床用法　外敷脐部，绷带固定，每次6～12小时，每日2次。

注意事项　忌过劳。

紫金膏

《传信适用方》

药物组成　蛇含石醋煅60g　赤石脂30g　针砂醋煅150g　木香30g　肉豆蔻30g　禹余粮90g　羌活　生姜　川芎　白茯苓　酒当归　茴香　白蒺藜各30g　炮附子21g　炮三棱　青皮　陈皮　酒牛膝　官桂　炮莪术各30g

制作方法　上药共研细末，和水蒸饼，汤泡为糊膏。

功效主治　温肾，化气，行水。主治水肿。

临床用法　1次6g，空腹饭前白开水送服，每日3次。

注意事项　忌盐及房事。可服用猪瘦肉、猪肝、鱼等高蛋白食物。孕妇忌用。

蒜螺车前膏

《古今脐疗良方集解》

药物组成　大蒜30g　田螺5

枚　车前子 50g

制作方法　将大蒜、田螺捣烂，与车前子共入锅中，水熬成膏备用。

功效主治　行气化积，利水消肿。主治腹满、水肿皮紧等症。

临床用法　外敷脐部，胶布固定，每日 1 次。

注意事项　忌生冷。宜低盐饮食。

螺盐贴脐膏

《中药大辞典》

药物组成　鲜田螺2～3枚，食盐 10g。

制作方法　上药共捣成膏，摊油纸上备用。

功效主治　清热，利水，消肿。主治肾性腹水、小便不利。

临床用法　外敷脐部，纱布包扎固定，每日 1 次。

注意事项　忌过食辛辣。

汗证

五倍子膏※

《常见病验方研究参考资料》

药物组成　五倍子 15g　醋适量

制作方法　上药研细末，醋调成膏备用。

功效主治　收敛止汗。主治汗证。

临床用法　外贴脐部，每日 1 次，连用 3～4 日。

注意事项　本品酸涩收敛，凡兼有外感咳嗽或湿热泻痢均忌用。

五倍枯矾膏※

《常见病验方研究参考资料》

药物组成　煅五倍子 15g　枯矾 5g

制作方法　上药共研细末，均匀撒在胶布上备用。

功效主治　收敛止汗。主治盗汗。

临床用法　将药膏微加温变软后外贴脐部，每日 1 次。

注意事项　防止药膏过热烫伤皮肤。

消渴

天池膏

《寿世保元》

药物组成　天花粉　黄连各

250g　人参　知母　炒白术各120g　五味子90g　麦冬180g　藕汁200ml　生地汁200ml　生姜汁　人乳　牛乳各100ml　蜜500g

制作方法　前7味药用米泔水入砂锅内浸8小时，以桑柴火熬，滤出药汁，又将渣捣烂，加水再煎，去渣，入前汁又煎，再入生地等汁，加蜂蜜熬如膏，收入瓷罐内，用水浸3日去火毒。

功效主治　养阴生津。主治三消。

临床用法　1次6～9ml，舌下含咽或开水送服，每日3次。

注意事项　忌辛燥肥甘之品。

玉液膏

《普济本事方》

药物组成　紫苏120g　板桂15g　白梅肉　炙甘草各60g

制作方法　研细末，捣白梅为膏。

功效主治　生津止渴。主治渴证。

临床用法　1次2g，含化，每日3次。

注意事项　忌过食辛燥和生冷。孕妇忌服。

生地黄膏

《世医得效方》

药物组成　生地黄240g　蜜300g　人参末15g　茯苓末30g

制作方法　生地切细，入水30ml调匀，与蜜同煎至半，入人参末、茯苓末，拌和，瓷器密封。

功效主治　养阴益气，生津止渴。主治消渴证。

临床用法　1次10g，每日3～5次。

注意事项　忌食辛燥。

复方消渴膏

《敷脐妙法治百病》

药物组成　党参　苦参　黄芪　生地　熟地　天冬　麦冬　五味子　枳壳　天花粉　黄连　知母　云苓　泽泻　山药　牡蛎　乌梅　葛根　浮萍各30g　雄猪肚1只　麻油250ml　黄丹50g　滑石36g　炙甘草6g

制作方法　除黄丹、滑石、甘草研细末外，余药切细装入猪肚浸入麻油中，6小时后入锅中先武火后文火煎熬至枯黄色，过滤去渣。再熬药油至滴水成珠时离火，徐徐加入黄丹、滑石、甘草末，用力搅拌至白粉冒尽，收膏。倒入冷水中浸泡3~5天去火毒，每日换水1次，取出膏药置阴凉处贮存备用。

功效主治 滋阴生津，清热利湿。主治上、中、下三消。

临床用法 将药膏置热水中溶化，摊于布上，每贴重20~30g，上消贴脐部和第6、7胸椎处，中消贴脐部和胃脘处，下消贴脐部，3日1次。

注意事项 忌高糖饮食。每日蛋白摄入量成人每千克体重0.8~1.2g。提倡用粗制米、面及杂粮。本方不可内服。

黄连膏

《活法机要》

药物组成 黄连500g 生地汁 藕汁 牛乳汁各500ml

制作方法 黄连研细末。其余药汁熬，入黄连末调匀为膏。

功效主治 清热，生津，止渴。主治消渴。

临床用法 1次6g，温水送服，每日4~6次。

注意事项 忌食辛燥。

猪胰膏※

《常见病验方研究参考资料》

药物组成 葛根粉12g 天花粉6g 猪胰半枚

制作方法 葛根粉、天花粉共研细末，猪胰煎水，调葛根粉、天花粉为膏备用。

功效主治 滋阴清热。主治消渴病。

临床用法 每日1剂，分3次或2次服。

注意事项 现制现用。

血证

二蓟膏

《内病外治》

药物组成 大蓟 小蓟 白茅根 大蒜各10g

制作方法 上药共捣如膏，备用。

功效主治 凉血止血。主治呕血色鲜红、大便干结、口干思饮、舌红脉数等症。

临床用法 外敷脐部，纱布、胶布固定，每日1次。

注意事项 皮肤过敏者忌用。勿令起泡。

九制茜膏※

《常见病验方研究参考资料》

药物组成 茜草500g 蜂蜜1000g

制作方法 茜草研细末，加蜂蜜调匀为膏，每日蒸晒1次，连续蒸晒9次。

功效主治 凉血止血，活血祛瘀。主治吐血、咳血。

临床用法 每晨服20～30g，水冲服。

注意事项 忌过食辛燥。

三品止血膏※

《常见病验方研究参考资料》

药物组成 绿豆芽 椿根白皮 鲜藕 红糖各120g

制作方法 豆芽、椿根白皮、藕共洗净，取汁，放火上熬，加红糖收膏备用。

功效主治 清热解毒，凉血止血。主治便血。

临床用法 1次30g，开水调服，每日1次。

注意事项 忌过食辛燥。

瓦松红糖膏※

《全国中草药新医疗法展览会资料选编》

药物组成 鲜瓦松1000g 红糖15g

制作方法 将瓦松洗净阴干捣烂，用纱布绞取汁，加红糖拌匀，入瓷盆内，晒干成块备用。

功效主治 凉血清热。主治鼻衄。

临床用法 1次1.5～3g，温开水化服，每日2次。

注意事项 忌辛辣刺激食物和烫开水。

地黄煎膏

《朱氏集验方》

药物组成 生地汁2000ml 生藕汁1000ml 生姜汁120ml 酥120g 人参 阿胶各30g

制作方法 生地汁、藕汁、姜汁同阿胶入锅内熬稠，人参为末、同酥后下，搅匀即可。

功效主治 益气养血，凉血止血。主治咯血、呕血、咳血。

临床用法 1次8g，麦冬汤送服，每日3次。

注意事项 忌食辛燥。

芎归连槐膏

《敷脐妙法治百病》

药物组成 川芎 当归各3g 黄连 槐花各6g 膏药1张

制作方法 前4味药共研末混匀，备用。

功效主治 清热止血，活血祛瘀。主治湿热蕴结大肠之便血。

临床用法 将药末撒于膏药上，分别外贴脐部及长强穴，3日1次。

注意事项 忌辛辣香燥食物。孕妇忌用。

伏龙肝膏

《太平圣惠方》

药物组成 灶心土60g 生地汁 麦冬汁 大蓟汁各500ml 白蜜300ml

制作方法 诸药混合共煎为膏。

功效主治 润肺，凉血，止血。主治吐血、衄血。

临床用法 1次4g，含服，每日4次。

注意事项 忌食辛燥。

补肺白花煎膏

《太平圣惠方》

药物组成 白蜜60g 生地汁80ml 生姜汁12ml 牛乳60ml 藕汁36ml 秦艽30g 茯苓 柴胡各30g 干柿子10g 杏仁60g 黄明胶120g

制作方法 秦艽、柴胡、杏仁、茯苓共研细末，与蜜及诸药汁、干柿子共入锅内，用文火煎成膏，入瓷器备用。

功效主治 养阴止咳，凉血止血。主治肺热咳血、咳嗽。

临床用法 1次4g，米粥调服，每日4次。

注意事项 忌食辛燥。

凉血地黄膏

《理瀹骈文》

药物组成 生地60g 白芍 黄芩 黄柏 焦山栀 甘草各30g 丹皮15g 犀角50g 麻油300ml 黄丹210g 石膏120g

制作方法 黄丹、石膏研细末备用。麻油熬诸药，去渣，前末收膏。

功效主治 清热解毒，凉血止血。主治胃热吐血及衄血、咳血、便血、蓄血如狂、嗽水不欲咽、阳毒发斑。

临床用法 衄血贴眉心，吐血贴胸口，蓄血贴脐下，每日1次。

注意事项 不可内服。忌食辛燥。

理血膏

《理瀹骈文》

药物组成 党参 丹参 黄芪 生地 熟地 当归 川芎 白芍 苏木 白术 天冬 麦冬 柏子仁 枣仁 远志 五味子 地骨皮 丹皮 龟板 鳖甲 知母 侧柏叶 胆南星 贝母 半夏 陈皮 羌活 防风 连翘 炒芥穗 白芷 桔梗 柴胡 苍术 香附 郁金 延胡索 五灵脂 蒲黄 赤芍 桃仁 红花 艾叶 茜草根 肉桂 大黄 玄明粉 厚朴 枳实 天花粉 续断 栀子 炒黄柏 黄芩 黄连 木通 车前子 地榆炭 姜炭 降香 乳香 没药 苏子 甘草 血余炭 百草霜各30g 麻油4000ml 黄丹2000g 牛胶60g

制作方法 牛胶烊化备用，麻油熬诸药，去渣，黄丹收膏，入牛胶混匀。

功效主治 养血活血，凉血止血。主治衄血、溺血、吐血、便血。

临床用法 外贴肝俞穴，每日1次。

注意事项 不可内服。

槐角膏※

《常见病验方研究参考资料》

药物组成 鲜槐角1kg

制作方法 洗净，加水熬膏备用。

功效主治 凉血止血。主治咯血。

临床用法 1次15g，开水送服，每日2次。

注意事项 槐角选成熟者佳。

蒲黄莲车膏

《敷脐妙法治百病》

药物组成 蒲黄 旱莲草 车前子各20g

制作方法 前3药共研细末，加凉开水调成糊状备用。

功效主治 通淋止血。主治下焦湿热，尿血淋痛、小腹胀热不舒、舌红、苔黄、脉数等症。

临床用法 外敷脐中及脐下部，胶布固定，2日1次。

注意事项 忌辛辣香燥食物。

粒细胞缺乏症

血苏膏※

《全国中草药新医疗法展览会资料选编》

药物组成 小枣45g 黑豆 侧柏叶各30g 枸杞12g 骨碎补 党参各9g 当归 冬瓜子 天冬 黄芪各6g 甘草3g 乳香2g

制作方法 将小枣水煮3小时过滤，滤液放置，滤渣与黑豆共煮2小时过滤，去渣，合并两次滤液浓缩成膏。其余10味药共煮，第1次煎煮4小时，过滤，滤渣加水再煮2小时，过滤，去渣，两次滤液合并，继续熬成浓米汤状。将两者合并，微火共熬至滴水成珠，装瓶，每瓶60ml。

功效主治 益气养血，温肾壮阳。主治粒细胞缺乏症。

临床用法 1次30ml，开水送服，每日2次。

注意事项 宜配合放、化疗。

血小板减少性紫癜

水胶膏

《全国中草药新医疗法展览会资料选编》

药物组成 水胶（牛皮胶）30g 朱砂水飞0.5g 香油适量

制作方法 将水胶打碎，加水适量，文火加热，频频搅拌至化，入香油搅拌均匀，加入朱砂后分成2等份。

功效主治 益气摄血。主治血小板减少性紫癜。

临床用法 每日1份，温开水化服，早晚各1次。

注意事项 应避免跌仆损伤。朱砂禁火煅。

虚劳

九转长生神鼎玉液膏

《遵生八笺》

药物组成 白术1000g 苍术500g

制作方法 上2味药捣碎放缸中，泉水浸24小时，入砂锅中煎取2次，去渣，用文火熬成膏，瓷罐盛贮封好，埋入土中24～48小时以退火气。另有加法，名叫九转：二转加人参90g，煎汁熬膏，加入前膏内，名长生神芝膏；三转加黄精500g，煎汁熬膏，加入前膏内，名三台益精膏；四转加茯苓、远志各240g，熬膏加入前膏内，名四仙求志膏；五转加当归240g，酒洗熬膏，加入前膏内，名五老朝元膏；六转加鹿茸、麋茸各90g，研细末，熬膏和前膏内，名六龙御天膏；七转加琥珀30g，饭上蒸30分钟，研细末，入前膏内，名七元归真膏；八转加酸枣仁去核，取净肉240g，熬膏和前膏内，名八神卫护膏；九转加柏子仁净肉120g，研如泥，入前膏内，名九龙扶寿膏。

功效主治 补益元气，荣润肌肤。主治虚劳，久服延年轻身，悦泽颜色。

临床用法 1次9g，开水送服，含化亦可，每日1次。

注意事项 忌食桃、李、雀、蛤、海味等。

大补阴膏

《遵生八笺》

药物组成 主方：茯神 远志各60g 人参15g 白术120g 茯苓60g 橘红 贝母各45g 甘草炙9g 紫菀 阿胶各30g 五味子15g 当归90g 生地45g 白芍60g 熟地45g 麦冬 天冬各45g 菟丝子60g 枸杞子90g 黄柏 山茱萸各60g 知母30g 蜜750g

附方：生姜130g 核桃肉 龙眼肉 红枣 莲肉各24枚 乌梅12枚

制作方法 主方药均切片，与附方药同加水煎汁，去渣。入蜂蜜煎至沸，纸渗去浮沫，瓷罐装，白纸封口后放水盘中，露罐口7日以去火毒。

功效主治 安心神，健脾胃，滋肺金，补元气。主治各种精血亏虚而致的虚弱性疾病。

临床用法 1次12～20g，空腹，白开水调服，每日1次。

注意事项 忌食羊肉。

专益元气膏

《理瀹骈文》

药物组成 牛肚1只 黄芪240g 党参 白术 当归各180g 熟地 半夏 香附 麦冬各120g 茯苓 五味子 白芍 益智仁 补骨脂 胡桃肉 陈皮 肉桂 甘草各60g 砂仁 木香各21g 干姜15g 大枣10枚 麻油3000ml

黄丹 1000g

制作方法　先以麻油熬牛肚，去渣。麻油熬诸药，去渣，黄丹收膏。

功效主治　补肾益气。主治元气不足诸证。

临床用法　外贴膻中穴或脐下，每日1次。

注意事项　不可内服。

专翕大生膏

《温病条辨》

药物组成　人参　茯苓　鲍鱼　海参　白芍　麦冬　阿胶　莲子各 1000g　龟板　鳖甲　牡蛎　猪脊髓　沙苑蒺藜　白蜜　枸杞子炒黑各 500g　乌骨鸡 2 只　羊肾 16 枚　鸡子黄 20 枚　五味子 250g　芡实 1000g　熟地黄各 1500g

制作方法　茯苓、白芍、莲子、芡实研细末，人参、海参、五味子、麦冬、熟地黄、沙苑蒺藜、白蜜、枸杞盛于一铜锅，乌骨鸡、牡蛎、鲍鱼、羊肾、猪脊髓、鸡子黄盛另一铜锅内，分别用文火煎熬成浓汁后，两锅合为一锅熬成膏。龟板、鳖甲熬成胶，与阿胶同熬化后入膏，加入上述药末及白蜜混匀。

功效主治　填精益气，养阴润燥。主治温燥日久伤及肝肾，上盛下虚，昼凉夜热、干咳或不咳。

临床用法　1 次 6 ~ 9g，温水化服，每日 3 次。

注意事项　邪气盛实者不宜服用。

心肾双补膏

《理瀹骈文》

药物组成　菟丝子 90g　牛膝　熟地　肉苁蓉　附子　鹿茸　党参　远志　茯神　黄芪　山药　当归　龙骨　五味子　朱砂各 30g　麻油 1000ml　黄丹 500g

制作方法　朱砂研细末备用。麻油熬诸药，去渣，黄丹收膏，混入朱砂。

功效主治　温肾养心。主治劳伤心肾偏阳虚有寒。

临床用法　外贴心口、丹田，每日 1 次。

注意事项　不可内服。孕妇忌用。

四物膏

《古今脐疗良方集解》

药物组成　当归　熟地　川芎　白芍各 30g

制作方法　上药共研细末，水

调为膏备用。

功效主治 滋阴，养血，活血。主治血虚面色萎黄、心悸健忘、唇甲苍白等症。

临床用法 外敷脐部，纱布、胶布固定，每日1次。

注意事项 忌生冷食物。孕妇慎用。

地黄玄参膏

《理瀹骈文》

药物组成 熟地 当归 山药 枸杞 黄柏 知母 山茱萸 白芍 生地 玄参 肉苁蓉 麦冬 天花粉 天冬 黄芩各30g 五味子 红花 生甘草各15g 石膏120g 黄丹 铅粉各800g 麻油2000ml

制作方法 石膏、铅粉、黄丹研细末备用。麻油熬诸药，去渣，前粉混匀收膏。

功效主治 滋阴润燥。主治精血不足之内燥诸症。

临床用法 外贴心口或丹田，每日1次。

注意事项 不可内服。忌食辛燥之品。

羊肉膏※

《本草纲目》

药物组成 肥羊肉300g

制作方法 文火煮烂。

功效主治 益肾壮阳。主治五劳七伤，虚冷。

临床用法 每日1剂，取汁服，并食肉，每日3次。

注意事项 忌风寒及生冷食物。

两仪膏

《景岳全书》

药物组成 人参120g 熟地500g 蜜120g

制作方法 上2味药，用水浸12小时，以桑柴先武火后文火煎取浓汁。若味有未尽，再用水煎渣取汁，并熬浓，入白蜜收之即成。

功效主治 填精益气。主治精气大亏，虚在阴分而精不化气者。

临床用法 1次10g，开水化服，早晚各1次。

注意事项 若劳损咳嗽多痰，加贝母120g。服药期间忌食萝卜。

助胃膏

《疮疡经验全书》

药物组成　土茯苓600g　炙甘草60g　饴糖300g　枸杞子炒120g　补骨脂炒90g　薏苡仁炒240g　大枣1kg

制作方法　先将大枣加水煎至水减一半，去大枣，加上药，文火熬浓，加饴糖再熬数沸，盛瓷瓶，坐冷水内24小时。

功效主治　健脾利湿，补益肝肾。主治脾肾虚弱，饮食少进、肌肤无光泽。

临床用法　1次5g，开水化服，每日5~6次。

注意事项　忌生冷。

龟鹿二仙膏

《张氏医通》

药物组成　鹿角胶500g　龟板胶250g　枸杞子180g　人参末120g　龙眼肉180g　白蜜　白酒各适量

制作方法　枸杞、龙眼肉煎熬成膏，炼白蜜收贮，再将二胶酒浸，烊化入杞圆膏中，入人参末，搅匀，瓷罐收贮。

功效主治　补养精血。主治精血不足诸症。

临床用法　1次15~18g，清晨醇酒调服。

注意事项　体内有湿热者不宜服用。

补肝膏

《理瀹骈文》

药物组成　鳖甲1只　党参　生地　熟地　枸杞　五味子　当归　山茱萸各60g　黄芪　白术　白芍　川芎　醋香附　山药　酸枣仁　五灵脂各30g　柴胡　丹皮　焦山栀　龙胆草　瓜蒌　黄芩　茯苓　木通　羌活　防风　泽泻　生甘草各21g　黄连　续断　吴茱萸　陈皮　半夏　红花各15g　薄荷　肉桂各6g　乌梅5枚　牛胶90g　麻油3000ml　黄丹1500g

制作方法　砂炮鳖甲令酥，去砂。以麻油煎鳖甲，去渣，入诸药熬熟，去渣，黄丹收膏，加阿胶混匀。

功效主治　补气养血。主治虚损诸病。

临床用法　根据病位分别外贴肺俞、脾俞、脐部、腰部及痛处，每日1次。

注意事项　不可内服。孕妇慎用。

补精膏

《寿世保元》

药物组成　牛髓　胡桃肉　杏仁　人参各 120g　山药姜汁拌蒸熟　红枣各 250g　蜜 500g

制作方法　将去皮的杏仁、胡桃肉、红枣及山药捣为膏。用蜜与牛髓、人参末和匀入瓷罐内隔锅煮 12 小时，与前膏混匀备用。

功效主治　填精补髓，益气滋阴。主治肺肾阴虚，元阳不足，真气虚惫，腰脊疼软、四肢无力、便结不通，以及老人诸虚。

临床用法　1 次 6g，空腹用酒或白开水化服，每日 3 次。

注意事项　邪气盛实者不宜用。

纳气膏

《理瀹骈文》

药物组成　党参　川芎　当归　熟地　白芍　茯苓　菟丝子　五味子　杜仲　巴戟天　陈皮　半夏各 30g　牛膝　白术　补骨脂　胡芦巴　益智仁　甘草各 15g　石菖蒲 9g　姜　枣各 6g　麻油 2000ml　黄丹 800g

制作方法　麻油熬诸药，去渣，黄丹收膏。

功效主治　补肾纳气。主治肾虚不纳气，气虚失音诸症。

临床用法　外贴脐下，配合清肺膏贴胸口，每日 1 次。

注意事项　不可内服。孕妇慎用。

柴胡膏

《博济方》

药物组成　柴胡 15g　赤芍 30. 3g　白蒺藜根 30. 3g　青皮 15g　制附子 15g　吴茱萸 15g　青木香 0. 3g　陈皮 15g　乌鸡肉 500g

制作方法　上药研细末，乌鸡肉煮沸后 10 分钟，与药末共杵为膏，置于瓷盒内。

功效主治　疏肝理气，健脾消食。主治劳伤，肢体烦倦、日渐消瘦、行步稍艰、纳呆食少、脘腹胀满。

临床用法　1 次 10g，饭前盐酒送服，每日 3 次。

注意事项　忌食生冷。孕妇忌服。

铁瓮先生琼玉膏

《遵生八笺》

药物组成　人参 75g　鲜生地

黄 800g　白茯苓 153g　蜂蜜 550g

制作方法　人参、茯苓研细末。鲜生地黄取汁去渣。将上药一起拌匀盛入瓷器内，用干净纸密封，放热水中，柴火煮 36 小时取出，再用蜡纸数层包瓶口，入水中去火毒，取出备用。

功效主治　益气养血，益寿强身。主治诸虚不足，头发早白、早衰、行走无力等。

临床用法　1 次 10～20g，早晚饭前各 1 次。

注意事项　若劳嗽气盛，血虚肺热者，不可用人参。

涌泉膏

《理瀹骈文》

药物组成　海龙或海马 2 只　附子 30g　零陵香　穿山甲　锁阳各 9g　麻油 200ml　黄丹 100g　阳起石 15g　冬虫夏草 8g　红参 10g　川椒 5g　丁香 15g

制作方法　阳起石、冬虫夏草、红参、川椒、丁香研细末混匀，黄丹研末备用。麻油煎诸余药，去渣，黄丹收膏，入前末混匀。

功效主治　益气温阳。主治阳虚气弱诸证。

临床用法　外贴涌泉穴，每日 1 次。

注意事项　不可内服。孕妇忌用。少年勿用。

悯劳膏

《理瀹骈文》

药物组成　生地 60g　黄连　朱砂各 30g　党参　玄参　丹参　归身　天冬　麦冬　远志　山茱萸　茯神　桔梗　五味子各 15g　黄丹 800g　麻油 2000ml

制作方法　除朱砂研细末外，麻油熬诸药，去渣，黄丹收膏，朱砂末加入混匀。

功效主治　滋阴清热。主治阴血不足所致虚热诸症。

临床用法　外贴关元穴，每日 1 次。

注意事项　不可内服。朱砂禁火煅。

琼玉膏

《医学正传》

药物组成　鲜地黄 5000g　人参 360g　白茯苓 770g　沉香　琥珀各 15g

制作方法　地黄熬膏，以点纸上不渗为度。余药研细末，入膏内，可加适量白蜜，搅匀，瓷罐收藏。

功效主治 补气养血，滋阴润燥。主治虚劳干咳、喉中血腥、肠中隐痛。

临床用法 1次20g，清晨、午前开水送服。

注意事项 不宜过食生冷或辛燥食物。

脾肾双补膏

《理瀹骈文》

药物组成 苍术 熟地各500g 五味子 茯苓各250g 干姜30g 蜀椒或砂仁15g 黄丹800g 麻油1500ml

制作方法 麻油熬诸药，去渣，黄丹收膏。

功效主治 除湿健脾，补肾益精。主治脾肾两虚诸症。

临床用法 外贴肾俞、脾俞穴，每日1次。

注意事项 配合炒糯米熨腰腹更佳。不可内服。孕妇慎用。

滋肾膏

《理瀹骈文》

药物组成 生地 熟地 山药 山茱萸各120g 丹皮 泽泻 白茯苓 锁阳 龟板各90g 牛膝 枸杞 党参 麦冬各60g 天冬 知母 盐炒黄柏 五味子 肉桂各30g 麻油4000ml 黄丹1000g

制作方法 麻油熬诸药，去渣，黄丹收膏。掺附桂末或鹿茸。

功效主治 滋肾养阴。主治肾阴不足诸证。

临床用法 外贴心口、丹田，每日1次。

注意事项 不可内服。孕妇忌用。

单纯性甲状腺肿

小蓟膏※

《常见病验方研究参考资料》

药物组成 鲜小蓟100g 红糖50g 桐油20ml

制作方法 小蓟、红糖共捣，加桐油调膏备用。

功效主治 消瘰散瘀。主治甲状腺肿大。

临床用法 外敷患处，纱布固定，每日1～3次。

注意事项 现制现用。

甘草膏※

《湖南省中医验方秘方》

药物组成 生甘草末50g 面粉100g

制作方法 上药加水共调为膏，备用。

功效主治 解毒消肿。主治甲状腺肿大。

临床用法 外敷患处，纱布固定，每日1～3次。

同时以海藻120g 昆布60g 滑石9g水煎服，每服30g，每日3次。海藻不可与甘草共同内服。

注意事项 外敷药物严禁内服。

柳叶膏※

《全国中草药新医疗法展览会资料选编》

药物组成 柳叶250g

制作方法 上药切碎，加水浸泡24小时，过滤，滤液加热浓缩成膏（当成稀粥状时，掏入盆内，以水浴成膏）。

功效主治 消肿散结。主治地方性甲状腺肿。

临床用法 外敷患处，3～5日1次。可与柳叶流浸膏替换使用。

注意事项 多食含碘食物。

首乌膏※

《常见病验方研究参考资料》

药物组成 生何首乌200g 陈醋250ml

制作方法 首乌捣泥，加醋调匀，炒热备用。

功效主治 解毒，行气，散瘀。主治甲状腺肿大。

临床用法 外敷患处，纱布固定，每日1～3次。

注意事项 忌食发物。

肿瘤

5902膏

《全国中草药新医疗法展览会资料选编》

药物组成 滑石粉500g 煅炉甘石粉90g 朱砂 冰片各30g 淀粉60g 香油适量

制作方法 上药共研细末，香油调膏。

功效主治 敛口生肌。主治皮肤癌。

临床用法 配合5901药条使

用，当局部组织坏死脱落后，在创面外敷5902号药，使创面迅速愈合。

注意事项 必要时须配合放、化疗。朱砂严禁火煅。

肝癌脐敷膏

《民间敷灸》

药物组成 穿山甲 乳香 没药各30g 鸡血藤10g 白酒 食醋各适量

制作方法 上药研细末，酒、醋调糊备用。

功效主治 活血通经，祛瘀散结。主治肝癌，舌暗有瘀点等症。

临床用法 外敷脐部，胶布固定，每日1次。

注意事项 忌生冷、油腻、腥味发物。

金剪刀药糊膏

《全国中草药新医疗法展览会资料选编》

药物组成 鲜金剪刀根20g 食盐2g

制作方法 上药用清水洗净，与食盐共捣为膏。

功效主治 解毒散结。主治颅内肿瘤。

临床用法 外敷患处，24～36小时取下即可。

注意事项 必要时须配合放、化疗。若局部皮肤起泡，在常规消毒后，可用针挑破。

散血膏

《全国中草药新医疗法展览会资料选编》

药物组成 南星 防风 白芷 柴胡 土鳖虫 自然铜 桑白皮各9g 升麻6g 猴骨 龙骨各18g 细辛 荆芥 当归 甘草各8g 丹皮21g 续断10g 海风藤12g 黄芪39g 附子 遍地红 过山龙各15g 红丹500g 香油1000ml

制作方法 先取麻油置火上煎熬，加上药煎枯，去渣，再加丹成黏稠状，离火，待温度下降后，摊布上备用。

功效主治 温经通络，活血解毒。主治直肠癌、鼻咽癌、骨肉瘤、胃癌。

临床用法 加热将膏药化开，外贴患处，2日1次，1个月为1疗程，4～6个疗程为1治疗期。可配抗癌片内服。

注意事项 少吃葱、蒜、浓茶，禁食鸡、鲤鱼、牛肉、母猪肉。本方不可内服。

紫草膏※

《全国中草药新医疗法展览会资料选编》

药物组成 马钱子 蜈蚣 紫草 白蝎各10g

制作方法 将上药共研细末，调膏备用。

功效主治 去腐生肌。主治鳞状上皮癌，基底细胞癌。

临床用法 外涂癌肿上，每日3～4次。

注意事项 必要时配合放、化疗。本方有毒，严禁入口、眼。

黑倍膏

《全国中草药新医疗法展览会资料选编》

药物组成 黑将丹60g 五倍子 苦参各15g 冰片6g

制作方法 将后3味药研细末，与黑将丹调匀备用。

功效主治 清热解毒，杀虫去腐。主治宫颈癌。

临床用法 外涂患处，每日1次。

注意事项 黑将丹制法：蛋黄10kg，头发适量，共熬出烟，取油，即为黑将丹。本方不可内服。

瞿麦根浸膏※

《全国中草药新医疗法展览会资料选编》

药物组成 瞿麦根100g

制作方法 将上药制成浸膏备用。

功效主治 解毒清热。主治食管癌、直肠癌。

临床用法 1次2～3g，温开水送服，每日2次。

注意事项 必要时配合放、化疗。

寄生虫病

大枣膏

《太平圣惠方》

药物组成 蒸大枣肉2枚 水银0.15g

制作方法 上药共研令水银星尽，捻为挺子，约长3cm，用纱布包裹。

功效主治 解毒杀虫。主治蛲虫病，肛门瘙痒。

临床用法 将药于夜晚放入肛门中，以次日虫出为有效。

注意事项　本方不可入口。

乌韭膏※

《中医验方（钩虫病、血吸虫病专辑）》

药物组成　乌韭 3g　饴糖 30g　米泔水适量

制作方法　乌韭研细末，加入饴糖及米泔水共调匀为膏备用。

功效主治　清热解毒，利湿止痛。主治钩虫病，黄肿。

临床用法　1 次 1 剂，每日 2 次，连服3～5日。

注意事项　现制现服。

百部膏※

《常见病验方研究参考资料》

药物组成　百部 250g　蜂蜜 60g

制作方法　百部加水 2500ml，煎至 500ml 时过滤，再浓缩为膏，加入蜂蜜调匀，装罐备用。

功效主治　润肺止咳，灭虱杀虫。主治肺吸虫病。

临床用法　1 次 20g，开水送服，早晚各服 1 次。

注意事项　忌过食辛燥。

百部膏※

《常见病验方研究参考资料》

药物组成　百部 9g　凡士林（或蜂蜜）适量

制作方法　百部研细末，以凡士林或蜂蜜调匀为膏备用。

功效主治　灭虱杀虫。主治蛲虫病。

临床用法　临睡前涂肛门，每日 1 次。

注意事项　现制现用。

百部槟榔石榴皮膏※

《常见病验方研究参考资料》

药物组成　百部 240g　槟榔 180g　石榴皮 90g　红糖 500g

制作方法　前 3 味药加水浓煎 3 次，去渣再熬，用红糖收膏备用。

功效主治　灭虱杀虫。主治姜片虫病。

临床用法　1 次 30g，开水冲服，每日 3 次。

注意事项　注意饮食卫生。

杀虫膏

《理瀹骈文》

药物组成 桃枝 李枝 梅枝 桑枝 石榴皮各50g 青蒿10g 苦楝根15g 葱白连根7根 生蓝叶7片 黑牵牛子30g 大黄15g 槟榔24g 醋炒三棱 煨莪术 雷丸 芜荑 使君子 木香 甘遂 皂角 五灵脂 雄黄各9g 明矾 轻粉 朱砂各3g 麝香1g 麻油2000ml 黄丹800g

制作方法 除皂角后6味药研细末备用外，麻油熬诸药，去渣，黄丹收膏，加后6味药末混匀。

功效主治 杀虫。主治各种寄生虫病。

临床用法 外贴脐部，每日1次。

注意事项 本方不可内服。雄黄、朱砂禁火煅。孕妇忌用。

花椒贯楝膏

《贵州民间方药集》

药物组成 花椒15g 贯众 苦楝皮各30g

制作方法 上药加水200ml煎煮，去渣，将药汁浓缩成膏备用。

功效主治 杀虫，行气，止痛。主治虫疾，腹痛。

临床用法 外敷脐部，每次7~8小时，每日2次。

注意事项 忌生冷、油腻食物。不可内服。

苦参膏

《圣济总录》

药物组成 苦参150g 艾叶60g 青葙子 甘草$_{炙}$各90g 猪脂适量

制作方法 苦参、艾叶水煎去渣，入青葙子、甘草药末，和猪脂做成栓，约2cm长。

功效主治 清热，杀虫。主治虫疾，肛门瘙痒。

临床用法 放药栓于肛门内，以虫出为度，每日1~2次。

注意事项 忌过食生冷和辛燥。

药醋膏※

《常见病验方研究参考资料》

药物组成 香附末12g 皂荚2枚 食盐30g 米醋30ml

制作方法 皂荚打碎。将香附、皂荚、食盐共放入锅内炒出香味，入米醋拌匀为膏，用纱布包好备用。

功效主治 温中，行气，止痛。主治蛔虫病，腹痛。

临床用法 趁热熨痛处，冷则再炒热，加醋30ml调匀后再热熨，连续用之，痛止为止。

注意事项 孕妇忌用。

酒蜡膏

《仁斋直指方论》

药物组成 醇酒50ml 蜜100ml 蜡9g 常山苗30g

制作方法 上药放入铜锅内，以慢火熬膏。

功效主治 杀虫。主治各种虫疾。

临床用法 1次2g，拂晓以温酒送服。

注意事项 不可随意加大服药剂量。孕妇忌用。

酒糟芫花膏※

《常见病验方研究参考资料》

药物组成 鲜芫花根 甜酒糟各适量

制作方法 共捣调匀为膏，备用。

功效主治 杀虫疗疮。主治丝虫病初起。

临床用法 外敷肿部，干则用开水调湿再敷，每次敷1天，隔2天后再敷，连敷4~5次。

注意事项 体虚及孕妇忌用。

雄矾膏※

《常见病验方研究参考资料》

药物组成 雄黄9g 明矾6g 菜油适量

制作方法 共研细末，菜油调膏备用。

功效主治 解毒杀虫，燥湿止痒。主治钩虫病。

临床用法 外涂患处，每日1~2次。

注意事项 雄黄忌火煅。不可长期持续使用。本方主要用于钩虫病感染初期，皮肤起硬疙瘩（俗称肥水疙瘩、沙虫子咬、粪毒）。

葱糖膏※

《常见病验方研究参考资料》

药物组成 葱汁10ml 红糖适量

制作方法 红糖切碎，入葱汁共调匀为膏备用。

功效主治 散寒通阳驱蛔。主治蛔虫病。

临床用法 空腹顿服。

注意事项 葱汁不可与蜂蜜同

服。

鹤虱膏※

《常见病验方研究参考资料》

药物组成 鹤虱 15g 猪油 30g

制作方法 鹤虱炒熟后研细末，猪油调膏备用。

功效主治 杀虫。主治蛲虫病。

临床用法 成人 1 次 1.5g，开水送服，每日 3 次。小儿酌减。

注意事项 忌过食辛燥。

藤黄膏※

《常见病验方研究参考资料》

药物组成 藤黄 9g

制作方法 藤黄用水化开，调膏备用。

功效主治 消肿解毒，止血杀虫。主治丝虫病，下肢象皮肿。

临床用法 外涂患处，每日 2 次。

注意事项 现制现用。不可内服。

昏厥

朱砂膏

《世医得效方》

药物组成 朱砂 硼砂 焰硝各 4.5g 金银箔各 5 片 寒水石 15g 冰片 10g 甘草 9g 石膏 15g

制作方法 上药研细末。

功效主治 清热泻火，安神醒脑。主治惊热至甚，不省人事。

临床用法 1 次 1～3g，麦冬 20 粒去心，煎汤调下，每日 1～2 次。

注意事项 不可随意加大服药量，不可久服。朱砂禁火煅。孕妇忌服。

合掌膏

《遵生八笺》

药物组成 川乌 草乌 斑蝥 巴豆 细辛 胡椒 明矾 干姜 麻黄各等份 醋适量

制作方法 除醋外，余药共研细末。

功效主治 散寒温经，醒神开窍，回阳救逆。主治急症伤寒，不省人事者。

临床用法 1次9g，好醋1汤匙，调糊为丸直径约3cm，放患者手心，两手合拢扎紧，放于两大腿内侧，以被盖暖，出汗为度。如醒，去药后用黄泥洗手。

注意事项 本方有毒，严禁入口、眼。孕妇忌用。

还元膏

《古今脐疗良方集解》

药物组成 胡椒1g 干姜2g 细辛1g 白酒适量

制作方法 上药共研细末，白酒调膏备用。

功效主治 散寒回阳。主治男女交合后晕厥、面白唇青、手足发冷、肚冷阴缩等症。

临床用法 外敷脐部，纱布包扎，再用热水袋热熨，至出汗则止。

注意事项 忌风寒及生冷食物。忌房事过度。孕妇忌用。

辟邪膏

《幼幼新书》

药物组成 降真香 白胶香 沉香 虎头骨 鬼臼 龙胆草 人参 茯苓 雄黄各15g 麝香3g 蜜适量

制作方法 上药研细末，炼蜜为丸。

功效主治 避秽解毒，理气畅中。主治中恶暴卒，中毒心腹刺痛、闷乱欲死、腹大而满。

临床用法 1次10g，煎乳香汤送服，每日1次。

注意事项 让小孩带药于身上，烧药于室内，均有预防作用。雄黄禁火煅。不可过量及久服。孕妇忌用。

杂症

人乳膏

《验方新编》

药物组成 人乳 藕汁 白蜜 甜酒各250ml 童便100ml

制作方法 上药共熬成膏，备用。

功效主治 养血清热。主治血虚火旺，消补两难者。

临床用法 1次15～20g，空腹服，每日1次。

注意事项 忌服寒凉药。

万春膏

《理瀹骈文》

药物组成 桑枝 槐枝 柳枝各2000g 铅粉80g 大黄45g 白芷 当归 红花 防风 羌活 独活 香附 南星 木瓜 佛手 乳香 没药 沉香 丁香 木香各24g 肉桂15g 白芥子6g 麝香3g 麻油2000ml

制作方法 麻油熬前3味药，去渣，加铅粉收膏，余药研细末和膏内。

功效主治 理气活血，通络化痰。主治痞块，癥瘕，鹤膝，疝气，泄泻及各种疼痛，跌仆闪挫。

临床用法 火衰泄泻撒硫黄贴脾俞、肾俞，痞块加斑蝥米炒，去头足，研末撒贴痞块表面，其余贴患处。2日1次。

注意事项 本方不可内服。皮肤过敏者及孕妇忌用。

五养膏

《理瀹骈文》

药物组成 生地 熟地 天冬 麦冬 附子 肉桂 远志 牛膝 肉苁蓉 肉豆蔻 杏仁 木鳖仁 菟丝子 蛇床子 鹿胶 虎胶各6g 雄黄 硫黄 赤石脂 龙骨 朱砂 沉香 木香各9g 麝香3g 黄蜡9g 麻油100ml 黄丹60g

制作方法 麻油熬前16味药，去渣，黄丹收膏，后9味药研细末入前膏混匀。

功效主治 益气温阳。主治阳虚，气虚并风痰诸证。

临床用法 外贴关元穴，每日1次。

注意事项 严禁内服。孕妇忌用。

五热膏

《理瀹骈文》

药物组成 薄荷240g 生地180g 麦冬120g 当归 柴胡 蒲黄 木通各60g 黄芪 党参 黄连 甘草 酒白芍 阿胶各30g 麻油1500ml 黄丹900g

制作方法 阿胶烊化备用。麻油熬诸药，去渣，黄丹收膏，入阿胶混匀。

功效主治 清热养阴，益气理血。主治五脏有热，及上有酒毒、膈热、消渴，下有血滞、五淋、血崩。

临床用法 外贴胸口或脐部，每日1次。

注意事项 不可内服。孕妇慎用。

天冬膏

《惠直堂经验方》

药物组成 天冬适量

制作方法 上药捣碎，布绞取汁，澄清过滤，以砂锅或银器，慢火熬成膏。

功效主治 养阴清热。主治积聚风痰，癫疾，杀三虫伏尸，除瘟疫，益气轻身，令人不饥，延年不老。

临床用法 1次10ml，空腹温酒调下，每日1~2次

注意事项 忌食辛燥。

太乙保安膏

《同寿录》

药物组成 羌活 僵蚕 草乌各45g 独活 川乌 麻黄 桂枝 乌药 防风 当归 高良姜 荆芥 海风藤各90g 羊踯躅120g 麻油5000ml 黄丹3000g

制作方法 麻油熬诸药，去渣，黄丹收膏。

功效主治 祛风除湿，活络止痛。主治五劳七伤，风寒湿气，筋骨疼痛，痰喘咳嗽，腰痛，疟疾，脚气，痛气，跌打损伤，瘰疬，阴毒，臁疮。

临床用法 外贴患处，每日1次。

注意事项 本方有毒，不可内服。孕妇忌用。

生生膏

《绛囊撮要》

药物组成 大黄180g 玄参 生地 当归 白芍 白芷各120g 肉桂60g 麻油600ml 升麻 丹皮各120g 黄丹420g

制作方法 黄丹研细末备用。麻油熬诸药，去渣，黄丹收膏。

功效主治 益阴温阳，调气通腑。主治劳伤内症。

临床用法 外贴膻中，每日1次。

注意事项 不可内服。孕妇忌用。

外台时气膏

《理瀹骈文》

药物组成 鳖甲 茵陈 栀子 芒硝各60g 大黄150g 常山 炒杏仁各90g 巴豆仁30g 豆豉36g 麻油500ml 黄丹300g

制作方法 麻油熬诸药，去渣，黄丹收膏。

功效主治 清热解毒，通腑利

湿。主治时气，瘴气，黄病，痰疟，赤白痢。

临床用法　外贴脐部，每日1次。

注意事项　不可内服。孕妇忌用。

回阳救急膏

《理瀹骈文》

药物组成　党参　白术　茯苓　甘草　附子　肉桂　陈皮　半夏　五味子　干姜　生姜各30g　麻油1000ml　黄丹500g

制作方法　麻油熬诸药，去渣，黄丹收膏。

功效主治　温阳益气。主治中寒，伤寒阴证，阴毒。

临床用法　外贴气海穴，每日1次。

注意事项　不可内服。孕妇忌用。

行水膏

《理瀹骈文》

药物组成　主方：苍术150g　半夏　防己　黄芩　黄柏　葶苈子　甘遂　大戟　芫花　木通　浮萍　龟板各90g　白术　龙胆草　羌活　大黄　黑牵牛子　芒硝　山栀　桑白皮　泽泻　血余炭　凤仙草　皂角　赤小豆各60g　厚朴　延胡索　附子　乌药各15g　滑石　生姜　韭白　葱白　榆白　桃枝各120g　大蒜　杨柳枝　槐枝　桑枝各240g　苍耳草　益母草　诸葛菜　车前草　马齿苋　鲜黄花地丁各500g　石菖蒲　花椒　白芥子　川芎　当归　赤芍　黄连　郁金　苦参　知母　商陆　枳实　连翘　槟榔　郁李仁　大腹皮　防风　细辛　杏仁　胆南星　茵陈蒿　白牵牛子　天花粉　苏子　独活　青皮　陈皮　藁本　瓜蒌仁　柴胡　地骨皮　白鲜皮　丹皮　威灵仙　旋复花　蒲黄　猪苓　牛蒡子　马兜铃　白芷　升麻　川楝子　地肤子　车前子　牛膝　香附　莱菔子　土茯苓　萆薢　甘草　海藻　昆布　瞿麦　萹蓄　木鳖仁　蓖麻仁　地龙　土狗　穿山甲各30g　麻油4000ml　黄丹2000g

附方：炒铅粉500g　净松香240g　金陀僧　生石膏各120g　陈壁土　明矾　轻粉各60g　肉桂　木香各30g　牛膝120g

制作方法　主方中生姜至白芥子等18味及凤仙草、皂角、赤小豆与诸药分开成两份，分别用麻油熬枯，去渣后合熬，再入黄丹收膏，入附方药末搅匀。

功效主治　清热除湿，理气消肿。主治暑湿为患，水饮内停之怔忡、呕恶、痞满，以及水气喘嗽，结胸，阳黄，阳水，热淋，大便溏泄或便秘，肠痔，脚气。外症湿热凝结成毒，或湿热烂皮。

临床用法 上焦病贴心口，中焦贴脐部，下焦贴丹田，外症贴患处。每日1次。

注意事项 本方不可内服。孕妇忌用。

延龄膏

《普济方》

药物组成 蛤蟆 鹤骨 丁香 枣叶 鳗鲡 木香 皂角各60g 麝香6g

制作方法 上药研细末，除麝香外，余药用羊肠装，缠住两头，放饭锅上蒸熟，冷却后取出药末研细，加入另研的麝香拌匀即可。

功效主治 行气止痛。主治虚劳性腹痛、身疼。

临床用法 1次5～10g，开水送服，每日1次。

注意事项 忌食苦参、人参、麦冬、乌头等药物。孕妇忌服。

灵砂丹加味膏

《理瀹骈文》

药物组成 羌活 独活 防风 荆芥 川芎 薄荷 连翘 细辛 天麻 桔梗 当归 黄连 栀子 黄芩 白芷 全蝎 甘草 芒硝 大黄 玄参 生地 白芍 知母 黄柏 天花粉各30g 槐枝 柳枝 桑枝各900g 滑石 石膏各120g 朱砂15g 黄丹 铅粉各50g 麻油3000ml

制作方法 滑石、石膏、朱砂共研细末。黄丹、铅粉研末另放。余药用麻油熬，去渣，以黄丹、铅粉收膏，再加滑石、石膏、朱砂末和匀。

功效主治 疏风清热，解毒利湿。主治风热感冒，肠胃燥热，心火炽盛，疮疡肿毒，丹斑瘾疹。

临床用法 外贴患处，或循经脉贴，每日1次。

注意事项 孕妇忌用。本方不可内服。

金仙膏

《理瀹骈文》

药物组成 主方：苍术150g 白术 滑石各120g 羌活 川乌 姜黄 姜制半夏 乌药 川芎 青皮 大黄各90g 生香附 炒香附 生五灵脂 炒五灵脂 生延胡索 炒延胡索 枳实 黄连 制厚朴 当归 威灵仙 黑索牛子 巴豆仁 血余炭各90g 石菖蒲 莱菔子 干姜各60g 黄芩 黄柏

蒲黄　山栀　郁金　莪术　三棱　槟榔　陈皮　山楂　麦芽　神曲　天南星　白牵牛子　葶苈子　苏梗　藿香梗　薄荷　草乌　独活　柴胡　前胡　细辛　白芷　荆芥穗　防风　连翘　葛根　桔梗　知母　贝母　甘遂　大戟　芫花　防己　瓜蒌仁　大腹皮　天花粉　赤芍　白芍　枳壳　茵陈　川楝子　木通　泽泻　车前子　猪苓　木瓜　皂角　杏仁　桃仁　苏子　益智仁　高良姜　草果　吴茱萸　红花　木鳖仁　蓖麻仁　僵蚕　全蝎　蜈蚣　蝉蜕　穿山甲　甘草　佛手　小茴香　艾各30g　榆枝　桃枝各240g　生姜　葱白　韭白　蒜　红凤仙　白凤仙　槐枝　柳枝　桑枝　薤白各500g　麻油20L　黄丹6kg

附方：松香　石膏各120g　陈壁土　明矾各60g　雄黄　轻粉　砂仁　白芥子　蜀椒　木香　檀香　肉桂　制乳香　制没药各30g　酒蒸化之牛胶120g

制作方法　主方后15味及石菖蒲、莱菔子、干姜与其余药分两份与麻油熬，熬枯去渣，再合熬至油老，入黄丹收膏，待温入附方药末搅匀。

功效主治　祛风寒，清温热，行气血，化痰食。主治外感风寒湿，内伤饮食，症见喘咳痰嗽、嗳腐吞酸、恶心呕吐，以及痞积结块，黄疸，浮肿，泻痢，胁肋痛，妇人痛经，乳核，小儿风寒积滞诸证。

临床用法　外贴患处，2日1次。

注意事项　不可内服。孕妇及皮肤过敏者忌用。

金丝万应膏

《理瀹骈文》

药物组成　大黄　生地　玄参　归尾　赤芍　白芷　肉桂　川乌　草乌　羌活　威灵仙　独活　南星　半夏　麻黄　杏仁　川芎　荆芥　防风　连翘　细辛　苦参　苍术　山栀　乌药　青皮　藿香　黄芩　枳壳　藁本　牛膝　续断　贝母　甘草　苏木　红花　桃仁　丁香　木香　艾叶　秦艽　白及　白蔹　忍冬藤　牙皂　僵蚕　蝉蜕　蛇蜕　全蝎　蜈蚣　蜂房　鳖甲　五加皮　青风藤　白鲜皮　木鳖仁　蓖麻仁　五倍子　黄柏　降香　骨碎补　高良姜　炮穿山甲　乳香　没药各30g　苍耳草　槐枝　柳枝　榆枝　桃枝　桑枝　楝枝　楮枝各120g　松香500g　生姜　葱　韭　蒜各30g　麻油5000ml　黄丹2000g

制作方法　松香、姜、葱、韭、蒜捣泥备用。麻油熬前诸药，去渣，黄丹收膏，加入备用药混匀，冷却。

功效主治 祛风散寒，清热除湿。主治风寒湿热诸证。

临床用法 外贴关元穴，每日1次。

注意事项 不可内服。孕妇忌用。

除湿膏

《理瀹骈文》

药物组成 羌活　草乌　苍术　防风　黄柏　威灵仙　甘遂　大戟　葶苈子　半夏　川芎　厚朴　槟榔　泽泻　白芥子　赤茯苓各60g　煅牵牛子　白术　蓖麻仁　赤芍　乳香　没药　黄芩　陈皮　皂角　栀子　生姜各30g　滑石粉120g　松香180g　黄丹2000g　麻油4000ml

制作方法 滑石粉、松香、黄丹研细末备用。麻油熬诸药，去渣，黄丹收膏，加入滑石粉、松香混匀。

功效主治 清热除湿。主治湿热证。

临床用法 内科病贴脐部，外科病贴患处，每日1次。

注意事项 本方不可内服。孕妇忌用。

健脾膏

《理瀹骈文》

药物组成 主方：牛精肉500g　牛肚　苍术　滑石　生姜　薤白　韭白　葱白　蒜各120g　白术　川乌各90g　益智仁　姜半夏　天南星　当归　厚朴　陈皮　乌药　姜黄　甘草　枳实　莱菔子　干姜　蜀椒各60g　黄芪　党参　川乌　白芍　赤芍　羌活　白芷　细辛　防风　香附　五灵脂　苏梗　苏子　延胡索　山楂　麦芽　神曲　木瓜　青皮　槟榔　枳壳　桔梗　威灵仙　大腹皮　醋三棱　醋莪术　杏仁　柴胡　升麻　远志　吴茱萸　五味子　草豆蔻仁　肉豆蔻仁　巴戟天　补骨脂　高良姜　荜茇　大茴香　红花　黄连　黄芩　大黄　甘遂　葶苈子　大戟　巴豆仁　黑牵牛子　茵陈蒿　木通　泽泻　车前子　皂角　木鳖仁　蓖麻仁　全蝎　炮穿山甲　白附子　附子　石菖蒲　艾　白芥子　胡椒　佛手各30g　鲜槐枝　柳枝　桑枝各240g　凤仙草200g　大枣7枚　麻油11L　黄丹2000g

附方：肉桂　木香　砂仁　丁香　檀香各30g　酒蒸化牛胶120g

制作方法 主方中生姜、薤白、韭白、葱白、大蒜、槐、柳、桑枝、莱菔子、干姜、蜀椒、石菖蒲、艾、白芥子、胡椒、佛手、凤仙草、枣与余药分两组。先以麻油900ml熬牛精肉、牛肚至焦，去渣，再将主方余药分作两锅熬至药枯，去渣，三油混合熬至油老，下黄丹收膏，最后入附方药末搅匀。

功效主治 温阳健脾，化气行水，活血散结。主治脾阳不运，饮食不化，噎塞饱满、泻利腹痛、水肿、腹胀、积聚，及小儿慢脾风。

临床用法 外贴膻中、神阙穴，每日1次。

注意事项 本方不可内服。孕妇忌用。

理气膏

《理瀹骈文》

药物组成 党参 黄芪 苍术 白术 莪术 香附 柴胡 青皮 陈皮 枳实 南星 半夏 厚朴 槟榔 山楂 草果 羌活 五灵脂 防风 前胡 苏子 杏仁 乌药 郁金 川芎 当归 白芍 黄芩 黄连 黄柏 木鳖仁 栀子 葶苈子 桔梗 桑白皮 吴茱萸 瓜蒌 白芷 麦芽 木通 泽泻 赤茯苓 延胡索 大黄 黑牵牛子 肉桂 草乌 红花 石菖蒲 皂角 僵蚕 全蝎 穿山甲 白芥子 莱菔子 川楝子 蜀椒 细辛 木香 藿香 茴香 威灵仙 乳香 没药 巴豆仁 甘草各30g 牛阿胶60g 苏合香丸9g 麻油5000ml 黄丹3000g

制作方法 阿胶烊化，黄丹研细末，苏合香丸研开备用。麻油熬诸药，去渣，黄丹收膏，加牛胶、苏合香丸混匀，冷凝。

功效主治 行气活血，益气温阳。主治气郁、气逆、气胀、气痛诸证。

临床用法 外贴膻中、脐下，每日1次。

注意事项 不可内服。孕妇忌用。

乾坤一气膏

《外科正宗》

药物组成 当归 白附子 赤芍 白芍 白芷 生地 熟地 穿山甲 马钱子 巴豆仁 蓖麻仁 木鳖肉 三棱 莪术 五灵脂 续断 肉桂 玄参各30g 乳香 没药各36g 麝香9g 阿魏60g 香油2500ml 飞丹1800g

制作方法 香油浸前药，留后4味。熬药至枯，去渣，下飞丹，边熬边搅，膏成端下锅来，渐加阿魏，化尽，下乳、没、麝香再搅匀膏成。

功效主治 调气行血，祛湿生

肌。主治痞疾，偏枯，恶疮等。及男子夜梦遗精，妇人赤白带下，男女精寒血冷不育。

临床用法 外贴肾俞、丹田及患处，每日1次。

注意事项 不可内服。孕妇忌用。

野葛膏

《千金方》

药物组成 野葛 蛇含草 莽草 乌头 桔梗 升麻 防风 蜀椒 干姜 鳖甲 雄黄 巴豆各30g 丹参90g 羊踯躅10g 犀角粉30g 醋4000ml 猪膏2500g

制作方法 将前14味药共研粗末，入醋内浸12小时，入猪膏置微火上煎，待药色微黄去渣即可。

功效主治 清热解毒，活血祛风。主治恶风毒肿，疼痹不仁，瘰疬，痈疽，胫肿脚弱等。

临床用法 外摩患处，每日1～2次。

注意事项 本方有毒，禁止内服。孕妇忌用。

清凉膏

《理瀹骈文》

药物组成 大黄 玄参 当归 赤芍 白芷 苦参 黄芪 杏仁 木鳖仁 僵蚕 穿山甲 蜂房 蛇蜕 忍冬藤 黄芩 荆芥 黄柏 桃仁 防风 栀子 羌活 独活 黄连 连翘 南星 生地 甘草 血余炭各30g 槐枝 柳枝各500g 麝香5g 麻油4000ml 黄丹2800g

制作方法 麻油熬诸药，去渣，黄丹收膏，加入麝香搅匀。

功效主治 清热解毒，疏风理血。主治内外热证。

临床用法 内证外贴胸口，外证贴患处，每日1次。

注意事项 本方严禁内服。孕妇忌用。

清阳膏

《理瀹骈文》

药物组成 薄荷150g 荆芥穗 牛阿胶 滑石 生姜 葱白 韭白 大蒜头各120g 羌活 防风 连翘 牛蒡子 天花粉 玄参 黄芩 山栀 大黄 朴硝各90g 生地 天冬 麦冬 知母 桑白皮 地骨皮 黄柏 郁金 甘遂 羚羊角 血余炭 石菖蒲 侧柏叶各60g 丹参 苦参 贝母 黄连 川芎 白芷 天麻 独活 前胡 柴胡 丹皮 赤芍 当归 秦艽 紫苏 香附 蔓荆子 葛根 升麻 藁本 细辛 桔梗 枳壳 陈皮 半夏 胆南星 大青叶 山豆根

山慈姑　杏仁　桃仁　龙胆草　蒲黄　紫草　葶苈子　忍冬藤　大戟　芫花　白牵牛子　甘草　木通　五倍子　猪苓　泽泻　车前子　瓜蒌仁　皂角　石决明　木鳖仁　蓖麻仁　白芍　穿山甲　僵蚕　蝉蜕　全蝎　犀角　雄黄　明矾　硼砂　漂青黛　轻粉　乳香　没药各30g　红花　白术　肉桂　蛇蜕　川乌　白附子各15g　槐枝　柳枝　桑枝　白菊花　白凤仙草各1500g　苍耳草　益母草　马齿苋　诸葛菜　紫花地丁　芭蕉叶　竹叶　桃枝　芙蓉叶　石膏各240g　麻油17.5L　炒铅粉500g　黄丹6000g

制作方法　姜、葱、韭、蒜、槐枝、柳枝、桑枝、菊花、凤仙草、苍耳草、益母草、马齿苋、诸葛菜、紫花地丁、芭蕉叶、竹叶、桃枝、芙蓉叶、侧柏叶、石菖蒲用鲜品(若为干品则用2/5量，鲜药则用等量麻油熬，干药则用3倍麻油熬)。上药分干药、鲜药分别熬枯去渣，再合熬，去火，下黄丹，待温下铅粉及雄黄、明矾、白硼砂、青黛、轻粉、乳香、没药、石膏、阿胶，搅匀，麻油可酌情增减。

功效主治　发表散邪，清热解毒，理气化痰，活血定痛。主治四时感冒，风湿，热病，温毒，湿毒，风热上攻，腮颊肿痛，目赤咽痛、牙痛、口糜、口疮、喉蛾，热实结胸，热证出血，热淋，及各种脏腑火症，小儿惊风痰热，妇人热入血室，外证痈毒红肿热痛。

临床用法　外贴患处或循经贴，2日1次。

注意事项　不可内服。孕妇忌用。

散阴膏

《理瀹骈文》

药物组成　主方1：老生姜　葱白　韭白　蒜头　白凤仙花　桑枝　槐枝　柳枝各500g　侧柏叶　艾叶各120g

附方1：麻油2500ml　黄丹1000g　白芥子末　蜀椒末各60g　干姜末　炮姜末各30g

主方2：生白附子120g　生附子　生川乌　生草乌　生大黄各90g　苍术　甘遂　生南星　生半夏　川芎　当归　麻黄各60g　天麻　荆芥穗　防风　紫苏　细辛　甘草　羌活　独活　蝎尾　陈皮　赤芍　白芷　紫荆皮　石菖蒲　威灵仙　蓖麻仁　乳香　没药　骨碎补　续断　肉桂　广木香　延胡索　五灵脂　白及　白蔹　僵蚕　皂角　穿山甲　桃仁　红花　自然铜　蛇蜕　蜂房　干地龙　杜仲　香附　木瓜　五加皮　雄黄　明矾　苏木　远志　乌药　牛膝　蛇床子　秦艽各30g　厚朴15g　蚕砂48g　血余炭72g

附方2：麻油5L　黄丹1800g　净松香240g　煅赤石脂60g　密陀僧　鹿角胶　炒陈石灰各120g　苏合香油　樟脑各30g

制作方法　主方1中药物用麻油熬，黄丹收后入附方1药末搅匀。主方2中药物用麻油熬，黄丹收后加入附方2药物搅匀。用时将上两膏合并，摊贴。

功效主治　温阳化气行水，理气化痰活血。主治伤寒阴证，阴毒，寒痢，寒实结胸，气痞，血块，痰癖，风寒湿痹，寒疝，妇人白带久不止，小儿慢脾风等。

临床用法　外贴患处，2日1次。治伤寒三阴证时，撒威灵仙、肉桂、吴茱萸、丁香、白胡椒末贴第三胸椎棘突下；火衰泻利，撒肉蔻仁末贴命门；疝气，撒川楝、茴香末贴脐下。

注意事项　本方不可内服。孕妇忌用。

越鞠加味膏

《理瀹骈文》

药物组成　苍术　香附各60g　陈皮　川芎　栀子　神曲　枳实　青皮　半夏　麦冬　赤茯苓　砂仁　木香　山楂　干姜　甘草　苏子　莱菔子　白芥子各30g　麻油1000ml　黄丹600g

制作方法　麻油熬诸药，去渣，黄丹收膏。

功效主治　开郁平肝，顺气和中。主治六郁及嗳气、吞酸、恶心、嘈杂、腹胀等症。

临床用法　外贴肝俞穴及胃脘部，每日1次。

注意事项　不可内服。孕妇慎用。

蛤蟆膏

《理瀹骈文》

药物组成　干蟾蜍皮30g　麻油100ml　黄丹50g　铅粉10g

制作方法　麻油熬蟾蜍皮，黄丹、铅粉和膏，用槐枝搅匀。

功效主治　清热解毒，化痰除湿。主治食积，痞块，痰，湿，疮毒。

临床用法　外贴患处，每日1次。

注意事项　本方严禁入口。孕妇忌用。

御寒膏

《寿世保元》

药物组成　生姜250g　牛膝90g　乳香　没药各4.5g　花椒末3g

制作方法　生姜取汁，上药于铜勺内煎化，即移在滚水中，以柳条搅令成膏，又入花椒末，搅匀。

功效主治 祛风散寒，活血止痛。主治体虚恶风、畏寒怕冷，及妇女产后风中经络，常冷痛或肢冷着骨，又治腰痛及冷痹痛。

临床用法 摊牛皮纸上，外贴患处，并加以热熨，每日1次。

注意事项 避风寒。孕妇忌用。

温中膏

《理瀹骈文》

药物组成 干姜 附子 川乌 高良姜 吴茱萸 肉桂各90g 麻油1000ml 黄丹500g

制作方法 麻油熬诸药，去渣，黄丹收膏。

功效主治 温中散寒。主治伤寒阴证。

临床用法 撒川椒末外贴关元穴，每日1次。

注意事项 不可内服。孕妇忌用。

滋阴壮水膏

《理瀹骈文》

药物组成 主方：龟板300g 玄参 飞滑石 冬桑叶 白菊花 侧柏叶各120g 生地 天冬各90g 丹参 熟地 吴茱萸 黄柏 知母 麦冬 当归 白芍 丹皮 地骨皮 葱白 韭白 蒜 血余炭各60g 党参 白术 生黄芪 川芎 柴胡 连翘 桑白皮 炒杜仲 熟牛膝 薄荷 郁金 羌活 防风 香附 蒲黄 秦艽 枳壳 杏仁 贝母 青皮 陈皮 半夏 胆南星 炒荆芥穗 桔梗 天花粉 炒远志 女贞子 柏子仁 熟枣仁 紫菀 菟丝子 石斛 山药 续断 巴戟天 栀子 茜草 红花 黄芩 黄连 泽泻 车前子 木通 甘遂 大戟 大黄 炒五味子 五倍子 金樱子 炒延胡索 炒五灵脂 甘草 木鳖仁 蓖麻仁 炮穿山甲 羚羊角粉30g 犀角粉30g 龙骨 牡蛎 吴茱萸 生姜 炒干姜 石菖蒲 小茴香 蜀椒各30g 槐枝 柳枝 桑枝 地骨皮 冬青枝各240g 凤仙草 墨旱莲 益母草各100g 麻油13.5L 黄丹3000g

附方：炒铅粉500g 生石膏120g 青黛 轻粉 肉桂 砂仁 木香各30g 醋煅磁石60g 朱砂15g 酒蒸化牛胶120g

制作方法 主方后13味及葱、蒜、韭、冬桑叶、菊花、侧柏叶、血余炭与余药分成两组。先用麻油1500ml熬龟板至枯，去渣，备用。再分别以麻油适量熬两组药至枯，去渣。三者混合熬至油老，去火，入黄丹收，待温，再入附方药末。

功效主治 滋阴清热，凉血止

血。主治各种阴虚火旺之症。

临床用法 病在上贴心背，病在中贴神阙穴，病在下贴丹田，2日1次。

注意事项 本方不可入口。孕妇忌用。

犀羚三黄膏

《理瀹骈文》

药物组成 大黄 当归 生地各60g 黄柏 黄连 黄芩 川芎 柴胡 葛根 薄荷 连翘 赤芍 栀子 知母 黑牵牛子各30g 犀角粉 羚羊角粉各30g 滑石 石膏各120g 麻油800ml 黄丹500g

制作方法 滑石、石膏研细末备用。麻油煎诸药，去渣，黄丹收膏，再加滑石、石膏粉混匀，摊膏冷却。

功效主治 清热泻火，活血凉血。主治各种实火证。

临床用法 外贴胸口，每日1次。

注意事项 不可内服。孕妇忌用。

霞天膏

《韩氏医通》

药物组成 黄牛肉6kg

制作方法 将肉切成小块，加滚水置铜锅煮，常使水淹没牛肉15～20 cm，掠去浮沫。煮肉至烂如泥，去渣，肉汁滤入小铜锅，用先武火后文火，不断搅动，至滴水不散、色如琥珀即可。每6kg肉可取膏500g，以瓷罐装盛。冬月制用。

功效主治 通便夺痰，推陈致新，益气养胃。主治胶结老痰久治不愈者，能使痰从大便排出而又不伤脾胃，不损元气。

临床用法 1次30g，入半夏曲，或入丸药中，每日2～3次。

注意事项 服药后可能出现涌吐现象，是药物正常反应。

妇产科·月经不调

宁志膏

《妇人大全良方》

药物组成 朱砂 酸枣仁 人参 茯苓 琥珀各0.3g 乳香3g

制作方法 上药研细末，混匀。

功效主治 宁神定志。主治妇女因经血过多而致的心神不安、语言失常、不得卧睡。

临床用法 1次3g，饭前浓煎

灯芯、枣汤调服，每日1次。

注意事项 不可随意加大服药量，不可久服。朱砂禁火煅。

行瘀膏

《理瀹骈文》

药物组成 大黄120g 芒硝60g 柴胡 天花粉 桃仁 当归 生地 红花 穿山甲 莪术 三棱 川芎 花蕊石各30g 乳香 没药 肉桂各21g 川乌9g 血竭15g 麻油2000ml 黄丹1200g

制作方法 花蕊石、血竭研细末备用。麻油熬余药，去渣，黄丹收膏，加备用药末混匀。

功效主治 理气活血。主治妇女血瘀经闭及各种瘀血证。

临床用法 外贴脐部，每日1次。

注意事项 本方不可内服。孕妇禁用。

固经膏

《理瀹骈文》

药物组成 主方：当归90g 酒炒丹皮 柴胡 酒白芍 生地 黄芩 知母 麦冬 地骨皮 川芎 贝母 黄连 龟板 鳖甲 生姜 白茅根 荷叶 侧柏叶 霜桑叶 薄荷叶各60g 炮姜炭15g 羌活 防风 连翘 薄荷 蔓荆子 紫苏 独活 藁本 细辛 丹参 党参 黄芪 熟地 玄参 白术 天冬 赤芍 白薇 苍术 山茱萸 山药 枳壳 桔梗 麦芽 郁金 贯众 青皮 陈皮 半夏 胆南星 白芷 升麻 葛根 黄柏 栀子 甘草 熟牛膝 杜仲 炒续断 桑白皮 椿白皮 樗白皮 秦皮 延胡索 醋蒲黄 醋香附 黑芥穗 黑五灵脂 地榆炭 炒瓜蒌皮 五味子 五倍子 诃子 乌贼骨 煅龙骨 煅牡蛎 炮穿山甲 炒蚕砂 凤仙草 苍耳草 艾叶 乌梅各30g 葱白 蒜 韭白各120g 紫花地丁 益母草 槐枝 柳枝 桑枝各240g 麻油12L 黄丹4000g

附方：陈壁土 枯矾 百草霜 血余炭 赤石脂 煅紫石英各30g 酒蒸化牛胶120g

制作方法 主方后12味及生姜、白茅根、荷叶、侧柏叶、霜桑叶、薄荷叶与其余药用麻油分熬，去渣后并熬至油老，去火，下黄丹收，待温入附方药末搅匀。

功效主治 益气升阳，理血清热，收涩止血。主治妇女月经先期，血虚有热，经量过多，先后不定，崩漏，或兼湿热带下。

临床用法 外贴膻中、神阙、丹田、两腰，每日1次。

注意事项 本方不可内服。

养血调经膏

《北京市中药成方选集》

药物组成 当归 附片 小茴香 高良姜 川芎 木香各310g 青毛鹿茸250g 肉桂310g 沉香250g 香油7500ml 黄丹3125g

制作方法 前6味药用香油炸枯去渣，熬至滴水成珠，加黄丹搅匀、熬膏。余药混合研细末备用。

功效主治 养血益精，固崩止带。主治精血虚损，冲任虚寒所致月经不调等症。

临床用法 每500g膏药兑药末6g，搅匀摊贴，大张药重21g，小张药重14g，微火化开，外贴脐部，2日1次。

注意事项 忌风寒及生冷食物。

调经膏

《理瀹骈文》

药物组成 益母草120g 党参 当归 制香附 丹参 熟地 白术 炒五灵脂 生地各60g 青皮 陈皮 乌药 柴胡 丹皮 地骨皮 川芎 酒白芍 半夏 麦冬 黄芩 杜仲 续断 延胡索 红花 川楝子 苍术各30g 没药 炒远志 枳壳 吴茱萸 黄连 厚朴 茴香 木通 木香 肉桂 甘草各15g 炮姜9g 雄乌骨鸡骨1具 牛胶60g 麻油3000ml 黄丹1000g

制作方法 牛胶烊化备用。麻油熬诸药，去渣，黄丹收膏，再入牛胶混匀。

功效主治 温阳理气，活血止血。主治妇女月经不调。

临床用法 外贴脐下，每日1次。

注意事项 不可内服。

崩漏

热崩糊膏

《敷脐妙法治百病》

药物组成 生地 地骨皮各15g 黄芩 黑栀子 炙龟板 煅牡蛎各12g 丹皮10g 醋适量

制作方法 上药共研细末，醋调备用。

功效主治 清热凉血，养阴止血。主治崩漏、量多色红、舌红少苔或苔黄、脉数等证。

临床用法 外敷脐部，纱布覆盖，胶布固定，每日4次。

注意事项 忌辛燥食物。

闭经

太乙膏

《理瀹骈文》

药物组成　大黄120g　玄参　生地　赤芍　当归　白芷　肉桂各60g　麻油600ml　黄丹420g

制作方法　黄丹研细末备用。麻油熬诸药，去渣，黄丹收膏。

功效主治　养阴温阳，活血通腑。主治月经不行，结块作痛，及疮痈，不论脓成与否。

临床用法　外贴关元穴或患处，每日1次。

注意事项　不可内服。孕妇忌用。

血竭膏

《儒门事亲》

药物组成　大黄100g　酽醋适量

制作方法　大黄研细末，与醋同熬成膏。

功效主治　活血破瘀。主治经闭、小腹刺痛拒按。

临床用法　1次10g，热酒化开，睡前送服，每日1次。

注意事项　中病即止，不可久服。

通经山楂膏

《古今脐疗良方集解》

药物组成　鲜山楂10枚　赤芍3g　生姜15g

制作方法　上药共捣如膏，备用。

功效主治　温经通脉。主治闭经、少腹冷痛。

临床用法　外敷脐部，纱布覆盖，胶布固定，再热熨。每日1次，每次热熨30分钟，连用3～5次。

注意事项　忌风寒及生冷食物。

痛经

益桂膏

《中国膏药学》

药物组成　益母草9g　桂枝6g　茯苓9g　白术　当归　泽泻

香附各 6g　川芎　延胡各 4.5g　香油 150ml　黄丹 120g

制作方法　除黄丹外，用香油将余药炸枯去渣，加入黄丹收膏，摊于牛皮纸上备用。

功效主治　活血调经，理气止痛。主治经期腹痛，或经后小腹隐痛、舌淡脉细等症。

临床用法　外贴脐部或关元穴，2 日 1 次。

注意事项　忌风寒及生冷食物。

通经膏

《理瀹骈文》

药物组成　主方：当归 1500g　酒川芎　苍术　熟地　乌药　半夏　大黄　酒白芍　附子　吴茱萸　桂枝　红花　血余炭　生姜各 60g　羌活　独活　防风　党参　黄芪　白术　山茱萸　白芷　细辛　荆芥穗　秦艽　制厚朴　醋青皮　陈皮　枳实　苏木　生香附　炒香附　生五灵脂　炒五灵脂　生延胡索　炒延胡索　生蒲黄　炒蒲黄　醋莪术　醋三棱　姜黄　威灵仙　草果　山楂　麦芽　神曲　槟榔　天南星　杏仁　桃仁　菟丝子　蛇床子　杜仲　续断　熟牛膝　车前子　泽泻　木通　炙甘草　煨甘遂　葶苈子　炒黑牵牛子　巴豆　益智仁　大茴香　川乌　五味子　高良姜　炒远志　黄连　炮穿山甲　木鳖仁　蓖麻仁　柴胡　葱白　韭白　凤仙草　石菖蒲　干姜　炮姜　白芥子　艾　蜀椒　胡椒　大枣各 30g　炒蚕沙　飞滑石　蒜　桃枝各 120g　皂角 48g　槐枝　柳枝　桑枝各 240g　乌梅 15g　麻油 12L　黄丹 3000g

附方：雄黄　枯矾　肉桂　丁香　木香　降香　乳香　没药　砂仁　轻粉各 30g，酒蒸化牛胶 120g

制作方法　主方后 4 味及生姜、葱白、韭、蒜、桃枝、凤仙草、石菖蒲、干姜、炮姜、白芥子、艾、蜀椒、胡椒、大枣与其余药分别与麻油熬至药枯，去渣，合熬至油老，去火，入黄丹，待温下附方药末搅匀。

功效主治　温经散寒，通络活血。主治血虚有寒，腹中积冷、痛经。

临床用法　外贴膻中、神阙、脐下及痛处，每日 1 次。

注意事项　雄黄禁火煅。本方不可内服。

寒痛膏

《古今脐疗良方集解》

药物组成　乌药　砂仁　木香　延胡索　香附　甘草各 10g　白

酒适量

制作方法 上药共研细末，酒调为膏备用。

功效主治 行气止痛，疏肝调经。主治痛经。

临床用法 外敷脐部，胶布固定，每日1次。

注意事项 忌风寒及生冷食物。

经行吐衄

栀柏丹郁膏

《穴敷疗法聚方镜》

药物组成 黄柏 丹皮 栀子 郁金各15g 大蒜10g

制作方法 上药共捣调匀为膏，备用。

功效主治 凉血止血。主治血热所致经行吐衄。

临床用法 外贴脐部及涌泉穴，胶布固定，每日1次。

注意事项 忌辛燥食物。禁情志过极。皮肤过敏者忌用。

经行发热

牛黄膏

《素问病机气宜保命集》

药物组成 牛黄7.5g 朱砂 郁金 牡丹皮各9g 樟脑 甘草各3g 蜜适量

制作方法 上药共研细末，炼蜜为膏。

功效主治 清热，镇惊，安神。主治妇女经期受邪，热入血室，发热及神志错乱。

临床用法 1次3~8g，开水化服，每日2~3次。

注意事项 忌风冷及辛燥之品。朱砂禁火煅。

蒸劳膏

《理瀹骈文》

药物组成 党参 生地 熟地各60g 酒白芍 炒柴胡 防风 秦艽 赤茯苓 丹皮 地骨皮 麦冬 当归 贝母 知母 胡黄连各30g 薄荷 甘草各15g 鳖肉120g 猪胆1枚 猪脊筋1条 麻油1500ml 黄丹800g

制作方法 麻油熬诸药，去渣，黄丹收膏。

功效主治 益气阴，退虚热。主治妇女骨蒸劳热。

临床用法 胸背正中处，每日1次。

注意事项 本方不可内服。

带下证

地榆膏

《赤水玄珠》

药物组成 地榆500g

制作方法 用水3300ml煎至一半，去渣，再浓缩至约500ml时，滤尽杂质备用。

功效主治 胜湿，凉血，止带。主治赤白带下。

临床用法 1次9g，开水送服，每日2次。

注意事项 忌过食生冷或辛燥之品。

坐药龙盐膏

《兰室秘藏》

药物组成 茴香1g 枯矾1.5g 高良姜 当归 酒防己 木通各3g 丁香 木香 川乌炮各5g 龙骨 炒盐 红豆 肉桂各6g 厚朴9g 延胡索15g 全蝎五个

制作方法 上药研细末，炼蜜为丸，如弹子大。

功效主治 清热解毒，燥湿止带。主治湿热带下。

临床用法 用纱布裹丸药1枚，留丝在外，纳阴道内。每日2次。

注意事项 忌过食辛燥或生冷食物。孕妇慎用。

妊娠诸疾

子淋膏

《穴位贴药疗法》

药物组成 滑石120g

制作方法 研细末备用。

功效主治 利尿通淋，主治妊娠期小便不利、频数而短、尿色黄赤等症。

临床用法 每次取滑石粉30g，水调为糊，外敷脐部，纱布、胶布固定，每日3~5次。

注意事项 忌辛燥食物。

井底泥膏※

《本草纲目》

药物组成 井底泥适量

主治功效 清热护胎。主治妊娠热病，及胎动不安。

临床用法 取湿泥敷心下及丹田，每日1~2次。

注意事项 避免过动、过劳。

升麻参术膏

《敷脐妙法治百病》

药物组成 党参 白术各15g 升麻20g 葱白30g

制作方法 前3味药研细末，与葱白共捣为膏备用。

功效主治 益气健脾，通阳利水。主治妊娠小便不利、神疲纳呆、舌淡脉弱等症。

临床用法 外敷脐部，纱布覆盖，胶布固定，每日1~2次。

注意事项 忌风寒及生冷油腻食物。

生姜刀豆膏

《古今脐疗良方集解》

药物组成 刀豆壳10g 鲜生姜汁10ml 米醋5ml

制作方法 刀豆壳烧灰研细末，加入姜汁和米醋调匀成膏备用。

功效主治 和胃降逆，行气止呕。主治妊娠呕吐。

临床用法 外敷脐部，纱布覆盖，胶布固定，每日1~3次。

注意事项 忌生冷油腻食物。

半夏砂蔻膏

《敷脐妙法治百病》

药物组成 半夏15g 砂仁 白蔻仁各3g 生姜汁20ml

制作方法 前3味药研细末，入姜汁调匀备用。

功效主治 化痰，行气，止呕。主治妊娠恶阻，呕吐痰涎、胸闷纳呆等症。

临床用法 先用生姜片擦脐孔令发热，再取药膏外敷脐部，纱布覆盖，胶布固定，每日3~5次。

注意事项 忌风寒及生冷油腻食物。

安胎膏

《理瀹骈文》

药物组成 主方：老母鸡1只 粳米 糯米各200g 生地 益母草各120g 酒洗川芎 酒洗当

归　炒杜仲　炒续断　白术　黄芩　制香附　山药各60g　党参　黄芪　熟地　酒白芍　麦冬　知母　苍术　陈皮　枳壳　姜制半夏　羌活　防风　白芷　炒柴胡　苏子　藿香　黑栀子　泽泻　甘草　砂仁　生姜　忍冬藤　竹茹　地骨皮　桑叶　菊花　侧柏叶　艾各30g　葱白400g　麻油4000ml　薄荷　细辛各15g　黄丹1000g

附方：酒蒸化牛胶　槐枝　柳枝　桑枝各120g　黄蜡　黑蚕沙各60g　玄参　黄连　黄柏　贝母　天花粉　乌药　醋延胡索　醋五灵脂　丹皮　黑地榆各30g　木香　紫石英　赤石脂各15g

制作方法　勒死鸡，干拔毛，去其内脏放入米，银针缝合，用麻油1000ml熬熟取汁，备用。用麻油2000ml熬余药至枯，去渣，合前汁熬至油老，去火，入黄丹，待温入附方药末搅匀。

功效主治　益气温肾，养血安胎。主治妇女妊娠诸证。

临床用法　妊娠外感贴胸背，杂病贴脐，胎漏贴脐下，腰酸白带多贴两腰，每日1次。

注意事项　本方不可内服。

红枣膏

《竹林寺女科》

药物组成　大枣（大者）4枚　乌梅2枚　杏仁14枚

制作方法　杏仁去心，诸药同捣为膏。

功效主治　顺气，安胎，止痛。主治妊娠胃脘痛。

临床用法　每日1剂，姜汤送服，分3次服完。

注意事项　忌过食生冷和辛燥。

连萸止呕膏

《敷脐妙法治百病》

药物组成　黄连12g　吴茱萸6g　紫苏叶汁20ml　刀豆子5枚

制作方法　黄连、吴茱萸、刀豆子共研细末，紫苏叶汁调药末为膏备用。

功效主治　降逆止呕。主治妊娠呕吐酸水或苦水、食入即吐、舌红苔黄、脉数等症。

临床用法　外敷脐部，纱布覆盖，胶布固定，每日2～3次。

注意事项　忌辛辣、油腻食物。

吴萸鲜姜膏※

《常见病验方研究参考资料》

药物组成　吴茱萸15g　鲜姜30g

制作方法　上药共捣为膏，备用。

功效主治　温中散寒，降逆止呕。主治孕妇胎气上逆，呕恶不食。

临床用法　外敷涌泉穴，每日2次。

注意事项　忌食生冷之品。

恶阻膏

《敷脐妙法治百病》

药物组成　刀豆子5枚　白豆蔻3g　生姜汁　生紫苏叶汁　生萝卜汁各10ml

制作方法　刀豆子、白豆蔻共研细末，再将姜汁、紫苏叶汁、生萝卜汁与药末拌和调匀为膏备用。

功效主治　降逆止呕，行气宽中。主治妊娠恶阻，呕吐不休、恶心厌食等症。

临床用法　外敷脐部，纱布覆盖，胶布固定，每日3~5次。

注意事项　忌风寒及生冷油腻食物。

益脾消肿膏

《敷脐妙法治百病》

药物组成　白术　茯苓各30g　砂仁　陈皮各15g　葱白　鲜生姜各5g

制作方法　前4味药共研细末，与葱白、生姜共捣为膏备用。

功效主治　健脾利水。主治妊娠水肿、食少便溏、小便短少、舌胖苔白腻、脉缓滑无力等症。

临床用法　外敷脐部，纱布覆盖，胶布固定，每日2~3次。

注意事项　忌生冷食物。

通尿膏

《产鉴》

药物组成　冬葵子　滑石　栀子各3g　田螺肉9g

制作方法　前3味药研细末，与田螺肉共捣为膏备用。

功效主治　清热利湿，利尿通淋。主治妊娠期小便不利。

临床用法　外敷脐部，胶布固定，每日1~3次。

注意事项　忌辛燥食物。

黄蜡膏

《经验女科方》

药物组成　黄蜡　明矾　麻油各等份。

制作方法　研细末，熔膏备用。

功效主治　消痰，祛风，开

关。主治妊娠中风，牙关紧闭、痰气壅满、不知人事，因食生冷兼外风所致。

临床用法 取膏擦牙上，每日3～5次。

注意事项 避风冷。

清心止淋膏

《敷脐妙法治百病》

药物组成 栀子10g 鲜生地 鲜麦冬 玄参各15g 大蒜适量 盐3g

制作方法 上药共捣如膏备用。

功效主治 养阴生津，清热利尿。主治妊娠小便不利、频数、色黄、面赤心烦、口舌生疮、舌尖红、苔黄而干、脉细数等症。

临床用法 外敷脐部，纱布覆盖，胶布固定，每日2次，贴至病愈为止。

注意事项 忌辛燥食物。皮肤过敏者忌用。

滑石葵栀膏

《中医验方》

药物组成 冬葵子 滑石 栀子各10g 葱汁20ml

制作方法 前3味药研细末，入葱汁调膏备用。

功效主治 清热利尿。主治妊娠小便不利、小腹胀痛、胸闷口苦、舌质红、苔黄腻、脉滑数。

临床用法 外敷脐部，纱布覆盖，胶布固定，每日2次。

注意事项 忌辛燥食物。

先兆流产

千金保胎膏

《北京市中药成方选集》

药物组成 当归300g 白芍150g 生地240g 甘草90g 黄芪150g 白术 川断各180g 苁蓉150g 木香30g 黄芩 益母草各300g 龙骨末90g 麻油7000ml 黄丹3000g

制作方法 除龙骨、黄丹外，余药浸入油内3～5天，炸枯去渣，再入锅内熬至滴水成珠，入黄丹、龙骨收膏，摊在布上备用。

功效主治 益气养血，补肾固胎。主治胎元不固，屡经小产。

临床用法 外敷脐部，胶布固定，每日1次。

注意事项 忌过度劳累。不可内服。

专保小产膏

《理瀹骈文》

药物组成 生地240g 当归 炒黄芩 益母草 白蜡 煅龙骨各30g 白术 续断各18g 酒白芍 黄芪各15g 甘草9g 麻油600ml 黄丹420g

制作方法 黄丹、龙骨研细末，与白蜡另置备用。麻油熬余药，去渣，加备用药收膏。

功效主治 养血固肾，清热安胎。主治先兆流产。

临床用法 外贴丹田，5日1次。

注意事项 不可内服。避免过劳。

安胎主膏

《理瀹骈文》

药物组成 党参60g 酒当归60g 熟地90g 酒黄芩 山药 白术各15g 酒川芎 酒白芍 陈皮 苏梗 香附 杜仲 续断 贝母各15g 黄芪 生地各30g 麻油3000ml 黄丹1500g

制作方法 麻油熬诸药，去渣，黄丹收膏。

功效主治 益气养血，固肾安胎。主治胎动不安。

临床用法 外贴肾俞，每日1次。

注意事项 本方不可内服。避免过劳。

保胎膏

《理瀹骈文》

药物组成 党参 当归 生地 杜仲 续断 桑寄生 生地 地榆 砂仁 阿胶各50g 熟地50g 炒蚕砂45g 麻油450ml 黄丹360g 黄蜡60g 煅紫石英 煅赤石脂 煅龙骨各21g

制作方法 麻油熬前12味药，去渣，加黄丹、黄蜡收膏，再下后3味药混匀，摊膏。

功效主治 益气养血，固肾收涩。用于预防早产。

临床用法 外贴胁腰部，前3月，3日1次、第4月至第10月，5日1次。

注意事项 不可内服。避免过劳。

胎死不下

下死胎膏

《民间敷灸》

药物组成 乌药 砂仁 木香 元胡 香附 甘草各3g 黄酒适量

制作方法 上药共研细末，黄酒调膏备用。

功效主治 行气，活血，止痛。主治妇人胎死腹中、少腹冷痛、舌暗脉沉涩。

临床用法 外敷脐部，纱布覆盖，胶布固定，2日1次。

注意事项 正常妊娠者禁用。忌生冷食物。

蛇蜕催产膏※

《竹林寺女科》

药物组成 蛇蜕1条 麝香0.9g 乳汁适量

制作方法 蛇蜕瓦上焙干研细末，每3g加麝香0.9g，乳汁调膏备用。

功效主治 破瘀催产。主治死胎不下。

临床用法 外贴脐部，1～3分钟后取下。

注意事项 不可久贴。正常妊娠者忌用。

难产

催生膏

《理瀹骈文》

药物组成 大龟1枚 麻油600ml 炒黄丹180g 铅粉120g

制作方法 麻油浸泡板3日，熬枯龟板，去渣，将油炼老，下黄丹，入炒铅粉搅匀。

功效主治 滋阴，潜阳，催生。主治难产、数日不安、交骨不开。

临床用法 用药膏9g摊于棉纸上，贴脐上，直至胎儿娩出。

注意事项 龟愈大愈好，一般不小于1000g。不可内服。

催产膏

《敷脐妙法治百病》

药物组成 人参 川芎 当归各15g 龟板30g 血余炭10g 蝉

蜕7枚　蛇蜕1条　车前子末15g　葱汁　麻油各活量

制作方法　前4味药研细末，入麻油煎。再将蝉蜕、蛇蜕烧灰，与血余炭、车前子末加入药油中同煎15~20分钟。取出冷却，入葱汁拌匀收膏备用。

功效主治　益气补血，祛瘀助产。主治难产，产时阵痛微弱、宫缩时间短而间隙时间长、久产不下、神疲乏力。

临床用法　取药膏30g摊纱布上，外贴脐部，胶布固定至胎儿娩出。

注意事项　用药期孕妇需闭目静卧1小时。

麝香龟麻膏

《中医外治法集要》

药物组成　醋炙龟板3g　麝香0.3g　火麻仁3g　麻油适量

制作方法　上药研细末，麻油调膏备用。

功效主治　滋阴润燥，催产下胎。用于足月生产，产道正常、宫缩无力。

临床用法　外敷脐部、丹田，纱布、胶布固定，敷至产出为止。

注意事项　忌风。

产后诸疾

千风膏

《理瀹骈文》

药物组成　当归24g　黑荆芥穗15g　防风9g　川芎12g　血余炭3g　炮姜1.5g　黑豆10g　牛胶10g　麻油200ml　黄丹120g　葱白3根

制作方法　牛胶烊化，黄丹研细末备用。麻油熬余药，黄丹收膏，再入牛胶搅匀，摊膏。

功效主治　温经活血，祛风止惊。主治产后惊风、中风。

临床用法　外贴心口、背脊、脐部，每日1次。

注意事项　不可内服。

卫产膏

《理瀹骈文》

药物组成　主方：醋蒸红花　黑小豆　艾叶　荷叶各120g　酒川芎　酒当归　醋大黄各90g　乌药　吴茱萸　苏木　桂枝各60g　香附　蒲黄　五灵脂　延胡索均生、炒各30g　生姜　蒜各60g　党参

熟地　白术　黄芪　山茱萸　川乌　草乌　苍术　羌活　独活　防风　细辛　炒赤芍　炒白芍　炒丹皮　天南星　半夏　制厚朴　陈皮　醋制青皮　醋三棱　醋莪术　木瓜　苏梗　白芷　炒山楂　炒神曲　炒麦芽　杜仲　续断　秦艽　熟牛膝　荆芥穗　肉苁蓉　炒枳壳　桔梗　槟榔　炒鳖血　柴胡　杏仁　桃仁　大茴香　高良姜　炙甘草　菟丝子　蛇床子　黑远志　柏子仁　熟酸枣仁　五味子　威灵仙　草果　益智仁　白附子　马鞭草　朱砂拌麦冬　泽泻　车前子　木通　木鳖仁　穿山甲　胡椒　蜀椒　干姜　炮姜炭各 30g　葱白　韭各 240g　鲜凤仙草 500g　大枣 7 枚　乌梅 3 枚　槐枝　桑枝　桃枝　柳枝各 100g　血余炭 48g　麻油 10L　黄丹 3000g

附方：木香　丁香　檀香　制乳香　制没药　砂仁　肉桂　百草霜各 30g　酒蒸化牛胶 120g

制作方法　主方后 14 味及生姜、蒜、黑小豆、艾、荷叶与其余药分别用麻油熬至药枯，去渣后合熬至油老，去火，黄丹收膏，待温入附方药末搅匀。

功效主治　活血养血，理气除湿。主治产后诸证：中风感寒，血虚发热，食积化热，诸利肿痛，恶露不行。

临床用法　根据病位分贴心口、脐部、肾俞及患处，每日 1 次。

注意事项　本方不可内服。

乌金膏

《理瀹骈文》

药物组成　红花 60g　熟地　赤芍　煨莪术　当归　炒蒲黄　陈黑豆　干姜　肉桂各 30g　麻油 400ml　黄丹 280g。

制作方法　麻油熬诸药，去渣，黄丹收膏。

功效主治　活血祛瘀，温经理气。主治产后败血为患诸证。

临床用法　外贴丹田，每日 1 次。

注意事项　不可内服。忌食生冷。

生地麦螺膏

《敷脐妙法治百病》

药物组成　鲜生地 30g　鲜麦冬 15g　活田螺 5～7 枚。

制作方法　将活田螺去壳，取田螺肉和生地、麦冬共捣成膏备用。

功效主治　滋阴，润燥，通便。主治产后大便干燥，或数日不解、皮肤不润、舌质淡、苔薄白、脉细。

临床用法 外敷脐部，纱布覆盖，胶布固定，每次6~12小时，每日1~2次。

注意事项 忌辛燥食物。

产风膏

《理瀹骈文》

药物组成 川芎 当归 黄芪 党参 白术 熟地 茯神 酸枣仁 柏子仁各10g 半夏 陈皮 麦冬 甘草各15g 麻油400ml 黄丹200g。

制作方法 麻油熬诸药，去渣，黄丹收膏。

功效主治 养心安神。主治产后谵语、怔忡、惊悸。

临床用法 撒朱砂末贴心口，每日1次。

注意事项 本方不可内服。朱砂禁火煅。

补土膏

《理瀹骈文》

药物组成 当归60g 黑荆芥穗 党参 白术 熟地 黄芪 川芎 白芷 炒蒲黄 炒五灵脂各30g 柴胡 升麻 陈皮各15g 乌梅 炮姜各9g 麻油400ml 黄丹280g

制作方法 麻油熬诸药，去渣，黄丹收膏。

功效主治 益气摄血，活血止血。主治产后血崩不止。

临床用法 外贴心口、脐下，每日1次。

注意事项 不可内服。避免过劳。

宝金膏

《理瀹骈文》

药物组成 当归120g 党参 香附 醋大黄 川芎 延胡索 苏木 白术 蒲黄 桃仁 红花 熟地 茯苓 乌药 川乌各30g 地榆炭 牛膝 山茱萸 狗脊 苍术 何首乌 酒白芍 炒五灵脂 醋三棱 羌活 大茴香 陈皮 木香 高良姜 青皮 木瓜 黑荆芥穗 乳香 没药 草乌 血竭 桔梗 防风 天麻 白芷 细辛各15g 黑豆 艾叶 牛胶各45g 麻油3000ml 黄丹1800g

制作方法 麻油熬诸药，去渣，黄丹收膏。

功效主治 养血活血，凉血止血，行气疏风。主治产后诸证。

临床用法 外贴心口或脐下，每日1次。

注意事项 不可内服。

桃仁膏

《三因极一方论》

药物组成 桃仁 五倍子 枯矾各等份。

制作方法 上药共研细末，水调为膏备用。

功效主治 活血祛瘀。主治产后阴肿。

临床用法 外敷患处，每日1次。

注意事项 皮肤溃破者不宜。

消行膏

《理瀹骈文》

药物组成 当归60g 川芎30g 桃仁 姜炭 甘草 红花 延胡索 肉桂 五灵脂 香附各15g 麻油400ml 黄丹280g

制作方法 麻油熬诸药，去渣，黄丹收膏。

功效主治 养血祛瘀。主治产后诸病。

临床用法 外贴丹田，每日1次。

注意事项 不可内服。

益气膏

《敷脐妙法治百病》

药物组成 党参 白术各30g 当归15g 川芎 柴胡 升麻各10g

制作方法 上药加水煎熬，去渣，浓缩成膏备用。

功效主治 益气升阳，养血活血。主治产后小便频数清长，甚则失禁，倦怠乏力、小腹坠胀、舌质淡、苔薄白、脉缓弱。

临床用法 取药膏适量摊于纱布上，外贴脐孔及气海穴，胶布固定，2日1次。

注意事项 忌风寒及生冷食物。

葱乳膏※

《幼幼集成》

药物组成 葱白 乳香各等份。

制作方法 上药捣膏备用。

功效主治 活血，消肿，止痛。主治产后外阴肿痛。

临床用法 外敷患处，每日1～2次。

注意事项 皮肤溃破者不宜用。

葱根蜂蜜膏※

《常见病验方研究参考资料》

药物组成　葱白5根　蜂蜜适量。

制作方法　上药共捣为膏备用。

功效主治　通阳开窍。主治产后血晕神昏、不省人事。

临床用法　外敷脐中，每隔半小时1次，直至苏醒为止。

注意事项　血晕严重者应配合其他治疗。

外阴疾患

外阴炎药膏

《全国中草药新医疗法展览会资料选编》

药物组成　煅蛤粉3g　漳丹4.5g　冰片1g　液体石蜡适量

制作方法　上药共研细末，液体石蜡调膏备用。

功效主治　敛疮生肌。主治外阴炎，外阴湿疹，外阴溃疡。

临床用法　用1：1000新洁尔灭清洗患部后，将药膏涂于患部，表面覆盖纱布。每日2次，直至痊愈。

注意事项　保持患部清洁。忌食辛辣油腻。孕妇忌用。

阴癣膏※

《常见病验方研究参考资料》

药物组成　蚯蚓10条　茶油适量

制作方法　将蚯蚓放新瓦上焙黑研细末，茶油调匀备用。

功效主治　清热除湿，杀虫解毒。主治阴癣。

临床用法　外涂患处，每日2～3次。

注意事项　注意阴部清洁卫生。

青葱乳香膏※

《常见病验方研究参考资料》

药物组成　青葱250g　乳香末9g

制作方法　青葱洗净捣烂，入乳香末拌匀备用。

功效主治　解毒散结，消肿止痛。主治外阴肿痛。

临床用法　用1：1000新洁尔灭液消毒患处后，取药膏外敷患处，每日1次。

注意事项 禁用高浓度的高锰酸钾溶液消毒患处，以免烧伤皮肤。

齿苋青黛膏※

《常见病验方研究参考资料》

药物组成 马齿苋120g 青黛30g 香油适量。

制作方法 马齿苋焙干，和青黛共研细末，香油调膏备用。

功效主治 清热利湿，凉血解毒。主治阴部湿疹痒甚。

临床用法 外敷患处，每日2～3次。

注意事项 注意阴部清洁卫生。

凌霄鱼脑膏※

《常见病验方研究参考资料》

药物组成 凌霄花9g 鲤鱼脑或胆适量

制作方法 上药共捣为膏备用。

功效主治 凉血祛风，解毒止痒。主治外阴痒痛。

临床用法 外敷患处，每日1次。

注意事项 不可内服。孕妇慎用。

硫黄油膏※

《常见病验方研究参考资料》

药物组成 硫黄5g 香油适量。

制作方法 上药研细末，香油调匀备用。

功效主治 解毒，杀虫，止痒。主治外阴痒痛。

临床用法 外涂患处，每日1次。

注意事项 不可内服。孕妇慎用。

槐花油膏※

《常见病验方研究参考资料》

药物组成 槐花50g 香油适量

制作方法 上药研细末，香油调匀备用。

功效主治 解毒，凉血，敛疮。主治外阴痒痛。

临床用法 外敷患处，每日2次。

注意事项 注意保持阴部清洁卫生。

蜂窝油膏※

《常见病验方研究参考资料》

药物组成 蜂窝100g 香油，适量

制作方法 上药烧灰研细末，香油调匀备用。

功效主治 解毒杀虫。主治外阴痒痛。

临床用法 外敷患处，每日2~3次。

注意事项 治疗期间宜勤换内裤、床单，并注意消毒。

鳗鱼头油膏※

《常见病验方研究参考资料》

药物组成 鳗鱼头1枚，菜油适量

制作方法 上药烧灰存性，研细末，菜油调匀备用。

功效主治 清热，除湿，敛疮。主治外阴溃疡、久不敛口。

临床用法 外敷患处，每日2~3次。

注意事项 忌房劳。

鳖甲油膏※

《常见病验方研究参考资料》

药物组成 鳖甲100g 茶油适量

制作方法 上药烧灰存性，研细末，茶油调匀备用。

功效主治 滋阴清热，软坚敛疮。主治外阴痒痛。

临床用法 外搽患处，每日2~3次。

注意事项 可配合口服维生素B_1。忌食辛辣。

子宫颈糜烂

没药乳香药膏※

《全国中草药新医疗法展览会资料选编》

药物组成 没药 乳香 儿茶 铜绿各15g 漳丹9g 轻粉6g 冰片3g 液体石蜡适量

制作方法 上药研细末，用液体石蜡调成膏剂。

功效主治 活血祛瘀，行气敛疮。主治宫颈糜烂。

临床用法 先用1：1000新洁尔灭棉球消毒宫颈，用带线棉球将上药涂置患处，6小时后牵出棉球，每日1次，5次1疗程。

注意事项 忌食辛辣、油腻。不可入口。

鸡蛋白膏※

《常见病验方研究参考资料》

药物组成 鸡蛋白适量

制作方法 取鲜鸡蛋去黄留蛋清备用。

功效主治 清热，敛湿，消肿。主治子宫颈糜烂。

临床用法 外涂患处，每日2～3次，连续2～3天。

注意事项 治疗期间节房事。

宫颈消炎膏※

《常见病验方研究参考资料》

药物组成 五倍子60g

制作方法 上药研细末，水调为膏，放器皿中炖热备用。

功效主治 解毒消肿，收湿敛疮。主治子宫颈糜烂，及滴虫性阴道炎。

临床用法 用1：1000新洁尔灭液消毒患处后，取药膏外敷患处，每日2次。

注意事项 禁用高浓度高锰酸钾消毒患处，以免灼伤皮肤。

紫草香油膏※

《常见病验方研究参考资料》

药物组成 紫草100g 香油200ml

制作方法 紫草放入香油中，浸渍7天。或将香油煮沸，将紫草泡入沸油中，成玫瑰色即可。

功效主治 凉血解毒。主治子宫颈糜烂。

临床用法 外涂患处，每日1次。

注意事项 禁用高浓度高锰酸钾溶液消毒患处。

子宫脱垂

升宫膏

《敷脐妙法治百病》

药物组成 升麻10g 枳壳15g 黄芪 柴胡 党参各10g 麝香0.3g 陈醋20ml

制作方法 前5味药共研细末，醋调为膏备用。

功效主治 补中益气，升阳举陷。主治子宫脱垂、劳则坠出更甚、神疲气短等症。

临床用法 麝香为末，分10份，先取麝香1份纳入脐孔中央，再将药膏敷在脐窝上，外盖纱布，胶布固定，3日1次，10次为一疗程。

注意事项 忌生冷食物。孕妇禁用。

升陷膏

《古今脐疗良方集解》

药物组成 蓖麻子30g 升麻3g

制作方法 上药共捣如膏，备用。

功效主治 升阳举陷，解毒消肿。主治子宫脱垂。

临床用法 外敷脐部，纱布、胶布固定，每日1次，5日为1疗程。

注意事项 忌生冷食物。不可过劳。

补肾提宫糊膏

《敷脐妙法治百病》

药物组成 党参 桑寄生 杜仲 枳壳 蓖麻子各30g 醋适量

制作方法 上药共研细末，醋调为膏备用。

功效主治 补中益气，补肾固脱。主治子宫脱垂、小腹下坠、尿频数，或头晕耳鸣、腰膝酸软等症。

临床用法 外敷脐部，纱布、胶布固定，2日1次。

注意事项 忌生冷食物。

陀僧冰片油膏※

《常见病验方研究参考资料》

药物组成 密陀僧30g 冰片0.09g 香油适量

制作方法 上药共研细末，香油调匀备用。

功效主治 燥湿，杀虫，敛疮。主治湿热下注所致子宫脱垂。

临床用法 外涂患处，每日2~3次。同时以益母草、枳壳各15g煎汤内服。

注意事项 用药前应注意局部消毒。

茄子根油膏※

《常见病验方研究参考资料》

药物组成 茄子根50g 香油适量

制作方法 上药烧灰存性，研

细末，香油调匀备用。

功效主治 清利湿热，益肾束胞。主治湿热下注所致子宫脱垂。

临床用法 外涂患处，每日2~3次。

注意事项 忌食辛辣燥火之品，以免助生湿热。

宫托膏※

《常见病研方研究参考资料》

药物组成 蓖麻仁7粒 蛇床子120g

制作方法 蓖麻仁捣烂，蛇床子煎汤备用。

功效主治 消肿，燥湿，杀虫。主治子宫脱垂。

临床用法 蓖麻药泥外敷百会穴，同时用蛇床子汤熏洗外阴部，每日1~2次。

注意事项 治疗期间禁用力劳作。

宫得康膏※

《常见病验方研究参考资料》

药物组成 雄黄0.24g 枯矾 朱砂各3g 冰片0.03g 铜青 花椒各3g 熟猪油适量

制作方法 上药共研细末，调熟猪油为膏备用。

功效主治 解毒燥湿，杀虫止痛。主治子宫脱垂伴糜烂。

临床用法 外涂患处，每日2次。

注意事项 忌负重劳作。本方禁入口。

桃仁膏※

《常见病验方研究参考资料》

药物组成 桃仁50g

制作方法 桃仁炒香，捣烂成膏备用。

功效主治 活血祛瘀，润燥滑肠。主治便秘所致子宫脱垂。

临床用法 外敷患处，每日1次。

注意事项 排便时不可用力努挣。

蓖麻五倍膏※

《常见病验方研究参考资料》

药物组成 蓖麻仁30粒去皮 五倍子60g

制作方法 蓖麻仁捣烂为泥。五倍子煎汤备用。

功效主治 消肿，除湿，止痒。主治子宫脱出痒痛。

临床用法 先用五倍子煎液洗患部，再用蓖麻药泥贴百会穴，每日1次。同时配合丹参9g、升麻6g、黄芪15g煎汤内服。

注意事项 治疗期间禁房劳及负重劳作。

蓖麻胡椒膏※

《常见病验方研究参考资料》

药物组成 蓖麻仁30g 胡椒3g 米醋适量

制作方法 上药共研细末，调米醋炒热备用。

功效主治 温中，行气，固托。主治子宫脱垂。

临床用法 外贴脐部，纱布固定，每日1次。

注意事项 忌负重用力。

蓖麻雄黄膏

《古今脐疗良方集解》

药物组成 蓖麻仁45g 雄黄4.5g

制作方法 上药共捣为膏，备用。

功效主治 收宫消肿。主治子宫脱垂、局部糜烂红肿等症。

临床用法 外敷脐部及百会穴，纱布、胶布固定，每日1次。

注意事项 忌辛燥食物。雄黄忌火煅。

蓖麻麝香膏※

《常见病验方研究参考资料》

药物组成 蓖麻仁30g 麝香0.09g

制作方法 上药共捣为膏，备用。

功效主治 固托通闭。主治子宫脱垂。

临床用法 外敷百会穴或脐部，每日1次。

注意事项 治疗期间禁用力劳作。孕妇忌用。

漏芦浮萍油膏※

《常见病验方研究参考资料》

药物组成 漏芦30g 浮萍15g 熟猪油适量

制作方法 上药共研细末，猪油调匀备用。

功效主治 清热，解毒，消肿。主治子宫脱垂兼肿痛者。

临床用法 外涂患处，每日2次。

注意事项 治疗期间忌负重劳作。

不孕症

通塞膏※

《敷脐妙法治百病》

药物组成 主方：虎杖 石菖蒲 王不留行各10g 当归 山慈姑 穿山甲 肉苁蓉各30g 生半夏 细辛 生附子各15g 生马钱子10g

附方：没药 乳香 琥珀各30g 肉桂 蟾酥各15g

制作方法 主方药煎熬3次，去渣浓缩。将附方药研细末加入浓缩液中，烘干后研细末备用。

功效主治 祛瘀通脉，攻毒散结。主治输卵管阻塞所致不孕、下腹冷痛、舌质紫黯或有瘀点、脉沉紧或沉涩等症。

临床用法 取上药末5g，加白酒、蜂蜜适量，麝香0.3g，风油精3~4滴调匀成膏敷于脐部，外盖纱布，胶布固定，每日1次。每日再用热水袋外敷脐部1~2小时。

注意事项 本方有毒，不可入口。

安环后腹痛

安环止痛泥膏

《敷脐妙法治百病》

药物组成 血竭 乳香 没药各3g 香附4g 大黄 冰片各1g 葱白15g

制作方法 前6药共研细末，入葱白捣烂为膏备用。

功效主治 行气清热，活血散瘀。主治妇女安环后小腹疼痛拒按、有灼热感、舌质暗红等症。

临床用法 外敷脐部，纱布、胶布固定，5日1次，连用3次。

注意事项 忌辛燥之品。

儿科·感冒

川芎膏

《幼科类萃》

药物组成 川芎 细辛 藁本 白芷 炙甘草各9g 冰片 麝香各1.5g 杏仁七个 蜜适量

制作方法 共研细末，炼蜜为

膏。

功效主治 宣肺散寒。主治小儿外感鼻塞。

临床用法 1次3g，灯芯汤化服，每日3次。

注意事项 避风。

木香膏

《太平圣惠方》

药物组成 木香 零陵香各15g 细辛1g 醍醐1g

制作方法 上药共研细末，与醍醐文火煎熬，去渣，贮于瓷器中。

功效主治 祛风寒，通鼻窍。主治小儿外感风寒致鼻塞不通。

临床用法 外涂头及鼻部，每日3次。

注意事项 避风冷。

丹参膏

《圣济总录》

药物组成 丹参 细辛 川芎 当归 肉桂 防风各30g 蜀椒 干姜各15g 猪脂 羊髓各150g

制作方法 上药研细末，和猪脂、羊髓文火煎，以色黄为度，去渣，贮于瓷器中。

功效主治 温经散寒，宣通鼻窍。主治小儿感寒鼻塞不利。

临床用法 1次取药膏约0.03m^3纳鼻中，每日3次。

注意事项 病情属热者不宜用。

白芷膏

《太平圣惠方》

药物组成 白芷 细辛 木通 当归各15g 羊髓120g

制作方法 上药研细末，和羊髓文火煎，以白芷色黄为度，去渣，贮瓷器中。

功效主治 祛风寒，通鼻窍。主治小儿鼻塞不通。

临床用法 外敷囟门兼纳于鼻内，每日1~2次。

注意事项 病情属热者不宜用。

杏仁膏

《圣济总录》

药物组成 杏仁15g 蜀椒 制附子 细辛各30g 醋500ml 猪脂500ml

制作方法 杏仁汤浸去皮，炒，花椒去目炒出汗。将上药研细末，醋浸12小时，又以猪脂与药文火煎，以附子色黄为度，去渣，贮于瓷器内。

功效主治 温肺散寒，宣通鼻窍。主治小儿鼻塞多涕。

临床用法 外涂于头顶上，每日3～5次。

注意事项 病情属热者不可使用。

豆角膏

《普济方》

药物组成 赤小豆 皂角炙各等份 葱白 麻油各适量

制作方法 上药研细末，葱、油调膏备用。

功效主治 宣肺开窍。主治小儿伤寒鼻塞。

临床用法 外贴囟门，每日1～2次。

注意事项 避风寒。

矾萸膏※

《常见病验方研究参考资料》

药物组成 白矾 吴茱萸各10g 鸡蛋清适量

制作方法 上药共研细末，鸡蛋清调膏备用。

功效主治 温经散寒。主治小儿风寒感冒。

临床用法 外敷手心、足心，纱布覆盖，胶布固定，每日1次。

注意事项 避风寒。仅限于感冒初起轻症。

矾醋膏

《常见病验方研究参考资料》

药物组成 白矾50g 米醋适量

制作方法 白矾研细末，米醋调膏备用。

功效主治 清热消痰。主治小儿感冒。

临床用法 外敷足心，纱布盖上，胶布固定，每日1次。

注意事项 体虚胃弱及无湿热痰火者慎用。

细辛膏

《外台秘要》

药物组成 细辛 通草各0.3g 辛夷0.45g 杏仁0.6g 羊髓 猪脂各50g

制作方法 杏仁去皮尖，诸药研细末，和羊髓、猪脂于文火上煎，待药色黄赤，去渣，贮于瓷器中。

功效主治 祛风散寒，宣通鼻窍。主治小儿鼻塞不通。

临床用法 涂鼻内，每日3～4

次。

注意事项 避风。忌生冷。

柑叶膏※

《中医验方汇编》

药物组成 柑子叶20g 生姜10g 葱20g 香油适量

制作方法 上药共捣为泥，加香油炒热备用。

功效主治 解表散寒，祛风止痛。主治小儿外感，头昏头痛。

临床用法 外涂双侧太阳穴，每日3次。

注意事项 风热感冒者忌用。注意保护患儿眼睛勿受刺激。

南星膏※

《常见病验方研究参考资料》

药物组成 天南星50g 葱汁适量

制作方法 天南星研细末，葱汁调匀备用。

功效主治 解表散寒，祛风化痰。主治小儿感冒。

临床用法 1次2.5g，外涂前额，每日2次。

注意事项 外感风热不宜用。不可内服。

退热膏

《理瀹骈文》

药物组成 薄荷30g 大黄 当归 赤芍药 甘草各15g 炒僵蚕3g 黄丹80g 六一散50g 麻油150ml

制作方法 黄丹、六一散研细末混匀备用。麻油熬诸药，去渣，加前备用药搅匀，摊膏冷却。

功效主治 疏风清热。主治小儿风热外感，兼治小儿五脏蓄热。

临床用法 外贴胸口，每日1次。

注意事项 本方不可内服。忌食辛温。

葱涎膏

《普济方》

药物组成 猪牙皂 天南星 赤小豆各等份

制作方法 上药研细末。

功效主治 搜风，涤痰，通窍。主治小儿囟风伤寒。

临床用法 1次6g，以生葱汁调匀，外涂囟门，每日1~2次。

注意事项 本方有毒，不可入口。

葱姜豉膏※

《常见病验方研究参考资料》

药物组成 葱头5g 生姜3g 淡豆豉5g

制作方法 上药共捣泥，蒸熟摊在厚纸上备用。

功效主治 发汗解表。主治小儿风寒感冒及流感。

临床用法 药膏微热时外贴囟门，每日1～3次。

注意事项 忌风寒。

雄黄蛋清膏※

《常见病验方研究参考资料》

药物组成 雄黄10g 鸡蛋清1枚 香油5ml

制作方法 上药共调匀备用。

功效主治 解毒祛邪。主治小儿感冒。

临床用法 用棉签蘸取药膏，从胸前搽至脐边，30分钟后洗去，每日1次。

注意事项 不能长期持续使用。雄黄禁火煅。不可内服。

摩顶膏

《太平圣惠方》

药物组成 羊髓90g 当归 细辛 白芷 木通各1g 猪脂90g

制作方法 上药和匀，以文火煎，待白芷色焦黄，去渣，盛于瓷器内。

功效主治 补精益髓，祛风通窍。主治小儿鼻塞、头昏、不食乳。

临床用法 外涂脑门或鼻腔内，每日1～2次。

注意事项 避风。

熨背膏※

药物组成 萝卜250g 生姜30g 葱50g 白酒适量

制作方法 上药共捣烂，炒热后加酒调匀，纱布包裹备用。

功效主治 辛温解表，行气化痰。主治小儿外感风寒，流涕、咳嗽、气喘、胸闷。

临床用法 热熨前胸后背，每日1～3次。

注意事项 风热感冒忌用。

咳嗽

人参款冬花膏

《寿世保元》

药物组成 人参 款冬花 杏仁 五味子各24g 紫菀3g 桑白皮炒30g 贝母 桔梗炒 马兜铃各7.5g 紫苏 槟榔 木香各15g 蜜适量

制作方法 共研细末，炼蜜为丸，每丸重10g。

功效主治 益气止咳，化痰平喘。主治小儿气阴两伤，久嗽不已、咽膈满闷、咳嗽痰涎、恶心呕逆、肚腹膨胀、腰背倦痛、虚劳冷嗽。

临床用法 1次1丸，姜汤化服，每日2～3次。

注意事项 忌过食生冷。

大青膏

《小儿药证直诀》

药物组成 天麻 青黛各3g 蝎梢 乌梢蛇骨酒浸焙干各1.5g 白附子4.5g 朱砂 天竺黄 麝香各0.3g 蜜适量

制作方法 上药研细末，生蜜和膏。

功效主治 祛风通络，清热化痰。主治小儿胸满气急、喘嗽。

临床用法 1次0.5～1g，薄荷汤送服，每日3次。

注意事项 朱砂禁火煅。不可过量服用。

乌金膏

《幼幼新书》

药物组成 通草 黄皮 大黄各30g 猪胆汁适量

制作方法 上药烧后研细末，和猪胆汁为膏。

功效主治 清热行气。主治小儿因郁热伤肺所致咳嗽气逆、咽喉不利，或鼻下生疮、壮热憎寒之肺疳。

临床用法 外涂胸口及肺俞穴，每日2～3次。

注意事项 忌食辛燥。

凤仙花膏※

《常见病验方研究参考资料》

药物组成 鲜凤仙花（枝、茎、叶均可）适量

制作方法 捣烂，炒热备用。

功效主治 活血通络，温肺止

咳。主治小儿咳嗽。

临床用法 趁热揉背心，从上揉下，待凉更换，每日1~3次。

注意事项 现制现用。热证忌用。

地黄膏

《幼幼新书》

药物组成 郁金 皂荚 豆粉各15g 炙甘草0.3g 牙硝3g 生地汁50ml 蜜适量

制作方法 皂荚水煮后焙干，诸药研细末。将生地汁、蜜共煎成膏，和药为丸即成。

功效主治 涌吐痰涎。主治小儿痰涎壅盛，咳嗽痰多。

临床用法 1次0.5~1g，含化。婴儿磨成浓汁，以消毒棉签扫入口内，每日1~2次。

注意事项 用药后吐出痰涎为药物正常反应。

地黄黑豆膏※

《幼幼集成》

药物组成 生地 大黑豆各30g

制作方法 上药用水浸12小时，取出捣烂为膏。

功效主治 清热解毒，活血消瘀。主治小儿久嗽致眼睑黑肿、白珠如血。

临床用法 外贴眼睑，药干即换。

注意事项 忌辛燥食物。

杏仁膏

《仁斋直指方论》

药物组成 杏仁75g 茯苓30g 紫菀 皂角 蜜炙麻黄各15g 蜜适量

制作方法 上药研细末，和蜜为膏。

功效主治 化痰止咳。主治小儿咳嗽。

临床用法 1次1.5g，薄荷汤送服，每日1~3次

注意事项 不可过量服用。

羌活膏

《寿世保元》

药物组成 人参 白术 羌活 独活 前胡 川芎 桔梗 天麻各15g 薄荷9g 地骨皮6g 甘草6g 蜜适量

制作方法 共研细末，炼蜜为膏。

功效主治 祛风解表，清热化痰。主治小儿外感风寒，内积惊

风，发热喘促、咳嗽痰涎、潮热搐搦及痘疹初起。

临床用法 1次3g，姜汤研化服，每日2～3次。

注意事项 避风。

注唇膏

《圣济总录》

药物组成 蜜炙白僵蚕15枚 雄黄1.5g 杏仁7枚 贝母7枚 冰片0.5g 蜜适量

制作方法 上药研细末，生蜜和匀为膏。

功效主治 化痰止咳，祛风醒神。主治小儿咳嗽。

临床用法 外涂唇上，每日2～3次。

注意事项 雄黄禁火煅。不可内服。

参杏膏

《全婴方》

药物组成 人参 阿胶 杏仁 款冬花 五味子 甘草 诃子 贝母各等份 蜜适量

制作方法 上药研细末，阿胶炀化，入阿胶炼蜜为丸，每丸0.5g。

功效主治 益气养阴，化痰止咳。主治小儿咳嗽日久。

临床用法 1次1～3丸，温水或竹沥水送服，每日3次。

注意事项 忌过食生冷和辛燥。

肺炎

肺炎膏

《中国中医独特疗法大全》

药物组成 鲜白毛夏枯草 鲜青蒿各30g

制作方法 上药共捣为膏备用。

功效主治 清肺凉血，止咳化痰。主治小儿肺炎，高热、气急、鼻翼煽动、咳嗽、舌红苔黄、脉数。

临床用法 外敷脐部，纱布、胶布固定，每次1～3小时，每日1～3次。

注意事项 忌风热。

乳蛾

燕雄膏※

《陕西中医验方选编》

药物组成 燕窝土60g 雄黄

9g　白酒适量

制作方法　上药共研细末，酒调为膏备用。

功效主治　清热解毒，消肿止痛。主治乳蛾。

临床用法　外敷颈部，纱布固定，每日2次。

注意事项　不可内服。

发热

牛黄膏

《小儿药证直诀》

药物组成　牛黄　冰片各30g　寒水石　郁金各3g　甘草　芒硝各30g　绿豆粉15g　蜜适量

制作方法　上药研细末，炼蜜为膏。

功效主治　清心安神。主治小儿身热、口渴。

临床用法　1次1g，饭后薄荷水送服，每日1～3次。

注意事项　虚证不宜用。

丹参赤膏

《备急千金要方》

药物组成　丹参　雷丸　芒硝　戎盐　大黄各60g　醋500ml　猪脂500g

制作方法　上药切细，除芒硝、猪脂外，用醋浸12小时。猪脂煎熬诸药，去渣，入芒硝搅匀，膏成。

功效主治　清热除烦。主治小儿心腹烦热。

临床用法　外摩心下，每日1次。

注意事项　不可内服。

金屑辰砂膏

《太平惠民和剂局方》

药物组成　芒硝　铁粉各15g　炙甘草60g　朱砂90g　冰片6g　蛤粉240g　人参30g　金箔　蜜各适量

制作方法　上药研细末，炼蜜为丸，金箔为衣。

功效主治　泻热安神。主治小儿心经邪热，面赤烦渴、痰涎不利、睡卧不宁、精神恍惚。

临床用法　1次0.5～1g，饭后薄荷汤送服，每日1～3次。

注意事项　不可过量，不可久服。朱砂禁火煅。

呕吐

人参膏

《永类钤方》

药物组成 人参 诃子炮去核 木香 肉豆蔻 丁香 藿香 缩砂仁 炙甘草各3g 蜜适量

制作方法 共研细末，炼蜜为膏。

功效主治 健脾益气，调中降逆。主治小儿吐泻、困倦、不思乳食。

临床用法 3岁以下每服1～2g，3岁以上每服3～4g，饭前开水送服，每日2～3次。

注意事项 忌食生冷。

止呕膏※

《常见病验方研究参考资料》

药物组成 白矾12g

制作方法 上药研细末，和饭为膏备用。

功效主治 清热解毒，降逆止呕。主治小儿急性呕吐。

临床用法 外贴脚心，每日1次。

注意事项 忌食生冷。

术附膏

《普济方》

药物组成 制附子15g 白术 诃子 炙甘草各7.5g 蜜适量

制作方法 共研细末，炼蜜为膏。

功效主治 温肾助阳，收涩止泻。主治小儿吐泻不止、神疲乏力、肚疼不食、鼻气冷。

临床用法 3岁以下每服1～2g，3岁以上每服3～4g，温水调服，每日2～3次。

注意事项 忌食生冷。

归命膏

《普济方》

药物组成 丁香 藿香各0.3g 犀角粉4g 牛黄1.5g 猪胆 狗胆 蝟胆 熊胆 鲫鱼胆各0.15g

制作方法 共研细末，调匀为膏。

功效主治 清热降逆，定惊止呕。主治湿热中阻所致小儿惊风，呕吐不止。

临床用法 3岁以下每服0.1～0.2g，3岁以上每服0.3～

0.4g，每日1～3次。

注意事项　根据患儿岁数加减服药量，但1次服药量不应超过1g。

助胃膏

《传信适用方》

药物组成　人参　白术　茯苓　炙甘草　丁香各15g　砂仁　白豆蔻各12g　木香6g　山药30g　肉豆蔻炮 3g　蜜适量

制作方法　共研细末，炼蜜为膏。

功效主治　益气健脾，温中降逆。主治小儿冷气入胃，呕吐不已。

临床用法　1岁服0.3g，米汤送下，每日2～3次。

注意事项　忌食生冷。

吴萸绿粉膏※

《常见病验方研究参考资料》

药物组成　吴茱萸6g　绿豆粉9g

制作方法　上药共研细末，水调成膏备用。

功效主治　温中和胃。主治小儿寒性呕吐。

临床用法　外敷双足心，每日1～3次。

注意事项　忌食生冷。

厚朴膏

《普济方》

药物组成　厚朴制　诃子炮去核　白豆蔻炮　当归各15g　炙甘草0.3g　蜜适量

制作方法　共研细末，炼蜜为膏。

功效主治　化湿和中，收涩止泻。主治小儿吐泻、不思饮食。

临床用法　3岁以下每服1～2g，3岁以上每服3～4g，饭前服，每日3次。

注意事项　忌食生冷。

益中膏

《普济方》

药物组成　丁香　肉豆蔻炒各6g　缩砂仁　诃子炮去核各3g　炙甘草　青皮炒各15g　蜜适量

制作方法　共研细末，炼蜜为膏。

功效主治　行气止痛，和中降逆。主治小儿吐泻、饮食不佳、腹胀肚疼、困倦。

临床用法　3岁以下每服1～2g，3岁以上每服3～4g。开水送

服，每日2～3次

注意事项 忌食生冷。

绿豆鸡子膏※

《常见病验方研究参考资料》

药物组成 绿豆粉60g 鸡子清2枚

制作方法 上药调匀备用。

功效主治 清热解毒，和胃降逆。主治小儿热性呕吐。

临床用法 外敷双足心，纱布固定，每日1次。

注意事项 忌食辛温。

泄泻

人参膏

《魏氏家藏方》

药物组成 人参30g 白术 丁香 藿香各15g 白扁豆0.3g 蜜适量

制作方法 共研细末，炼蜜为膏。

功效主治 健脾化湿，调中降逆。主治小儿泄泻、口渴呕逆。

临床用法 1次1g，生姜汤化服，每日3次。

注意事项 忌食生冷。

川椒膏

《古今脐疗良方集解》

药物组成 川椒10g 麝香膏1张

制作方法 川椒研细末备用。

功效主治 温中止痛，暖脾止泻。主治小儿脾虚便溏、脘腹冷痛等症。

临床用法 将药末填满肚脐，外贴麝香膏，并用胶布固定，每日1次。

注意事项 忌风寒及生冷油腻食物。

小儿腹泻膏

《铁道医学》

药物组成 五倍子炒黄 干姜各10g 吴茱萸 公丁香各5g 白酒适量

制作方法 上药共研细末，加酒制成直径5cm，厚度2mm的药膏备用。

功效主治 温中止泻。主治小儿脾胃虚寒，泄泻如水样。

临床用法 外敷脐部，纱布、胶布固定，每日1次。

注意事项　忌风寒及生冷食物。

五倍枯矾膏

《古今脐疗良方集解》

药物组成　五倍子1.5g　枯矾10g　黄蜡30g

制作方法　前2味药共研细末，黄蜡置小锅内加温熔化，入药末调匀待凉备用。

功效主治　涩肠止泻。主治小儿久泻不止。

临床用法　外敷脐部，纱布、胶布固定，每日1次。同时热敷双脚，每次30～60分钟，每日2～3次。

注意事项　忌生冷油腻食物。

止泻膏

《古今脐疗良方集解》

药物组成　炒苍术　炒白术　车前子　茯苓　煨诃子　炒苡米各10g　吴茱萸　丁香　胡椒　炒山楂各6g　香油适量

制作方法　上药共研细末，香油调膏备用。

功效主治　健脾消食，化湿止泻。主治小儿脾虚湿困所致的慢性腹泻。

临床用法　外敷脐部，纱布、胶布固定，每日1次。

注意事项　忌风寒及生冷食物。

石榴皮膏※

《古今脐疗良方集解》

药物组成　鲜石榴皮30g

制作方法　上药捣泥备用。

功效主治　涩肠止泻。主治小儿腹泻、无发热等。

临床用法　外敷脐部，纱布、胶布固定，每日1次。

注意事项　忌生冷、油腻食物。初病者不宜用。

正气人参膏

《普济方》

药物组成　人参　木瓜　甘草各15g　陈橘红　罂粟米炒　干姜　茯苓各0.3g　蜜适量

制作方法　共研细末，炼蜜为膏。

功效主治　温中健脾，降逆除烦。主治小儿脾胃气虚，泻利呕逆、不入乳食、夜哭、睡中多惊、吐利蛔虫。

临床用法　1次3g，米汤化服，每日2～3次。

注意事项 忌食生冷。

仙人掌膏※

《常见病验方研究参考资料》

药物组成 仙人掌根60g

制作方法 洗净，捣烂，炒热备用。

功效主治 清热止泻。主治小儿急性胃肠炎，吐泻不休。

临床用法 外敷脐周，纱布包缠固定，每日1~2次。

注意事项 现制现用。勿令烫伤皮肤。

肉豆蔻膏

《普济方》

药物组成 肉豆蔻 白术各6g 人参 甘草 丁香 木香各3g 藿香1.5g 蜜适量

制作方法 共研细末，炼蜜为膏。

功效主治 行气止痛，调中化湿。主治小儿气滞夹惊，大便清泻、腹疼不食。

临床用法 1次3g，米汤饮下或空腹奶前服，每日2~3次。

注意事项 忌食生冷。

助胃膏

《太平惠民和剂局方》

药物组成 肉桂 白茯苓 白术 藿香叶 缩砂仁 炙甘草各60g 白豆蔻仁 肉豆蔻煨 木香 丁香 人参各30g 橘红 山药各120g 蜜适量

制作方法 共研细末，炼蜜为膏。

功效主治 健脾除湿，温中止泻。主治小儿胃气虚弱，肠鸣泄泻、乳食不进、腹胁胀满、吮乳便青，或时夜啼、胎寒腹痛。

临床用法 3岁以下者1次服3g，3岁以上者1次服6g，米汤化下，每日2~3次。

注意事项 忌食生冷。

诃子膏

《全婴方》

药物组成 诃子 赤石脂 甘草 罂粟壳炒各等份 蜜适量

制作方法 共研细末，炼蜜为膏。

功效主治 温中行气，涩肠止泻。主治小儿泄泻日久、烦渴不食。

临床用法 1次3g，米汤化

服，每日1~2次。

注意事项 初病者不宜用。

没石膏

《永类钤方》

药物组成 没石子2枚 香附12g 人参 诃子 丁香各3g 白术炙 6g 巴豆烧存性 10粒 蜜适量

制作方法 上药研细末，炼蜜为丸，每丸0.5g。

功效主治 益气健脾，调气止泻。主治小儿疳泻。

临床用法 1次1丸，米汤送服，每日3次。

注意事项 忌食生冷。

没石子膏

《幼幼新书》

药物组成 没石子3枚 人参 诃子 白术各6g 丁香35枚 甘草炙 15g 香附子37枚 朱砂0.5g

制作方法 上药研细末，水和朱砂为丸，每丸0.5g。

功效主治 温中健脾，收涩止利。主治小儿感寒夹惊，胃气虚弱，大便泄泻、手足搐搦。

临床用法 1次1丸，白术汤送服，每日3次。

注意事项 忌食生冷。朱砂禁火煅。

使君子膏

《普济方》

药物组成 厚朴姜汁炒 炙甘草 诃子炮 各60g 青黛 陈皮各0.3g 使君子醋麸煨 15g 蜜适量

制作方法 共研细末，炼蜜为膏。

功效主治 行气，健脾，涩肠。主治小儿疳痢，腹痛、惊泻清水、脏腑虚滑，不思饮食。

临床用法 1次3g，米饮送服，3岁以内者，用乳汁送服1.5g，每日2~3次。

注意事项 忌食生冷。

香附米酒膏

《民间验方》

药物组成 制香附50g 生甘草5g 米酒适量

制作方法 共研细末，米酒调膏备用。

功效主治 疏肝，理气，和胃。主治小儿腹泻。

临床用法 外敷脐部，胶布固定，每日1次。可配合艾灸神阙、天枢、足三里穴，每次10分钟，每日3次。

注意事项　忌风寒及生冷食物。

麝沉膏

《永类钤方》

药物组成　乳香3g　木香6g　诃子12g　麝香　沉香各1.5g　䗪虫炙18g　肉豆蔻煨15g　蜜适量

制作方法　上药研细末，炼蜜为丸，每丸0.5g。

功效主治　行气调中，涩肠止泻。主治小儿疳泻、腹痛食少、身体羸瘦。

临床用法　1次1丸，米汤送服，每日2~3次。

注意事项　忌食生冷。

腹痛

安息香膏

《幼幼新书》

药物组成　安息香　桃仁　莪术　使君子各15g　全蝎0.3g　阿魏3g　茴香9g　蜜适量

制作方法　桃仁去皮炒黄，使君子取肉焙干，莪术煨，茴香炒，诸药研细末，炼蜜为膏。

功效主治　温里散寒，行气止痛。主治小儿脘腹疼痛。

临床用法　1次0.3g，生姜、薄荷煎汤送服，每日3次。

注意事项　忌食生冷。

豆膏※

《常见病验方研究参考资料》

药物组成　赤小豆　淡豆豉　白及各9g

制作方法　共研细末，温水调匀为膏备用。

功效主治　行气，利水，止痛。主治小儿腹胀、腹痛。

临床用法　外敷脐部，胶布固定，每日1次。

注意事项　现制现用。

补胃膏

《医方妙选》

药物组成　高良姜　肉桂各30g　肉豆蔻　干漆烧存性　乌梅各15g　蜜适量

制作方法　上药研细末，炼蜜为丸，每丸1g。

功效主治　温中，健脾，杀虫。主治小儿腹痛不可忍，虫泻。

临床用法 1次1g，用米饮溶化，乳食前服，每日2~3次。

注意事项 忌生冷食物。

乳香膏

《普济方》

药物组成 制附子6g 乳香 当归各3g 麝香1g 沉香3g 酒适量

制作方法 上药研细末，酒糊为丸，每丸0.5g。

功效主治 散寒，行气，止痛。主治小儿盘肠气痛引起的啼哭、面色忽红忽青、大便色青白。

临床用法 1次1~3丸，钩藤汤调服，每日3次。

注意事项 忌风寒生冷。

辟邪膏

《幼幼新书》

药物组成 降香 白胶香 沉香 虎头骨 八角莲 龙胆草 人参 白茯苓 雄黄各15g 麝香3g 蜜适量

制作方法 共研细末，炼蜜为膏丸。

功效主治 行气止痛。主治小儿中恶，心腹刺痛、闷乱欲死等。

临床用法 1次1g，乳香汤送服，每日1~2次。

注意事项 不可过量。雄黄禁火煅。

积滞

千层化积膏

《民间验方》

药物组成 杏仁18g 栀子12g 小红枣去核20g 黍米10g 盐适量

制作方法 上药共捣如膏备用。

功效主治 和中消食。主治小儿食积厌食。

临床用法 外敷脐部，纱布、胶布固定，每日1次。

注意事项 忌辛辣、油腻食物。

栝蒌根膏※

《普济方》

药物组成 栝蒌根30g 细辛15g 醋适量

制作方法 上药共研细末，醋调为膏。

功效主治 养阴清热，祛风通络。主治小儿胃阴亏损，纳呆脘痞。

临床用法 外贴脾俞穴，每日1次。

注意事项 忌过食生冷和辛燥。

消积开胃膏

《中国中医独特疗法大全》

药物组成 大黄 白牵牛子各6g 白豆蔻 焦山楂 炒麦芽 神曲各4g 高良姜 陈皮各5g 凡士林适量

制作方法 上药研细末，加入凡士林调匀成膏备用。

功效主治 消食攻结，醒脾开胃。主治小儿食积便秘。

临床用法 外敷脐部，纱布、胶布固定，每晚1次，每次8～10小时，10日为1疗程。

注意事项 忌风寒、生冷食物。宜连用3～5疗程。

消积导滞膏

《敷脐妙法治百病》

药物组成 水红花子30g 槟榔 莱菔子 鸡内金 莪术 三棱 大黄 枳实 广木香各10g 香油500ml 黄丹180g

制作方法 除黄丹外，余药放入香油中浸泡24小时后，入锅中煎熬至药枯，过滤去渣，加入黄丹，再煎至滴水成珠时退火，冷却收膏，备用。

功效主治 祛瘀散结，消积导滞。主治小儿积滞，脘腹胀满、青筋暴露、纳呆呕吐、大便干结或溏泄秽臭而体质较好者。

临床用法 外敷脐部，纱布、胶布固定，每日1次。

注意事项 忌生冷、油腻食物。

醒胃膏

《中国中医独特疗法大全》

药物组成 神曲 炒麦芽 焦山楂各15g 炒莱菔子12g 炒鸡内金9g

制作方法 上药共研细末，水调成膏备用。

功效主治 消食除满，健脾开胃。主治小儿食积胀满、食欲不振等症。

临床用法 外敷脐部，纱布、胶布固定，每日1次。

注意事项 忌生冷、油腻食物。

疳证

二甘消积膏※

《常见病验方研究参考资料》

药物组成 甘遂 甘草各12g 猪脂油120g

制作方法 上2味药共研细末，入猪脂油拌匀备用。

功效主治 泻水逐痰，破积通便。主治小儿疳积、痞块。

临床用法 外贴痞块处，每日1次。

注意事项 甘遂有毒，慎勿入口。

二生消疳膏※

《常见病验方研究参考资料》

药物组成 生香附末 生半夏末各6g 鸡蛋清适量

制作方法 鸡蛋清调上药末，摊布上备用。

功效主治 行气，降逆，和胃。主治小儿疳积。

临床用法 外贴脚心涌泉穴，每日1次。

注意事项 用药期间忌脚着地。

儿痞膏

《理瀹骈文》

药物组成 党参 白术 当归 生地 胡黄连 枳实 青黛 芦荟 青皮 陈皮 胆南星 三棱 莪术 大黄 巴豆 黑牵牛子 白牵牛子 苦楝根 木香 槟榔 木鳖子 全蝎 龙胆草 山楂 神曲 五灵脂 僵蚕 雄黄 炮穿山甲 蟾皮 皂角 柴胡 地骨皮 黑山栀 轻粉 玄参 羚羊角各30g 朱砂6g 石膏 滑石各120g 麻油2000ml 黄丹1200g

制作方法 朱砂、石膏、滑石研细末备用。麻油熬余药，去渣，黄丹收膏，再入前备用药混匀。

功效主治 理气消积。主治小儿肚大青筋、身热肉瘦、牙疳口臭、腹痛虫积。

临床用法 外贴脐部，2日1次。

注意事项 本方不可内服。雄黄、朱砂禁火煅。

五倍子醋膏※

《常见病验方研究参考资料》

药物组成 五倍子15g 醋适

量

制作方法 五倍子焙黄研细末，醋调匀摊布上备用。

功效主治 解毒，除湿，止痒。主治小儿疳积，形体瘦弱、抓耳搓眼等症。

临床用法 外贴囟门或脐部，每日1次。

注意事项 忌过饱、过饥。

艾椒膏

《民间验方》

药物组成 艾叶 胡椒各5g 甘草3g 黄酒适量

制作方法 上药共研细末，黄酒调膏备用。

功效主治 温脾祛寒。主治小儿疳积，腹痛腹泻。

临床用法 外敷脐部，纱布、胶布固定，每日1次，连用3～5次。

注意事项 忌风寒及生冷食物。

生栀膏※

《常见病验方研究参考资料》

药物组成 生栀子9g 白面 鸡蛋清各适量

制作方法 上药研细末，加白面、鸡蛋清调成3个饼备用。

功效主治 清热，消食，导滞。主治小儿疳积，腹胀发热。

临床用法 药饼分别外敷脐部及两足心，每日1次。

注意事项 注意饮食卫生。

白卤膏※

《常见病验方研究参考资料》

药物组成 白面9g 卤水适量

制作方法 共调匀，摊布上备用。

功效主治 消积导滞。主治小儿疳积，消化不良。

临床用法 外贴头顶，每日1次。

注意事项 卤水用量不宜过大，以免损伤皮肤。

芒硝山楂膏

《古今脐疗良方集解》

药物组成 山楂 栀子 大枣去核各7枚 葱头9枚 芒硝 面粉各30g 白酒适量

制作方法 上药共研细末，调匀备用。

功效主治 健脾消积。主治小儿疳积，形瘦体弱，纳呆烦躁等症。

临床用法 外敷脐部及命门穴，纱布包扎，每隔2～3小时取下药膏加白酒再敷，共敷3昼夜。

注意事项 忌辛辣、生冷食物。

苍耳姜丹膏※

《古今脐疗良方集解》

药物组成 苍耳（全草）30g 生姜10g 黄丹30g

制作方法 上药加水熬膏备用。

功效主治 健脾开胃，杀虫消积。主治小儿疳积、虫积腹痛等症。

临床用法 外敷脐部及囟门，纱布、胶布固定，每日1次。

注意事项 忌生冷、油腻、鱼腥食物。

没石膏

《杨氏家藏方》

药物组成 没石子15g 木香6g 陈皮 当归 白术各60g 川芎120g 青皮0.3g 使君子肉30g 酒100ml 陈米30g 蜜适量

制作方法 取酒与川芎同煮，以酒干为度。将使君子与陈米同炒令香，去米不用，与余药研细末，炼蜜为丸，每丸0.8g。

功效主治 行气消积。主治小儿疳积，面黄肌瘦、小便白浊。

临床用法 1次1丸，饭前温水送服。每日3次。

注意事项 忌过食生冷。

阿蜈连杏膏※

《常见病验方研究参考资料》

药物组成 阿魏9g 蜈蚣1条去头足 杏仁7枚 连须葱头3枚

制作方法 上药共捣备用。

功效主治 消积，杀虫，解毒。主治小儿疳积，腹中痞块。

临床用法 外贴痞块处，每日1次。

注意事项 注意饮食卫生。

肥儿膏

《理瀹骈文》

药物组成 黄芪 茯苓 白术 炙甘草 制厚朴 槟榔 山楂 麦芽 神曲 陈皮 木香 砂仁 山药 莪术 益智仁 使君子 川楝肉 胡黄连 芜荑各15g 朱砂3g 麻油1000ml 黄丹500g

制作方法 朱砂研细末另置。麻油熬余药，去渣，入黄丹、朱砂混匀，摊贴冷却。

功效主治 健脾化食，理气消胀。主治小儿虚中有积，肿胀泄泻及疹后将成疳者。

临床用法 外贴脐部，2 日 1 次。

注意事项 本方不可内服。朱砂禁火煅。

治疳消胀膏

《民间敷灸》

药物组成 炒神曲 炒麦芽 焦山楂各 10g 炒莱菔子 6g 炒鸡内金 5g 淀粉 2g

制作方法 上药共研细末，水调成膏备用。

功效主治 消食和中，行气除胀。主治小儿疳积，脘腹胀满、食欲不振、苔腻、脉滑等症。

临床用法 临睡前取药膏外敷脐部，绷带固定，次日早晨取下。

注意事项 忌油腻、生冷食物。

保婴五疳膏

《寿世保元》

药物组成 青皮 甘草各 6g 橘红 山楂 麦芽 金樱子 莲心肉各 15g 白术 45g 茯苓 使君子各 22.5g 麦冬 30g 芡实 7.5g 蜜 840g

制作方法 诸药分别炒制后，研细末和匀，炼蜜为膏。

功效主治 理气消食，开胃健脾。主治小儿五疳，潮热烦渴、面黄肌瘦、手足如柴、腹大青筋暴露、精神倦怠等。

临床用法 1 次 5g，中午、晚间温水送服。

注意事项 忌过食生冷和辛燥。

将军百战百胜膏

《寿世保元》

药物组成 大黄 白芷各 60g 三棱 莪术各 30g 木鳖子 10 枚 蜈蚣 10 条 穿山甲 15 片 巴豆 蓖麻子各 150 枚 栀子 5 枚 黄连 15g 杨柳条 300g 香油 1000ml 黄丹 500g 血竭 芦荟 天竺黄 轻粉 阿魏各 15g 麝香 1.5g 胡黄连 硼砂末各 6g

制作方法 前 13 味共熬至色黑，去渣，加黄丹，再加余药，混匀候冷收膏。

功效主治 软坚散结，泻热消癖。主治小儿胃肠积痞，食痰停聚，肚腹作痛、面黄肌瘦、食欲不振等。

临床用法 外贴脐部，2 日 1

次。

注意事项 本方有毒，严禁入口。

桃树叶膏※

《常见病验方研究参考资料》

药物组成 桃树叶适量

制作方法 洗净放锅内，水煮2小时去渣，浓缩成膏，摊布上备用。

功效主治 消积行滞。主治小儿疳积。

临床用法 外贴脐部，每日1次。

注意事项 不可内服。

栀芒葱杏膏※

《常见病验方研究参考资料》

药物组成 栀子 芒硝各9g 杏仁6g 葱白1根 白面 陈醋各适量

制作方法 前3味药研细末，葱白捣烂如泥，白面、陈醋调膏备用。

功效主治 清热，软坚，消积。主治小儿疳积。

临床用法 外贴脐部，每日1次。

注意事项 宜饮食有节。

莱菔芒硝膏※

《常见病验方研究参考资料》

药物组成 莱菔子9g 芒硝末18g

制作方法 莱菔子炒熟，同芒硝搅匀，装袋备用。

功效主治 消食软坚，降气泻热。主治小儿疳积。

临床用法 外贴中脘穴，2日1次。

注意事项 宜饮食有节。

消疳膏

《中医验方》

药物组成 芜荑 阿魏 槟榔各10g 葱白7根 生酒糟适量

制作方法 上药共捣如膏，备用。

功效主治 杀虫疗疳。主治小儿疳积初起，脘腹胀满、神疲纳呆、呕吐食物、大便干结等症。

临床用法 外敷脐部及脾俞穴，纱布、胶布固定，3日1次。

注意事项 忌生冷、油腻、鱼腥食物。

消疳膏

《民间验方》

药物组成 桃仁 杏仁 大黄 槟榔 山栀子 芒硝各6g 鸡蛋清1枚 面粉适量

制作方法 前6味药共研细末，入蛋清、面粉调匀备用。

功效主治 攻积导滞，清热通便。主治小儿疳积，便秘、烦热不宁等症。

临床用法 外敷脐部，纱布、胶布固定，24小时后除去，隔7日用药1次。同时点刺四逢穴，7日1次。

注意事项 忌生冷瓜果、鱼腥食物。

消痞膏※

《常见病验方研究参考资料》

药物组成 桃仁 杏仁各7枚 栀子30g 朴硝 穿山甲各9g 鸡子清3枚 蜂蜜30g 小枣7枚

制作方法 前药共研细末，用鸡子清、蜜调匀，摊布上备用。

功效主治 活血化瘀，除痞消胀。主治小儿疳积，腹部痞块、肚大青筋、面黄肌瘦、午后发热。

临床用法 外贴脐部，7日1次，连贴3次。

注意事项 皮肤过敏者忌用。

疳积膏

《中国中医独特疗法大全》

药物组成 党参 白术各10g 当归 三棱 莪术 黑白牵牛 山栀 龙胆草各9g 胡黄连 大黄 槟榔 木香各6g 巴豆 雄黄各3g 陈皮5g 石膏30g 蜂蜜适量

制作方法 上药共研细末，蜂蜜调膏备用。

功效主治 益气健脾，消疳杀虫。主治小儿疳积，肚大青筋、身热肉瘦、腹痛虫积等。

临床用法 外敷脐部，纱布、胶布固定，每日1次。

注意事项 忌食生冷瓜果。

疳积药膏

《全国中草药新医疗法展览会资料选编》

药物组成 疳积草（鲜）15g 姜 葱各30g 鸭蛋白1枚

制作方法 上药共捣为膏备用。

功效主治 化积消疳。主治小儿疳积，潮热、烦躁口渴、食欲不振、消瘦。

临床用法 外敷脚心，每次8小时，3日1次，连用5~7次。

注意事项 皮肤过敏者忌用。

黄丹姜葱膏

《常见病验方研究参考资料》

药物组成 黄丹 姜 葱各适量

制作方法 姜、葱捣烂，调黄丹和匀备用。

功效主治 通阳散结，解毒和胃。主治小儿单纯性消化不良。

临床用法 外敷脐部，包扎固定，再用热水袋敷，每日1次。

注意事项 黄丹有毒，不可内服。

葎草侧柏膏

《中草药外治验方选》

药物组成 吴茱萸 香附各3g 鲜葎草叶 鲜侧柏叶各15g 鸡蛋清1枚

制作方法 前2味药共研细末，和后2药共捣为膏备用。

功效主治 和胃止痛，消食清热。主治疳积，身热、烦躁不宁、腹胀疼痛等症。

临床用法 外敷脐部，胶布固定，每日1次。

注意事项 忌辛辣、生冷食物。

蒜硝膏※

《常见病验方研究参考资料》

药物组成 大蒜1枚 朴硝9g

制作方法 大蒜去皮捣烂，入朴硝调匀摊布上备用。

功效主治 解毒，消积，杀虫。主治小儿疳积，虫积痞块。

临床用法 外贴脐部，每日1次。

注意事项 勿令发泡。皮肤过敏者忌用。

露星膏

《经验良方》

药物组成 炙黄芪 胡黄连 地骨皮 柴胡各等份 蜜适量

制作方法 上药研细末，炼蜜为膏。

功效主治 清虚热、退骨蒸。主治小儿疳积、潮热形瘦、腹胀如鼓，脊如锯。

临床用法 1次3g，薄荷煎汤调服，每日2~3次。

注意事项 注意饮食营养。

惊风

一醉膏

《全婴方》

药物组成 乳香 天麻 安息香 全蝎 蜈蚣各6g 麝香0.3g 制附子 麻黄 酸枣仁各12g 酒 蜜各适量

制作方法 上药研细末，入酒、蜜同熬为丸，每丸0.5g。

功效主治 息风止痉，温经通络，安神醒脑。主治小儿慢惊，风涎流注经络，神志昏寐。

临床用法 1次1丸，开水调服，每日1~3次。

注意事项 不可过量。

二甲定惊膏

《敷脐妙法治百病》

药物组成 生地 麦冬各15g 鳖甲 牡蛎各10g 鸡蛋清适量

制作方法 前4味药共研细末，蛋清调膏备用。

功效主治 育阴潜阳，滋阴生津。主治慢惊风、形体憔悴、虚烦低热、舌红少津等。

临床用法 外敷脐部，纱布、胶布固定，每日1次。

注意事项 忌辛燥食物。

二仁栀子膏※

《常见病验方研究参考资料》

药物组成 桃仁 郁李仁各14枚 黄栀子6g 鸡蛋清适量

制作方法 上药共研细末，鸡蛋清调匀，摊纱布上备用。

功效主治 通腑，泻热，止痉。主治小儿急、慢惊风。

临床用法 敷两手腕桡动脉处，24小时后解下，以敷处呈现青黑色为度。

注意事项 不可内服。

丁葱艾蓬膏※

《常见病验方研究参考资料》

药物组成 丁香 葱白 艾蓬头各7枚 白酒适量

制作方法 上药研细末，白酒调匀备用。

功效主治 温中散寒，通阳止痉。主治小儿急、慢惊风。

临床用法 外敷脐部，纱布固定，每日2次。

注意事项 忌风冷。

大风膏

《世医得效方》

药物组成 天麻 青黛 紫粉各9g 防风 赭石各30g 天竺黄 白僵蚕 白附子 朱砂各15g 白花蛇 蛇含石各60g 蜈蚣1条 全蝎5枚 制天南星90g 麝香1.5g 蜜适量

制作方法 赭石烧，醋淬7次。蛇含石烧，醋煮7次。白花蛇、蜈蚣酒浸。将上药研细末，炼蜜为膏。

功效主治 镇静息风，化痰安神。主治小儿抽搐。

临床用法 1次0.5～1g。慢惊风用冬瓜仁汤送服；搐搦用鸡冠血、薄荷煎汤送服；急惊风用竹叶、薄荷煎汤送服；痰多用桑白皮汤送服；潮热用薄荷和磨刀水汤送服；咳嗽用五味子、杏仁煎汤送服；夜啼用灯芯、灶心土、蝉蜕浓煎送服。每日2～3次。

注意事项 不可随意加大服药剂量。朱砂禁火煅。

大青膏

《小儿药证直诀》

药物组成 天麻3g 白附子4.5g 全蝎 乌梢蛇肉酒浸焙各3g 青黛3g 朱砂 天竺黄各0.9g 蜜适量

制作方法 上药共研细末，蜜调为膏。

功效主治 搜风，通络，镇惊。主治小儿惊风。

临床用法 1次1～2g。月中婴儿0.3g，薄荷汤化服，每日2～3次。

注意事项 不可随意加大服药剂量。朱砂禁火煅。

牛黄朱膏

《世医得效方》

药物组成 朱砂 牛黄 麝香各0.5g

制作方法 上药共研细末。

功效主治 醒脑开窍，祛风止痉。主治小儿惊风发搐。

临床用法 取上药0.1g入乳汁中，调为糊状，抹入小儿口内，每日1～2次。

注意事项 朱砂禁火煅。不可久用。不可过量。

甘草摩膏

《圣济总录》

药物组成 炙甘草 防风各30g 白术 桔梗各1g 雷丸75g 猪脂500g

制作方法 上药研粗末。猪脂放火上熬化，入药同煎，去渣，冷却为膏。

功效主治 固表祛风。主治小儿肌肤嫩弱，风邪所中，手脚惊掣。

临床用法 外涂囟门及手脚心，每日1～2次。

注意事项 涂药后宜按摩囟门及手脚心，以发热为度。

龙脑地黄膏

《黄帝素问宣明论方》

药物组成 大黄 甘草各3g 雄黄0.3g 麝香3g 冰片0.3g 蜜适量

制作方法 上药研细末，炼蜜为膏。

功效主治 清热泻火，醒脑开窍。主治小儿急慢惊风，痰热阻膈。

临床用法 1次1g，薄荷汤送服，每日1～2次。

注意事项 不可过量。不可久服。雄黄禁火煅。

宁神膏

《普济方》

药物组成 茯神30g 朱砂30g 麦冬15g 麝香0.3g 蜜适量

制作方法 上药研细末，炼蜜为膏。

功效主治 安神醒脑。主治小儿惊风。

临床用法 1次1g，薄荷汤送服，每日1～2次。

注意事项 不可过量。不可久服。朱砂禁火煅。

百枝膏

《杨氏家藏方》

药物组成 人参 防风 天麻各30g 麦冬 白附子 白僵蚕 羌活 石菖蒲各15g 朱砂6g 麝香3g 蜜适量

制作方法 上药研细末，炼蜜为丸，每丸0.8g。

功效主治 安神定惊。主治小儿禀赋怯弱，感邪受惊，心神恍惚、睡眠不安。

临床用法 1次1丸，荆芥汤送服，每日1～2次。

注意事项 不可过量。不可久服。朱砂禁火煅。

地黄膏

《幼幼新书》

药物组成 豆粉 郁金各15g

炙甘草0.3g　马牙硝3g　生地汁200ml　蜜100g

制作方法　上药同熬成膏。

功效主治　清热疏肝。主治惊风。

临床用法　1次3g，温开水送服，婴儿用消毒棉签蘸药拭口内，每日2～3次。

注意事项　忌食辛热之品。

朱砂膏

《小儿保生药方》

药物组成　人参　茯神　防风　山药　炙甘草　炙黄芪　麦冬各15g　朱砂18g　麝香0.2g　蜜　金箔各适量

制作方法　上药研细末，炼蜜为丸，每丸约5g，以金箔为衣。

功效主治　安神镇惊，祛痰退热。主治小儿惊风。

临床用法　每次半丸～1丸，薄荷汤送服，每日1～2次。

注意事项　不可过量。不可久服。朱砂禁火煅。

竹沥膏

《全婴方》

药物组成　制附子　犀角各3g　厚朴　白术各0.3g　麻黄1.5g　全蝎七个　竹沥水适量

制作方法　上药研细末，竹沥水调为丸，每丸0.5g。

功效主治　祛风止痉，健脾化痰。主治小儿慢惊风，脾虚发搐。

临床用法　1次1丸，薄荷汤送服，每日1～3次。

注意事项　不可过量服用。

竹沥膏

《普济方》

药物组成　竹沥　生地黄　蜂蜜各150g　肉桂　石菖蒲各30g

制作方法　生地取汁，余药研细末调匀，文火熬成膏。

功效主治　清热，化痰，开窍。主治小儿惊风，牙关紧闭。

临床用法　1次0.5～1g，梨汁调服，每日3～5次。

注意事项　避风。

全蜈僵蝉膏※

《常见病验方研究参考资料》

药物组成　全蝎5枚　蜈蚣1条　僵蚕5条　蝉蜕头7枚

制作方法　上药共研细末，取药末撒于煎鸡蛋上备用。

功效主治　息风止痉，散结祛风。主治小儿慢惊风。

临床用法 外贴脐部，2 日 1 次。

注意事项 不可内服。

辰砂膏

《仁斋直指方论》

药物组成 制附子 24g 朱砂 3g 天南星炮 15g 白附子炮 五灵脂 蝎梢各 0.3g 蜜适量

制作方法 研细末，炼蜜为丸，每丸 0.5g

功效主治 温经散寒，化痰通络，息风止痉。主治小儿慢脾风，痰涎阻滞，手足逆冷、抽搐。

临床用法 1 次 1 丸，生姜汁调服，每日 1～2 次。

注意事项 朱砂禁火煅。不可久服。不可过量。

辰砂膏

《仁斋直指方论》

药物组成 朱砂 9g 硼砂 牙硝各 4.5g 芒硝 6g 全蝎 珍珠各 3g 麝香 0.3g 枣肉适量

制作方法 上药共研细末，和枣肉成膏。

功效主治 清热，息风，镇惊。主治小儿诸惊，潮热。

临床用法 1 次 1g。治诸惊，用金银薄荷汤下；潮热，甘草汤下。月内婴儿用乳汁调涂奶上，令其吮下。每日 1～2 次。

注意事项 不可随意加大服药剂量。朱砂禁火煅。

助胃膏

《仁斋直指方论》

药物组成 人参 白术 莲子 丁香 檀香 小茴香 白豆蔻 木香 炙甘草各 3g

制作方法 上药研细末，粟米粥调为丸，每丸 0.5g。

功效主治 温胃调中，补益脾气。主治小儿慢惊风，吐泻、不思饮食。

临床用法 1 次3～5丸，陈米饮或冬瓜仁汤送服，每日 3 次。

注意事项 忌食生冷。

吴芥膏※

《常见病验方研究参考资料》

药物组成 吴茱萸 24g 白芥子 9g 醋适量

制作方法 上药共研细末，醋调匀备用。

功效主治 温中散寒，祛痰通络。主治急、慢惊风。

临床用法 外敷足心，20 分

钟后除去。

注意事项 皮肤过敏者忌用。

羌活膏

《小儿药证直诀》

药物组成 羌活 川芎 人参 白附子 茯苓各15g 天麻30g 全蝎焙 白僵蚕 白花蛇各0.3g 制附子 防风 麻黄9g 母丁香 藿香 肉豆蔻 木香各6g 轻粉3g 珍珠 牛黄各3g 冰片0.2g 麝香3g 雄黄 朱砂各0.3g 蜜适量

制作方法 上药研细末，炼蜜为丸，每丸0.5g

功效主治 祛风止痉，补脾温中，醒脑安神。主治小儿脾胃虚弱，吐泻慢惊。

临床用法 1次1~2丸，薄荷汤或麦冬汤送服，每日1~2次。

注意事项 不可久服。不可过量。朱砂、雄黄禁火煅。

羌活膏

《幼幼新书》

药物组成 牛膝 羌活 蝎梢 防风 天麻 人参 木瓜 当归 紫苏根各0.3g 麝香0.3g 朱砂 白附子各1.5g 酒20ml 白砂糖适量

制作方法 除麝香外，上药研细末酒浸12小时，以文火焙干，入麝香和匀，炒砂糖为膏。

功效主治 息风止痉。主治小儿惊风，手足痉挛。

临床用法 1次0.5~1g，荆芥汤送服，每日1~2次。

注意事项 不可过量。不可久服。朱砂禁火煅。

青金膏

《全婴方》

药物组成 乌梢蛇 蝎梢 天麻 白附子 青黛各0.3g 制附子8g 麝香 天竺黄各3g 蜜适量

制作方法 诸药研细末，炼蜜为膏。

功效主治 祛风止痉，化痰开窍。主治小儿慢惊风，身体强直、痰涎壅盛、神志昏昧。

临床用法 1次1g，人参、薄荷煎汤调服，每日1~3次。

注意事项 不可过量服用。

青黛膏

《普济方》

药物组成 天麻15g 白附子

朱砂各9g　蝎梢15g　白花蛇酒炙　天竺黄　青黛各6g　麝香3g　蜜适量

制作方法　上药研细末，炼蜜为丸。每丸0.5g

功效主治　醒脑开窍，息风止痉。主治小儿惊风，昏闷、手足冷。

临床用法　1次1～3丸，薄荷煎汤送服，每日3次。

注意事项　不可随意加大服药剂量。朱砂禁火煅。

郑氏祛风膏

《幼科释谜》

药物组成　朱砂　蝎尾　当归　山栀　川芎　龙胆草　羌活　防风　大黄　甘草各3g　麝香0.03g　薄荷　竹叶各10g　白砂糖适量

制作方法　前13味药共研细末，同砂糖和匀为膏。

功效主治　镇肝息风。主治筋脉拘急、面红目青、惊风抽搐、胎风等。

临床用法　3岁1次1g，薄荷、竹叶煎汤化服，每日2～3次。

注意事项　薄荷、竹叶煎汤时间不宜过长。不可随意加大服药剂量。朱砂禁火煅。

茯神膏

《幼幼新书》

药物组成　蝎梢　茯神各15g　白僵蚕30g　朱砂3g　蜜适量

制作方法　上药研细末，和蜜为膏。

功效主治　祛风止痉，镇静安神。主治小儿惊风。

临床用法　1次0.5～1g，薄荷汤送服，每日1～2次。

注意事项　不可久服。不可过量。朱砂禁火煅。

急风膏

《幼幼新书》

药物组成　朱砂15g　冰片1.5g　天浆子炒14枚　干全蝎14枚　轻粉3g　青黛3g

制作方法　上药研细末，以米饭和丸。

功效主治　化痰利膈。解痉安神。主治小儿惊风，痰壅胸膈。

临床用法　1次0.1～0.2g，人参、荆芥煎汤送服，每日1～2次。

注意事项　本方有毒，严禁过量服用。朱砂禁火煅。

急惊膏

《古今脐疗良方集解》

药物组成 栀子7g 雄黄1.5g 冰片0.3g 麝香0.1g 鸡蛋清1枚

制作方法 上药研细末，蛋清调匀备用。

功效主治 清心解毒，开窍醒神。主治小儿高热、昏迷、惊风抽搐。

临床用法 外敷脐部，纱布、胶布固定，每日1次。

注意事项 忌辛辣、油腻食物。

急惊秘方膏

《理瀹骈文》

药物组成 胆南星 全蝎各30g 牵牛子15g 朱砂12g 巴豆仁9g 麻油50ml 薄荷30g

制作方法 上药研细末，麻油熬药，撒薄荷末混匀。

功效主治 清热化痰，镇心安神。主治小儿急惊，咳嗽、惊痫、发搐、发热、气喘，及痰厥跌倒。

临床用法 外贴肺俞穴，每日1次。

注意事项 严禁内服。朱砂禁火煅。

栀胡二仁膏※

《常见病验方研究参考资料》

药物组成 杏仁 桃仁 糯米 胡椒 栀子7粒 鸡蛋清 白面各适量

制作方法 上药共研细末，鸡蛋清、面粉调匀备用。

功效主治 清热解毒，行气降浊。主治小儿急惊风。

临床用法 外敷脚心，次日以脚心发黑为度。

注意事项 避风热。

桃葱灯芯膏※

《常见病验方研究参考资料》

药物组成 桃树内层皮120g 葱白20根 灯芯草3g

制作方法 上药共捣为膏备用。

功效主治 通阳散结，息风止痉。主治小儿急、慢惊风。

临床用法 外敷手、足心，干即换。

注意事项 避风。

蚯蚓冰片膏※

《常见病验方研究参考资料》

药物组成　白蚯蚓7条　冰片0.05g

制作方法　蚯蚓捣烂，入冰片调匀备用。

功效主治　清热，息风，开窍。主治小儿慢惊风。

临床用法　外贴囟门，半小时后除去。

注意事项　避风。

蚕蜜膏※

《常见病验方研究参考资料》

药物组成　僵蚕3g　蜂蜜5g

制作方法　僵蚕研细末，加入蜂蜜混匀。

功效主治　祛风散热，息风止痉。主治小儿外感惊风。

临床用法　每日1剂，分4次服。

注意事项　忌与生葱同服。

黑龙膏

《全婴方》

药物组成　乌梢蛇一条　蚕蜕纸烧灰1张　蝉蜕　全蝎　朱砂各15g　冰片　麝香各1.5g　金箔20片　蜜适量

制作方法　上药研细末，炼蜜为膏。

功效主治　息风止痉，安神镇惊。主治小儿急、慢惊风，间歇发作。

临床用法　1次1g，薄荷汤送服，每日1~2次。

注意事项　不可过量。不可久服。朱砂禁火煅。

慢风膏

《理瀹骈文》

药物组成　炙黄芪　党参　炮附子各30g　白术60g　煨肉蔻仁　酒白芍　炙甘草各15g　丁香9g　炮姜炭6g　麻油150ml　黄丹80g

制作方法　麻油熬诸药，去渣，黄丹收膏，摊贴冷却。

功效主治　温中健脾。主治小儿慢脾风。

临床用法　撒肉桂末外贴脐部，再用黄米煎汤调灶心土敷膏外，2日1次。

注意事项　不可内服。忌食生冷。

慢惊膏

《穴位敷药疗法》

药物组成 胡椒 生栀子各7枚 肉桂3g 葱白7根 白蚯蚓1条 鸡蛋清适量

制作方法 前3味药研细末，加入蚯蚓、蛋清，捣烂如膏。

功效主治 温中通阳，定惊止痉。主治小儿吐泻日久所致四肢厥冷、惊风抽搐等症。

临床用法 外敷脐部，纱布、胶布固定，每日1次。

注意事项 忌风寒及生冷、油腻食物。

蝎梢膏

《医方妙选》

药物组成 桑螵蛸7枚 天麻15g 朱砂15g 冰片1.5g 麻黄 蝎梢 白僵蚕 乳香各0.3g 硼砂 麝香各3g 蜜 金箔各适量

制作方法 上药研细末，炼蜜为丸，每丸0.5g，金箔为衣。

功效主治 息风止痉，安神定志。主治小儿慢惊风经久不愈。

临床用法 1次1丸，荆芥、薄荷煎汤送服，每日1～3次。

注意事项 不可久服。不可过量。朱砂禁火煅。

蝎榴膏※

《本草纲目》

药物组成 蝎梢末30g 石榴1枚 白酒50ml

制作方法 石榴剜空，用酒调蝎末，填入盖定。坐先武火后文火上，时时搅动，膏成，取出放冷。

功效主治 祛风定惊。主治小儿慢脾惊风。

临床用法 1次0.1～0.3g，金银花、薄荷煎汤调服，每日1～2次。

注意事项 不可过量。

镇心膏

《幼幼新书》

药物组成 远志30g 朱砂30g 防己 人参 大黄微炒 茯神各15g 冰片3g 金箔30片 银箔20片 雄黄0.3g 蜜适量

制作方法 共研细末，炼蜜为膏。

功效主治 镇心安神。主治小儿惊风。

临床用法 1次0.1～0.2g，薄荷汤饭后送服，每日2次。

注意事项　朱砂、雄黄禁火煅。不可久服。不可过量。

燕巢蛋清膏※

《常见病验方研究参考资料》

药物组成　燕子巢1枚　鸭蛋清适量

制作方法　燕子巢捣烂，加入鸭蛋清，同捣如泥备用。

功效主治　通阳，祛风，止痉。主治小儿慢惊风。

临床用法　外敷脐部，绷带固定，干则换。亦可敷心窝以治急惊风。

注意事项　避风。

麝香膏

《幼幼新书》

药物组成　麝香15g　防风　龙胆草各9g　朱砂9g　冰片3g　乳香　青黛各15g　天南星1.5g　轻粉3g　墨1.5g　炙甘草120g　蜜适量

制作方法　上药研细末，和蜜为膏。

功效主治　醒脑安神，清化热痰。主治小儿急、慢惊风，痰热盛者。

临床用法　1次0.5g，薄荷汤送服，每日1～2次。

注意事项　不可过量。不可久服。朱砂禁火煅。

痫证

大黄膏

《太平圣惠方》

药物组成　大黄0.9g　雄黄0.6g　丹参　黄芩各0.3g　商陆30g　猪脂500g　雷丸　附子各15g

制作方法　上药研细末。猪脂熬膏，入药煎熬，去渣，下雄黄，搅匀，贮瓷器中。

功效主治　攻积导滞，清热化痰。主治小儿痫疾。

临床用法　外涂囟门及手足、脊背、胁肋处，每日1～3次。

注意事项　不可内服。雄黄禁火煅。

小黑膏

《普济方》

药物组成　制乌头　制天南星各5g　玄参15g　薄荷　蜜适量

制作方法　将天南星置火内烧

红，放入瓶内密闭灭火，刮取中心存白处，与上药研匀，和蜜为膏。

功效主治　温经散寒，祛风通络。主治小儿伤寒风痫。

临床用法　1次0.5g，葱白汤送服，每日2~3次。

注意事项　本方有毒,不可过量。

天南星膏

《幼幼新书》

药物组成　天南星30g　蜈蚣　全蝎　乌梢蛇各15g　朱砂30g　牛黄　麝香各0.3g　白酒适量

制作方法　天南星研细末，文火酒熬成膏，蜈蚣酥炙，全蝎及乌梢蛇酒浸焙干。将后6味药研细末，入天南星中拌匀为膏。

功效主治　息风止痉，醒脑安神。主治小儿痉病抽风。

临床用法　1次0.5~1g，薄荷汁调研，入酒1滴送服，每日2~3次。

注意事项　不可过量。朱砂禁火煅。

比金膏

《普济方》

药物组成　人参　琥珀　茯苓　远志　朱砂　天麻　石菖蒲　川芎　天南星各6g　麝香0.3g　青黛3g　蜜适量

制作方法　上药研细末，炼蜜为丸，每丸0.5g。

功效主治　镇惊安神，祛风化痰。主治小儿惊痫。

临床用法　1次1丸，薄荷汤送服，每日1~2次。

注意事项　不可过量。不可久服。朱砂禁火煅。

辰砂膏

《仁斋直指方论》

药物组成　朱砂9g　芒硝3g　硼砂3g　全蝎3g　珍珠3g　麝香0.9g　白蜜适量

制作方法　上药共研细末，生白蜜调膏。

功效主治　醒脑开窍，镇惊安神。主治小儿痫证，口噤目闭、啼声不出。

临床用法　1次0.5g，薄荷汤送服，每日1~2次。

注意事项　不可过量。不可久服。朱砂禁火煅。

狐肝膏

《普济方》

药物组成　桑螵蛸炒　羌活

蔓荆子　麻黄　乌梢蛇各30g　朱砂15g　牛黄　麝香各0.3g　狐肝半具

制作方法　乌梢蛇酒浸12小时，焙干。将前5味药研细末，入朱砂、牛黄、麝香和匀，后取狐肝同捣为膏。

功效主治　祛风解痉，醒脑安神。主治小儿伤风发痉。

临床用法　1次0.5～2g，薄荷汤调服，每日2～3次。

注意事项　朱砂禁火煅。不可久服。

定心膏

《卫生总微》

药物组成　竹沥50ml　朱砂15g　葛根汁50ml　麻仁0.3g　牛黄　麝香各3g　绿豆粉30g

制作方法　上药研匀为膏。

功效主治　清热化痰，镇心安神。主治小儿欲发痫疾。

临床用法　1次0.5～1g，人参汤调服，每日1～3次。

注意事项　不可过量。不可久服。朱砂禁火煅。

雄黄膏

《普济方》

药物组成　牛黄　珍珠　代赭　0.3g　莽草　升麻　防风各30g　石　白僵蚕　蕤仁各5g　雄黄3g　蜜适量

制作方法　上药研细末，炼蜜为丸，每丸0.5g。

功效主治　清肝息风。主治小儿痫疾。

临床用法　1次1～2丸，人参汤送服，每日1～2次。

注意事项　不可过量。不可久服。雄黄禁火煅。

紫永膏

《普济方》

药物组成　紫永　天南星各3g　朱砂6g　蝎梢7枚　制附子10g　生姜15g　轻粉15g　大枣5枚

制作方法　取枣与紫永同研为泥，入余药研匀为膏。

功效主治　祛痰止痉。主治小儿惊痫，手足抽搐。

临床用法　1次0.5g，薄荷汁调服，每日2～3次。

注意事项　不可过量。不可久服。朱砂禁火煅。

雷丸膏

《太平圣惠方》

药物组成　雷丸　甘草各

桔梗0.6g　白术1g　猪膏500g

制作方法　上药研细末。猪膏文火煎熔，下药末，熬为膏，去渣，盛入瓷盒中。

功效主治　疏风散寒，化痰消积。主治小儿痫疾及感受风寒。

临床用法　外摩头顶及背腹部，每日1~2次。

注意事项　忌风寒；忌食生冷。

雷丸膏

《普济方》

药物组成　雷丸　莽草各15g　猪脂500g

制作方法　猪脂先熬去渣，入雷丸、莽草药末，微火煎2小时，去渣，贮于瓷器中。

功效主治　祛风止痉。主治小儿风痫，手足抽搐。

临床用法　外摩腹背，每日1~2次。

注意事项　本方有毒，不可内服。

水肿

地龙膏

《严氏济生方》

药物组成　地龙　猪苓　针砂各30g　葱汁50ml

制作方法　前3味共研细末，葱汁调膏备用。

功效主治　清热，利水，消肿。主治小儿水肿、身热口干、舌红脉滑。

临床用法　外敷脐部，纱布、胶布固定，每日1次。

注意事项　忌辛辣及高盐饮食。

遗尿

金樱子膏※

《常见病验方研究参考资料》

药物组成　金樱子150g

制作方法　上药水浓煎成膏备用。

功效主治　益肾，固精，缩尿。主治小儿遗尿。

临床用法　1次5~9g，白糖开水送服，每日2次。

注意事项　避免受凉。

硫葱膏※

《常见病验方研究参考资料》

药物组成　硫黄6g　大葱头7枚

制作方法　上药共捣烂，布包备用。

功效主治　温阳，缩尿，杀虫。主治小儿遗尿。

临床用法　外敷脐部，每日1次。

注意事项　硫黄有毒，慎勿入口。

缩尿膏

《古今脐疗良方集解》

药物组成　炮附子6g　补骨脂12g　生姜30g

制作方法　前2味药共研细末，生姜捣烂为泥，共调为膏。

功效主治　温肾缩尿。主治小儿遗尿。

临床用法　外敷脐部，纱布、胶布固定，5日1次。

注意事项　忌风寒及生冷食物。

二便不通

通便膏

《古今脐疗良方集解》

药物组成　葱2根　生姜6g　豆豉　食盐各9g

制作方法　上药同捣为膏，备用。

功效主治　通利二便。主治小儿大小便不通。

临床用法　取药膏烤热外敷脐部，纱布扎紧，每次1～2小时，每日1～3次。

注意事项　忌辛燥食物。

葱糟膏※

《常见病验方研究参考资料》

药物组成　葱头2根　酒糟20g

制作方法　共捣烂，炒热备用。

功效主治　温阳散结，行气通便。主治小儿二便不通。

临床用法　外敷脐部，胶布固定，每日1～2次。

注意事项　现制现用。

麻疹

三仁膏※

《常见病验方研究参考资料》

药物组成　杏仁　桃仁　栀子各10g　鸡血适量

制作方法 杏仁、桃仁、栀子共研细末，入鸡血调膏备用。

功效主治 清热解毒，活血透疹。主治麻疹不出，或疹出后受寒反隐，酿成重症，患儿面青、目闭、牙关紧闭。

临床用法 外敷胸部，每日2~3次。

注意事项 忌风寒。

三叶膏※

《常见病验方研究参考资料》

药物组成 椿树叶 梧桐叶 桃树叶各等份。

制作方法 共捣烂备用。

功效主治 清热解毒。主治麻疹，两眼红肿、眼睁不开。

临床用法 外敷头顶，每次2小时，每日3次。

注意事项 树叶均用鲜品。忌辛辣厚味。

芥面膏※

《常见病验方研究参考资料》

药物组成 白芥子10g 面粉30g

制作方法 上药研细末，温水调膏备用。

功效主治 温肺祛痰，利气透疹。主治麻疹兼咳痰不爽。

临床用法 外贴胸部，2小时后除去。

注意事项 白芥子有刺激性，用时应以不起泡为度。热毒壅盛所致肺热喘渴、发热、气粗、疹色鲜红者及皮肤过敏者忌用。

苍术雄黄膏※

《常见病验方研究参考资料》

药物组成 苍术 雄黄各等份 香油适量

制作方法 上药共研细末，香油调匀为膏。

功效主治 燥湿解毒。用于预防麻疹。

临床用法 外涂鼻孔，2日1次，连用2周。

注意事项 雄黄忌火煅。本方不可长期连续使用。

柑叶膏※

《常见病验方研究参考资料》

药物组成 柑子叶30g 米酒适量

制作方法 上药炒焦研细末，米酒调膏备用。

功效主治 行气化痰平喘。主治麻疹咳喘。

临床用法 外敷脐部，每日1～3次。

注意事项 忌油腻。

香菜膏

《敷脐妙法治百病》

药物组成 鲜芫荽（香菜） 鲜紫苏叶 鲜葱白各30g 面粉适量

制作方法 上药共捣烂，调匀为膏备用。

功效主治 解表透疹。主治麻疹初起，恶寒发热、眼泪汪汪、麻疹隐现不透等。

临床用法 外敷脐部及两足心，纱布、胶布固定，每日1次。

注意事项 忌风及油腻食物。疹子透齐则停药。

脐连膏※

《常见病验方研究参考资料》

药物组成 脐带焙干0.3g 黄连1.5g 炙甘草1.5g 蜂蜜适量

制作方法 上药共研细末，加蜂蜜和匀为膏备用。

功效主治 清热解毒，扶正祛邪。用于预防麻疹。

临床用法 每日1剂，分2次服。

注意事项 避风热，忌辛燥。

清热透疹膏

《敷脐妙法治百病》

药物组成 鲜浮萍 鲜金银花 鲜紫苏叶 鲜西河柳叶各30g 芦根汁20ml

制作方法 上药共捣备用。

功效主治 清热解毒，透疹生津。主治麻疹出疹期，壮热、口渴、烦躁等。

临床用法 外敷脐部，纱布、胶布固定，每日2次。

注意事项 忌风及油腻食物。

麻仁儿菜膏

《常见病验方研究参考资料》

药物组成 火麻仁6g 干刺儿菜9g

制作方法 上药共捣泥备用。

功效主治 清热，解毒，透疹。主治麻疹疹子不出，或疹出不透者。

临床用法 外搽胸前、背后，以微红为度。

注意事项 搽后6小时应出疹。

麻仁小蓟膏※

《常见病验方研究参考资料》

药物组成 火麻仁10g 小蓟芽20g

制作方法 共捣泥备用。

功效主治 清热凉血，解毒透疹。主治麻疹疹子不出，或疹出不透者。

临床用法 外敷手、足心，3~5分钟后除去。

注意事项 因风寒外束所致疹出不透者忌用。

麻仁萝卜叶膏※

《常见病验方研究参考资料》

药物组成 火麻仁10粒 萝卜叶3片

制作方法 共捣为泥备用。

功效主治 清热，解毒，透疹。主治麻疹疹子不出，或疹出不透者。

临床用法 外敷前、后心，30分钟后除去。

注意事项 避风。

葱头膏※

《常见病验方研究参考资料》

药物组成 葱头5枚

制作方法 捣烂备用。

功效主治 发汗解表，散寒通阳。主治麻疹疹子不出，或疹出不透者。

临床用法 外敷脐部，纱布覆盖，胶布固定，疹出即取。

注意事项 热毒壅盛者忌用。

椒葱膏※

《常见病验方研究参考资料》

药物组成 葱白1根，胡椒3粒 红糖适量

制作方法 共捣为泥备用。

功效主治 温阳，解表，透疹。主治麻疹疹子不出，或疹出不透者。

临床用法 外敷胸部及手、足心，疹出为度。

注意事项 热毒壅盛者忌用。

雄黄膏※

《常见病验方研究参考资料》

药物组成 雄黄适量

制作方法 研细末备用。

功效主治 解毒杀虫。用于预防麻疹。

临床用法 取适量菜油或香油调膏，外搽鼻孔或人中处，每日1~2次。

注意事项 不能大面积涂搽或长期使用。雄黄禁火煅。

雄黄冰硝膏※

《常见病验方研究参考资料》

药物组成 雄黄 冰片 芒硝各0.3g

制作方法 上药共研细末，水调为膏备用。

功效主治 解毒止痛。主治麻疹收没期，口臭、牙龈溃烂呈黑紫色。

临床用法 外敷脐部，每日1次。

注意事项 雄黄忌火煅。不可内服。

水痘

水痘膏

《敷脐妙法治百病》

药物组成 大黄 生石膏 防风 全蝎 青黛各15g 鸡蛋清适量

制作方法 上药研细末，蛋清调膏备用。

功效主治 清热泻火。主治小儿水痘，发热面赤、尿黄便秘、水痘分布较密、根盘红晕较著等。

临床用法 外敷脐部，纱布、胶布固定，每日2次，连敷3~4日。

注意事项 忌辛辣、油腻食物。不可内服。

地龙蒌杏膏

《敷脐妙法治百病》

药物组成 白颈蚯蚓焙干 7条 瓜蒌仁去油 30粒 杏仁去皮 15粒

制作方法 上药研细末，水调为膏，制成直径3cm、厚2mm的药饼备用。

功效主治 清热退痘，润肺化痰。主治小儿水痘，兼有大便带血、目赤红肿、丹痧满目、紫黑不退等。

临床用法 外敷脐部，胶布固定，每日1次。

注意事项 忌辛辣、油腻食物。

百日咳

马鞭草膏※

《常见病验方研究参考资料》

药物组成 鲜马鞭草 500g 蜂蜜 100g

制作方法 马鞭草洗净，熬取浓汁，蜜收膏备用。

功效主治 清热，润肺，止咳。主治百日咳。

临床用法 3 岁以下 1 次 3g，3 岁以上 1 次 6g，白开水送服，每日 3 次。

注意事项 忌辛辣厚味。

冰糖荸荠膏※

《常见病验方研究参考资料》

药物组成 鲜荸荠 冰糖各适量

制作方法 荸荠捣泥和米汤，加冰糖搅匀，蒸熟备用。

功效主治 清热，润肺，止咳。主治百日咳。

临床用法 不拘时服。

注意事项 忌辛辣厚味。

阿魏膏※

《常见病验方研究参考资料》

药物组成 阿魏 3g

制作方法 阿魏研细末备用。

功效主治 消积化痰。主治百日咳。

临床用法 水调后外贴天突穴，胶布固定，每日 1 次。

注意事项 忌过食生冷。

茅橘膏※

《常见病验方研究参考资料》

药物组成 化州毛橘红 6g 白茅根 12g 冰糖 60g

制作方法 文火煎橘红、冰糖，下白茅根再煮，去渣，收膏备用。

功效主治 清热，化痰，止咳。主治百日咳。

临床用法 1 次 3～9g，温开水调服，每日 3 次。

注意事项 忌食辛燥。

胡桃梨糖膏※

《常见病验方研究参考资料》

药物组成 胡桃肉 冰糖各 30g 梨肉 150g

制作方法 补肾，润肺，止咳。主治百日咳。

功效主治 共捣泥，加水适量煮熟备用。

临床用法 1次5g，开水送服，每日3次。

注意事项 忌辛辣厚味。

黄百膏※

《常见病验方研究参考资料》

药物组成 黄连粉 车前子各10g 百部50g

制作方法 上药用水熬煎1小时过滤，取两次滤液文火浓缩成45ml，备用。

功效主治 清热，润肺，止咳。主治百日咳。

临床用法 每公斤体重每日服3ml，日服3~4次。

注意事项 忌辛辣厚味。

蚱蜢膏※

《常见病方研究参考资料》

药物组成 蚱蜢6只

制作方法 洗净捣烂备用。

功效主治 清热，化痰，止咳。主治百日咳。

临床用法 1次2只，甘百煎冲服，每日3次。

注意事项 甘百煎：粉甘草、百部各15g水煎。忌辛辣厚味。

甜刀豆膏※

《常见病验方研究参考资料》

药物组成 刀豆100粒 白糖适量

制作方法 刀豆炒熟研细末，分为10份，每份加白糖少许，水调为膏，蒸熟。

功效主治 温中，降气，益肾。主治百日咳。

临床用法 每日1份，开水送服，每日2次，连服10日。

注意事项 可酌情加大每日剂量以缩短疗程。现蒸现服。

痘疮

必胜膏

《医学正传》

药物组成 马齿苋500g 猪脂 蜂蜜各200g

制作方法 马齿苋取汁，同熬成膏。

功效主治 活血化瘀，解毒消

肿。主治小儿痘疮初起，尚未化脓。

临床用法 厚涂肿痛处，每日1次。

注意事项 忌食辛燥。

黄柏膏

《仁斋直指方论》

药物组成 黄柏 绿豆 红花各0.3g 生甘草15g

制作方法 上为末，麻油调为膏。

功效主治 解毒，活血，透疹。主治小儿痘疮，亦可用于预防痘疮传目。

临床用法 出痘疹时以膏涂眼睑，每日2~3次。

注意事项 避风热。

猪尾膏

《保婴摄要》

药物组成 新鲜猪尾尖血2ml 冰片0.03g 朱砂末3g

制作方法 上药同研匀成膏。

功效主治 定惊安神。主治痘疹内陷，心神不宁。

临床用法 上膏分5次服完，木香汤化服，每日1~2次。

注意事项 不可久服。朱砂禁火煅。

痘后回毒膏

《蕙怡堂方》

药物组成 麻油120ml 木鳖仁30g 头发90g 黄丹60g

制作方法 麻油煎木鳖仁至枯，去渣，再入头发熬化，黄丹收膏，摊布上备用。

功效主治 清热解毒。主治小儿痘后余毒，及各种热毒。

临床用法 外贴胸口，每日1次。

注意事项 本方有毒，严禁入口。

燕窝鸡子清膏

《古今脐疗良方集解》

药物组成 燕窝泥 鸡子清各等份

制作方法 燕窝泥研细末，与鸡子清调膏备用。

功效主治 清热，解毒，退烧。主治痘疹热盛。

临床用法 外敷脐部，纱布、胶布固定，每日1次。

注意事项 忌辛燥食物。热退则去药，不可久用。

虚脱

固脱膏

《中国中医独特疗法大全》

药物组成 吴茱萸1.5g 胡椒7粒 五倍子3g 白酒适量

制作方法 上药研细末，酒调备用。

功效主治 温阳固脱。主治小儿虚脱，四肢不温、脉细微弱等症。

临床用法 外贴脐部，胶布固定，每次15~30分钟，每日3~5次。

注意事项 避风冷。

鼻衄

止衄膏※

《太平圣惠方》

药物组成 生地黄汁50ml 白蜜50g 蒲黄30g

制作方法 上药共和匀成膏。

功效主治 清热养阴，润肺止血。主治小儿鼻衄数日不止。

临床用法 1次10g，开水调服，每日2~3次。

注意事项 忌辛燥之品。

流涎

栀子膏

《穴位贴药疗法》

药物组成 焦栀子5g

制作方法 栀子研细末，水调为膏。

功效主治 清心凉脾，化湿利尿。主治小儿口角流涎、小便短赤等症。

临床用法 外敷脐部，纱布、胶布固定，每日1次。

注意事项 忌辛燥食物。

小儿麻痹症

黑药膏※

《全国中草药新医疗法展览会资料选编》

药物组成 当归 生地各30g 白芷15g 乌头9g 丹皮90g 鹅不食草30g 肉桂 血竭各15g 田七9g 桐油500ml

制作方法 将当归、生地、白芷、乌头4味药与桐油煎至滴水成珠时，去渣，入丹皮末熬膏，离火至无烟时，依次加鹅不食草末、肉桂末、血竭末、田七末，摊成膏药。

功效主治 解毒活血，温经通络。主治小儿麻痹症。

临床用法 上肢外贴肩髃、天宗穴，下肢外贴环跳穴，5日1次。

注意事项 忌风寒及生冷食物。乌头有毒，不可内服。

夜啼

土龙膏※

《常见病验方研究参考资料》

药物组成 鲜地龙2~3条

制作方法 洗净，捣烂为泥备用。

功效主治 清热定惊。主治小儿夜啼。

临床用法 外敷脐部，每日1次。

注意事项 对地龙过敏者慎用。

化火膏

《寿世保元》

药物组成 灯花3朵 乳汁适量

制作方法 共捣备用。

功效主治 清心泻热。主治小儿邪热入心，夜啼不止。

临床用法 抹婴儿口或乳母乳头上，令儿吮之，每日1~2次。

注意事项 小儿衣被不宜过厚。

牛黄膏

《卫生总微》

药物组成 牛黄 牡蛎烧灰 朱砂 雄黄各0.3g 人参 甘草炙各15g 冰片0.15g 蜜适量

制作方法 上药研细末，炼蜜为膏。

功效主治 清热，镇心，安神。主治小儿风热扰心，烦躁惊啼。

临床用法 1次0.1~0.3g，乳后薄荷汤化服，每日1~2次。

注意事项 朱砂、雄黄禁火煅。不可久服。不可过量。

牛蒡膏※

《常见病验方研究参考资料》

药物组成 牛蒡子3g

制作方法 上药研细末，撒胶布上备用。

功效主治 疏风散热。主治小儿夜啼。

临床用法 外贴患儿脐部，每日1次。

注意事项 避风热。

朱砂蚕钩膏

《古今脐疗良方集解》

药物组成 朱砂3g 灯芯4g 僵蚕 钩藤各9g 黑牵牛子3g

制作方法 上药共研细末，米汤调膏备用。

功效主治 清心镇惊，消积安神。主治小儿夜啼不安、面赤唇红、尿黄便秘、舌尖红、舌苔黄、指纹青紫。

临床用法 外敷脐部和手心，纱布、胶布固定，每日下午2~3点钟敷膏一次，至睡前再敷一次，连敷3~5日。

注意事项 忌过食，禁惊吓。不可内服。

灯花膏

《普济方》

药物组成 灯花7枚 硼砂0.5g 朱砂0.3g 蜜适量

制作方法 上药研细末，蜜调成膏。

功效主治 清心除烦。主治小儿夜啼、发热、烦躁、多汗、小便黄赤。

临床用法 睡前外涂口唇，每日1~2次。

注意事项 不可久用。朱砂禁火煅。

连地砂倍膏

《中医验方》

药物组成 朱砂0.5g 五倍子15g 黄连3g 生地10g 陈茶水10ml

制作方法 前4味药共研细末，加陈茶水调膏备用。

功效主治 清心安神，滋阴润燥。主治小儿夜啼不止、五心烦热、躁动少眠、大便干、舌质红、脉细数。

临床用法 外敷脐部，胶布固定，每晚1次。

注意事项 不可内服。

钩藤膏

《普济方》

药物组成 乳香 五灵脂 没药 当归各3g 麝香0.5g 蜜适量

制作方法 上药研细末，炼蜜为丸，每丸0.5g。

功效主治 活血散瘀，行气止痛。主治小儿夜啼、面唇青冷、腹痛。

临床用法 1次0.5g～1g，钩藤汤送服，每日3次。

注意事项 忌食生冷。

倍乳膏※

《常见病验方研究参考资料》

药物组成 五倍子30g 人乳适量

制作方法 五倍子烧存性，研细末，乳汁调匀备用。

功效主治 敛肺，涩肠，解毒。主治小儿夜啼。

临床用法 外贴脐部，纱布固定，每日1次。

注意事项 避免受凉。

酒栀粉膏※

《常见病验方研究参考资料》

药物组成 栀子1枚 面粉9.5g 白酒（或地瓜酒）5ml

制作方法 栀子研细末，白酒调栀末、面粉备用。

功效主治 清热除烦。主治小儿夜啼。

临床用法 外敷桡动脉处，8小时后除去。

注意事项 药膏不宜久贴，以免损伤皮肤。

猪乳膏

《仁斋直指方论》

药物组成 琥珀 防风各3g 朱砂0.5g

制作方法 上药共研细末。

功效主治 定惊安神，祛风解痉。主治小儿夜啼。

临床用法 1次0.1g，滴入猪乳汁适量，调为糊状，放入小儿口内，每日1次。

注意事项 朱砂禁火煅。不可久服过量。

温脏钩藤膏

《普济方》

药物组成 白附子 全蝎 白僵蚕 天麻 羌活 防风 蝉蜕 茯神 远志 朱砂 麝香 金箔 茯苓 人参 甘草 山药各等份 蜜适量

制作方法 上药研细末，炼蜜为膏。

功效主治 祛风散寒，健脾益气，宁心安神。主治小儿变蒸，夜啼善惊。

临床用法 1次0.5g，钩藤、苏木煎汤调服，每日1次。

注意事项 朱砂禁火煅。不可久服过量。

黑丑米汤膏

《古今脐疗良方集解》

药物组成 黑牵牛子50g 米汤适量

制作方法 黑牵牛子研细末，米汤调膏备用。

功效主治 消积除胀。主治小儿夜啼不休，或定时夜间啼哭、腹胀、苔白腻。

临床用法 外敷脐部，纱布、胶布固定，每晚睡前1小时用药。

注意事项 忌过多饮食。

解热安神膏

《理瀹骈文》

药物组成 羌活 防风 天麻 薄荷 黄连 甘草 全蝎 僵蚕 胆南星各9g 犀角片 朱砂各3g 牛黄1.5g 冰片 麝香各1g 麻油200ml 黄丹120g

制作方法 黄丹研细末收膏用，朱砂、牛黄、冰片、麝香研细末备用。麻油熬余药，去渣，黄丹收膏，再下备用药末混匀。

功效主治 祛风化痰，清热安神。主治小儿烦热惊啼。

临床用法 外贴胸、脐部，每日1次。

注意事项 不可内服。朱砂禁火煅。

脐风

五通膏

《万病回春》

药物组成 生地 生姜 葱白 莱菔子 田螺肉各等份

制作方法 上药共捣烂。

功效主治 散寒通阳，消积泻热。主治小儿脐风。

临床用法 外涂脐四周，约1cm厚，每日1~2次。

注意事项 涂药后放屁为佳象。

脐风糊膏

《穴位贴药疗法》

药物组成 枯矾 硼纱各8g 朱砂2g 冰片 麝香各0.2g

制作方法 上药共研细末，水调成膏备用。

功效主治 解毒开窍。主治小儿脐风，啼哭不出、四肢抽搐。

临床用法 外敷脐部，纱布、胶布固定，每日1次。

注意事项 忌复感风邪。

蜂窝膏※

《常见病验方研究参考资料》

药物组成 马蜂窝 蜂蜜各适量

制作方法 马蜂窝烧存性，研细末，蜂蜜调膏备用。

功效主治 祛风，攻毒，杀虫。主治小儿脐风。

临床用法 外敷脐部，每日1次。

注意事项 不可内服。

蜗牛莳萝膏※

《本草纲目》

药物组成 蜗牛10枚 莳萝0.15g

制作方法 蜗牛去壳捣烂，莳萝末入蜗牛中研匀为膏。

功效主治 清热解毒。主治脐风。

临床用法 外涂口部，每日1~2次。

注意事项 避风。

僵蚕蜂蜜膏※

《常见病验方研究参考资料》

药物组成 僵蚕末 蜂蜜各适量

制作方法 上药共调匀备用。

功效主治 解毒散结，息风止痉。主治小儿脐风。

临床用法 外涂肛门或敷脐部，每日1~3次，以愈为度。

注意事项 避免受凉。

胎黄

茵陈利湿膏

《敷脐妙法治百病》

药物组成 茵陈30g 茯苓 猪苓 泽泻 车前子各15g

制作方法 上药共研细末，水调为膏备用。

功效主治 清热，利湿，退黄。主治新生儿皮肤及面目发黄、日久不退、黄色较黯、纳少腹胀、大便稀薄等症。

临床用法 外敷脐部，纱布、胶布固定，每次3～5小时，每日1～3次。

注意事项 现制现用。

消胎黄膏

《敷脐妙法治百病》

药物组成 车前子10g 栀子9g 大黄8g 黄芩9g 鲜茵陈汁20ml

制作方法 前4味药研细末，茵陈汁调膏备用。

功效主治 清热，利湿，退黄。主治新生儿黄疸，皮肤色黄鲜明、发热、烦躁、尿黄便秘等症。

临床用法 外敷脐部，纱布、胶布固定，每日1～3次。

注意事项 乳母忌辛辣、油腻食物。

解毒消黄膏

《敷脐妙法治百病》

药物组成 犀角10g 黄连 山栀 天麻各10g 鲜茵陈汁20ml

制作方法 犀角研细末，黄连、山栀、天麻共研细末，茵陈汁调膏备用。

功效主治 清热利湿，息风退黄。主治胎黄、发热喘促、拒食或呕吐、皮肤瘀斑，或抽搐，或昏迷，舌质红绛、苔黄纹紫。

临床用法 外敷脐部，纱布、胶布固定，每次6～12小时，每日1～2次。

注意事项 乳母忌辛燥食物。

不乳

生地膏※

《常见病验方研究参考资料》

药物组成 生地6g 酒适量

制作方法 上药共捣为膏备用。

功效主治 清热凉血，养阴生津。主治初生儿不吸乳。

临床用法 外涂涌泉穴，每日2次。

注意事项 清除口腔污物。

疮疡

二黄地柏膏※

《常见病验方研究参考资料》

药物组成 黄柏9g 生地12g 黄酒适量

制作方法 上药共捣为膏，备用。

功效主治 养阴清热，解毒除湿。主治小儿两腮肿硬、生块。

临床用法 外涂涌泉穴，每日1次。

注意事项 现制现用。

升麻膏

《太平圣惠方》

药物组成 升麻60g 犀角粉90g 射干 黄芩 栀子仁 玄参 赤芍 大黄 蓝宝 羚羊角各30g 大青叶15g 生地60g 猪油750g

制作方法 上药切细，与猪油共放入锅中，文火慢熬，不停搅动，去渣，盛于瓷器中。

功效主治 清热凉血，息风解毒。主治小儿头面红肿、疼痛。

临床用法 外涂患处，每日3次。

注意事项 忌辛燥之品。

白及膏

《圣济总录》

药物组成 白及 白蔹 蜜蜡各30g 黄芪 乳香 丹皮 赤芍 丁香各0.3g 麻油60ml

制作方法 除蜜蜡、麻油外，余药研细末，再煎麻油令沸，入前药搅匀，去渣，后入蜜蜡，盛银器中。

功效主治 清热凉血，消肿止痛。主治小儿疮疡。

临床用法 外敷患处，每日3～4次。

注意事项 忌辛辣燥火食物。

生地黄膏

《卫生总微》

药物组成 生地黄 升麻 兰叶 栀子仁 大黄各30g 猪脂

240g

制作方法 上药切细，猪脂同药放入锅内慢火煎至药变色，去渣，瓷器盛放。

功效主治 清热，解毒，活血。主治小儿疮疡。

临床用法 外涂患处，每日2次。

注意事项 忌辛燥之品。

朱砂膏

《太平圣惠方》

药物组成 朱砂15g 胡粉60g 水银15g 猪脂90g

制作方法 水银与胡粉研至星尽。将猪脂放入锅内慢火熔化，去渣，放入朱砂等搅匀为膏。

功效主治 息风，解毒，杀虫。主治小儿恶疮。

临床用法 外涂患处，每日1次。

注意事项 本方严禁入口。

沉香膏

《太平圣惠方》

药物组成 沉香30g 铅丹180g 麻油1000ml

制作方法 麻油与沉香文火熬至焦黑，去渣，入铅丹搅匀同熬为膏。

功效主治 行气止痛，拔毒祛腐。主治小儿因传染所致的头颈部包块、肢体痈疮之无辜疳。

临床用法 外敷患处，每日1次。

注意事项 不可内服。

神水膏

《太平圣惠方》

药物组成 密陀僧15g 栝蒌根 靛花 丁香 附子 麝香各0.15g 莨菪子50g 皂荚1.5g 防风0.15g 朱砂0.15g 土花硝0.3g 沙参 川芎 龙骨 槟榔 桂心各0.15g 麻油1000ml 黄蜡60g

制作方法 除麻油、黄蜡、麝香外，余药共研细末。将麻油放入锅中，加入药末共煎，次下黄蜡，最后入麝香搅匀即可。

功效主治 托毒，消肿，生肌。主治小儿恶疮。

临床用法 外敷患处，每日3次。

注意事项 严禁入口。

铅丹膏

《圣济总录》

药物组成 铅丹300g 风化石灰 猪脂各500g

制作方法 前2味药共研末，猪脂熬化去渣冷凝，同前药搅匀做饼。放在火上烧红5次，再研作细末。

功效主治 解毒止痒，收敛生肌。主治小儿恶疮。

临床用法 麻油调药末，外敷患处，每日1次。

注意事项 不可内服。

黄芩膏

《太平圣惠方》

药物组成 黄芩45g 黄柏0.9g 栀子仁0.9g 黄连0.9g 竹叶60g 生地黄45g 胡粉0.9g 大黄30g 水银30g 猪脂750g

制作方法 上药除水银、胡粉外共研细末，用纱布包裹，与猪脂同煎，去渣，候凉，下胡粉、水银搅匀成膏。

功效主治 清热解毒，燥湿杀虫。主治小儿热疮。

临床用法 外敷患处，每日2次。

注意事项 本方有毒，严禁入口。

栀子膏

《太平圣惠方》

药物组成 栀子仁30g 升麻30g 犀角粉1g 蛇衔草 蓝叶各30g 生地黄60g 黄芩30g 猪脂750g

制作方法 上药切细，猪脂与药同入锅中，文火煎熬，去渣，膏成。

功效主治 清热，凉血，解毒。主治小儿热毒疮。

临床用法 外敷患处，每日3次。

注意事项 忌辛燥食物。

清水膏

《太平圣惠方》

药物组成 羊桃根 大黄各30g 黄芩30g 赤小豆20g 黄柏 绿豆各30g 芸薹菜300g 蜜适量

制作方法 共研细末，用芸薹菜绞汁，加蜜和药末为膏。

功效主治 清热凉血，解毒消肿。主治小儿疮疡肿毒，红肿热痛。

临床用法 外敷患处，每日2~3次。

注意事项 忌食辛燥。

雄黄膏

《太平圣惠方》

药物组成 雄黄30g 蔄茹 蛇床子 矾石各30g 水银15g 猪油适量 黄连30g

制作方法 上药共研细末，与水银和匀，用猪油和膏。

功效主治 燥湿杀虫。主治小儿恶疮，瘘疮，疥癣。

临床用法 外敷患处，每日2次。

注意事项 本方严禁入口。

敷毒膏※

《幼幼集成》

药物组成 绿豆20g 陈醋适量

制作方法 绿豆研细末，以老醋调膏。

功效主治 清热解毒。主治小儿耳旁红肿热痛、未化脓者。

临床用法 外敷肿处，干即换。

注意事项 皮肤溃破者不宜用。

藕节膏※

《普济方》

药物组成 干藕节50g 麻油45ml

制作方法 干藕节研细末，与麻油和膏，备用。

功效主治 清热解毒。主治小儿疮疡。

临床用法 外涂患处，每日3~5次。

注意事项 保持患儿皮肤清洁，防汗渍。

髓香膏※

《本草纲目》

药物组成 猪骨髓30g 白胶香6g 麻油适量

制作方法 前2味药入铜器熬稠，待冷研细末，麻油调膏备用。

功效主治 清热，解毒，疗疮。主治小儿久治不愈的疮疡。

临床用法 外涂患处，每日1~2次。

注意事项 忌辛燥食物。

头疮

水银膏※

《普济方》

药物组成 水银10g 松香30g 轻粉0.3g 露蜂房 黄柏 大黄各45g 猪脂240g

制作方法 上药研细末，与猪脂同煎，去渣，最后纳入水银、轻粉，调匀。

功效主治 清热，拔毒，生肌。主治小儿头疮，赤肿焮痛。

临床用法 外敷患处，每日1次。

注意事项 严禁入口。不可久用。

如圣黑膏

《世医得效方》

药物组成 淡豆豉240g 龙胆草 芜荑各0.5g 清油250ml

制作方法 除清油外，上药以湿纸外裹，盐泥密封，火煅存性，研细末。生清油煎熬后，入药搅匀，以瓷盒贮存。

功效主治 清热，杀虫，敛疮。主治小儿头疮经久不愈。

临床用法 外敷患处，每日2~3次。

注意事项 忌辛燥食物。

苦竹膏※

《本草纲目》

药物组成 苦竹叶60g 猪胆汁2枚

制作方法 苦竹叶烧存性，研细末，加猪胆汁调匀。

功效主治 杀虫，清热，解毒。主治小儿头疮，耳疮，疥癣。

临床用法 外涂患处，每日2~3次。

注意事项 忌食辛燥。注意个人卫生，避免相互感染。

紫草膏

《太平圣惠方》

药物组成 紫草60g 吴茱萸 雄黄各0.3克 杏仁 马肠根各30g 麻油240ml

制作方法 麻油先煎，入杏仁、吴茱萸煎2~3沸，去火，纱布过滤去渣，入紫草、马肠根煎5~7沸，去渣，入雄黄搅匀，盛入瓷器中。

功效主治 清热解毒，凉血消

肿。主治小儿头疮。

临床用法 先以盐水洗净患处，待干后以膏外涂，每日1次。

注意事项 雄黄禁火煅。

鲍鱼油膏※

《本草纲目》

药物组成 鲍鱼60g 麻油300ml

制作方法 麻油将鱼煎熟，取油。

功效主治 排脓生肌。主治小儿头疮流脓。

临床用法 外涂患处，每日3次。

注意事项 患处忌沾水。

藜芦膏

《备急千金要方》

药物组成 藜芦 黄连 雄黄 黄芩各90g 松香90g 猪脂240g 明矾150g

制作方法 上药研细末，调匀。

功效主治 清热解毒，杀虫疗疮。主治小儿头疮瘙痒、久不结痂。

临床用法 洗浴后外涂患处，每日1次。

注意事项 雄黄禁火煅。不可内服。

脐疮

大蛎朴硝膏※

《常见病验方研究参考资料》

药物组成 煅牡蛎 大黄各15g 朴硝3g 田螺2枚

制作方法 前3味药共研细末，用田螺浸水，调药末备用。

功效主治 清热散结，收湿敛疮。主治小儿脐突溃烂。

临床用法 外敷脐部，包扎固定，每日1次。

注意事项 不可内服。

杏仁膏

《卫生简易方》

药物组成 杏仁30g

制作方法 上药研细末，水调为膏备用。

功效主治 消肿止痛。主治小儿脐赤肿痛。

临床用法 外敷脐部，纱布、胶布固定，每日1次。

注意事项 忌辛辣食物。

杏髓膏

《太平圣惠方》

药物组成 杏仁 猪髓各15g
制作方法 上药研匀为膏
功效主治 消肿除湿。主治小儿脐部湿肿、经久不愈。
临床用法 外敷患处，每日1次。
注意事项 脐部应经常保持干燥。

豆椒艾盐膏※

《常见病验方研究参考资料》

药物组成 豆豉 胡椒 食盐 艾叶各等份
制作方法 上药共研细末，用热饭调和备用。
功效主治 温中，除湿，解毒。主治小儿脐突。
临床用法 外敷脐部，包扎固定，每日1～3次。
注意事项 药膏不宜太烫，以免损伤皮肤。

南瓜白糖膏

《古今脐疗良方集解》

药物组成 南瓜瓤10g 白糖5g
制作方法 上药共捣为膏，备用。
功效主治 解毒敛疮。主治小儿脐疮、糜烂湿润、久治不愈。
临床用法 外敷脐部，纱布、胶布固定，每日1～2次
注意事项 患处不宜沾水。

姜竹膏※

《常见病验方研究参考资料》

药物组成 生姜120g 慈竹叶10g
制作方法 上药共捣为膏，备用。
功效主治 温中，散寒，利湿。主治小儿脐周硬痛。
临床用法 外敷硬处，每日1～3次。
注意事项 忌食生冷。

突必平膏※

《常见病验方研究参考资料》

药物组成 杏仁6g 香油适量
制作方法 上药研细末，油调为膏备用。
功效主治 解毒消肿。主治小儿脐突。
临床用法 外贴脐部，包扎固

定，每日1～2次。

注意事项 现制现用。

瘰疬

皂角膏

《幼幼新书》

药物组成 皂角烧存性50g 糯米炒黑20g 草乌6g 黄皮炒黑9g

制作方法 上药研细末，水调为膏。

功效主治 化痰散结，祛风解毒。主治小儿颈下瘰疬痰核。

临床用法 外敷患处，每日3次。

注意事项 不可内服。

阴茎肿痛

牛蒡膏

《备急千金要方》

药物组成 生牛蒡汁100ml 赤小豆末15g 肉桂末0.3g

制作方法 牛蒡汁熬稠，与余药共调为膏。

功效主治 温中，利湿，消肿。主治小儿阴茎卒肿、痛胀。

临床用法 外涂肿处，每日2～3次。

注意事项 忌食生冷。

石膏丹片膏※

《常见病验方研究参考资料》

药物组成 煅石膏3g 黄丹0.09g 冰片0.05g 香油适量

制作方法 上药共研细末，香油调膏备用。

功效主治 清热解毒，消肿止痛。主治小儿阴茎肿大。

临床用法 外敷患处，每日2次。

注意事项 不可内服。

疝气

丁香角莲膏※

《常见病验方研究参考资料》

药物组成 母丁香6g 独角莲小膏药1贴

制作方法 母丁香研细末，撒在小膏药上备用。

功效主治 温中散寒，行气止痛。主治小儿疝气疼痛。

临床用法　外贴患处，每日1次，或2日1次。

注意事项　注意患处保暖。避风寒。

桂附葱姜膏

《民间敷灸》

药物组成　肉桂　香附各15g　葱白根　鲜生姜各20g

制作方法　前2味药研粗末，葱白根炒热，鲜生姜捣烂，诸药捣膏备用。

功效主治　暖肝止痛。主治小儿疝气。

临床用法　外敷脐部，纱布、胶布固定，2日1次。

注意事项　忌风寒及生冷食物。

睾丸鞘膜积液

六一膏※

《常见病验方研究参考资料》

药物组成　牡蛎6g　干地龙1g　鸡蛋清适量

制作方法　上药共研细末，鸡蛋清调匀备用。

功效主治　软坚散结，通络止痛。主治小儿睾丸鞘膜积液。

临床用法　外涂患处，每日1次。

注意事项　忌食生冷。

烫伤

烫伤膏※

《普济方》

药物组成　侧柏叶　栀子仁各30g　胡粉15g　羊髓300g

制作方法　上药共研细末，羊髓入小铁锅文火熔化，下药末搅熬成膏，冷凝备用。

功效主治　清热凉血。主治小儿烫伤。

临床用法　外敷患处，每日3次。

注意事项　伤处不可沾水。

疥癣

丹砂膏

《圣济总录》

药物组成　朱砂　雄黄　雌黄

各30g　兰茹90g　乱发灰15g　猪脂500g

制作方法　熬猪脂令沸，去渣，下诸药末，搅匀为膏。

功效主治　燥湿，解毒，杀虫。主治小儿疥癣疮烂。

临床用法　先用盐水洗疮，再外涂药膏，每日1～2次。

注意事项　不可内服。雄黄、朱砂禁火煅。

水银膏

《肘后备急方》

药物组成　水银　胡粉　黄连各60g　松脂60g　猪脂500g

制作方法　上药共研细末，猪脂熬油，入药末拌匀和膏。

功效主治　清热燥湿，杀虫止痒。主治小儿月蚀疮。

临床用法　外涂患处，每日2次。

注意事项　本方严禁入口。

白秃膏※

《本草纲目》

药物组成　猪蹄甲7枚　白矾适量　大枣1枚　轻粉　麻油各适量

制作方法　白矾填入猪蹄甲，再同枣烧存性，研细末，入轻粉、麻油调匀为膏。

功效主治　养血润燥，祛风解毒。主治小儿白秃疮。

临床用法　外涂患处，每日1次。

注意事项　轻粉有毒，不可久用。

白矾膏

《太平圣惠方》

药物组成　白矾煅 0.3g　硫黄铁粉各3g　绿矾15g　大黄0.3g　米醋1000ml

制作方法　上药共研细末，同米醋熬黑即可。

功效主治　清热，杀虫，敛疮。主治小儿癣痒作痛。

临床用法　外敷患处，每日3次。

注意事项　不可内服。

芫花膏※

《幼幼新书》

药物组成　芫花30g　大黄末15g　蒜5g　醋适量

制作方法　芫花醋浸3日，洗净焙干，诸药共研细调匀，即可。

功效主治　泻下逐水，消肿解

毒。主治小儿奶癣。

临床用法 将药涂在乳母手心，再涂搽癣上，每日1~2次。

注意事项 勿令起泡。不可内服。

芜荑膏※

《普济方》

药物组成 芜荑 豆豉各0.3g 川椒10g

制作方法 上药共捣如膏。

功效主治 杀虫止痒。主治小儿白秃疮。

临床用法 以陈酱汁调膏、外敷患处，每日2次。

注意事项 皮肤溃破者忌用。

鸡子膏

《太平圣惠方》

药物组成 鸡子2枚 轻粉15g 麝香0.3g 头发10g

制作方法 鸡子去壳先煎，再入头发令消，过滤后，加入轻粉、麝香搅匀，盛入瓷器内。

功效主治 攻毒疗疮，活血止痛。主治小儿白秃疮。

临床用法 先洗净患处擦干，再外涂药膏，每日1次。

注意事项 轻粉有毒，不可久用。不可内服。

松脂膏

《太平圣惠方》

药物组成 松脂15g 天南星 川乌头 轻粉0.3g 杏仁15g 清油60g 黄蜡30g

制作方法 上药共研细末。先将油、蜡以小火熔化，然后再下药末搅匀，冷凝成膏。

功效主治 燥湿止痒。主治小儿白秃疮及各种癣疮。

临床用法 外涂患处，每日1次。

注意事项 忌腥臊发物。不可内服。

柳枝膏※

《普济方》

药物组成 柳叶枝80g 水银15g 皂荚30g 醋1500ml

制作方法 上药切细，用醋煎上药成浓汁，去渣，再熬，下水银搅匀，冷凝成膏。

功效主治 燥湿消肿。主治小儿白秃疮。

临床用法 外涂患处，每日2次。

注意事项 本方有毒，不可内

服。

美首膏

《种福堂公选良方》

药物组成 百草霜 雄黄各30g 胆矾18g 轻粉3g 榆树皮9g 石灰窑烧红流结土渣120g 猪胆汁适量

制作方法 上药共研细末，猪胆汁调膏备用。

功效主治 燥湿杀虫。主治小儿白秃癞疮。

临床用法 外搽患处，每日1～2次。

注意事项 雄黄禁火煅。不可内服。

神异一搽光

《普济方》

药物组成 白芷120g 硫黄90g 枯矾30g 樟脑30g 菜油适量

制作方法 上药共研细末，油调为膏。

功效主治 燥湿，杀虫，止痒。主治小儿疥疮、白秃疮。

临床用法 外搽患处，每日3～5次。

注意事项 不可内服。

臭黄膏

《太平圣惠方》

药物组成 臭黄6g 硫黄3g 葱白6g 菜油50ml 蜡5g

制作方法 前2味药共研细末。将菜油放入锅内熬热，入蜡及葱白，再放入臭黄及硫黄，搅匀即可。

功效主治 祛风杀虫。主治小儿疥疮。

临床用法 外涂患处，每日3次。

注意事项 不可内服。

黄连膏

《圣济总录》

药物组成 黄连 黄柏 蛇床子 蔄茹 矾石各30g 水银30g 猪脂120g

制作方法 前4味药共研细末，与猪脂同入锅内，煎5分钟，下矾石末，再煎3分钟，取下，凉后下水银，搅匀成膏。

功效主治 清热，燥湿，敛疮。主治小儿湿癣、疥疮。

临床用法 外涂患处，每日3次。

注意事项 严禁入口。

野葛膏

《普济方》

药物组成 野葛末 猪脂 羊脂各30g

制作方法 同煎30分钟，搅匀去渣，冷凝成膏。

功效主治 解毒止痒。主治小儿白秃疮。

临床用法 外涂患处，每日3次。

注意事项 忌过食辛燥之品。

雄黄膏

《太平圣惠方》

药物组成 雄黄 藘根 白矾 藜芦 瓜蒂 胡粉各3g 水银6g 猪油适量

制作方法 前5味药共研细末，入胡粉，水银共研，猪油调膏备用。

功效主治 杀虫，解毒，敛疮。主治小儿癣疮。

临床用法 外涂患处，每日2次。

注意事项 忌腥味食品。严禁入口。

黑豆沥膏

《普济方》

药物组成 黑豆 黑芝麻120g 诃黎勒皮30g 麻油50ml 竹筒1根

制作方法 前3味药研细末，油中加适量水，搅拌药末后放入竹筒中，用头发封口。火烧竹筒，然后将筒内药膏取出，冷凝即成。

功效主治 利水，消肿，止痒。主治小儿白秃疮、疳疮。

临床用法 用米泔水、皂荚9g煎汤，温洗患处后外敷药膏，每日1次。

注意事项 忌食腥味发物。

蔗柏膏※

《本草纲目》

药物组成 蔗滓90g 乌柏油适量

制作方法 甘蔗滓烧存性，研细末，乌柏油调膏。

功效主治 解毒，疗疮，生发。主治小儿白秃疮。

临床用法 外涂患处，每日2~3次。

注意事项 注意个人卫生，避免相互感染。不可内服。

雌黄膏

《太平圣惠方》

药物组成 雌黄 黄连 莽草 炒蛇床子 炙黄柏 苦参 炒芜荑各15g 藜芦 硝石各3g 松脂90g 杏仁30g 猪脂500g

制作方法 上药除雌黄、松脂、杏仁外均研细末。猪脂入锅中，熬沸，下杏仁，再下其他药末，搅匀凝膏即可。

功效主治 清热，除湿，敛疮。主治小儿体癣瘙痒。

临床用法 先用醋水洗拭患处，再涂药膏，每日2次。

注意事项 忌辛燥之品及油腻腥味发物。本方严禁内服。

摩风膏

《活幼口议》

药物组成 苦参 沥青 炒芜荑 黄蜡各3g 巴豆0.3g 轻粉15g 麻油15ml 全蝎2只

制作方法 先将麻油煎热，入药煎至巴豆焦，去渣，入轻粉和匀。

功效主治 燥湿敛疮，祛风解毒。主治小儿疥癣。

临床用法 外涂患处，每日3次。

注意事项 严禁入口。

湿疹

二妙油膏※

《常见病验方研究参考资料》

药物组成 苍术 黄柏各等份 香油适量

制作方法 上药共研细末，香油调匀备用。

功效主治 清热除湿，止痒。主治婴儿湿疹。

临床用法 外涂患处，每日3～4次。

注意事项 保持患部干燥。

二片茶连膏※

《常见病验方研究参考资料》

药物组成 山甲片15g 孩儿茶6g 冰片0.15g 黄连12g 香油适量

制作方法 上药共研细末，香油调匀备用。

功效主治 清热消肿，收湿敛疮。主治婴儿湿疹。

临床用法 外涂患处，每日2～3次。

注意事项 患部忌搔抓。

二黄樟石膏※

《常见病验方研究参考资料》

药物组成 雄黄 硫黄 寒水石 樟脑各9g 人乳适量

制作方法 上药共研细末，人乳调匀备用。

功效主治 攻毒杀虫，收湿敛疮。主治婴儿湿疹。

临床用法 外涂患处，每日2～3次。

注意事项 雄黄禁火煅。本方不可入口、眼。

三黄膏※

《常见病验方研究参考资料》

药物组成 雄黄30g 硫黄 黄丹各3g 香油适量

制作方法 上药共研细末，香油调匀备用。

功效主治 解毒杀虫，祛腐生新。主治婴儿湿疹溃烂。

临床用法 外涂患处，每日1次。

注意事项 雄黄禁火煅。本方不可入口。

大黄生地膏※

《常见病验方研究参考资料》

药物组成 生地 大黄各等份 黄酒适量

制作方法 上药研细末，入黄酒调匀备用。

功效主治 养阴清热，泻火解毒。主治婴儿湿疹。

临床用法 外敷两足心，8小时后除去。

注意事项 保持患部干燥。

川椒蛤粉膏※

《常见病验方研究参考资料》

药物组成 文蛤120g 川椒90g 轻粉15g 香油适量

制作方法 将文蛤炒黄，川椒炒黑（起烟为度），和轻粉共研细末，香油调匀备用。

功效主治 杀虫解毒，收湿敛疮。主治婴儿湿疹。

临床用法 外敷患处，每日2～3次。

注意事项 不可内服。

五末膏※

《常见病验方研究参考资料》

药物组成 滑石末18g 大黄末 黄柏末各9g 薄荷末4.5g 枯矾末2.4g 人乳汁适量

制作方法 上药混匀，入母乳汁调匀备用。

功效主治 清热利湿，疏风止痒。主治婴儿湿疹。

临床用法 外涂患处，每日3～4次。

注意事项 保持患部清洁、干燥。

六一冰片膏※

《常见病验方研究参考资料》

药物组成 大黄 当归 甘草各9g 滑石18g 冰片6g 鸡蛋黄油适量

制作方法 前3味药煎液备用。余药共研细末，鸡蛋黄油调匀备用。

功效主治 清热利湿，消肿止痛。主治婴儿湿疹痒痛。

临床用法 先用煎液洗患处，擦干，再取药膏外敷患处，每日1次。

注意事项 保持患部清洁、干燥。

文蛤花椒膏※

《常见病验方研究参考资料》

药物组成 文蛤 花椒各等份 香油适量

制作方法 上药共研细末，香油调匀备用。

功效主治 解毒杀虫，收湿敛疮。主治婴儿湿疹。

临床用法 外涂患处，每日3～4次。

注意事项 患部忌搔抓。

生艾油膏※

《常见病验方研究参考资料》

药物组成 生艾叶15g 香油100ml

制作方法 香油同艾煎至焦黑，去艾存油备用。

功效主治 散寒，除湿，止痒。主治婴儿湿疹。

临床用法 外涂患处，每日4～5次。

注意事项 保持患部干燥。

赤豆膏※

《常见病验方研究参考资料》

药物组成　赤小豆 9g　鸡蛋清适量

制作方法　上药研细末，鸡蛋清调匀备用。

功效主治　除湿消肿。主治婴儿湿疹。

临床用法　外涂患处，每日 2～3次。

注意事项　保持患部干燥。

连石梅片膏※

《常见病验方研究参考资料》

药物组成　黄连 3g　煅石膏 10g　冰片 0.15g　荸荠粉 3g　香油适量

制作方法　上药共研细末，香油调匀备用。

功效主治　清热解毒，收湿敛疮。主治婴儿湿疹。

临床用法　外涂患处，每日 2 次。

注意事项　保持患部清洁、干燥。如溃面湿者，则用药粉干撒。

连柏冰片膏※

《常见病验方研究参考资料》

药物组成　黄连，黄柏各 3g　冰片 0.6g　香油适量

制作方法　上药共研细末，香油调匀备用。

功效主治　清热，解毒，燥湿。主治婴儿湿疹。

临床用法　外涂患处，每日 2～3次。

注意事项　保持患部清洁、干燥。

花椒柏矾膏※

《常见病验方研究参考资料》

药物组成　花椒　黄柏各 9g　枯矾 6g　香油适量

制作方法　上药共研细末，香油调匀备用。

功效主治　解毒杀虫，除湿止痒。主治婴儿湿疹。

临床用法　外涂患处，每日 2～3次。

注意事项　患部忌搔抓。

花椒黄油膏※

《常见病验方研究参考资料》

药物组成　花椒10g　黄柏末5g　香油适量

制作方法　香油煎花椒至枯，去渣，入黄柏末拌匀备用。

功效主治　解毒杀虫，除湿敛疮。主治婴儿湿疹。

临床用法　外涂患处，每日2~3次。

注意事项　保持患部干燥。

鸡腰膏

《验方新编》

药物组成　鸡腰子蒸熟去皮 1对　枯矾0.9g　冰片0.3g

制作方法　上药共捣和匀即可。

功效主治　除湿敛疮。主治小儿头面、耳前、耳后湿疮及羊须疮。

临床用法　外敷患处，每日1~2次。

注意事项　疮面忌沾水。

刺猬皮膏※

《常见病验方研究参考资料》

药物组成　刺猬皮50g　香油适量

制作方法　将刺猬皮烧灰存性，研细末，香油调匀备用。

功效主治　收湿敛疮。主治婴儿湿疹。

临床用法　外涂患处，每日2次。

注意事项　保持患部干燥。

松矾油膏※

《常见病验方研究参考资料》

药物组成　松香　枯矾各等份　香油适量

制作方法　共研细末，香油调匀备用。

功效主治　祛风除湿，杀虫敛疮。主治婴儿湿疹。

临床用法　外敷患处，每日3~4次。

注意事项　保持患部清洁。

松花甘石膏※

《常见病验方研究参考资料》

药物组成 松花粉 炉甘石各3g 鸡蛋3枚

制作方法 上药研细末和匀，鸡蛋煮熟，去白用黄炼油，油调药为膏备用。

功效主治 燥湿，生肌，敛疮。主治婴儿湿疹。

临床用法 外涂患处，每日3次。

注意事项 保持患部干燥。

南矾油膏※

《常见病验方研究参考资料》

药物组成 南瓜秧炒枯 120g 枯矾30g 香油适量

制作方法 上药共研细末，香油调匀备用。

功效主治 解毒杀虫，收湿敛疮。主治婴儿湿疹。

临床用法 外敷患处，每日2～3次。

注意事项 忌搔抓患处。

柏子油膏※

《常见病验方研究参考资料》

药物组成 柏子油 菜油各适量

制作方法 上药混匀备用。

功效主治 凉血止痒，除湿敛疮。主治婴儿湿疹。

临床用法 外涂患处，每日4～5次。

注意事项 患处忌搔抓。

轻茶龙冰膏※

《常见病验方研究参考资料》

药物组成 轻粉 孩儿茶 龙骨各6g 冰片3g 香油适量

制作方法 上药共研细末，香油调匀备用。

功效主治 燥湿杀虫，祛腐生肌。主治婴儿湿疹久溃不愈。

临床用法 外敷患处。疹湿者，用药粉干撒患处。每日1～2次。

注意事项 不可内服。

海石油膏※

《常见病验方研究参考资料》

药物组成 海浮石30g 香油适量

制作方法 上药煅存性，研细末，香油调匀备用。

功效主治 清热，利湿，敛疮。主治婴儿湿疹。

临床用法 外涂患处，每日2～3次。

注意事项 患部保持干燥。

黄柏二石膏※

《常见病验方研究参考资料》

药物组成 陈石灰 黄柏 滑石各等份 桐油适量

制作方法 上药共研细末，桐油调匀备用。

功效主治 清热利湿，解毒敛疮。主治婴儿湿疹。

临床用法 外涂患处，每日2～3次。

注意事项 本方不可入口、眼。皮肤过敏者忌用。

蛇连冰凤膏※

《常见病验方研究参考资料》

药物组成 蛇蜕15g 凤凰衣2g 黄连3g 冰片0.15g 香油适量

制作方法 前2味药火焙，去火毒后，入黄连、冰片共研细末，香油调匀备用。

功效主治 清热祛风，收湿止痒。主治婴儿湿疹。

临床用法 外涂患处，每日2次。

注意事项 保持患部干燥。

蛇黄胆汁膏※

《常见病验方研究参考资料》

药物组成 蛇床子 黄柏各等份 猪胆汁适量

制作方法 上药共研细末，猪胆汁调匀备用。

功效主治 杀虫解毒，燥湿敛疮。主治婴儿湿疹。

临床用法 外涂患处，每日2次。

注意事项 保持患部清洁。

银冰枯矾膏※

《常见病验方研究参考资料》

药物组成 银朱烧灰 冰片 枯矾各1g 香油适量

制作方法 上药共研细末，香油调匀备用。

功效主治 消肿止痛，收湿敛疮。主治婴儿湿疹。

临床用法 外涂患处，每日2～3次。

注意事项 本方不可入口、眼。

绿豆丹炉膏※

《常见病验方研究参考资料》

药物组成 绿豆粉30g 黄丹 制炉甘石各3g 香油适量

制作方法 上药共研细末，香油调匀备用。

功效主治 清热解毒，生肌敛疮。主治婴儿湿疹。

临床用法 外涂患处，每日2～3次。

注意事项 不可内服。

雄枣膏※

《常见病验方研究参考资料》

药物组成 红枣去核炒黄5枚 雄黄9g 香油适量

制作方法 上药共研细末，香油调匀备用。

功效主治 杀虫止痒，收湿敛疮。主治婴儿湿疹。

临床用法 外涂患处，每日2～3次。

注意事项 雄黄禁火煅。

雄黄轻矾膏※

《常见病验方研究参考资料》

药物组成 枯矾 雄黄各30g 轻粉6g 凡士林适量

制作方法 上药共研细末，凡士林调为软膏备用。

功效主治 燥湿杀虫，祛腐生肌。主治婴儿湿疹久溃不愈。

临床用法 外涂患处，每日1次。

注意事项 不可内服。

滑粉蛋清膏※

《常见病验方研究参考资料》

药物组成 滑石粉15g 鸭蛋清适量

制作方法 调匀备用。

功效主治 清热，利湿，敛疮。主治婴儿湿疹。

临床用法 外敷患处，每日2~3次。

注意事项 保持患部干燥。

槐矾冰油膏※

《常见病验方研究参考资料》

药物组成 枯矾4.5g 槐木炭45g 冰片0.5g 香油适量

制作方法 上药共研细末，香油调匀备用。

功效主治 收湿敛疮。主治婴儿湿疹。

临床用法 外敷患处，每日2~3次。

注意事项 保持患部清洁、干燥。

蜈蚣油膏※

《常见病验方研究参考资料》

药物组成 蜈蚣2条 猪油适量

制作方法 上药焙，研细末，猪油调匀备用。

功效主治 解毒散结，通络止痛。主治婴儿湿疹痒痛。

临床用法 外敷患处，每日1次。

注意事项 不宜敷药过厚。不可内服。

蔗茶血梅膏※

《常见病验方研究参考资料》

药物组成 紫甘蔗皮30g 孩儿茶15g 血竭6g 冰片1.2g 猪胆汁适量

制作方法 上药共研细末，猪胆汁调匀备用。

功效主治 清热收湿，敛疮生肌。主治婴儿湿疹。

临床用法 外敷患处，每日2~3次。

注意事项 患部忌搔抓。

槟矾白蜡膏※

《常见病验方研究参考资料》

药物组成 槟榔煅 枯矾各 9g 白蜡 6g 香油适量

制作方法 上药共研细末，香油调匀备用。

功效主治 杀虫解毒，收湿敛疮。主治婴儿湿疹。

临床用法 外涂患处，每日 3~4次。

注意事项 保持患部皮肤清洁、干燥。

丹毒

山栀膏

《普济方》

药物组成 山栀子 120g 生鲫鱼 250g

制作方法 上药同捣如泥。

功效主治 清热解毒。主治小儿丹毒。

临床用法 醋调化，外涂患处，每日 1 次。

注意事项 忌食辛燥。

马齿苋膏※

《常见病验方研究参考资料》

药物组成 鲜马齿苋 50g

制作方法 洗净，捣烂为泥备用。

功效主治 清热解毒，利湿消肿。主治小儿丹毒，红肿较甚者。

临床用法 外敷患处，每日 3~4次。

注意事项 患部禁用针灸。

升麻膏

《太平圣惠方》

药物组成 升麻 大黄 景天草 蛇含草 栀子 寒水石 芒硝 蓝叶 生地 芭蕉根 羚羊角 梧桐皮各 15g 腊猪油 0.5kg 竹沥水 20ml

制作方法 上药同熬，以小火熬 30 分钟，去渣，入竹沥候冷成膏。

功效主治 清热泻火。主治小儿丹毒。

临床用法 外涂患处，每日 2 次。

注意事项 忌辛燥食物。

升麻膏

《幼科释谜》

药物组成 升麻 黄芩 大黄 芒硝各3g 麦冬 葛根各9g

制作方法 上药研细末，即可。

功效主治 养阴泻热。主治小儿丹毒，遍身壮热烦渴。

临床用法 1次3g，水煎服，每日2~3次。

注意事项 忌辛燥食物。

丹得消膏※

《常见病验方研究参考资料》

药物组成 萹蓄草50g

制作方法 上药捣烂为泥备用。

功效主治 利水除湿，杀虫止痒。主治小儿丹毒痒痛。

临床用法 外敷患处，每日3~4次。

注意事项 患部忌搔抓、挤压，以防感染。

菜籽油膏※

《常见病验方研究参考资料》

药物组成 油菜籽50g 香油适量

制作方法 油菜籽研细末，香油调匀备用。

功效主治 清热，凉血，消肿。主治小儿丹毒。

临床用法 外敷患处，每日3~4次。

注意事项 患部忌搔抓、挤压。

寒水膏※

《常见病验方研究参考资料》

药物组成 寒水石30g

制作方法 上药研细末，水调匀备用。

功效主治 清热泻火，消肿止痛。主治小儿丹毒。

临床用法 外敷患处，每日2~3次。

注意事项 忌食辛燥。

疣

消疣膏※

《普济方》

药物组成 桑柴灰1600g 生附子40g 朱砂0.3g 糯米20g

制作方法 桑柴灰用滚水淋取汁，将汁煎浓成稠，余药研细末入内，煎匀，冷凝成膏。

功效主治 温阳，散寒，去疣。主治小儿疣疮，兼治黑痣。

临床用法 外点疣子上，即自落。

注意事项 不可内服。

眼疾

小菊花膏

《活幼口议》

药物组成 黄连 黄芩 大黄 菊花 羌活 苍术 荆芥 防风各等份 蜜适量

制作方法 上药研细末，炼蜜为膏。

功效主治 疏散风热，清肝明目。主治小儿积毒眼。

临床用法 1次3g，温开水调服，每日3次。

注意事项 忌辛燥食物。

牛黄膏

《普济方》

药物组成 牛黄3g 犀角粉20g 金箔、银箔各5g 甘草0.3g 蜜适量

制作方法 上药研细末，炼蜜为丸，每丸0.1g。

功效主治 清肝息风。主治小儿肝风内动所致的目睛偏视。

临床用法 1次2~3丸，饭后薄荷汤送服，每日1~2次。

注意事项 不可随意加大服药量。

龙脑膏

《太平圣惠方》

药物组成 冰片3g 蕤仁0.3g 杏仁30g

制作方法 后2味药汤浸去皮，诸药研细末，水调为膏。

功效主治 清热明目。主治小儿眼赤肿痛、羞明流泪。

临床用法 和乳汁，外用点眼，每日5次。

注意事项 不可内服。

杏仁膏

《太平圣惠方》

药物组成 杏仁 30g 轻粉 绿盐 黄连各 0.5g 酥适量 熟艾 30g

制作方法 杏仁汤浸去皮尖，上药研细末，酥调为膏，平摊于铜碗内。在地上挖一小坑，置熟艾于内，点燃，令烟出，将铜碗放于艾火上熏，烟尽为度，研匀即可。

功效主治 清热解毒，明目退翳。主治小儿眼睛赤痛、兼生翳膜、经久不愈。

临床用法 取上药 0.3g，消毒纱布外裹，用人乳汁浸 12 小时，外用点眼，每日 3～4 次。

注意事项 不可入口。

拨云膏

《普济方》

药物组成 桃仁 杏仁各 4 枚 蕤仁 郁李仁各 5 枚 麝香 轻粉各 0.1g 蜂蜜 5g

制作方法 前 4 味药研细末，入蜂蜜、麝香、轻粉，研匀为膏。

功效主治 清肝明目。主治小儿肝经风热，疳气攻眼所导致的目睛赤痛。

临床用法 外涂眼部，每日 1～2 次。

注意事项 不可内服。不可久用。

拔毒膏

《寿世保元》

药物组成 黄连 30g 姜黄 皂角 芒硝各 45g

制作方法 共研细末，混匀，水调为膏。

功效主治 清热泻火，解毒消肿。主治小儿未满周岁，两眼红肿热痛，甚则疼痛难开。

临床用法 外敷手、足心、太阳穴，每日1～2次。

注意事项 可加葱捣烂同敷。不可内服。

珍珠膏

《太平圣惠方》

药物组成 珍珠 冰片 蕤仁 轻粉 芒硝 戎盐 朱砂各等份 酥适量

制作方法 上药研细末，酥和为膏。

功效主治 凉血解毒，清肝明目。主治小儿眼生翳膜。

临床用法 1 次 0.1g，外涂眼部，每日3～4次。

注意事项 不可入口。不可久

用。

洗眼光明膏

《普济方》

药物组成 炉甘石 当归各30g 桑白皮 龙胆草各60g 千里光 生地黄各30g 铅丹水飞 9g 乳香3g 麝香0.1g 蜜90g

制作方法 先取千里光、龙胆草、当归、生地黄4味药，用水300ml煎取50ml，去渣，入蜜，以文火熬成膏，入铅丹、炉甘石、乳香等，稍冷，加麝香搅匀。封固，埋入土中3日即可。

功效主治 清热解毒，明目退翳。主治小儿目赤肿痛。

临床用法 外涂眼部，每日3～5次。

注意事项 不可内服。避风热。

黄连膏

《圣济总录》

药物组成 黄连2.4g 大铜钱7文 明矾烧灰 0.5g 蜂蜜15g

制作方法 诸药加水，盛铜器中，放于米饭上蒸煮，过滤取汁，贮于瓶内。

功效主治 清热解毒。主治小儿目赤痒痛、迎风流泪。

临床用法 外用点眼，每日3～5次。

注意事项 避风热。

曾青膏

《幼幼新书》

药物组成 曾青30g 冰片 乳香 朱砂 琥珀 珍珠各15g 酥油适量

制作方法 上药研细末，酥和为膏。

功效主治 明目退翳。主治小儿眼睑生胬肉。

临床用法 睡前外涂眼部，每日1次。

注意事项 不可内服。

口齿病

立圣膏

《幼幼新书》

药物组成 人乳汁150ml 黄矾2g 明矾5g 胆矾1g

制作方法 上药研细末，入乳汁文火熬成膏。

功效主治 解毒祛腐。主治小

儿肾疳所致的齿龈出血、溃烂。

临床用法 外涂患处，每日1次。

注意事项 本方有毒，不可内服。

莨菪膏

《太平圣惠方》

药物组成 莨菪子 葶苈子 硫黄 雄黄 明矾烧 熊胆 芦荟 蚺蛇胆 麝香各1g 猪脂60g

制作方法 上药研细末，猪脂文火熔化，入药末搅匀为膏。

功效主治 清热解毒，杀虫敛疮。主治小儿湿热毒邪上攻，见口舌生疮、齿龈出血、溃烂之口疳证。

临床用法 1次0.1～0.5g，外涂患处，2日1次。

注意事项 本方有毒，严禁过量。严禁内服。雄黄禁火煅。

酸浆膏

《圣济总录》

药物组成 酸浆根15g 皂荚 制附子各15g 明矾3g 麝香0.5g 米醋100ml

制作方法 米醋与前3味药用文火煎2小时，去渣，入后2味搅匀成膏。

功效主治 解毒敛疮。主治小儿牙疳出血、牙断臭烂。

临床用法 外涂患处，每日1～3次。

注意事项 涂药间隔时间应在5小时以上。不可内服。

熊胆膏

《太平圣惠方》

药物组成 熊胆 蚺蛇胆 芦荟 牛黄 冰片各0.3g 麝香15g

制作方法 上药研细末，加新汲水200ml，文火煮4小时，中途酌情加温水。再投糯米3～5粒，米烂即成。

功效主治 清肝，明目，消积。主治小儿齿疳，及其他疳疾。

临床用法 外点鼻中或涂于口疮上，每日3次。

注意事项 使用2日后，即停1日。不可内服。

外科·疮痈

一善膏

《普济方》

药物组成 木通 黄芪 羌活

川芎　生地　桃仁　白芷　连翘　玄参　防风　木鳖仁　当归　乳香　没药各60g　麻油2000ml　炒黄丹720g

制作方法　除乳、没、当归外，余药切细入油内煎至焦黄，去渣，下黄丹，搅至丹色变黑离火，下药末搅匀凝膏。

功效主治　活血排脓，散结消肿。主治痈疽、疔疖疮肿。

临床用法　外贴患处，每日1次。

注意事项　不可内服。

一醉膏

《圣济总录》

药物组成　甘草15g　没药0.3g　瓜蒌3g　米酒3000ml

制作方法　酒熬诸药至500ml，即为膏。

功效主治　行气，散结，解毒。主治痈疽发背，肿硬疼痛。

临床用法　1次20～40ml，温服，每日1次。

注意事项　孕妇忌服。

十香膏

《太平圣惠方》

药物组成　沉香　檀香　丁香　郁金香各15g　甘松香15g　麝香0.3g　熏陆香　白胶香　龙齿各15g　黄丹180g　麻油500ml　苏合香油15ml　木香15g

制作方法　前5味药入麻油浸7天，入锅中用微火温养5天，再用武火煎开1小时，去渣，下黄丹，搅匀至色黑离火，将余药研细末，入药油内搅匀凝膏。

功效主治　祛风解毒，消肿散结。主治各种风毒疮肿。

临床用法　外贴患处，每日1次。

注意事项　不可内服。孕妇忌用。

七宝膏

《理瀹骈文》

药物组成　生姜　蒜头　槐枝各500g　葱白240g　花椒60g　麻油1500ml　黄丹1000g

制作方法　麻油熬诸药，黄丹收膏。

功效主治　消肿定痛，化腐生肌。主治痈疽发背。

临床用法　外贴患处，每日1次。

注意事项　不可内服。

二黄石膏※

《常见病验方研究参考资料》

药物组成 黄柏 大黄 石膏各120g 水豆腐适量

制作方法 上药共研细末，以水豆腐拌匀备用。

功效主治 清热燥湿，泻火解毒。主治阳证痈疮。

临床用法 外敷肿处，每日1～3次。

注意事项 忌食辛燥。孕妇慎用。

八角膏※

《中医单方验方汇集》

药物组成 八角莲叶150g 食盐适量

制作方法 捣烂，调匀备用。

功效主治 清热解毒，消痈散结。主治无名肿毒。

临床用法 外敷患处，每日1～3次。

注意事项 溃破者不宜用。

三白膏※

《常见病验方研究参考资料》

药物组成 白及30g 白矾15g 白蔹30g

制作方法 上药共研细末，开水调膏备用。

功效主治 解毒消肿，敛疮生肌。主治痈疖肿痛，或溃后疮口经久不愈。

临床用法 外敷患处，留疮头不敷，每日1～2次。

注意事项 忌食辛燥之品。

三叶膏※

《全国中草药新医疗法展览会资料选编》

药物组成 大杨叶 槐叶 柳叶各200g

制作方法 上药加水煎汁去渣，慢火熬成膏。

功效主治 解毒清热。主治疮疖及无名肿毒。

临床用法 外敷患处，每日1～3次。

注意事项 忌食辛燥。

三色膏

《是斋百一选方》

药物组成 蚌粉15g 黄丹0.3g 草乌30g

制作方法 共研细末，水调为膏。

功效主治 拔毒，止痛，消肿。主治痈疖未成脓。

临床用法 外涂患处，每日1~3次。

注意事项 不可内服。孕妇忌用。

三神膏

《寿世保元》

药物组成 麻子仁50g 陈醋40ml 盐10g

制作方法 置锅中，槐枝搅成膏。

功效主治 润肤，生肌，敛口。主治痈疽已溃烂者。

临床用法 先用猪蹄汤或米泔水洗净疮血，用棉签扫膏于疮上。每日1次。

注意事项 忌过食生冷。

三黄膏

《世医得效方》

药物组成 巴豆20枚 黄蜡30g 雄黄 硫黄各3g 清油50ml

制作方法 清油煎巴豆至微黑色，去巴豆入黄蜡，化开。入雄黄、硫黄末和匀成膏。

功效主治 消肿止痛。主治各种疮痈。

临床用法 洗净后外涂疮处，每日2~3次。

注意事项 本方不可内服。孕妇忌用。

三五生肌膏※

《常见病验方研究参考资料》

药物组成 广丹 枯矾 雄黄 铜绿 铅粉各3g 桐油适量

制作方法 上药共研细末，桐油调膏备用。

功效主治 解毒燥湿，收敛生肌。主治痈疮久溃不愈。

临床用法 外敷患处，每日1次。

注意事项 本方有毒，严禁入口。雄黄禁火煅。孕妇忌用。

大圣膏

《圣济总录》

药物组成 当归 柳根白皮各60g 桂心0.3g 槐实 白敛 白及 没药 柏皮各30g 铅丹 乳香各15g 麝香0.3g 芦荟15g 猪脂250g 黄蜡120g 清油250ml

制作方法 先将猪脂、黄蜡、清油同熬，入前8味药煎至焦色去渣，再入后4味熬成膏。埋地下49天取出备用。

功效主治 活血祛瘀，解毒生肌。主治疮疡溃后难愈。

临床用法 外贴患处，每日1次。

注意事项 孕妇忌用。不可内服。

大蒜膏

《验方新编》

药物组成 独头蒜5枚 麻油适量

制作方法 蒜捣烂，与麻油和匀为膏备用。

功效主治 清热解毒。主治恶疮肿痛、叫号不眠。

临床用法 外敷患处，干即换。

注意事项 勿令起泡。

大垂云膏

《太平圣惠方》

药物组成 当归 附子 川芎 防风 升麻 槐子 细辛 侧柏叶各30g 桃仁 甘草 杏仁 桑根白皮 白及 黄芪 白僵蚕各0.3g 垂柳15g 黄丹10g 雄黄15g 朱砂 硫黄各0.3g 麝香3g 白芷 没药 血竭 龙脑各0.3g 黄蜡120g 麻油750ml

制作方法 朱砂、硫黄、麝香、血竭、龙脑研细末，余药切细。将油熬沸下切药，煎至色黄赤，去渣，再下黄丹煎至色黑，下蜡及药末等，搅匀凝膏。

功效主治 活血散结，托毒消肿。主治各种疮疡肿毒。

临床用法 外贴患处，每日1次。

注意事项 孕妇忌用。不可内服。

大黑虎膏

《万氏家抄方》

药物组成 白芷 大黄 黄连 白及 白蔹 黄芩 番木鳖 黄柏 羌活 独活 狗脊 杏仁 当

归　赤芍　川芎　肉苁蓉　生地黄　前胡　肉桂　柴胡　荆芥穗　黄芪　连翘　防风　蓖麻子　乳香　没药　血竭各30g　樟脑　血余各120g　香油1500ml　飞丹500g　麝香15g　槐枝　柳枝各60g

制作方法　将乳、没、血竭、樟脑、麝香研细末备用。余药入油熬至黑枯，去渣再熬至滴水不散，入飞丹，以槐枝不断搅，入水和软，不断不黏即住火，入乳香、没药、血竭，再入樟脑、麝香搅匀，收膏。

功效主治　清热解毒，消肿排脓。主治痈疽发背，跌仆损伤，骨折血肿，疗疮等。

临床用法　外贴患处，每日1次。

注意事项　不可入口。孕妇忌用。

大黄膏

《普济方》

药物组成　大黄　雄黄　川芎　黄连　白芷　槟榔　当归　木香　桂心　黄柏　白芍　附子　乳香　血竭　母丁香　麝香各0.3g　猪脂480g

制作方法　诸药研细末，入猪脂煎熬，调和为膏。

功效主治　托里定痛。主治痈疽发背，疼痛难忍。

临床用法　外涂患处，每日3次。

注意事项　不可内服。孕妇忌用。

大黄冰蜂膏※

《常见病验方研究参考资料》

药物组成　大黄30g　蜂房15g　冰片0.6g　蜂蜜适量

制作方法　上药共研细末，蜂蜜调匀摊布上备用。

功效主治　清热解毒，消肿散结。主治痈疽疮疡。

临床用法　外贴肿处，每日1～2次。

注意事项　忌食辛燥。孕妇慎用。

大黄蚀肉膏

《鬼遗方》

药物组成　大黄　制附子　莽草　川芎　雄黄　雌黄　珍珠　白蔹　白矾　黄芩　䕡茹各60g　猪脂480g

制作方法　上药研细末。煎熬猪脂，待沸下诸药，煎至赤黑色，去渣，冷却为膏。

功效主治　蚀肉疗疮。主治痈

疽疮疡。

临床用法 外涂疮处，每日3~5次

注意事项 不可内服。孕妇慎用。

大黄解毒膏※

《常见病验方研究参考资料》

药物组成 大黄 黄柏 黄芩 黑山栀各480g 凡士林 香油各适量

制作方法 共研细末和匀，以40%药末、50%黄凡士林、10%香油调膏备用。

功效主治 清热解毒，化瘀消肿。主治各种痈疽疮疡及无名肿毒。

临床用法 外贴患处，每日1次。

注意事项 阴证者忌用。

万应膏

《外科精义》

药物组成 黄芩 大黄各60g 白敛30g 黄柏 芍药 白芷 黄芪 木鳖子仁 杏仁 当归 白及 生地黄 官桂 玄参 没药 乳香各15g 黄蜡30g 麻油3500ml 黄丹500g

制作方法 前14味药入油浸泡12小时，入砂锅慢火熬，4小时后离火去渣，入丹熬成膏状，入乳、没、黄蜡搅匀凝膏。

功效主治 清热解毒，消肿止痛。主治各种疮疡初期肿痛。

临床用法 外贴患处，每日1次。

注意事项 严禁入口。孕妇慎用。

万应膏

《普济方》

药物组成 当归 黄芪 防风 白芷 五倍子 生熟地黄 白敛 白及 赤芍 玄参 乳香 没药各15g 黄丹180g 油500ml

制作方法 上药切碎，入油煎至色黑，去渣，药油熬沸，入黄丹，柳枝搅至色黑，凝膏。

功效主治 活血，消肿，散结。主治各种痈肿疮毒。

临床用法 外贴患处，每日1次。

注意事项 忌食辛燥刺激食物。

万灵膏

《疡科心得集》

药物组成 主方：生地 归身 川芎 苍耳子 大戟 槟榔 菊

花　蒲公英　大黄　土槿皮　羌活　独活　红花　川乌　草乌　赤芍　紫草　香附　川椒　番木鳖　桂枝　狗脊　泽兰　生姜　胡椒　附子　牙皂　白附子　荆芥　金银花　黄柏　山慈姑　首乌　全蝎　玄胡　僵蚕　百部　南星　白蒺藜　穿山甲　白芷　白芥子　花粉　益母草　蛇床子　川牛膝　黄芪　大风子肉　细辛　苦参　龟板　桑寄生　升麻　黄芩　胡麻　石菖蒲根　冬瓜皮　天麻　杨树须　羊踯躅　茜草各15g　土茯苓30g　嫩桑枝1000g　香油4000ml

附方：松香120g　朴硝　雄黄　桂圆核灰　皂矾　牛皮灰　樟冰各15g　麝香　冰片各9g　龙骨15g　东丹1500g

制作方法　主方诸药放入香油中，熬药至枯，去渣，入附方诸药末，收膏备用。

功效主治　消痈解毒，去腐排脓。主治各种无名肿毒，无论成脓与否，并治各种寒湿之证。

临床用法　外贴患处，每日1次。

注意事项　严禁入口。孕妇忌用。

万灵膏

《医方类聚》

药物组成　青木香　连翘　木鳖仁　桃仁　蓖麻仁　巴豆仁　地黄　白芷　防风　川芎　黄芪　羌活　当归　黄连　莪术　露蜂房　槐枝　柳枝　桃枝　乳香　没药　轻粉各15g　黄丹450g　香油900ml

制作方法　上药除后3味外，用香油浸泡7天，慢火熬至巴豆、蓖麻仁抹开如泥黑色，去渣，逐渐加入黄丹，再入没药末，滴水中成珠离火，搅至微温，入轻粉搅匀至冷。以碗覆地上去火毒。

功效主治　祛风解毒，活血散结。主治疮疡肿毒。

临床用法　每日1次，外贴患处。

注意事项　严禁入口。孕妇慎用。

万灵膏

《传信适用方》

药物组成　清油240ml　乱发　侧柏叶　沥青　白芷　当归　木鳖子　松香　白胶香　没药　黄丹　乳香　剪刀草末各30g

制作方法　将清油、乱发武火熬至发焦，下侧柏叶等熬令色紫，去渣，趁热下白胶香、乳、没、黄丹、剪刀草，慢火熬成膏，去火毒备用。

功效主治　清热，凉血，散结。主治各种疮疡。

临床用法　外贴患处，每日1

次。

注意事项 禁止内服。

万金膏

《朱氏集验方》

药物组成 黄芪 当归各15g 杏仁 防风 白芷各9g 羌活 独活 官桂 白蔹 狼毒各6g 乳香 没药各9g 黄连3g 黄丹120g 清油500ml 桑白皮6g

制作方法 除黄丹外，余药共熬煎1小时，滤渣，下黄丹搅匀凝膏。

功效主治 拔毒生肌。主治疮疡痈肿。

临床用法 外贴患处，每日1次。

注意事项 禁止入口。

万金膏

《是斋百一选方》

药物组成 五倍子3g 赤芍 白芷 大黄 官桂 川芎 玄参 地黄各7.5g 虢丹120g 当归7.5g 羌活 云母各3g 巴豆10g 乳香 白胶香各3g 滑石3g 没药7.5g 麻油500ml 青柳枝皮50g

制作方法 上药切细，将麻油250ml先入锅内煎沸，下前8味药，煎至药焦去渣。再将药油煎沸，下虢丹，煎至紫色离火。另余油煎沸，入云母、巴豆、青柳枝皮同煎，候药焦色去渣，再下乳、没、滑石、胶香、虢丹同煎，至滴水中成珠，与前药油混合冷凝成膏。

功效主治 活血，化瘀，消肿。主治各种恶疮。

临床用法 外贴患处，每日1次。

注意事项 不可内服。孕妇慎用。

万金膏

《普济方》

药物组成 川乌 草乌 白芷 黄柏皮 藁本 荆芥 蝉蜕 肉桂 白僵蚕 赤小豆 乳香 没药 蚕沙 天花粉各等份 薄荷汁 蜜各适量

制作方法 共研细末，薄荷汁、蜜调为膏。

功效主治 疏散风热，解毒止痛。主治痈疽发背，五发，瘰疬，阴毒，痛不可忍者。

临床用法 外涂患处，每日2次。

注意事项 不可内服。孕妇忌用。

万痊膏

《御药院方》

药物组成 乳香 没药各13.5g 半夏 当归 续断 杏仁 桃仁 巴豆 木鳖子仁 芫花 大戟 川芎 熟地黄 赤芍 苍术 防风 干姜 蛇床子 桂枝各15g 松枝 桃枝各60g 乱发3g 麻油5000ml 黄丹1500g 血竭10g

制作方法 上药除黄丹、血竭外，余药下油内浸泡7天，用慢火煎至半夏黄黑色，去渣。血竭另研后入药油搅匀，再滤去渣。入黄丹同煎至黑色，停火，稍冷又以慢火熬至黑烟冒出。2天后，再用木炭火微熬，软硬适当凝膏。

功效主治 活血化瘀，消肿散结。主治各种疮疡。

临床用法 外贴患处，每日1次。

注意事项 严禁入口。孕妇忌用。

万宝代针膏

《普济方》

药物组成 蓬砂 血竭 轻粉各3g 蜈蚣1条 蟾酥1.5g 雄黄3g 冰片1g 麝香0.3g 蜜适量

制作方法 上药研细末，用蜜和匀成膏。

功效主治 解毒排脓，行气止痛。主治各种恶疮，红晕成脓未溃，不肯用针，以此药代之。

临床用法 在疮头上用小针挑破后，以药少许放纸上贴于患处，隔夜其脓自出。

注意事项 多食白稀粥。忌食鸡、羊、鱼肉及酒、面等。孕妇忌用。

万宝代针膏

《串雅内外编》

药物组成 磨刀泥50g 丁香5g 麝香1g 巴豆火上烧灰3g

制作方法 上药研细末混匀。

功效主治 活血溃坚，解毒排脓。主治各种肿毒。

临床用法 以唾液调和，外搽患处，每日1次。

注意事项 不可内服。孕妇忌用。

川乌膏※

《常见病验方研究参考资料》

药物组成 川乌15g 醋适量

制作方法 上药研细末，醋调

膏备用。

功效主治 温阳，散寒，止痛。主治阴证痈疽未溃者。

临床用法 外涂患处，每日1次。

注意事项 本方严禁入口。孕妇慎用。

千里光膏

《万氏家抄方》

药物组成 千里光 防风 荆芥 黄柏 金银花 当归 生地黄各60g 花椒 白芷 大黄 红花各60g 苦参120g 乳香 没药各30g 轻粉9g 麻油1000ml 黄丹500g

制作方法 前12味药入麻油浸72小时后，熬至色黑去渣。千里光捣汁熬膏，入前药油，熬至滴水成珠，黄丹收膏，入乳香、没药、轻粉药末，槐枝搅匀收用。

功效主治 清热燥湿，解毒杀虫。主治疮疖风癣、杨梅疮毒、鹅掌风等。

临床用法 患处洗尽后，以药摊绢或纸上外贴患处，每日1次。

注意事项 不可内服。孕妇慎用。

女贞膏※

《本草纲目》

药物组成 女贞叶300g

制作方法 水或米醋煮熟。

功效主治 除风散血，消肿定痛。主治疮肿。

临床用法 趁热外贴患处，每日1~2次。

注意事项 防止烫伤。

马齿苋膏

《太平圣惠方》

药物组成 马齿苋 白矾 皂荚各30g 醋1000ml

制作方法 共研细末，醋煎药为膏。

功效主治 清热，燥湿，敛疮。主治疮疡久溃不愈、流黄水。

临床用法 外贴患处，每日1~3次。

注意事项 不可内服。

马齿苋膏※

《常见病验方研究参考资料》

药物组成 马齿苋30g 青黛

3g　蜂蜜适量

制作方法　共研细末，蜜调为膏备用。

功效主治　清热解毒，凉血消肿。主治痈疮。

临床用法　外敷患处，早晚各1次。

注意事项　忌食辛辣之品。

马鞭叶膏※

《常见病验方研究参考资料》

药物组成　马鞭草叶60g　蜂蜜适量

制作方法　上药捣烂，蜂蜜调膏备用。

功效主治　清热解毒，凉血消肿。主治疮痈未溃破者。

临床用法　外敷患处，每日1～2次。

注意事项　已溃者慎用。

小金丝膏

《本草纲目》

药物组成　沥青　白胶香各60g　乳香6g　没药30g　黄蜡9g　香油9ml

制作方法　研细末，同熬至滴水不散，倾入水中，扯千遍收贮。

功效主治　排脓生肌，解毒疗疮。主治疮疖肿毒。

临床用法　外贴患处，每日1次。

注意事项　不可内服。

小麦药膏※

《全国中草药新医疗法展览会资料选编》

药物组成　陈小麦（新的亦可）1000g

制作方法　上药加水1.5L浸泡3天，捣烂过滤，去渣，静置沉淀后，去上清液，沉淀物晒干，用小火炒，不断翻搅至焦黄成块时，取出研为细末，过筛，冷却，装瓶备用。

功效主治　解毒清热。主治痈疽，疔疮，丹毒。

临床用法　取药末加醋适量调成糊膏，外敷患处。敷药范围要大于病灶，未破敷痛处，已破敷四周，中间留小孔排脓。每日1～2次。

注意事项　忌食辛燥。

飞腾神骏膏

《寿世保元》

药物组成　麻黄1000g　杏仁120g　防风　地骨皮　甘草各120g

制木鳖子 14 枚　血余 30g　灯草 30g　黑铅 50g

制作方法　除后 4 味外，余药研细末。诸药加水浓煎后去黑铅、血余、灯草、木鳖子，再熬成膏。

功效主治　发汗解表，溃脓排毒。主治痈疽发背、瘰疬、鼠疬及疮毒欲起至溃破时。

临床用法　1 次 9g，用酒调膏，每晚临卧服。

注意事项　服后可厚被盖之，大汗出后，徐徐去被，次早服煨猪蹄汤。孕妇禁服。

木通膏

《太平圣惠方》

药物组成　木通　露蜂房　连翘　黄芩　商陆　黄芪　牛蒡根　乳香　松脂各 60g　蜡 30g　黄丹 210g　羊脂 90g　绯帛　消石　曲头棘针各 30g　麻油 1000ml

制作方法　乳香、消石研细末，绯帛烧灰，余药切细。先熬油至熟下切药，急火煎至赤黑色，下松脂、蜡烊化，去渣，下丹及羊脂至色黑，下乳香、帛灰、消石等搅匀凝膏。

功效主治　托毒排脓，消肿散结。主治各种疮疡。

临床用法　外贴患处，每日 1 次。

注意事项　忌过食辛燥之品。不可内服。

木通膏

《太平圣惠方》

药物组成　木通 60g　黄丹 150g　细辛　茵陈各 30g　琥珀 15g　朱砂 30g　麻油 300ml

制作方法　上油煎开，下木通、细辛、茵陈，煎 2 小时，去渣，入琥珀、朱砂末再煎，入黄丹，搅匀凝膏。

功效主治　行气，散结，消肿。主治各种痈疽发背。

临床用法　外贴患处，每日 1 次。

注意事项　不可内服。

木兰皮膏

《圣济总录》

药物组成　木兰皮　白芍　射干　蛇床子各 30g　白芷　黄连各 45g　黄柏　黄芩　仙鹤草　山栀子各 30g　猪脂 1000g

制作方法　除猪脂外，余药研细末。猪脂煎沸后，将药置入，待白芷变为黄赤色为度，去渣冷后，用瓷盒装。

功效主治　清热解毒，祛风止

痛，燥湿敛疮。主治热性疮疡。

临床用法 外涂疮上，每日3～5次。

注意事项 忌食辛燥。

太乙膏

《张氏医通》

药物组成 玄参 白芷 当归 肉桂 大黄 赤芍 生地各60g 麻油1000ml 黄丹适量

制作方法 上药切片浸入麻油中，7日后煎熬去渣，滤净再熬，徐下黄丹，不停搅拌，以滴水不散为度。

功效主治 清热凉血，消痈去肿。主治内外痈疡。

临床用法 外贴患处，或外贴脐部，每日1次。

注意事项 不可内服。孕妇慎用。

太乙灵应膏

《普济方》

药物组成 玄参15g 生地黄15g 大黄6g 黄柏9g 黄芩 槐花 红花各6g 白芷 官桂 血竭各15g 当归须30g 地榆6g 羌活12g 乳香15g 没药9g 赤芍15g 杏仁10g 防风9g 猪牙皂10g 白胶香 刘寄奴各120g 香油500ml 黄丹300g

制作方法 上药除黄丹外，切细于油内浸，春季5日，夏季3日，秋季7日，冬季10日。用先文火后武火熬，药黑退火，待冷去渣，药油再熬。黄丹炒成紫色，药油熬沸1次，下黄丹60g，五沸将黄丹加完，搅匀凝膏。

功效主治 凉血散结，祛瘀消肿。主治各种疮肿。

临床用法 外贴患处，每日1次。

注意事项 不可内服。

云台膏

《理瀹骈文》

药物组成 主方：大黄150g 木鳖仁90g 忍冬藤 玄参 生地 甘草 薄荷 贝母 朴硝 石菖蒲各60g 黄芪 当归各48g 苍术 羌活 独活 防风 连翘 香附 乌药 陈皮 青皮 天花粉 川芎 白芷 栀子 赤芍 杏仁 桃仁 草乌 川乌 天南星 半夏 五倍子 黄柏 黄连 细辛 僵蚕 全蝎 蜈蚣 穿山甲 露蜂房 黄芩 蝉蜕 地龙 蟾皮 牡蛎 皂角 红花 蓖麻仁 甘遂 大戟 延胡索 五灵脂 远志 郁金 荆芥 蒲黄 蜀椒各30g 血

余炭72g　蜘蛛7只　生姜　葱　蒜各120g　槐枝　柳枝　桑枝各240g　苍耳草　凤仙草　野紫苏　紫花地丁　益母草各100g　麻油9L　黄丹6kg

附方：炒铅粉500g　净松香240g　金陀僧　炒陈石灰　黄蜡各120g　漂铜绿　枯矾　生矾　银朱　轻粉　雄黄　制乳香　制没药　肉桂　丁香　樟脑　苏合香油　木香各30g　白芥子15g　酒蒸化牛胶120g　麝香5g

制作方法　主方中后11味及石菖蒲、蜀椒与余药分别与麻油熬至药枯，去渣后合熬至油老，去火，入黄丹收膏，待温再下附方药末搅匀。

功效主治　清热解毒，活血消肿，提毒拔脓，养血生肌。主治各种疮痈发背，搭手，对口，发疽，颈核，乳痈，肚痈，腰痈，无名肿毒，附骨流注，恶毒顽疮，蛇犬伤等属阳证或半阴半阳证。

临床用法　外贴患处，每日1次。

注意事项　本方严禁入口。孕妇忌用。

无比膏

《普济方》

药物组成　香油560ml　黄连　黄柏　当归　木鳖子　白及　白敛　何首乌　赤芍　桃仁　川芎　生地黄　熟地黄　南星　半夏各9g　巴豆8g　防风　草乌　白芷　白芍各9g　黄丹1.5g　黄蜡100g　乳香　没药　韶粉各15g

制作方法　香油煎药至色黑，去渣，入黄丹搅匀，再入黄蜡、乳、没、韶粉煎至熟，离火凝膏。

功效主治　清热解毒，祛瘀消肿。主治各种疮肿。

临床用法　外贴患处，每日1次。

注意事项　严禁入口。孕妇忌用。

五香膏

《太平圣惠方》

药物组成　丁香　木香　熏陆香　麝香各0.3g　黄芪　白芷　细辛　防风　川芎　当归各15g　甘草　桑根白皮各30g　槐枝50g　乱发30g　垂柳枝50g　黄丹300g　麻油520ml　白檀香0.3g

制作方法　前4味药研细末，乱发烧灰。余药入油浸12小时，用慢火煎至药黑，去渣，再煎下黄丹，搅至色黑入5香末，再搅匀凝膏。

功效主治　止痛生肌。主治疮疡肿毒。

临床用法 外贴患处，每日1次。

注意事项 不可内服。孕妇忌用。

五黄膏

《医方类聚》

药物组成 大黄 黄柏 黄连 郁金各30g 黄丹15g

制作方法 研细末，水调为膏。

功效主治 拔毒清热，消肿止痛。主治痈肿热毒盛，小儿赤眼疮瘤。

临床用法 外敷患处，每日2次。

注意事项 忌食辛燥。不可内服。

五黄膏

《普济方》

药物组成 大黄 黄芩 黄柏 黄连 姜黄各等份

制作方法 上药研细末。

功效主治 清热解毒，行气止痛。主治疮疡肿痛。

临床用法 冷水调膏，外敷患处，每日2次。

注意事项 忌辛燥厚味食物。孕妇慎用。

五倍藤黄膏※

《常见病验方研究参考资料》

药物组成 炒五倍子30g 藤黄6g 米醋适量

制作方法 上药研细末，米醋调膏备用。

功效主治 解毒消肿，收湿敛疮。主治痈疽未溃者。

临床用法 外敷患处，每日2次。

注意事项 已溃破者慎用。

天仙子膏※

《全国中草药新医疗法展览会资料选编》

药物组成 天仙子100g 田基黄50g

制作方法 将天仙子洗净，捣烂，田基黄取汁，调匀为膏。

功效主治 解毒清热。主治痈疖。

临床用法 外敷患处，油纸及纱布包扎，每日1次。

注意事项 本方严禁入口。孕妇忌用。

贝叶膏

《外科大成》

药物组成 麻油500ml 乱发30g 白蜡60g

制作方法 将乱发浸入油中，以文火熬化去渣，加入白蜡溶化，然后用纸浸油内取起，再浸再起，以油尽为度，放在风前冷透1日。

功效主治 拔脓生肌。主治疮痈及对口、发背、鱼口等溃烂痈毒。

临床用法 1次1张，外贴患处，每日3次。

注意事项 忌过食生冷和辛燥。

内府亚圣膏

《理瀹骈文》

药物组成 槐枝 柳枝 桑枝 榆枝 艾叶各100g 象皮30g 驴甲1块 蝉蜕12g 木鳖仁7枚 炮穿山甲18g 蛇蜕6g 鸡蛋清3枚 头发 乳香 没药各9g 五灵脂 血竭 煅牡蛎各15g 麻油1500ml 黄蜡45g 黄丹300g

制作方法 黄蜡另置。黄丹研细末收膏用。五灵脂、血竭、煅牡蛎、乳香、没药研细末备用。余药用麻油熬，去渣，黄丹收膏，入黄蜡化开，再入备用诸药末，混匀。

功效主治 解毒去腐。主治破烂诸疮，杨梅结毒。

临床用法 外贴患处，2日1次。

注意事项 不可内服。

止痛拔毒膏

《世医得效方》

药物组成 斑蝥20g 柳根20g 木鳖子3g 乳香 没药 麝香各0.3g 松脂9g 清油420ml 黄丹150g

制作方法 先用油煎柳根，焦时去渣，入黄丹搅匀至稠，余药研细末，入内搅匀凝膏。

功效主治 活血祛毒，消肿止痛。主治各种疮疖疔痈。

临床用法 外贴患处，每日1次。

注意事项 本方不得内服。孕妇忌用。

乌膏

《外台秘要》

药物组成 麻油1000ml 黄丹60g 松脂15g 熏陆香30g 蜡15g

制作方法 先炼油至剩700ml，候冷入黄丹，再煎至剩药油500ml，离火待冷，入熏陆香末，再煎，下松脂及蜡，搅匀凝膏。

功效主治 排脓生肌。主治疮疡痈疽。

临床用法 外涂患处，每日2次。

注意事项 忌生冷。

乌膏

《备急千金要方》

药物组成 雄黄 雌黄 川芎 升麻 乌头 防己 竹灰 黄连 黄柏 水银各10g 胡粉0.3g 蜡90g 杏仁60g 巴豆45g 松脂 乱发各30g 猪脂1500g 珍珠末9g

制作方法 先用猪油煎发令发消，下诸药，文火煎至杏仁黄色为度，去渣，加入珍珠末，搅匀为膏，盛于瓷瓶中。

功效主治 祛风除湿，解毒止痛。用于恶疮久治不愈。

临床用法 外涂患处，每日2次。

注意事项 本方有毒，不可入口。孕妇忌用。

乌龙膏

《万氏家抄方》

药物组成 隔年小粉（越久越佳）500g 陈醋适量

制作方法 上药锅内炒，成黄黑色时放冷，研细末，陈米醋调糊，再熬如漆，瓶罐收贮。

功效主治 清热解毒，消肿止痛。主治痈疽发背，无名肿毒，初发、焮热末破者。

临床用法 上药摊纸上，剪孔贴患处。贴药后觉冷、疼痛，不久，觉微痒，任其干燥，久则毒自消，药力尽，自然脱落。

注意事项 忌食辛燥。

乌蛇膏

《太平圣惠方》

药物组成 乌蛇30g 木香 诃黎勒皮 川芎 细辛 牛蒡子 防风各15g 垂柳枝 黄丹各180g 清油500ml

制作方法 上药研细末。柳油同煎至黄黑色，去渣，文火煎沸下黄丹，搅匀，下药末再搅凝膏。

功效主治 消肿祛痛，舒筋缓急。主治疮疡肿毒引起筋脉拘急疼痛。

临床用法　外贴患处，每日1次。

注意事项　忌风冷。不可内服。

乌犀膏

《博济方》

药物组成　皂荚子3g　砂糖15g

制作方法　皂荚子烧灰存性，研细末，与糖调匀为膏。

功效主治　清热解毒，燥湿止痛。主治皂荚水及恶水入疮，热痛不止。

临床用法　外敷疮上，每日1～2次。

注意事项　伤口忌沾水。

乌犀膏

《太平圣惠方》

药物组成　乌犀屑30g　玄参　黄芩　升麻　紫粉　木通各30g　白芷60g　当归　白蔹　白及　防风　川芎各30g　甘草60g　赤芍　桂心各30g　槐枝　柳枝　桑枝　松脂各60g　黄丹360g　蜡60g　油1000ml　青盐60g

制作方法　上药研细末，放入油内浸72小时，再用文火煎至白芷色黑，去渣，下松脂、蜡烊化，去渣，再煎下黄丹，搅至色黑离火凝膏。

功效主治　消肿，散结，止痛。主治各种疮疡肿痛。

临床用法　外贴患处，每日1次。

注意事项　忌食辛燥。不可内服。

乌犀膏

《普济方》

药物组成　玄参　荆芥　大黄各等份　蜜适量

制作方法　上药共研细末，炼蜜为膏。

功效主治　清热散结。主治惊热疮疾。

临床用法　1次3g，薄荷汤送下，每日3次。

注意事项　忌辛燥之品。孕妇忌服。

乌犀膏

《圣济总录》

药物组成　乌犀　白芷　板蓝根　苦参　川芎各45g　铅丹180g　麻油450ml

制作方法　前4味药入油，文火煎至药黑，去渣，下铅丹搅匀至稠凝膏。

功效主治 消肿散结。主治各种疮肿。

临床用法 外贴患处，每日1次。

注意事项 忌过食辛燥。不可内服。

乌桕叶膏※

《常见病验方研究参考资料》

药物组成 红蕊乌桕叶30g 食盐适量

制作方法 共捣烂备用。

功效主治 清热解毒，祛湿止痛。主治痈疽肿痛。

临床用法 外敷患处，每日2次。

注意事项 忌食辛燥。

丹砂膏

《鬼遗方》

药物组成 朱砂 犀角屑 射干 大黄 川芎 黄芩各60g 升麻 前胡 沉香各90g 木香30g 猪脂5L 生地黄300g 麝香60g 醋100ml

制作方法 除朱砂、麝香、猪脂外，余药切细，醋浸泡12小时。熬沸猪脂后，下诸药，待地黄为赤黑色即停，去渣，入朱砂、麝香药末，搅匀为膏。

功效主治 托毒散肿。主治痈疽。

临床用法 外涂患处，每日3次。

注意事项 不可内服。孕妇忌用。

丹砂雄黄膏※

《普济方》

药物组成 朱砂 雄黄 川芎 川椒 防己各15g 龙胆草 海桐皮 柏皮 竹茹 桑白皮 露蜂房 猬皮各120g 蛇蜕1具 醋500ml 猪脂1500g

制作方法 上药切细，用醋浸半月。文火煎，后加入猪脂，去渣备用。

功效主治 清热解毒，活血定痛。主治各种疮疡。

临床用法 外敷疮上，并内服，1次2～3g，每日1次。

注意事项 雄黄、朱砂禁火煅。不可随意加大内服剂量。孕妇忌服。

六合丹膏

《全国中草药新医疗法展览会资料选编》

药物组成 大黄 黄柏各90g

白及　亮煤炭各 54g　薄荷叶　乌梅肉各 45g　白芷 18g　面粉 15g

制作方法　上药共研细末，加面粉混匀。

功效主治　清热解毒，活血软坚。主治以红、肿、热、痛为主的各种化脓性皮肤炎症。

临床用法　用时以蜂蜜适量调匀成黑色黏稠性糊膏，于病灶周围及顶部涂抹约 0.5cm 厚，覆盖棉纸，以防脱落。每日 1～2 次，直至痊愈。

注意事项　本品只适用于疮疡肿胀明显兼有红热者。忌辛辣、油腻食品。

六灰煎膏

《圣济总录》

药物组成　石灰 2.5kg　蒺藜灰　白头翁灰　白柞灰　桑灰　藜芦灰各 240g

制作方法　诸药相和，置于容器中蒸 1 小时，用开水淋制为膏。

功效主治　活血，燥湿，敛疮。主治冷疮色紫久不愈。

临床用法　先用盐水洗疮后，再涂药膏，每日 1～2 次。

注意事项　忌食生冷。

水仙膏

《温病条辨》

药物组成　水仙花根 500g

制作方法　去老皮及根须，捣烂成膏。

功效主治　泻火败毒，利痰消肿。主治各种疮痈。

临床用法　外敷肿处，中央留孔，干则换。

注意事项　外敷至疮痈顶部变黄为度。

水沉膏

《普济方》

药物组成　五灵脂　白及各等份

制作方法　共研细末，水调为膏。

功效主治　活血定痛，敛疮收口。主治疮疡溃破。

临床用法　外敷患处，每日 1～2次。

注意事项　伤口忌沾水。

水调膏

《医方类聚》

药物组成 黄连 黄柏 黄芩 郁金 大黄 栀子 白芥子 乌鱼骨 地龙 白僵蚕 密陀僧 白及各30g 寒食面60g 木鳖子 芒硝各15g

制作方法 共研细末，水调为膏。

功效主治 清热解毒，消肿敛疮。主治恶疮肿毒疼痛。

临床用法 外贴疮上，每日1次。

注意事项 本方有毒，不可入口。

水澄膏

《普济方》

药物组成 寒水石 白药子 何首乌 赤小豆 天南星 白蔹 青黛 滑石 赤芍各等份 鸡蛋清适量

制作方法 上药共研细末，蛋清调膏备用。

功效主治 清热解毒，活血消肿。主治丹瘤痈肿。

临床用法 外敷患处，每日1～2次。

注意事项 忌辛辣刺激性食物。

水银膏

《太平圣惠方》

药物组成 水银30g 松脂 朱砂各30g 露蜂房60g 黄柏30g 大黄60g 大枣10g 猪脂1000g

制作方法 除水银、朱砂外，余药研细末，入猪脂内煎。冷却后，入水银、朱砂，调匀为膏。

功效主治 祛风清热，解毒燥湿。主治风热疮毒。

临床用法 外涂疮上，每日2次。

注意事项 本方有毒，严禁入口。孕妇忌用。

水银膏

《普济方》

药物组成 水银 甘草 黄柏 黄连 松脂 腻粉 土蜂窝各10g 油适量

制作方法 诸药研细末。取水银于掌中，与唾液共研为青泥，放入瓦碗中，用生油和匀，用纱布滤，滤液和余药末，再研成膏。

功效主治 燥湿杀虫，祛风止痒。主治各种无名疮。

临床用法 外涂患处，每日3次。

注意事项 本方不可内服。孕妇忌用。

水银膏

《肘后救卒方》

药物组成 水银 白矾 蛇床子 黄连各60g 猪脂210g

制作方法 前4味药共研细末，合猪油共研，以不见水银为膏成。

功效主治 清热解毒，燥湿止痒。主治疮痈、疥疮、恶疮。

临床用法 外涂患处，每日2次。

注意事项 忌辛辣发散食物。严禁内服。孕妇忌用。

水银膏

《肘后救卒方》

药物组成 水银10g 胡椒为末 松脂各60g 猪脂120g

制作方法 先用猪脂煎化松脂，再下水银、胡椒搅匀为膏，用瓷器存放。

功效主治 解毒蚀疮。主治热毒疮。

临床用法 外涂疮上，每日2次。

注意事项 本方有毒，不可入口。孕妇忌用。

水蛇皮膏※

《本草纲目》

药物组成 水蛇皮1条 麻油适量

制作方法 上药烧灰，油调为膏。

功效主治 清热解毒，化腐生肌。主治疮痈、手指蛇毒疮及小儿骨疽脓血不止。

临床用法 外涂患处，每日2～3次。

注意事项 疮口忌沾水。

巴豆轻粉膏

《普济方》

药物组成 巴豆去壳14枚 麻油60ml 黄蜡20g 轻粉9g

制作方法 前2味药同煎至巴豆焦黑为度，去巴豆，入黄蜡、轻粉，搅匀。

功效主治 解毒杀虫。主治疮毒。

临床用法 外涂疮上，每日1～2次。

注意事项 本方不可内服。

玉红膏

《伤科汇纂》

药物组成 白芷 15g 甘草 30g 当归 60g 血竭 轻粉各 12g 白蜡 60g 紫草 6g 麻油 500ml

制作方法 取麻油，先将白芷、当归、甘草、紫草入油煎熬，过滤去渣，下血竭，待化尽，下白蜡，退火，下轻粉，搅匀，入瓷罐内。

功效主治 去腐，收敛，生肌。主治疮毒久不愈合者。

临床用法 取牙签挑取药膏，外敷疮头，每日 1～2 次。

注意事项 不可内服。

玉颜膏

《寿世保元》

药物组成 黄柏 30g 绿豆粉 生甘草各 120g 红花 60g 香油适量

制作方法 共研细末，香油调膏。

功效主治 清热解毒，活血利湿。主治颜面疮疡。

临床用法 从耳前至唇面皆涂之，每日3～5次。

注意事项 忌食辛辣油腻。

龙螺膏※

《陕西中医验方选编》

药物组成 龙骨 象皮 熟石膏 儿茶 轻粉 没药 乳香各 6g 珍珠 0.6g 血竭 3g 白螺壳 4g 猪油适量

制作方法 上药共研细末，与猪油调匀成膏备用。

功效主治 活血，生肌，敛疮。主治疮疡久不收口。

临床用法 外敷患处，每日 1 次。

注意事项 忌辛燥食物。新伤口禁用。

去水膏

《仁斋直指方论》

药物组成 甘草 3g 砂糖 糯米粉各 9g

制作方法 研细末，水调为膏。

功效主治 解毒燥湿。主治痈疽溃破后误进水，疼痛不止。

临床用法 外涂患处，每日 1～3次。

注意事项 疮口忌沾水。

石荷油膏

《全国中草药新医疗法展览会资料选编》

药物组成　石荷200g　凡士林适量

制作方法　上药洗净晒干，研细末，用凡士林调配成30%软膏。

功效主治　解毒清热。主治皮肤痈肿。

临床用法　外涂患处，每日1次。

注意事项　忌食辛辣、香燥。

石室神效膏

《理瀹骈文》

药物组成　党参　黄芪　当归　麦冬各90g　玄参150g　生地240g　川芎60g　丹皮　牛膝　荆芥　甘草　木香　乳香　没药　血竭各30g　金银花500g　防风　茜草　象皮末各15g　麝香3g　麻油2000ml　黄丹1000g

制作方法　黄丹研细末收膏用，木香、乳香、没药、血竭、象皮末、麝香研细末备用。麻油熬余药，去渣，黄丹收膏，入备用药末混匀。

功效主治　清解余毒，益气养血，敛口生肌。主治疮疡。

临床用法　外贴患处，每日1次。

注意事项　不可内服。孕妇忌用。

石膏仙掌膏※

《常见病验方研究参考资料》

药物组成　生石膏　鲜仙人掌各30g

制作方法　仙人掌去刺捣烂，石膏研细末，共调备用。

功效主治　清热泻火，解毒消肿。主治痈疽红肿热痛。

临床用法　外敷患处，每日2次。

注意事项　忌食辛燥。

白膏

《三因极一病证方论》

药物组成　白蔹　白薇　白及　白芷　薤白各15g　黄芪　甘松　藿香　零陵香　防风　当归各15g　淀粉　黄蜡　寒水石各60g　麻油500ml　冰片3g

制作方法　用油煎白蔹等5味药，至色黄黑去渣，再入黄芪等6味药，煎沸去渣，入余药，煎至膏成离火，入冰片搅匀即可。

功效主治 清热祛风，消肿散结。主治各种风热肿毒。

临床用法 外贴患处，每日1次。

注意事项 孕妇忌用。

白龙膏

《外科精义》

药物组成 黄蜡 淀粉各250g 轻粉15g 乳香60g 白薇 桑白皮 白芷 白蔹 黄芪 商陆根 柳白皮各30g 杏子油500ml

制作方法 除前4味药外，余药切细，入油内浸72小时，武火煎至色黄，去渣，下黄蜡、乳香，搅匀离火，微冷入轻粉、面粉，搅至冷凝成膏。

功效主治 祛瘀消肿。主治各种肿毒疮疡。

临床用法 外敷患处，每日2次。

注意事项 不可内服。

白赤膏※

《本草纲目》

药物组成 鸡蛋清 赤小豆各等份

制作方法 赤小豆研细末，共调匀为膏。

功效主治 清热解毒，消肿止痛。主治热毒、丹毒、腮痛。

临床用法 外涂患处，每日2~3次。

注意事项 忌辛燥食物。

白黄膏※

《陕西中医验方选编》

药物组成 白及 黄柏各15g 白矾 雄黄各9g 青黛15g 藤黄9g 醋适量

制作方法 上药共研细末，醋调为膏备用。

功效主治 清热解毒，消肿止痛。主治无名肿毒。

临床用法 外敷患处，纱布、胶布固定，每日2次。

注意事项 忌辛辣饮食。不可内服。

白蔹膏

《普济方》

药物组成 白蔹 白及 白僵蚕 当归 大黄 乳香各30g 桃枝 柳枝 槐枝 桑枝 皂夹枝各30g 香油500ml 黄丹适量

制作方法 上药切细入油浸72小时，文火煎，以焦黄为度，去渣，入黄丹熬滚离火，凝膏。

功效主治 祛毒消肿。主治各种恶疮。

临床用法 外贴患处，每日1次。

注意事项 不可内服。

白魏膏※

《陕西中医验方选编》

药物组成 阿魏15g 土元2枚 蜂蜜30g 葱白2根

制作方法 上药共捣如膏备用。

功效主治 清热解毒，消疮散结。主治疮痈。

临床用法 外敷患处，每日2次，连用7日。

注意事项 忌食辛燥。

白凤仙花膏※

《常见病验方研究参考资料》

药物组成 白凤仙花30g

制作方法 加水熬膏备用。

功效主治 清热解毒，消痈散肿。主治痈疽疔毒。也可用鸡蛋清捣烂包敷治指甲疔、红丝疔。

临床用法 外敷患处，每日1～3次。

注意事项 中后期痈、脓肿慎用。

生肌膏

《普济方》

药物组成 黄丹180g 松脂15g 熏陆香 故绯帛 乱发各15g 蜡30g 故青帛15g 油500ml

制作方法 先将乱发入油煎化，后下蜡、松脂、熏陆香、帛灰，搅匀，去渣，再下黄丹搅至色黑，凝膏。

功效主治 消痈散结，敛疮生肌。主治疮疡溃后肌肉不生、伤口难愈。

临床用法 外贴患处，每日2次。

注意事项 忌食生冷。不可内服。

生肌膏

《普济方》

药物组成 蛇衔草 当归 黄连各45g 黄芪 甘草 黄芩 大黄 续断 白芍 白及 川芎 莽草 白芷 附子 细辛 蜀椒各30g 生地90g 薤白15g 白酒1000ml 猪脂1500g

制作方法 上药切细，入酒内拌润4小时，将猪脂炼沸，入药同煎至白芷色黄赤，去渣，凝膏。

功效主治 祛腐，生肌，止痛。主治疮疡败坏疼痛。

临床用法 外涂患处，每日2~3次。

注意事项 本方有毒，不可内服。孕妇忌用。

生肌膏※

《陕西中医验方选编》

药物组成 没药 乳香各9g 血竭6g 黄丹1.5g 白芷0.6g 煅石膏30g 龙骨9g 樟脑1g 猪油适量

制作方法 上药共研细末，猪油调匀为膏备用。

功效主治 止血定痛，生肌敛口。主治疮疡久溃不愈。

临床用法 外敷患处，纱布、胶布固定，每日1次。

注意事项 不可内服。

生肌长肉膏

《圣济总录》

药物组成 清油300ml 龙骨60g 木香 槟榔 黄连各0.9g

制作方法 油用文火煎熬，下龙骨末，继续熬稠，再入余药末搅匀凝膏。

功效主治 解毒，敛疮，生肌。主治痈疽恶疮。

临床用法 外涂患处，每日2次。

注意事项 忌过食辛燥或生冷食物。

生肌玉红膏

《外科正宗》

药物组成 白芷15g 甘草36g 归身 白蜡各60g 血竭 轻粉各12g 紫草6g 麻油500ml

制作方法 当归、甘草、紫草、白芷油内浸3日，熬至微枯，下血竭化尽，次下白蜡。备茶盅4个，预置水中。将膏分别倾入盅内，稍候方下轻粉，每份内投3g搅匀。

功效主治 解毒，敛疮，生肌。主治痈疽发背，各种溃烂、梅毒等疮，已溃流脓时。

临床用法 先用甘草汤或猪蹄汤淋洗患处，软布擦净，用竹筷挑膏于掌中捺化，遍搽新腐肉上，外以加味太乙膏盖之，每日1次。

注意事项 不可内服。

仙掌消肿膏※

《常见病验方研究参考资料》

药物组成 仙人掌1块 红糖

适量

制作方法 共捣烂备用。

功效主治 软坚散结，消肿止痛。主治疮痈肿痛。

临床用法 外敷患处，每日1～2次。

注意事项 现制现用。

玄武膏

《医方大成》

药物组成 巴豆 木鳖子仁各60g 黄丹120g 清油300ml 槐枝、柳枝各30g

制作方法 巴豆、木鳖、槐枝、柳枝油浸12小时，慢火煎至色黑，去渣，再熬，入黄丹，搅匀凝膏，入水内去火毒。

功效主治 排脓散毒，止痛生肌。主治各种疮痈。

临床用法 外贴患处，每日1次。

注意事项 严禁入口。

发际膏※

《陕西中医验方选编》

药物组成 马蜂窝30g 五倍子1枚 枯矾9g 霜桑叶6g 大黄15g 轻粉3g 头发15g 冰片1.5g 白蜜适量

制作方法 马蜂窝、霜桑叶、头发烧灰研细末，余药共研细末，与前药末混合，再入白蜜调成膏备用。

功效主治 清热解毒，消肿去腐。主治发际疮。

临床用法 外敷患处，每日1次。

注意事项 不可内服。孕妇忌用。

加味太乙膏

《外科正宗》

药物组成 肉桂 白芷 当归 玄参 赤芍 生地黄 大黄 土鳖虫各60g 阿魏6g 轻粉12g 槐枝 柳枝各100g 头发30g 黄丹1200g 乳香末15g 没药末10g 麻油2500ml

制作方法 前10味药同柳枝、槐枝浸入麻油内30日，锅内文火熬至药枯为度。去渣，入头发，文火熬至头发浮起、熔化。再缓缓加入黄丹，不住手搅药，至锅内白烟迭起为止。住火，滴膏入水中试软硬，须老嫩适度，候烟尽，端下锅入阿胶化尽，再下乳、没、轻粉，搅匀，倾药入水内，冷却成块即可。

功效主治 化瘀通络，解毒疗疮。主治痈疽发背，及各种恶疮，跌仆损伤，湿痰流注，遍身走注疼痛，烫火伤，刀棒伤等。

临床用法 药膏火上化软，外贴患处，每日1次。

注意事项 防烫伤皮肤。不可内服。孕妇忌用。

加味拔毒膏

《陕西中医验方选编》

药物组成 雄黄 白矾 郁金各30g 樟脑16g

制作方法 上药共研细末，装在密闭瓷瓶内备用。

功效主治 燥湿止痒，消肿止痛。主治各种未溃痈疽结核。

临床用法 凉开水调膏，外敷患处，2日1次。

注意事项 皮肤有明显破损者不宜用。不可内服。

加吊藤软膏

《全国中草药新医疗法展览会资料选编》

药物组成 加吊藤20g 凡士林80g

制作方法 加吊藤研细末，与凡士林混匀，制成软膏。

功效主治 解毒清热。主治各种无名肿毒。

临床用法 外涂患处，每日1~3次。

注意事项 忌食辛辣、油腻。

芎䓖膏

《普济方》

药物组成 川芎 当归 皂荚 白及 赤芍 何首乌 无名异 木鳖子 穿山甲 黄柏 半夏 乳香 没药各等份 香油500ml

制作方法 上药研细末，入油煎药至稠，凝膏。

功效主治 活血，祛瘀，消肿。主治各种疮疡。

临床用法 外涂患处，每日2次。

注意事项 禁止入口。孕妇忌用。

夺命膏

《普济方》

药物组成 当归尾30g 乳香9g 藁本 杏仁各15g 柳枝30g 白及45g 木鳖子 巴豆各3g 桃枝30g 芝麻油500ml 黄丹适量

制作方法 先将桃枝、柳枝下油中煎至焦，去渣，下余药同煎，再去渣，下黄丹熬成膏。

功效主治　温肌活血。主治寒证疮疡。

临床用法　外贴患处，每日1次。

注意事项　不可内服。

至圣膏

《圣济总录》

药物组成　蒴藋　大黄　当归　夜合花　杏仁　白蔹　槐白皮　白芷　细辛　天麻　川芎　槐枝　柳枝　龟板　虎骨　附子各15g　乳香30g　麝香6g　砒霜0.5g　自然铜0.3g　轻粉0.15g　牛黄6g　铅丹360g　淀粉15g　清油1250ml

制作方法　乳香、麝香、砒霜、自然铜、轻粉、生黄芪、淀粉各研细末。将油煎开，余药入油中，煎至白芷赤黑色，去渣，再煎开下黄丹，柳枝搅至色黑，滴水中成珠，再下乳香等7味药末，搅匀，冷凝成膏。

功效主治　解毒，消肿，散结。主治各种疮毒。

临床用法　外涂患处，每日1次。

注意事项　严禁入口。孕妇忌用。

百灵膏

《圣济总录》

药物组成　槐花子　松脂　乳香　轻粉　黄蜡各30g　清油50ml

制作方法　上药同熬成膏。

功效主治　清热凉血，散结消肿。主治疮痈病久者。

临床用法　外涂患处，每日2次。

注意事项　疮口忌沾水。

百草膏

《三因极一病证方论》

药物组成　羊粪500g　麻油适量

制作方法　瓦盛羊粪后置柴上烧至烟尽为度，取出用麻油调膏备用。

功效主治　解毒疗疮，止痒定痛。主治恶疮久治不愈者。

临床用法　外敷疮上。痒甚，入轻粉少许；痛甚，入麝香少许。每日1~2次。

注意事项　忌过食辛燥和生冷。孕妇忌用麝香。

苍耳膏

《太平圣惠方》

药物组成 苍耳子30g 荆芥子30g 冬葵子30g 黄蜡15g 木香 猫粪 石长生 当归 藁本各30g 玄参60g 丁香 黄芩 马齿苋 雄黄 蟾蜍灰 乳香各30g 猪脂1.5kg

制作方法 雄黄、蟾蜍灰、乳香研细末外，余药同猪脂煎10分钟，去渣，下乳香、蜡，再煎2～3分钟，冷后，入雄黄，蟾蜍灰搅匀，瓷器盛。

功效主治 清热解毒，祛风活血。主治疮痛痒者。

临床用法 外涂患处，每日3次。

注意事项 不可内服。

压热神白膏

《外科精要》

药物组成 大黄 白蔹 黄柏皮 南星 赤小豆 黑蛤粉各30g 芭蕉汁适量

制作方法 共研细末，芭蕉汁调膏。

功效主治 除热，解毒，疗疮。主治痈疽。

临床用法 外涂患处，每日1～3次。

注意事项 不可内服。

芋头生姜药膏※

《全国中草药新医疗法展览会资料选编》

药物组成 鲜芋头 鲜生姜各100g 面粉适量

制作方法 上药洗净去粗皮，共捣如泥，加面粉调匀。

功效主治 拔毒敛疮，活血生肌。主治疮痈。

临床用法 外敷患处，每次3小时，每日1次。

注意事项 皮肤过敏者忌用。

当归膏

《普济方》

药物组成 主方：当归 川芎 木鳖子 穿山甲 蓖麻子 败龟板 油头发 白蔹 白及 白芷 草乌各等份 四物汤1帖 败毒散1帖 香油500ml 松香900g

附方：乳香 没药各30g 血竭 麝香各0.3g 煅龙骨9g 白矾15g 黄丹120g 杏仁15g 槐、柳、桃枝各20g

制作方法 主方除松香外，余

药浸香油中3～10天。入松香和油先武火后文火煎至烟尽，去渣，入附方药末，同熬成膏，水浸去火毒。

功效主治 养血活血，消肿散结。主治各种疮疡肿毒。

临床用法 外贴患处，每日1次。

注意事项 严禁入口。孕妇忌用。

回消膏

《全国中草药新医疗法展览会资料选编》

药物组成 木鳖子 藤黄 四脚蛇 白胡椒 五倍子各10g 四虎散 蟾酥 白砒（或红砒） 红升各5g 熟明矾 熟石膏 红糖各50g 烧酒 醋各50ml 朱砂15g 冰片10g 松香25g 糯米150g

制作方法 糯米加水熬得1250ml米汁，再入砂锅内熬10分钟，入前10味药末搅匀，煎熬30～40分钟，入糖、醋、酒，直至成稀糊状，稍凉入朱砂、冰片、熟石膏调匀，待冷后调入松香末即成。

功效主治 解毒清热，去腐生肌。主治疮痈、疔疮。

临床用法 痈疔初起未破时，外涂患处，其范围比患部大一倍，厚度约1cm，每日1次。

注意事项 换药前先用热水湿润涂药处，以免撕破皮肤。涂药后如局部起泡，将白及末敷在起泡处，待泡消再用。已破溃者忌用。本方有毒，严禁入口。孕妇忌用。

竹鸡膏※

《本草纲目》

药物组成 苦竹叶60g 鸡蛋清适量

制作方法 苦竹叶烧存性，研细末，加鸡蛋清调匀。

功效主治 清热，解毒，疗疮。主治各种恶疮。

临床用法 外涂患处，每日2～3次。

注意事项 忌辛燥食物。

竹茹膏

《济生方》

药物组成 麻油60ml 青木香 青竹茹各15g 杏仁30g 松脂15g

制作方法 前3味药置麻油中，文火煎至杏仁色黄为度，去渣，再入松脂末，熬为膏。

功效主治 清热解毒，行气破

结。主治热疮肿硬。

临床用法 外涂疮上，每日1～3次。

注意事项 忌食辛燥。

合口收功膏

《寿世保元》

药物组成 血竭3g 乳香 没药 轻粉 龙骨各4.5g 赤石脂6g 朱砂 海螵蛸各1.5g

制作方法 共研细末。

功效主治 解毒活血，生肌敛疮。主治痈疽发背，溃烂后久不生肌肉。

临床用法 外撒疮上，每日1次。

注意事项 用之不可太早。

羊髓膏

《鬼遗方》

药物组成 羊髓60g 甘草30g 胡粉0.6g 大黄60g 猪脂240g

制作方法 熬羊髓、猪脂，沸后，入余药，待甘草变为黑色，去渣，入胡粉，搅匀为膏。

功效主治 发散邪热，宣散毒气。主治痈疽初发，发热恶寒、焮赤疼痛。

临床用法 外涂疮上，每日3～5次。

注意事项 忌食辛燥。

冲和膏

《仙传外科集验方》

药物组成 紫荆皮150g 独活90g 赤芍60g 白芷30g 石菖蒲45g

制作方法 前3味药先炒，诸药共研细末。

功效主治 祛湿生肌，活血定痛。主治痈疽发背，阴阳不和，冷热不明者。

临床用法 以葱汤、热酒调膏，外敷患处，每日1～2次。

注意事项 现制现用。

红药膏

《普济方》

药物组成 朱砂 乳香各13.5g 硼砂3g 雄黄9g 砒霜1.5g 白矾18g 麝香9g 黄丹18g 黄蜡适量

制作方法 上药共研细末，黄蜡在锅内熬化，与药末搅匀凝膏。

功效主治 消肿，去腐，生肌。主治各种痈疽发背，毒肿恶疮。

临床用法　搓为条状插入疮孔中，每日1次。

注意事项　本方有毒，严禁入口。孕妇忌用。

观音膏

《普济方》

药物组成　香油120ml　松香500g　乳香　没药　龙骨　白芷各120g　木鳖子5g　柳枝　穿山甲各15g　蓖麻10g　贝母9g

制作方法　后7味药入油内浸4小时，煎3～5分钟，去渣，下松香、乳香、没药末搅匀。

功效主治　祛瘀，消肿，散结。主治各种疮肿。

临床用法　外贴患处，每日1次。

注意事项　不可内服。

如圣膏

《是斋百一选方》

药物组成　当归　熟地　玄参　大黄　白芷　续断　赤芍　官桂各60g　黄丹1500g　麻油3000ml

制作方法　前8味药切细入油内，煎至白芷色焦黄，去渣，待油冷下黄丹，搅匀，于火上至色变离火，凝膏。

功效主治　活血消肿。主治各种疮疡。

临床用法　外贴患处，每日1次。

注意事项　不可内服。

芦膏

《本草纲目》

药物组成　芦茎、叶1000g

制作方法　烧灰淋汁，煎膏。

功效主治　解毒排脓。主治痈疽疮疖，红肿热痛。

临床用法　外敷患处，每日2～3次。

注意事项　忌辛燥之品。

杏仁膏

《鲍氏方》

药物组成　杏仁　麻油　轻粉各适量

制作方法　杏仁去皮尖，研细末，轻粉麻油调膏。

功效主治　解毒疗疮。主治疮肿。

临床用法　外敷患处，每日2次。

注意事项　不可内服。

苁蓉膏

《圣济总录》

药物组成 肉苁蓉 半夏 熟地黄各30g 当归 蜀椒 细辛 乌喙 蛇衔草 白芷 甘草 桂心各15g 薤白30g 猪脂1kg 醋500ml

制作方法 上药切细，醋浸12小时。熬猪脂沸后，入药，待白芷变赤黑色后，去渣，制为膏。

功效主治 温阳生肌，敛疮止痛。主治痈疽发背溃后，新肉不生。

临床用法 外涂患处，每日3次。

注意事项 忌过食生冷。

扶桑膏

《本草纲目》

药物组成 扶桑叶 芙蓉叶 牛蒡叶各30g 白蜜适量

制作方法 研细末，白蜜调匀为膏。

功效主治 清热解毒，散结消肿。主治痈疽、腮肿。

临床用法 外敷患处，每日2次。

注意事项 忌辛燥食物。

杖丹膏

《景岳全书》

药物组成 猪板油250g 黄蜡60g 轻粉 水银各9g 冰片0.9g

制作方法 先将水银、轻粉同研细备用。猪油熬熟，去渣，入黄蜡，后入备用药，搅匀收贮，水浸2~3小时去火毒。

功效主治 解毒消肿。主治各种疮疡痈肿。

临床用法 用纸摊膏，外贴患处，觉热即换。

注意事项 本药有毒，严禁入口。

麦灰膏※

《本草纲目》

药物组成 小麦200g 清油50ml

制作方法 小麦烧灰存性，研细末，油调为膏。

功效主治 清热，解毒，疗疮。主治诸疮、烫伤、烧伤。

临床用法 外涂患处，每日1~2次。

注意事项 涂后患处勿接触水。

麦粉膏※

《本草纲目》

药物组成 麦粉 100g 醋 80ml

制作方法 麦粉、醋熬成膏。

功效主治 清热解毒，消肿疗伤。主治痈肿、烫火伤。

临床用法 外涂患处，每日 1～2次。

注意事项 不要弄破伤处皮肤。

连翘膏

《太平圣惠方》

药物组成 连翘 45g 陈油 750ml 猪脂 300g 羊脂 150g 黄芪 45g 黄丹 420g 白芷 白及 白蔹各 45g 乳香 1g 松脂 45g 蜡 60g 露蜂房 45g 乱发灰 15g 青绢 绯绢各 20g 当归 45g 白芍 桂心各 45g

制作方法 先将油及猪脂、羊脂文火煎化，连翘等 9 味药切细，入油内煎至赤黑，下松脂、蜡、乳香烊化，去渣，再煎入黄丹、青绢灰、绯绢灰、发灰等搅匀凝膏。

功效主治 排脓，散毒，止痛。主治疮疡溃后不愈。

临床用法 外涂患处，每日 2 次。

注意事项 忌食生冷。不可内服。

远志膏

《医学心悟》

药物组成 远志肉 60g 白酒适量

制作方法 将去心的远志肉和酒煮，捣烂如泥即可。

功效主治 解毒散结。主治痈毒初起。

临床用法 外敷患处，油纸隔布扎定，每日 1～2 次。

注意事项 忌食辛燥食物。

芙蓉膏

《寿世保元》

药物组成 芙蓉叶 黄荆子各 30g 鸡蛋 2 枚

制作方法 上药捣烂，鸡蛋清调膏备用。

功效主治 解毒止痛。主治痈疽发背，肿痛如锥刺、痛不可忍，未溃或将溃时。

临床用法 外敷患处，留出顶部，每日 1～2 次。

注意事项 现制现用。

芙蓉膏

《常见病验方研究参考资料》

药物组成 鲜芙蓉花20g
制作方法 洗净捣烂为泥备用。
功效主治 清热解毒，消痈散结。主治痈疖红肿热痛。
临床用法 外敷患处，干则换。
注意事项 忌辛辣等刺激性食品。

芙黄白及膏

《常见病验方研究参考资料》

药物组成 芙蓉叶 黄柏 白及各等份 陈醋适量
制作方法 上药共研细末，陈醋调膏备用。
功效主治 清热解毒，消肿生肌。主治疮疡痈肿。
临床用法 外敷患处，每日1~2次。
注意事项 现制现用。

苍耳子膏※

《常见病验方研究参考资料》

药物组成 苍耳（全株）500g
制作方法 五月采收，阴干切细，入锅内煎煮去渣，以先武火后文火熬成膏，瓷罐收贮备用。
功效主治 祛风解毒，止痛散结。主治痈疽疔毒。
临床用法 外涂患处，每日1~3次。
注意事项 忌过食辛燥。

苍耳地丁膏※

《常见病验方研究参考资料》

药物组成 苍耳子 紫花地丁（连根）各30g
制作方法 上药共捣备用。
功效主治 清热解毒，消痈散结。主治痈疽疔毒。
临床用法 外敷患处，每日1~3次。
注意事项 忌食辛燥。

赤豆蜜膏※

《本草纲目》

药物组成 赤小豆100g 蜂蜜50g
制作方法 将豆研细末，蜂蜜调膏。
功效主治 清热，解毒，消肿。主治热疮。

临床用法 外涂患处，每日1～2次。

注意事项 加芙蓉叶末更好。

佛手膏

《圣济总录》

药物组成 麻油250ml 铅丹90g 柳根白皮60g 皂荚刺20g 当归15g 白及0.3g 黄蜡15g 朱砂0.3g 生红帛6g

制作方法 油熬沸，下后7味药，煎至赤黑色，去渣，下铅丹再煎，搅匀至色黑凝膏。

功效主治 活血，化瘀，消肿。主治疮疖。

临床用法 外贴患处，每日1次。

注意事项 不可内服。

佛手祛毒膏

《杨氏家藏方》

药物组成 大黄 山栀仁各60g 白蔹 连翘各30g 升麻 蒴藋各15g 猪脂1000g 黄蜡适量

制作方法 切细,用猪脂熬,待白蔹色焦,去渣,入黄蜡熬成膏。

功效主治 祛风毒，除烦热，散肿结。主治风热毒气壅滞，聚结痈肿，烦疼不止、肌肉败溃。

临床用法 外涂患处，每日1～2次。

注意事项 忌食辛燥。

灵鼠膏

《经验方》

药物组成 大黄鼠1只 黄丹150g 黄蜡30g 清油500ml

制作方法 大鼠用清油文火煎至鼠枯，在水中试油不散，过滤，去渣澄清。再用文火煎，下黄丹，用柳木搅匀，再下黄蜡，贮于瓷瓶中，置地上2日去火毒。

功效主治 消肿止痛。主治疮肿疼痛。

临床用法 外贴患处，每日1次。

注意事项 不可内服。

阿黄灰膏※

《陕西中医验方选编》

药物组成 大黄 石灰 阿胶各3g 猪脂适量

制作方法 大黄炒黑与石灰共研细末，阿胶煨化，加入适量猪脂油调匀成膏备用。

功效主治 去腐生肌，解毒敛口。主治恶疮久不收口。

临床用法 外敷患处，每日1次。

注意事项 忌辛辣饮食。

松脂膏

《太平圣惠方》

药物组成 松脂 熏陆香各45g 羊脂1g 乱发灰15g 生地汁15ml 食盐15g

制作方法 先煎羊脂、松脂、熏陆香，再下地黄汁，煎稠为度，后入乱发、食盐，搅匀成膏。

功效主治 燥湿敛疮。主治恶疮流黄水。

临床用法 外涂疮上，每日1次。

注意事项 保持疮面干燥。

松脂膏

《普济方》

药物组成 松脂500g 椒叶30g 白蜡90g 蛇含 黄芪 川芎 白芷 当归 细辛 白芍各30g

制作方法 上药切细。煎脂、蜡令化，纳诸药，待白芷变黄，去渣成膏。

功效主治 消肿排脓。主治痈肿溃脓。

临床用法 外涂患处，每日1～2次。

注意事项 忌食生冷。

松脂膏

《普济方》

药物组成 松脂500g 猪脂250g 大黄30g 白蜡120g 细辛 防风 黄芩 川芎 白蔹 当归 白芍 莽草 黄柏 白芷 黄连各15g 麻油15ml

制作方法 上药切细。二脂先煎，去渣，再将白蜡烊化，入药，煎沸15分钟，去渣凝膏。

功效主治 养血，活血，消肿。主治各种痈疽发背溃后。

临床用法 外涂患处，每日1次。

注意事项 不可内服。

拔毒膏

《理瀹骈文》

药物组成 蓖麻仁50g 麝香3g 麻油80ml 黄丹40g

制作方法 麻油熬蓖麻仁至枯，去渣，炒黄丹研细末收膏，加麝香混匀。

功效主治 拔毒祛腐。主治疮毒。

临床用法 外贴患处，每日1次。

注意事项 不可内服。孕妇忌用。

抵圣膏

《太平圣惠方》

药物组成 木香 细辛 续断 莽草 槐枝 木鳖子 柳枝各30g 陈油750ml 黄丹120g 密陀僧0.3 蜡30g 松脂 狐胆 乳香血竭 腽肭脐 阿魏 没药各0.3g 麝香3g

制作方法 前7味药切细，与油同煎熟，去渣，后药研细末入油煎至药色黑，下黄丹、蜡、脂搅匀凝膏，埋地下去火毒备用。

功效主治 消肿，散结，止痛。主治各种恶毒疮肿。

临床用法 外涂患处，每日2次。

注意事项 本方有毒，严禁入口。孕妇忌用。

青木香膏※

《常见病验方研究参考资料》

药物组成 鲜青木香50g

制作方法 洗净捣烂备用。

功效主治 行气止痛，解毒消肿。主治疮疡痈肿。

临床用法 外敷患处，每日1~2次。

注意事项 现制现用。

青龙五生膏

《备急千金要方》

药物组成 梧桐白皮 桑白皮 青竹茹 柏白皮 龙胆草各150g 蜂房 猬皮 蛇蜕 雄黄 雌黄各30g 蜀椒 附子 川芎各1.5g 米醋2000ml 猪脂1250g

制作方法 上药研细末，入米醋内浸泡12小时，放在炭火上炙干。猪脂煎至微黄去渣，入药末，搅匀凝膏。

功效主治 清热解毒，活血祛瘀。主治各种痈疽发背。

临床用法 外涂患处，每日1次。

注意事项 忌辛辣刺激性食物。不可内服。

矾石甘草膏

《圣济总录》

药物组成 甘草 矾石灰 人中白 密陀僧各15g 童便30ml

制作方法 共研细末，用童便调匀后，文火煎熬，搅匀成膏。

功效主治 解毒，蚀疮，去腐。主治翻花疮。

临床用法 外涂疮上，每日3~5次。

注意事项 疮口忌沾水。

茄蒂首乌膏※

《常见病验方研究参考资料》

药物组成 鲜茄子蒂14枚 生何首乌60g 醋适量

制作方法 上药捣烂，加醋调膏备用。

功效主治 解毒，消肿，止痛。主治痈疽溃破，及拔取痈内骨碎或组织中异物引起的肿痛。

临床用法 外敷患处，每日1~2次。

注意事项 药膏不宜敷之过厚。

刺台糯米药膏※

《全国中草药新医疗法展览会资料选编》

药物组成 青刺台（叶、茎）糯米粉各100g

制作方法 青刺台捣烂，糯米粉以水调成糊煮熟，两者混匀备用。

功效主治 活血祛瘀。主治无名肿毒、蜂窝组织炎等。

临床用法 外敷患处，每日1次。

注意事项 敷药后局部有微痛，无须处理。

国老膏

《普济本事方》

药物组成 甘草1000g

制作方法 上药用河水浸12小时，揉取浓汁，文火熬成膏，瓷罐收贮。

功效主治 清热解毒。主治痈疽肿毒。预先服下能消肿逐毒，使毒不内攻。平时服丹药致毒者亦可用。

临床用法 1次10~20ml，白酒或开水送服，每日2~3次。

注意事项 忌食辛燥。

肥皂膏

《验方新编》

药物组成 皂荚50g 醋适量

制作方法 将生皂荚捣烂，与醋调匀即可。

功效主治 清热解毒。主治无名恶毒。

临床用法 外敷患处，每日2次。

注意事项 忌食辛燥。孕妇慎用。

金丝膏

《普济方》

药物组成 白胶香15g 沥青 黄蜡各9g 麻油9ml 没药6g 乳香7.5g

制作方法 前4味药熬化，入乳、没搅匀，去渣，药油倾入水内去火毒备用。

功效主治 行气消肿，祛瘀散结。主治各种恶疮疼痛。

临床用法 外贴患处，每日1次。

注意事项 不可内服。

金蟾膏

《寿世保元》

药物组成 白矾15g 麝香0.3g 蟾蜍1只

制作方法 蟾蜍去肚肠，同捣烂如泥。

功效主治 解毒消肿。主治痈疽发背、无名肿毒初起。

临床用法 外敷疮周，将顶上留出，每日1~2次。

注意事项 忌食辛燥。孕妇忌用。

金宝赴筵膏

《普济方》

药物组成 大黄末 黄芪 地龙 当归 龙骨 乳香 没药 粉霜 硇砂 穿山甲 轻粉各9g 冰片末3g 巴豆21粒 麝香末少许 荞麦灰末30g 朴硝末90g 石灰末210g 黄丹末45g 雀粪末15g

制作方法 除诸末外，余药与水同煎，并将荞麦灰分三次倒入，煎至原汤1/3为止。入雀粪沸后，待冷却入大黄末煎沸，而后入朴硝、石灰、黄丹，直至煎熬成膏。用时入麝香、冰片。

功效主治 清热解毒，活血定痛。主治疮毒、蛇盘疮、疔疮。

临床用法 外贴疮上，每日1次。

注意事项 不可内服。孕妇忌用。

金锁比天膏

《惠直堂经验方》

药物组成 紫花地丁 刘寄奴 野麻根 苍耳草 豨莶草 穿山甲各300g 蟾蜍皮100张 麻油3600ml 老酒 葱汁各100ml 炒

黄丹 1500g　牙皂　五灵脂　大黄各 120g　白胶香 120g

制作方法　用 1200ml 麻油熬穿山甲，剩余麻油、老酒、葱汁熬前 5 味和蟾皮，熬透去渣，两油混合，加黄丹收膏，余药研细末，入膏搅匀。

功效主治　清热解毒，透邪理气，主治疮疡，已破、未破均可。

临床用法　葱、椒煎汤洗净患处，外贴药膏。疮痈初起毒盛及已溃余毒未净，均将膏剪去中心，露出疮顶，每日 1 次。

注意事项　不可内服。

乳香膏

《圣济总录》

药物组成　乳香 60g　附子 150g　乌头　木鳖子仁 60g　当归　秦艽各 30g　紫草 90g　苏木 150g　发灰 30g　清油 600ml　枫香脂 150g　松脂 60g　黄蜡 150g　铅丹 60g　没药 45g

制作方法　油先煎前 9 味药，色黑去渣，逐渐下枫香脂等后 5 味药，柳木搅匀成膏。

功效主治　活血化瘀，祛毒消肿。主治各种疮疡肿毒。

临床用法　外贴患处，每日 1 次。

注意事项　不可入口。孕妇忌用。

乳香膏

《圣济总录》

药物组成　乳香 30g　食盐　松脂　杏仁各 45g　生地汁 90ml　白羊脂 150g　蜡 90g

制作方法　先将羊脂熬沸，下杏仁、生地黄汁，再入余药，并用柳条搅匀为膏，冷后置瓷盒中。

功效主治　温经止痛，消肿生肌。主治冷疮久不愈。

临床用法　外涂疮上，每日 2～3次。

注意事项　忌食生冷。

乳香中黄膏

《普济方》

药物组成　白芷　当归　赤芍　生地黄　地龙　穿山甲　血竭　防风　大黄　玄参　苦参　藁本　苍术各 9g　草乌 15g　牙皂 30g　两头尖煅 15g　南星 6g　木鳖 20g　蓖麻子　乳香　没药各 30g　蜂房 6g　生葱 30g　桃枝、柳枝、槐枝各 15g　桐油 800ml　松香 60g

制作方法　上药除松香、乳、没外，用桐油浸泡 4～6 小时，锅内用先武火后文火慢慢将蓖麻子熬焦，用布去渣。松香另锅熬化滤渣，与前药油同熬，至滴入水中不散为止，加入研细末的乳、没，搅匀凝膏。

功效主治 消肿散毒。主治各种疮肿。

临床用法 外涂患处，每日1次。

注意事项 严禁入口。孕妇忌用。

炙草膏

《外科正宗》

药物组成 炙甘草120g 生甘草90g 当归100g

制作方法 上药加水文火煎至稠，去渣再煎，稠厚为度。

功效主治 活血消痈。主治骑马痈。

临床用法 1次9克，温酒化服，每日1~2次。

注意事项 忌过食辛燥。孕妇忌服。

单油膏

《外科正宗》

药物组成 麻油1000ml 杭淀粉390g

制作方法 麻油熬至滴水成珠，下杭淀粉，搅匀成膏，倾水内，片时取出

功效主治 护肌生肌。主治热毒结聚，疮疡初起。

临床用法 外贴患处，每日1次。

注意事项 忌食辛燥。

夜明砂膏

《仁斋直指方论》

药物组成 夜明砂30g 辣桂15g 乳香0.3g 砂糖15g

制作方法 研细末，水调为膏。

功效主治 消肿排脓。主治痈疽肿毒久不溃。

临床用法 外敷患处，每日2次。

注意事项 忌过食生冷。

参术膏

《外科正宗》

药物组成 人参250g 白术180g 熟地180g

制作方法 人参切片，用水5000ml砂锅内文火熬至3000ml，将渣再煎汁200ml，共用纱布滤出，复熬至稠，瓷碗内收贮备用。白术、熟地分熬，同上法。药膏各

用瓷碗盛，置水中，待冷取出，盖勿泄气。

功效主治 健脾，益气，养血。主治痈疽发背，大脓后气血大虚。

临床用法 据病辨证各服10ml或20ml或30ml，清晨及临睡时各服1次。

注意事项 邪气盛实者不宜服用。

胡粉膏

《太平圣惠方》

药物组成 胡粉120g 麻油250ml 蜡75g 乳香15g 麝香3g 没药15g

制作方法 油、蜡熬化，入胡粉，煎稠后下麝香、乳、没，搅匀凝膏。

功效主治 消肿散结。主治各种疮肿疼痛。

临床用法 外涂患处，每日2次。

注意事项 孕妇忌用。

砒霜膏

《太平圣惠方》

药物组成 砒霜 附子 硫黄 苦参 黄蜡各0.3g 麻油60ml

制作方法 煎麻油至沸，下诸药末，搅匀为膏。

功效主治 拔毒去腐，解毒疗疮。主治恶疮腐肉不脱、久流脓水。

临床用法 先用蒴藋、柳枝煎汤洗疮，拭干，外涂药膏于疮上，每日2次。

注意事项 本方有毒，严禁入口。

草霜蛇蜕膏

《常见病验方研究参考资料》

药物组成 蛇蜕9g 百草霜3g 茶油适量

制作方法 上药研细末，茶油调膏备用。

功效主治 祛风，敛疮，收口。主治痈疖溃破，脓水不干者。

临床用法 外搽患处，每日1～2次。

注意事项 用药前先用棉球将脓拭净。

咬头膏

《验方新编》

药物组成 铜绿 松香 制乳香 制没药 杏仁 生木鳖 蓖麻子各3g 巴豆6g 白砒0.3g

制作方法　上药共研成膏，点涂疮体顶部，直径约2cm即可。

功效主治　透脓消毒。主治疮毒肿胀不破。

临床用法　1日1次。

注意事项　孕妇胎前产后忌用。严禁入口。

贴散膏

《外科传薪集》

药物组成　升麻　甘遂　贯众　白芷　苦参　昆布　羌活　全蝎　露蜂房　商陆　海藻　白及　赤芍　瞿麦　竹茹　白蔹　大蓟　蛇蜕　花粉　苍术　防风　荆芥　白附子　姜黄　细辛　泽兰　三棱　莪术　香附　川乌　草乌　远志　肉桂　延胡索　紫河车　蓖麻子　金星草　蒲公英　紫花地丁　角针　牛蒡子　夏枯草　巴豆肉　野菊花　苍耳子　血见愁　防己　川椒　归尾　桑寄生　王不留行　草大戟　白鲜皮　威灵仙　五灵脂　紫草　僵蚕　童子发　透骨草　生姜各9g　斑蝥20只　水仙根　野蔷薇根各21g　生首乌　穿山甲　皂荚各15g　忍冬藤21g　芙蓉花20朵　木鳖子30g　麻油7500ml　铅丹3000g

制作方法　麻油浸诸药7日，下锅内，熬至药枯，去渣再熬至滴水成珠，入炒铅丹收膏。

功效主治　温经活血，解毒散结。主治各种疮毒，久不散肿者。

临床用法　外贴患处，每日1次。

注意事项　严禁入口。孕妇忌用。

保安膏

《圣济总录》

药物组成　当归　附子　川芎　防风　白蔹　升麻　细辛　侧柏叶　萆薢各30g　垂柳枝　桃仁　甘草　桑根白皮　白及　黄芪　白芷　僵蚕各15g　铅丹150g　雄黄　麝香　硫黄各15g　杏仁1g　丹砂0.3g　麻油1000ml　黄蜡120g

制作方法　前17味并杏仁入麻油中浸泡12小时，入锅内先文火后武火煎至药焦去渣，入黄丹、铅丹、丹砂、雄黄、硫黄、麝香再煎，随即离火，加入黄蜡，搅匀冷凝成膏。

功效主治　益气养血，托脓消肿。主治各种疮肿。

临床用法　外贴患处，2日1次。

注意事项　不可内服。孕妇忌用。

保安膏

《普济方》

药物组成 香油 1500ml 木香 15g 木鳖子 60g 当归 30g 赤芍 60g 白芍 90g 白及末 300g 乳香 没药各 15g 黄丹 240g 柳枝 桃枝各 30g 沉香 4.5g

制作方法 上药除乳、没、黄丹外，余药切细，用香油先浸后煎，至白芷色黄停火，去渣，将油再熬沸，下黄丹搅匀，下乳、没，搅匀凝膏。

功效主治 活血，化瘀，消肿。主治各种疮疡肿毒。

临床用法 外贴患处，每日 1 次。

注意事项 严禁入口。孕妇忌用。

胜金膏

《施圆端效方》

药物组成 穿山甲 30g 白胶香 当归 乳香 没药 血竭各 15g 南星 黄柏各 45g 黄丹 500g 清油 1250ml 木鳖子 60g 赤芍 100g 青柳枝 30g

制作方法 前 7 味药入油先文火后武火熬至柳枝黑色离火，去渣，入后 5 味搅匀，候冷凝膏。

功效主治 活血祛瘀。主治痈疡疔疖。

临床用法 外涂患处，每日 1 次。

注意事项 严禁内服。

胜金黑膏

《普济方》

药物组成 当归 莪术 玄参 肉桂 生地黄 续断 赤芍 白芷 大黄 槐枝 柳枝 香油 黄丹各等份。

制作方法 上药切细，香油浸 3 天。熬黄去渣，药油再煎下丹，搅匀凝膏。

功效主治 行气，活血，消肿。主治各种疮疖。

临床用法 外贴患处，每日 1 次。

注意事项 忌食辛燥。不可内服

盾叶薯药膏※

《全国中草药新医疗法展览会资料选编》

药物组成 盾叶薯蓣根茎（又名黄连参、地黄姜、野洋姜）鲜品 60g 凡士林适量

制作方法 上药洗净、晒干，研细末，与凡士林混匀即成。

功效主治 解毒清热。主治痈疖早期未破溃者。

临床用法 外涂患处，每日1次。

注意事项 皮肤溃烂者忌用。

洪宝膏

《寿世保元》

药物组成 天花粉90g 赤芍60g 白芷 姜黄各30g

制作方法 研细末备用。

功效主治 清热凉血，活血止痛，排脓去腐。主治疮毒肿痛成脓。

临床用法 用茶水调药敷患处，能清热生肌，破血退肿，止痛出脓。用姜汁3份，鸡蛋清7份调药敷患处，能使血破散而成脓。热盛，疮毒恐随皮肤变干又痛，红肿不消者，鸡蛋清调药敷患处。每日1~2次。

注意事项 忌食辛燥。

神白膏

《世医得效方》

药物组成 南星 大黄 草乌 白蔹各15g 蚌粉 大柏皮各30g 赤小豆60g 芭蕉头50g 清油适量

制作方法 芭蕉头捣烂，余药研细末，油调为膏。

功效主治 祛湿解毒。主治疮疡未破。

临床用法 外敷患处，每日2次。

注意事项 不可内服。孕妇忌用。

神圣膏

《儒门事亲》

药物组成 当归15g 没药9g 白及7.5g 乳香9g 藁本15g 琥珀7.5g 黄丹120g 木鳖子10g 胆矾3g 粉霜3g 黄蜡60g 鹿胶90g 巴豆9g 槐枝、桃枝各30g 清油500ml

制作方法 上药入油煎焦黄，去渣。下黄丹，搅匀成膏。

功效主治 活血，化瘀，消肿。主治各种疮疡。

临床用法 外贴患处，每日1次。

注意事项 严禁内服。孕妇忌用。

神圣膏

《太平圣惠方》

药物组成 木香 雄黄 桂心 当归 赤芍 人参 附子 丁香 白芷 黄芪 没药 川芎 防风 甘草 沉香 细辛 乳香 白檀香 甘松香各30g 蜡60g 松脂 垂柳枝各90g 黄丹500g 柏枝90g 麻油1500ml

制作方法 上药切细，文火煎至白芷赤黑去渣，下蜡、松脂烊化，再滤，入黄丹搅至色变凝膏。

功效主治 排脓托毒，消肿止痛。主治疮疡肿硬、疼痛难忍。

临床用法 外贴患处，每日1次。

注意事项 不可内服。

神异膏

《传信适用方》

药物组成 玄参 蛇蜕 焙乱发各15g 黄丹150g 黄芪1g 杏仁 蜂房各30g 麻油500ml

制作方法 麻油与乱发于锅中文火同煎至发枯，下杏仁、玄参、黄芪，待药色变黑，取起放地上至火气稍缓，立即将蜂房、蛇蜕放入，用槐枝不住手搅，去渣待冷，入黄丹，搅至药油色变、滴水成珠时取起，倾水中3日去火毒。

功效主治 祛风通络，解毒敛疮。主治火毒疮痈、瘀血肿痛等。

临床用法 洗净疮口，将药研细末撒疮口上，每日1次。

注意事项 此膏火候至关重要，火大不但破坏药力，若滚沸溅起，还易伤人眼目。

神异膏

《理瀹骈文》

药物组成 大黄60g 玄参 当归 何首乌 赤芍 白芷 生地 肉桂 川芎 羌活 防风 黄柏 牛蒡子 桃仁 杏仁 黄芪 蛇蜕 蜂房 头发 乳香 没药 降香 木鳖仁 穿山甲各30g 槐枝 柳枝各150g 血竭15g 麝香3g 麻油3000ml 黄丹1500g

制作方法 黄丹研细末收膏用。乳香、没药、降香、血竭、麝香研细末备用。麻油熬余药，去渣，黄丹收膏，入诸药末搅匀备用。

功效主治 养血活血，清热解毒，理气生肌。主治疮疡。

临床用法 外贴患处，2日1次。

注意事项 严禁入口。孕妇忌用。

神异膏

《寿世保元》

药物组成 主方：当归 川芎 防风 白芷 羌活 玄参 黄芪 牛蒡子各15g 赤芍 蛇蜕 大黄 黄柏各6g 生地 穿山甲各12g 肉桂 何首乌 蜂房各9g 桃仁 杏仁各49枚 木鳖子14枚 血余50g 柳皮100g 麻油1620ml 黄丹420g

附方：乳香 没药 血竭 降香末各9g 麝香末6g

制作方法 主方药浸油锅中，春浸5日（夏浸3日，秋浸7日，冬浸10日），以桑柴先文火后武火煎油至黑色，以穿山甲浮起色黑为度，去渣，熬油至滴水成珠，下黄丹，柳枝不住手搅，至软硬适度，下附方药末，搅匀，水浸2日去火毒。

功效主治 活血解毒，排脓生肌。主治各种疮毒，无论已溃未溃，及溃后不长肌肉、疮口不收等。

临床用法 外贴患处，每日1~3次。

注意事项 不可内服。孕妇忌用。

神秘膏

《普济方》

药物组成 生地黄汁500ml 防风0.9g 羊脂60g 麻油150ml 乳香30g 黄蜡60g 乱发 当归各15g 甘草0.9g 白蔹15g 醋适量

制作方法 将防风、当归、甘草、白蔹切细，用醋拌湿。先用油将乱发煎化，下地黄汁等药，煎沸1小时后去渣，再煎沸，下蜡、乳香、羊脂，趁热搅匀，凝膏。

功效主治 排脓，消肿，止痛。主治疮疡已溃脓却不出。

临床用法 外涂患处，每日2次。

注意事项 忌过食生冷。

神效膏

《太平圣惠方》

药物组成 当归60g 白芷45g 乳香9g 松枝 川芎各30g 白蔹45g 绯帛15g 乱发灰15g 甘草45g 黄丹300g 木鳖子仁6g 杏仁30g 木香45g 黄蜡60g 麻油1000ml

制作方法 除乳香、绯帛、乱发灰外，余药切细，下入已炼熟的油内浸泡12小时。用先文火后武火煎至白芷黑赤，去渣，下松脂、蜡、乳香、绯帛、发灰等，再煎，下黄丹，边煎边搅成膏。

功效主治　活血祛瘀，消肿生肌。主治各种痈疽发背。

临床用法　外贴患处，每日1次。

注意事项　不可内服。

神授膏

《理瀹骈文》

药物组成　黄柏　赤芍　红花　乳香　没药各15g　生地　当归　白芷各12g　蝉蜕9g　蓖麻仁6g　马钱子7枚　蜈蚣11条　蛇蜕1条　全蝎15枚　血余30g　麻油400ml　铅粉100g

制作方法　麻油熬药，去渣，铅粉收膏。

功效主治　理气活血，通络消肿。主治痈、疔、疮、疖。

临床用法　外贴患处，2日1次。

注意事项　严禁内服。孕妇忌用。

神仙太乙膏

《串雅内外编》

药物组成　玄参　白芷　当归　赤芍　肉桂　大黄　生地黄各30g　麻油1000ml　黄丹360g

制作方法　黄丹炒至紫色，滚水1桶泡，再汲凉水加入泡丹，用棒常搅，浸12小时，去水再炒，如前2次后研细末。余药与油置铜锅煎至黑，滤去渣，入黄丹再煎，至滴水后手捻软硬适宜即可。

功效主治　活血化瘀，清热排脓。主治各种痈疽疮毒，发背，瘰疬，风火赤眼，腰膝疼痛，月经痛，疥疮，虫兽蜇咬伤，刀斧伤等。

临床用法　发背，温水洗净拭干，将膏外贴患处。瘰疬，盐水洗净拭干外贴。风火赤眼，捏作小饼并贴太阳穴。虫兽伤，刀斧伤，腰膝痛，贴患处。痛经腹痛，贴脐。疥疮，用麻油煎滚，和膏涂患处。每日1次。

注意事项　不可内服。孕妇忌用。

神异透骨膏

《普济方》

药物组成　露蜂房　杏仁各15g　穿山甲12g　当归30g　木鳖子12g　白胶香12g　蛇蜕15g　黄丹120g　连须葱30g　乳香　没药各6g　乱发5g　清油1000ml

制作方法　上药用清油浸12小时，文火熬药至色黑，去渣，再熬药油沸，入黄丹，搅匀，冷至无烟下乳、没，再搅凝膏，去火毒备用。

功效主治　祛风解毒，活血消肿。主治各种疮疡。

临床用法　外贴患处，每日1次。

注意事项　本方有毒，不可内服。

穿心莲软膏

《全国中草药新医疗法展览会资料选编》

药物组成　穿心莲300g　羊毛脂250g　凡士林600g

制作方法　穿心莲水煎两次（每次2小时），合并两次滤液，浓缩成150g，加入羊毛脂，拌匀，再加凡士林调匀即可。

功效主治　解毒清热。主治疮痈。

临床用法　外涂患处，每日3次。

注意事项　忌食辛燥。

祛腐生肌膏※

《常见病验方研究参考资料》

药物组成　桐油（冬天6ml，春、夏、秋各30ml）马钱子3g　蓖麻仁6g　松香90g　黄蜡　胆矾各3g　乳香6g　黄丹12g　醋铜青12g

制作方法　桐油、马钱子、蓖麻仁共煎至麻仁色赤，过滤去渣，入松香、黄蜡煎化，再入胆矾、乳香、黄丹，调匀熬至滴水成珠，最后入铜青，调匀入水中浸3日后备用。

功效主治　消肿止痛，祛腐生肌。主治痈疽疔疖溃破，及拔取痈内骨碎或组织中异物所致肿痛。

临床用法　取药膏摊纱布外贴患处，每日1次。

注意事项　马钱子等有毒，用量不宜过大。本方严禁入口。

祛湿退热膏

《理瀹骈文》

药物组成　羌活　独活　大黄　当归　赤芍　白及　白蔹　商陆　车前子各30g　蓖麻仁20g　黄丹200g　麻油400ml

制作方法　黄丹研细末备用。麻油熬余药，去渣，黄丹收膏。

功效主治　祛湿，清热，活血。主治湿热肿毒。

临床用法　外贴患处，2日1次。

注意事项　不可内服。

将军铁箍膏

《德生堂方》

药物组成 天南星30g 草乌9g 川乌15g 雄黄9g 大黄 盐酸白梅 苍耳根各30g 白及 防风 白蔹各15g 醋适量

制作方法 先将苍耳根、盐梅捣烂，和余药末调为膏。

功效主治 清热，解毒，消肿。主治恶疮，红肿突起。

临床用法 疮四周用药作铁箍涂上，疮顶不涂，药干，用棉签蘸水扫之，每日2～3次。

注意事项 本方有毒，不可内服。孕妇忌用。

桉叶凡士膏※

《常见病验方研究参考资料》

药物组成 桉树叶10g 凡士林100g

制作方法 桉树叶研细末，与凡士林调匀备用。

功效主治 解毒，除湿，敛口。主治无名肿毒。

注意事项 忌食辛燥。

狼毒膏※

《常见病验方研究参考资料》

药物组成 鲜狼毒150g

制作方法 加水熬膏备用。

功效主治 解毒消肿。主治无名肿毒。

临床用法 外敷患处，每日1次。

注意事项 本方不可入口。孕妇忌用。

胶醋膏※

《陕西中医验方选编》

药物组成 阿胶125g 米醋250ml

制作方法 共烊化成膏，摊牛皮纸上备用。

功效主治 养阴托毒，消肿止痛。主治痈疽。

临床用法 外贴患处，3日1次。

注意事项 皮肤有明显损伤处忌用。

透骨金丝万应膏

《普济方》

药物组成 主方：牛膝30g 木鳖子30g 当归15g 金刚骨27g

自然铜 15g　蓖麻子 60g　川乌 10g　紫花地丁 15g　龙骨 15g　麻油 500ml　桃枝　槐枝各 15g　黄丹 180g

附方：白胶香 15g　乳香　白丁香　雄黄　没药　密陀僧各 3g

制作方法　主方药入麻油内浸 12 小时，文火煎沸后，入桃枝、槐枝同熬至焦，去渣，入黄丹，熬沸，入附方药同熬，去渣，冷凝成膏。

功效主治　清热解毒，消肿散结。主治各种疮疡。

临床用法　外贴患处，每日 1 次。

注意事项　本方有毒，不可内服。

消痈膏※

《陕西中医验方选编》

药物组成　陈皮　红花各 6g　白及 9g　麝香 1.5g　没药　乳香各 9g　当归 15g　紫草　甘草各 6g　黄丹 125g　香油 750ml

制作方法　麝香研细末和黄丹备用，余药与香油同煎，40 分钟后去渣，入麝香、黄丹搅均为膏，摊牛皮纸上。

功效主治　活血通络，消肿止痛。主治各种痈疽、无名肿毒及腰腿痛。

临床用法　外贴患处，2 日 1 次。

注意事项　皮肤有明显破损者不宜用。用药期间若局部起泡即停用数日。膏药需密闭保存。孕妇忌用。

消痈膏※

《常见病验方研究参考资料》

药物组成　山慈姑 30g　白酒适量

制作方法　上药研细末，调白酒备用。

功效主治　解毒，消痈，散结。主治无名肿毒。

临床用法　外搽患处，每日 2 次。

注意事项　忌食辛辣之品。

海麝膏※

《陕西中医验方选编》

药物组成　大海马 2 只　蟾酥 9g　明雄 9g　轻粉 1.6g　麝香 3g　穿山甲 9g　猪油适量

制作方法　上药共研细末，猪油调匀备用。

功效主治　活血通经，解毒消肿。主治疮毒。

临床用法　外敷患处，纱布、

胶布固定，每次1日。

注意事项　不可内服。孕妇忌用。

通关膏

《圣济总录》

药物组成　乳香　轻粉各等份

制作方法　研细末，唾液调为膏。

功效主治　拔毒破瘀。主治疮疖痈疽无头。

临床用法　外涂患处，每日2次。

注意事项　不可内服。

通神膏

《太平圣惠方》

药物组成　雄黄60g　黄丹240g　蜡180g　腻粉15g　没药　血竭各30g　麝香0.3g　桑枝　槐枝各120g　蜥蜴6g　当归　乌蛇肉　白芷　木香各9g　沉香　郁金各15g　川芎60g　蒿本30g　细辛9g　桂枝45g　麻油1000ml

制作方法　上药除铅粉、沉香外切细，将麻油文火煎熟，下药煎至黄黑色，去渣，下蜡、黄丹及铅粉、沉香搅匀凝膏。

功效主治　行气活血，消肿散结。主治各种痈疽发背。

临床用法　外贴患处，每日1次。

注意事项　不可内服。孕妇忌用。

黄丹膏

《太平圣惠方》

药物组成　黄丹720g　麻油1250ml　猪脂240g　松脂120g　紫菀　当归　防风　玄参　莨菪子各30g　棘针20g　青绯帛15g　人粪灰　青柏叶各30g　蜥蜴15g　乱发5g　蜡90g　葱40g

制作方法　上药切细，先炼油、脂，再下药，文火煎4小时，下松脂、蜡，去渣，再煎下黄丹，搅匀色紫离火，凝膏。

功效主治　活血散结，消肿止痛。主治各种疮疖肿痛。

临床用法　外贴患处，每日1次。

注意事项　不可内服。

黄龙膏

《遵生八笺》

药物组成　藤黄　茶适量

制作方法　上药磨水呈稀汁。

功效主治　泻火解毒，消肿止

痛。主治无名肿毒。

临床用法 外涂患处，待干再涂。

注意事项 忌辛燥之品。

黄豆膏※

《本草纲目》

药物组成 黄豆250g 香油50ml

制作方法 黄豆烧黑研细末，香油调膏。

功效主治 解毒疗疮。主治热毒疮痈。

临床用法 外涂患处，每日2～3次。

注意事项 不要刺破疮面。

黄芪膏

《经验方》

药物组成 人参 黄芪各9g 当归15g 白芷 细辛 没药各9g 黄蜡10g 清油300ml

制作方法 将药切细，用清油熬至黄芪微黑为度，去渣，入没药末、黄蜡搅匀。

功效主治 益气活血，祛风散寒。主治疮疖久不溃破、痒痛者。

临床用法 外涂患处，每日3次。

注意事项 忌食生冷。

黄柏膏

《普济方》

药物组成 黄柏 黄连 穿山甲 大黄 黄芩 木鳖子各60g 槐枝120g 黄丹500g 香油1000ml

制作方法 上药入油浸3日，文火熬至穿山甲焦黄色，去渣，入黄丹搅匀凝膏。

功效主治 清热解毒。主治各种恶疮肿毒。

临床用法 外贴患处，每日1次。

注意事项 严禁入口。

黄蜂膏※

《陕西中医验方选编》

药物组成 大黄15g 没药10g 乳香15g 桑叶 川椒各10g 露蜂房30g 醋适量

制作方法 上药共研细末，醋调如膏备用。

功效主治 清热解毒，活血消肿。主治手背无名肿毒。

临床用法 外敷患处，每日2～3次。

注意事项 忌辛辣饮食。

栀子膏

《太平圣惠方》

药物组成 栀子仁 升麻 犀角屑各30g 蛇衔草30g 蓝叶 生地黄各60g 黄芩30g 大黄30g 猪脂1500g

制作方法 上药切细，猪脂同药放入锅内，文火熬至药色变黑，去渣，瓷器盛放。

功效主治 清热，祛风，解毒。主治疮疡。

临床用法 外涂患处，每日2次。

注意事项 忌辛燥之品。

排脓生肌膏

《太平圣惠方》

药物组成 大黄30g 细辛 防风 黄芩 白芷 白芍 莽草 黄柏 黄连 当归各15g 猪脂250g 川芎 白蔹各30g 白蜡120g 松脂500g 麻油250ml

制作方法 上药切细，先煎油、脂、蜡，上药入内，慢火煎至黄赤色，去渣凝膏。

功效主治 托毒，排脓，生肌。主治疮疡溃后不愈。

临床用法 外涂患处，每日3次。

注意事项 不可内服。

蛇含生肉膏

《备急千金要方》

药物组成 蛇含 当归各1.8g 生地90g 黄连 黄芪 黄芩 大黄 续断 蜀椒 白芍 白及 川芎 莽草 白芷 附子 甘草 细辛各30g 薤白20g 醋1000ml 猪脂3500g

制作方法 醋浸诸药24小时，用猪脂煎熬，去渣为膏。

功效主治 生肌疗疮。主治痈疽金疮败坏。

临床用法 外涂患处，每日3次。

注意事项 不可内服。孕妇忌用。

猫眼膏※

《中医验秘方汇集》

药物组成 猫眼草100g

制作方法 水煎熬膏，摊布上备用。

功效主治 利水消肿，化痰散结。主治无名肿毒。

临床用法 外贴患处，每日2次。

注意事项　忌食辛辣之品。

猪骨膏

《圣济总录》

药物组成　猪骨髓30g　松脂6g　乳香　黄连　白及各0.3g　蜡　铅丹各15g

制作方法　研细末，化蜡为膏。

功效主治　养血敛疮。主治疮口气冷、日久不愈。

临床用法　外涂疮上，每日1～2次。

注意事项　忌食生冷。

猪脂膏

《圣济总录》

药物组成　猪油120g　附子　蜀椒各30g　食盐9g

制作方法　上3味药研细末，入猪油中炼膏。

功效主治　托毒散肿。主治阴证肿痛。

临床用法　外涂患处，每日2次。

注意事项　忌食生冷。不可内服。

猪腰面膏※

《本草纲目》

药物组成　猪腰子2枚　面粉适量

制作方法　共捣为膏。

功效主治　消痈散结。主治痈疽发背初起。

临床用法　外敷患处，每日2次。

注意事项　现制现用。

清水膏

《太平圣惠方》

药物组成　羊桃根　大黄　黄芩　黄柏　绿豆粉　赤小豆各30g　蜜适量

制作方法　研细末，蜜调为膏。

功效主治　解毒散结。主治痈疽毒肿，坚硬疼痛、四旁焮红。

临床用法　外涂患处，每日2次。

注意事项　忌食辛燥。

清凉膏

《外科传薪集》

药物组成 头发 牛蒡子 菊花 金银藤 马鞭草 苍耳草 仙人对坐草各500g 白芷 甘草 五灵脂 当归各250g 桃丹330g 菜油7000ml

制作方法 头发与2000ml菜油共煎去渣，再以牛蒡子、菊花、金银藤、马鞭草、苍耳草、仙人对坐草加入剩余菜油煎枯滤出，加白芷、甘草、五灵脂、当归煎枯去渣，与前发油和匀，入桃丹，熬膏备用。

功效主治 清热解毒，活血排脓。主治热毒疮痈。

临床用法 外贴患处，每日1次。

注意事项 忌辛燥食物。不可内服。

清凉膏

《华氏中藏经》

药物组成 当归60g 白芷 白蔹 白及 木鳖子 黄柏 白芍各30g 轻粉 乳香 白胶香各15g 黄丹150g 麻油360ml 槐枝 柳枝各60g

制作方法 前7味药入油内煎至紫色去渣，下黄丹搅拌，再下乳香、胶香，搅匀凝膏。

功效主治 活血祛瘀，消肿散结。主治疮疡。

临床用法 外敷患处，每日2次。

注意事项 不可内服。

清凉膏

《圣济总录》

药物组成 大黄50g

制作方法 研细末，水调为膏。

功效主治 解毒消肿。主治痈肿疮疖，焮热疼痛。

临床用法 外涂患处，每日3～5次。

注意事项 忌食辛燥。

商陆膏

《普济方》

药物组成 商陆 黄芩 黄连 白芷 白蔹 大黄 莽草 白及各60g 胶适量

制作方法 研细末，熔胶调和为膏。

功效主治 清热解毒，消肿敛疮。主治疮疡红肿痛明显者。

临床用法 外贴肿处，每日1

次。

注意事项　不可内服。

绿蜡膏

《内外科百病验方大全》

药物组成　黄蜡 18g　白蜡 12g　铜绿 15g　麻油 60ml

制作方法　先将麻油熬至滴水成珠，再下其他药搅匀，熬 2~3 分钟即可，用罐收贮浸水中待冷备用。

功效主治　解毒生肌。主治已破无名肿毒日久不愈者。

临床用法　用纸摊膏，外贴患处，脓黏满纸即换。

注意事项　不可内服。

葶苈膏

《圣济总录》

药物组成　葶苈 30g　蜣螂 5 枚　马衔虫 5 枚　蝉蜕 5 枚　斑蝥 5 枚　麝香 3g　蜜适量

制作方法　研细末，蜜和为膏。

功效主治　消肿活血，收湿疗疮。主治冷疮。

临床用法　药膏涂布上再贴于疮上，每日 2 次。

注意事项　不可内服。孕妇忌用。

葱蜜膏

《寿世保元》

药物组成　生葱 1 根　猪胆汁 1 枚　生蜜适量

制作方法　共捣成膏。

功效主治　清热泻火，解毒消肿。主治无名肿毒初起。

临床用法　外敷患处，每日 4 次。

注意事项　忌食辛燥。

散肿膏

《济生拔萃方》

药物组成　大黄　风化石灰　赤小豆各 60g　麻油适量

制作方法　共研细末，麻油调匀为膏。

功效主治　解毒消肿。主治肿毒恶疮。

临床用法　外涂疮上，干后再涂。

注意事项　忌食辛燥。

硫黄膏

《圣济总录》

药物组成　硫黄　腻粉　吴茱

萸$_{炒}$各0.3g　煅矾石　煅牡蛎各15g　黄蜡30g　清油15ml

制作方法　上药研细末，与油、黄蜡同煎熬为膏。

功效主治　解毒，燥湿，敛疮。主治疮疡久溃不敛、流黄水。

临床用法　涂于纸上，用火炙熔后，外贴疮上，每日1次。

注意事项　防止烫伤皮肤。

雄黄膏

《太平圣惠方》

药物组成　雄黄　当归　桂心各1g　白芷　赤芍各15g　甘草　附子　黄芪　枳壳各0.9g　吴茱萸　白术　独活各15g　槟榔0.9g　麝香15g　乳香15g　突厥白0.9g　木鳖子15g　云母粉0.9g　松脂0.9克　白蜡60g　垂柳枝　槐枝各30g　白檀香15g　零陵香　甘松香各15g　黄丹300g　麻油1000ml　酒500ml

制作方法　将油煎熟，入甘松香、零陵香、檀香、槐枝、柳枝煎至色黑离火去渣，余药切细入酒内浸12小时，再入上药油，煎至白芷色黑赤去渣，入黄丹搅匀色黑凝膏。

功效主治　解毒，止痛，生肌。主治痈肿疮疡。

临床用法　外贴患处，每日1次。

注意事项　不可内服。孕妇忌用。

雄黄膏

《太平圣惠方》

药物组成　雄黄60g　黄芪0.6g　漏芦　络石藤　续断　营实0.9g　葛根　汉防己各15g　桑寄生　商陆　连翘　白蔹　赤芍　败酱　升麻　莽草各15g　当归　苦参　木通　紫菀　芫花　藜芦　白及　蔄茹各30g　黄丹450g　蜡120g　清油1500ml　酒2000ml

制作方法　上药切细，酒浸12小时，将油煎热下药，煎至色黑去渣，入蜡，下黄丹，搅匀至色黑，离火下雄黄末搅拌成膏。

功效主治　活血止痛，托毒消肿。主治各种痈疮。

临床用法　外贴患处，每日1次。

注意事项　雄黄禁火煅。本方不可入口。

雄黄膏

《圣济总录》

药物组成　雄黄15g　黑芝麻油210g　朱砂　密陀僧各15g　铅

丹90g　黄蜡30g　蛇黄15g　牡蛎0.9g

制作方法　油熬沸下黄蜡，后下黄丹，搅匀至色黑，入余药末，搅匀凝膏。

功效主治　祛毒散结，消肿生肌。主治痈疽恶疮。

临床用法　外贴患处，每日1次。

注意事项　不可内服。

琥珀膏

《全国中草药新医疗法展览会资料选编》

药物组成　琥珀12g　红粉24g　东丹60g　轻粉96g　菜油适量

制作方法　上药共研细末，用生菜油调匀，搅拌2~3日成清浆糊状。

功效主治　解毒敛疮，祛腐生肌。主治化脓性皮肤病脓肿溃破后，脓液尽去、疡面未愈合者。

临床用法　脓液尽去后，先在溃疡面撒上化腐丹，再贴琥珀膏，每日1~2次，直至痊愈。

注意事项　忌食辛辣、油腻。不可内服。

琥珀犀角膏

《集验背疽方》

药物组成　琥珀　犀角屑各3g　朱砂　人参　茯神各6g　冰片0.06g　酸枣仁6g　蜜适量

制作方法　人参、茯神、犀角研细末，入钵内与其余药末和匀，蜜炼为膏。

功效主治　解毒清热，宁心安神。主治痈疽疮毒不散，攻冲心经致咽喉口舌生疮。

临床用法　1次0.6g，麦冬汤送服，每日2~3次。

注意事项　不可随意加大服药量。朱砂禁火煅。孕妇忌用。

斑蝥松香膏

《普济方》

药物组成　斑蝥7只　白矾　雄黄　硫黄各15g　松香　黄蜡　黄丹各30g　香油150ml

制作方法　用香油煎斑蝥，去渣，下白矾等药末再煎，下黄蜡化，入黄丹制成膏。

功效主治　解毒燥湿。主治疮疡肿毒。

临床用法　外涂疮上，每日1次。

注意事项　严禁入口。

棉花籽膏※

《常见病验方研究参考资料》

药物组成　棉花籽120g　凡士林适量

制作方法　上药火焙存性，研细末，加凡士林调膏备用。

功效主治　消肿解毒，收湿敛口。主治痈疽已溃烂者。

临床用法　外涂患处，每日1次。

注意事项　忌食辛辣之品。

蛤蟆膏

《验方新编》

药物组成　麻油300ml　槐枝300g　铅粉120g　大癞蛤蟆1只

制作方法　先将麻油熬滚，下蛤蟆，熬枯去渣，次下槐枝，煎枯去渣，后下铅粉，用大槐枝2根，顺搅，文火煎熬至滴水成珠，用瓷器收贮。

功效主治　除湿解毒。主治无名肿毒、大小疮疖、腿肿湿气及食积痞块、疳疾。

临床用法　摊于纸上，外贴患处，每日1次。

注意事项　不可内服。

紫金膏

《太平圣惠方》

药物组成　紫柳30g　石菖蒲　独活各15g　白术0.9g　防风15g　附子0.9g　白芷30g　木鳖子仁45g　汉椒15g　杏仁30g　半夏　桂心各0.9g　血竭30g　没药0.9g　木香15g　甘草0.9g　赤芍15g　白及0.9g　沉香15g　麝香0.3g　朱砂60g　冰片15g　黄蜡0.9g　乳香30g　甘松香　零陵香　白檀香　甲香各15g　猪脂750g　羊脂1250g　酒500ml

制作方法　上药切细，入酒内浸12小时。羊脂入锅煎沸下药，文火煎至黄黑色，下蜡后去渣，下血竭、麝香、朱砂、冰片搅匀凝膏。

功效主治　消肿，散结，止痛。主治各种疮疡。

临床用法　外涂患处，每日2次。

注意事项　严禁入口。孕妇忌用。

紫金膏

《普济方》

药物组成　当归　续断　骨碎

补　桂枝　制附子　泽兰　赤芍　白及　牛膝　川芎　木香　羌活　血竭　生地黄　僵蚕　白附子各30g　沉香　丁香各15g　瓜蒌10g　乌蛇肉　白蔹　白芷　玄参　杏仁　桃仁各0.6g　麻油2000ml　猪脂750g　驼脂90g　乳香末90g　松脂180g　铅丹1500g

制作方法　麻油、猪脂、蛇脂和前25味药锅内煎至黑，去渣，加入乳香末、松脂，去渣。铅丹研细末炒成紫色，加入药油内，搅拌均匀至滴水成珠，冷凝成膏。

功效主治　行气活血，消肿止痛。主治疮肿疼痛。

临床用法　外贴患处，每日1次。

注意事项　皮肤溃破者不宜用。不可内服。

紫金膏

《圣济总录》

药物组成　皂荚3g　葱45g　铅丹　团粉各120g　松脂60g　清油250ml

制作方法　先将皂荚、葱入油内煎至焦黄，去渣，再下铅丹、团粉、松脂，搅匀至稠凝膏。

功效主治　祛毒，散结，消肿。主治各种疮肿。

临床用法　外贴患处，每日1次。

注意事项　不可内服。

紫草膏

《仁斋直指方论》

药物组成　紫草　黄连　黄柏　漏芦各15g　赤小豆　绿豆粉各30g　麻油适量

制作方法　研细末，麻油和为膏。

功效主治　解毒燥湿，敛疮止痛。主治热疮流脓、久不敛口。

临床用法　外涂患处，每日3次。

注意事项　忌过食辛燥及生冷。

紫草膏

《太平圣惠方》

药物组成　紫草　桂心　川芎　赤芍　白蔹　大黄　防风　黄芩　莽草　当归　木香各30g　甘草60g　白酒适量

制作方法　研细末，每次用药末60g，酒1000ml煎熬成膏。

功效主治　解毒消肿，活血行气。主治各种肿毒，肉色不变、时时牵痛、肿势不消。

临床用法　外涂患处，每日1

次。

注意事项 不可内服。

紫霞膏

《疡科心得集》

药物组成 嫩松香180g 糠青60g 乳香 没药各15g 麻油180ml

制作方法 麻油熬至滴水成珠，下松香，煎20分钟，下糠青，再熬至色紫，离火，下乳香、没药末搅匀备用。

功效主治 除湿解毒，收敛生肌。主治疮疡日久，穿溃不收。

临床用法 外贴患处，每日1次。

注意事项 忌食生冷。

黑金膏

《普济方》

药物组成 黄芪 黄连 黄柏 黄芩 大黄 防风 白蔹 白芷 南星 花粉 荆芥 皂荚 露蜂房 木鳖 乌头 蓖麻子 桃仁 杏仁 柳枝 槐枝 柏树梢各15g 香油1500ml 黄丹250g 五灵脂末9g 乳香末 没药末各9g

制作方法 除后4味外，余药入香油内同煎，药焦去渣，待温后，入黄丹、五灵脂末及乳、没末，再煎至滴水内成珠，冷凝成膏。

功效主治 消肿散结，活血化瘀。主治各种疮肿痈毒。

临床用法 外敷患处，每日1次。

注意事项 严禁入口。孕妇忌用。

黑虎膏

《普济方》

药物组成 当归 防风各30g 大黄 赤芍 黄芩 黄柏 生地 黄连 玄参 桔梗 官桂 白芷 木鳖子仁 杏仁 血竭 皂荚 没药 乳香各15g 香油1000ml 黄丹500g

制作方法 上药切细入油浸3日，同煎至色焦，去渣，下丹、乳、没，煎至紫色离火，其间不停手搅。

功效主治 祛毒，消肿，散结。主治各种疮疡。

临床用法 外贴患处，每日1次。

注意事项 不可内服。孕妇忌用。

黑神膏

《御药院方》

药物组成 当归30g 黄丹180g 柳枝 桃枝各600g 麻油600ml 血余 杏仁各30g

制作方法 除黄丹外，余药共煎4小时，去渣，熬至稠，入黄丹，先武火后文火熬至黑色凝膏。

功效主治 托毒消肿，祛瘀散结。主治痈肿。

临床用法 外贴患处，每日1~2次。

注意事项 不可内服。

集珍膏

《杨氏家藏方》

药物组成 黄连30g 山茱萸 白矾各15g 消石30g 苦参 剪刀草 蛇床子 巴豆各15g 轻粉90g 清油适量

制作方法 前8味药研细末，入轻粉中，油调为膏。

功效主治 解毒，燥湿，疗疮。主治恶疮久治不效。

临床用法 用甘草汤洗后，拭干，药膏外涂患处，每日1~2次。

注意事项 不可内服。

番薯叶膏※

《常见病验方研究参考资料》

药物组成 鲜番薯叶90g 红糖适量

制作方法 共捣烂备用。

功效主治 解毒，消痈，散结。主治无名肿毒。

临床用法 外敷患处，每日2次。

注意事项 忌食辛辣之品。

善应膏

《普济方》

药物组成 白芷 黄芪各30g 甘草3g 黄蜡60g 黄丹75g 麻油135ml

制作方法 上药入油同煎至药呈紫赤色，去渣，后入蜡、丹，搅匀至稠凝膏。

功效主治 托毒，生肌，敛疮。主治痈疽溃后不愈。

临床用法 外贴患处，每日2次。

注意事项 忌过食生冷。不可内服。

善应膏

《普济方》

药物组成 当归 白及 桂枝 白蔹 白芷 木鳖子仁 杏仁各30g 黄丹1500g 油2500ml 乳香 乱发灰 没药各150g 黄芪 当归尾各6g 沥青3g

制作方法 上药切细，入油内煎黄，去渣。再将油煎沸，下黄丹，湿柳木不住手搅6小时后停火，入乳、没、发灰、黄芪、归尾等末，搅匀凝膏。

功效主治 活血，消肿，解毒。主治痈疽毒肿。

临床用法 外贴患处，每日1次。

注意事项 不可内服。孕妇忌用。

寒水石膏

《太平圣惠方》

药物组成 寒水石60g 羊蹄根 消石各30g 丁香0.9g 大黄30g 白蔹 木香 制附子各0.9g 黄连30g 榆白皮 莽草各0.9g 赤小豆0.3g 防己30g 半夏0.9g 玄参 甘草各30g 蜜15g 生地汁15ml

制作方法 研细末，用蜜、地黄汁调和为膏。

功效主治 清热拔毒，消肿止痛。主治痈疽发背，热毒甚、肿痛剧者。

临床用法 外涂患处，每日2~3次。

注意事项 忌食辛燥。不可内服。

普济五蹄膏

《理瀹骈文》

药物组成 巴豆肉30g 胡黄连 黄连 黑牵牛 白牵牛 沙参 玄参 柴胡 连翘 香附 三棱 莪术 木香 地骨皮各4.5g 天花粉 白芥子各3g 神曲 山楂 麦芽各1.8g 麻油1120ml 猪、羊、牛、马、驴蹄各150g 黄丹590g

制作方法 黄丹研细末备用。先用麻油熬猪、羊、牛、马、驴蹄至烂，再下余药一同熬枯，去渣，入黄丹收膏。

功效主治 清热解毒，理气消肿，滋阴敛口。主治外科疑难险症、无名肿毒，未成可消，已成可拔毒生肌。

临床用法 外贴患处，2日1次。

注意事项 不可内服。耳后、

眉心忌贴。

犀角膏

《普济方》

药物组成 犀角粉10g 羚羊角 玄参 续断 大黄 白蔹 射干 白芷 黄芩 麻黄各1.8g 升麻 栀子仁各3g 薤白50g 具蓝2.4g 蛇含10g 寒水石3.6g 景天10g 竹沥30ml 生地50ml 猪脂100g

制作方法 用竹沥、生地黄汁浸诸药12小时，入猪脂，文火煎熬至白芷变黄为度，去渣，制为膏。

功效主治 清热解毒，散结消肿。主治风热毒疮。

临床用法 外涂患处，每日3次。

注意事项 忌食辛燥。

蜈蚣膏

《验方新编》

药物组成 大蜈蚣8条 土木鳖子24枚 麻油500ml 黄丹120g

制作方法 先将蜈蚣、木鳖入麻油内浸泡3日，然后用先文火后武火熬，去渣，加入黄丹用柳枝不停搅动，熬至滴水成珠即可，用罐收贮，浸冷水中数日。

功效主治 拔毒生肌。主治已破无名恶毒，无论久近轻重。

临床用法 用时以布摊贴患处，每日1次。

注意事项 本方有毒，严禁入口。孕妇忌用。

蜂房膏※

《常见病验方研究参考资料》

药物组成 蜂房100g 茶油适量

制作方法 上药烧存性，研细末，调茶油备用。

功效主治 祛风拨毒。主治痈疽已溃。

临床用法 外搽患处，每日1次。

注意事项 忌食辛燥。

蜂蜜五倍膏※

《常见病验方研究参考资料》

药物组成 五倍子120g 蜂蜜60g

制作方法 将蜂蜜熬至黄色，入五倍子炒至如粟子皮色为度，待冷捣烂，摊纸上备用。

功效主治 解毒消肿，收湿敛

疮。主治痈疽已溃或未溃者。

临床用法 外贴患处，每日1次。

注意事项 忌食辛辣。

腻粉膏

《太平圣惠方》

药物组成 腻粉 胡粉 黄连 生甘草各30g 松脂15g 猪油180g

制作方法 猪油煎松脂，去渣，余药研细末，入油搅匀，装入瓷盒备用。

功效主治 清热解毒。主治热毒疮疡。

临床用法 外涂疮上，每日3～4次。

注意事项 不可内服。

蔷薇膏

《太平圣惠方》

药物组成 蔷薇180g 铅丹炒450g 松脂300g 麻油3000ml

制作方法 油煎蔷薇至黑，去渣，入松脂化后下铅丹，文火煎，搅至色变为度，凝膏即可。

功效主治 解毒疗疮。主治无名疮毒。

临床用法 外贴疮上，每日2次。

注意事项 不可内服。

碧云膏

《圣济总录》

药物组成 石绿 乳香 血竭 没药各1.5g 黄蜡90g 松脂30g 轻粉6g

制作方法 先将石绿、乳香、血竭、没药、轻粉研细末备用。将黄蜡化开，入松脂，再将药末倒入，搅匀为膏。

功效主治 祛瘀止痛。主治疮疡痛不可忍。

临床用法 外贴患处，每日2次。

注意事项 不可内服。

碧油膏

《外科精要》

药物组成 桃枝 柳枝 桑枝 槐枝各15g 麻油300ml 黄丹120g 乳香 血竭末各15g

制作方法 前5味药焙干研粗末，与麻油同煎至色变，去渣，入余药再熬成膏，密封后埋地下24小时。

功效主治 止痛排脓，消肿散毒。主治各种疮疡。

临床用法 外涂患处，每日2次。

注意事项 忌过食辛燥。不可内服。

槟榔苍柏膏※

《常见病验方研究参考资料》

药物组成 槟榔 苍术 黄柏叶各等份

制作方法 共研细末，用清茶水调膏备用。

功效主治 行气燥湿，利水消肿。主治脐痈初起，肿痛未化脓者。

临床用法 外敷患处，每日2次。

注意事项 已成脓者慎用。

韶粉膏

《普济方》

药物组成 韶粉30g 银朱 樟脑各15g 青盐12g 松香30g 龙骨 虎骨各15g 白丁香 地龙各6g 穿山甲7.5g 全蝎3g 乳香 没药各30g 血竭18g 冰片1.5g 轻粉18g 麝香1.5g 蛤粉6g 黄丹300g 麻油2000ml

制作方法 上药切细入油浸3日，先武火后文火熬至色焦，去渣，再煎沸下黄丹，搅拌，下轻、韶粉、蛤粉，及麝香、冰片、樟脑再搅匀凝膏。

功效主治 祛瘀散结，活血消肿。主治疮疡瘘疽。

临床用法 外贴患处，每日1次。

注意事项 不可内服。孕妇忌用。

樗鸡膏

《圣济总录》

药物组成 樗鸡12枚 蜜蜂13枚 蚖青去翅足炒8枚 蜈蚣2条 斑蝥去翅足60枚 藜芦 蔄茹 铅丹各30g 猪脂1000g 制附子60g 巴豆去皮60枚

制作方法 除铅丹外，余药研细末。熬猪脂下诸药，煎4小时，去渣再煎，入铅丹调匀为膏。

功效主治 解毒蚀疮。主治恶疮。

临床用法 外涂疮上，每日1次。

注意事项 本方有毒，严禁入口，外涂量亦不可过大。孕妇忌用。

樟冰石桐膏※

《常见病验方研究参考资料》

药物组成 生石膏100g 生桐油35ml 樟脑10g 冰片2g

制作方法 将石膏、樟脑、冰片研末，入桐油调匀备用。

功效主治 清热除湿，敛疮收口。主治各种疮痈。

临床用法 外涂患处，每日1次。

注意事项 忌食辛燥之品。孕妇忌用。

黎洞膏

《理瀹骈文》

药物组成 紫花地丁 蒲公英 豨莶草 苦参各90g 象贝 茯苓 萆薢 甘草各45g 陈橘核15g 炮穿山甲75g 麻油2000ml 黄丹1000g

制作方法 麻油熬诸药，去渣，黄丹收膏。

功效主治 清热解毒，祛湿消肿。主治痈疖、痰核。

临床用法 外贴患处，每日1次。

注意事项 不可内服。

鲫鱼膏

《验方新编》

药物组成 巴豆肉180g 蓖麻子180g 香油750ml 蛤蟆2只 活大鲫鱼5条 铅粉1250g 乳香末15g

制作方法 先将巴豆肉、蓖麻子入油内浸3日，再将蛤蟆浸1日，临熬时，入活鲫鱼共熬枯，去渣，文火熬油，滴水成珠时，离火倾入干净锅内，再加铅粉、乳香末，不时搅动，冷定为度。

功效主治 清热解毒。主治诸疮肿毒溃破流脓，及脚生鸡眼。

临床用法 薄纸摊膏，外贴患处，每日1次。

注意事项 乳岩及阴疽忌用。

虢丹膏

《普济方》

药物组成 虢丹150g 巴豆10枚 麻黄60g 竹叶 柳条各100g 麻油400ml

制作方法 煎油至焦，下竹、柳、巴、黄，煎至药变黑，去渣，入虢丹搅匀备用。

功效主治 解毒消肿。主治疮疖。

临床用法 外贴疮上，每日1次。

注意事项 不可内服。

摩风膏

《御院药方》

药物组成 黄芪36g 白芍 茅香 甘草 防风各7.5g 当归 白芷 杏仁 桃仁 藿香叶 零陵香 檀香 川芎各9g 白附子沉香 白蔹 白及 天麻 独活 木香各7.5g 木通6g 冰片12g 全瓜蒌30g 黄蜡285g 清油560ml

制作方法 除黄蜡、冰片外，上药切细，油中浸泡7日，于锅中文火煎至白芷微黄，去渣。放入干净容器内沉淀12小时，再滤，入锅中文火再煎数次，下黄蜡搅匀，待温时入冰片末拌匀，冷凝为膏。

功效主治 止痒，消肿，定痛。主治各种疮疡。

临床用法 外搽患处，每日2次。

注意事项 忌辛燥刺激性食物。孕妇忌用。

摩风膏

《外科精义》

药物组成 白附子 白芍 茯苓 零陵香 白及 白蔹 白芷 白檀香 藿香 升麻 细辛 黄芪 甘草 杏仁各15g 黄蜡180g 冰片0.3g 瓜蒌60g 天花粉30g 麻油500ml

制作方法 杏仁去皮尖，除后4味药外，诸药与油浸10日，煎至白芷微黄色离火。入瓜蒌2味，煮沸去渣，再化黄蜡，贮于瓷器中，入冰片密封。

功效主治 消肿止痛，祛风疗癣。主治头面疮肿、疮癣及烫伤。

临床用法 外涂患处，每日1～2次。

注意事项 忌辛燥之品。

·磨擦膏

《遵生八笺》

药物组成 番打马 槟榔各15g

制作方法 上药研细末。

功效主治 清热泻火，解毒疗疮。主治疮疡肿毒初起。

临床用法 疮初起时，将药末擦摩手脚心，每日3次，3～5日后，疮焦隐去。

注意事项 忌辛燥食物。每次用药时，须不断摩擦。

蟾雄明矾膏

《常见病验方研究参考资料》

药物组成 雄黄 白矾各3g 蟾酥0.9g 醋适量

制作方法 上药共研细末，醋调备用。

功效主治 解毒，消肿，止痛。主治痈疖肿痛。

临床用法 外涂患处，每日1次。

注意事项 严禁入口。

麒麟竭膏

《太平圣惠方》

药物组成 血竭 雄黄 密陀僧各15g 雌黄0.3g 乱发 朱砂各15g 乳香 黄芪 白芍 丹皮 连翘 丁香 木香 桂心 当归 牛膝 细辛 白芷各30g 松脂60g 蜡90g 黄丹360g 麻黄60g 清油1250ml

制作方法 上药黄芪之后11味切细，入油内浸12小时，文火煎至药黑去渣，下松脂、乳香、蜡、丹，再入血竭等药末搅匀凝膏。

功效主治 解毒止痛。主治疮疡肿毒。

临床用法 外贴患处,每日1次。

注意事项 本方有毒,不可内服。

糯米膏

《验方新编》

药物组成 热糯米饭100g 葱50g 盐15g

制作方法 上药共捣即可。

功效主治 软坚散结。主治痈毒，腋肋臂膊腰等处，忽如火热、肿硬如石、痛不可忍。

临床用法 外敷患处，过夜即去掉。

注意事项 现制现用。

麝香摩膏

《太平圣惠方》

药物组成 麝香5g 荠草15g 升麻90g 寒水石 黄芩各60g 羚羊角屑 射干各90g 朱砂 川芎各30g 大黄90g 母丁香 生地黄各60g 羊脂480g 木香60g 猪脂1000g

制作方法 上药切细入猪脂中，煎熬，待黄芩色黑为止，去渣，入麝香、朱砂搅匀为膏。

功效主治 解毒行血。主治痈疽毒气扩散。

临床用法 外涂患处，每日1～2次。

注意事项 本方有毒，严禁入口。孕妇忌用。

有头疽

三建膏

《张氏医通》

药物组成 天雄 附子 川乌各30g 桂心 桂枝 细辛 干姜 蜀椒各60g 麻油1000ml 黄丹200g

制作方法 上药切片，麻油浸（春5、夏3、秋7、冬10日），煎熬去渣，滤净再熬，徐下黄丹，不停地拌搅，以滴水不散为度。

功效主治 温经通络，散寒止痛，化腐生肌。主治阴疽腐肉不化。

临床用法 葱汤洗净患处，拭干，外贴药膏，每日1次。本方加丁香末少许，贴脐中可治少食泄泻。贴脐中及丹田可治阳衰精冷。加麝香少许贴肺俞、华盖、膻中可治冷哮喘嗽。加麝香、阿魏少许贴患处可治癥瘕冷积。2日1次。

注意事项 不可内服。孕妇忌用。

大戟膏

《内外科百病验方大全》

药物组成 大戟适量

制作方法 用温茶水洗净，去心，捣烂。

功效主治 解毒止痛。主治阴疽。

临床用法 外敷患处，每日1～2次。

注意事项 严禁与甘草合用。

凤仙膏

《验方新编》

药物组成 凤仙花（连根）500g

制作方法 捣取自然汁，入铜锅熬稠即可。

功效主治 解毒软坚。主治对口、发背、鱼口便毒及瘰疬初起。

临床用法 外涂患处，每日1次。

注意事项 已破者勿用。

丹参膏

《鬼遗方》

药物组成 丹参 防风 白芷 细辛 川芎 黄芩 白芍 牛膝

黄芪　槐子　独活　甘草　当归各 30g　猪脂 500g

制作方法　诸药与猪脂文火煎熬，去渣成膏。

功效主治　活血止痛。主治发背。

临床用法　外涂患处，每日 3 次。

注意事项　孕妇慎用。

化腐紫霞膏

《外科正宗》

药物组成　轻粉　蓖麻仁各 10g　血竭 6g　巴豆 15g　樟脑 3g　金顶砒 1.5g　螺蛳肉 2 枚

制作方法　研细末，和匀，瓷罐收贮。

功效主治　解毒，化腐，生肌。主治发背已成，瘀肉不腐、不作脓者，及诸疮内有脓而外不穿溃者。

临床用法　麻油调膏，外搽顽硬肉上，以棉纸盖上或膏贴俱可，每日 1 次。

注意事项　严禁入口。孕妇忌用。

水仙膏

《验方新编》

药物组成　水仙花兜 1 枚　红糖 50g

制作方法　上药共捣如泥，即可。

功效主治　清热解毒，止痛生肌。主治对口发背、乳痈、鱼口、便毒等，无论已破未破。

临床用法　外敷患处，每日 2 次。

注意事项　忌食辛燥。

白胡椒膏※

《常见病验方研究参考资料》

药物组成　白胡椒 30g　蜜适量

制作方法　上药研细末，蜜调为膏备用。

功效主治　散寒止痛。主治阴疽对口、发背疮疡未溃者。

临床用法　外敷患处，每日 1 次。

注意事项　已破者可用干药末撒之，每日 2～3 次。

白川鱼胶膏※

《常见病验方研究参考资料》

药物组成　鱼胶 50g　白川 9g

制作方法　鱼胶煮融，入白川末调膏备用。

功效主治　润燥，行气，止

痛。主治对口疽疼痛。

临床用法 外敷患处，每日1次。

注意事项 鱼胶以煮烂为度。

白及五倍杏黄膏※

《常见病验方研究参考资料》

药物组成 杏仁120g 五倍子 白及 大黄各30g 蜂蜜适量

制作方法 上药共研细末，和蜂糖调匀，摊布上备用。

功效主治 消痈散肿，敛湿生肌。主治对口、发背，溃破难愈者。

临床用法 外贴患处，每日1次。

注意事项 禁用生水清洗创口。

发背膏

《串雅内外编》

药物组成 乳香 没药 血竭 白儿茶 银朱 杭淀粉 黄丹各120g 铜绿9g 麻油适量

制作方法 上药研细末，混匀。

功效主治 清热解毒，消肿排脓。主治发背、痈疽疮疖，红肿热痛、肉腐成脓已溃者。

临床用法 以油纸覆患处，针刺数个小孔，每张以药末15g及适量麻油调摊，再用油纸盖上，胶布固定。3日后取下，以葱浓煎洗患处拭干，重摊药如前法。

注意事项 不可内服。孕妇忌用。

回阳玉龙膏

《仙传外科集验方》

药物组成 制草乌90g 生姜煨60g 赤芍炒 白芷 南星煨各30g 肉桂15g 酒适量

制作方法 上药共研细末，热酒调成膏。

功效主治 温散寒毒，行滞生肌。主治背疽阴病及寒性疮疡。

临床用法 趁热外敷患处，每日1~2次。

注意事项 防烫伤。忌生冷。不可内服。孕妇忌用。

坑底泥膏※

《本草纲目》

药物组成 粪坑底泥阴干

制作方法 研细末。

功效主治 解毒止痛。主治发背及诸恶疮痛。

临床用法 水调为膏，外敷患

处，每日1~2次。

注意事项 忌食辛燥。

皂荚膏

《圣济总录》

药物组成 皂荚 栗子 桑白皮根各30g 清油适量

制作方法 研细末，油调为膏。

功效主治 泄热消肿。主治发背。

临床用法 外涂患处，每日2次。

注意事项 不可内服。

龟板油膏※

《常见病验方研究参考资料》

药物组成 枯矾9g 龟板30g 陈醋适量

制作方法 上药共研细末，醋调为膏备用。

功效主治 软坚祛瘀，收敛生肌。主治发背、对口疮。

临床用法 外搽患处，每日3次。

注意事项 忌食辛辣。

灵异膏

《万氏家抄方》

药物组成 主方：防风 山栀子 黄芩 苦参 当归 生地黄 甘草 银花 大黄 海风藤 赤芍 黄柏 连翘 荆芥 刺蒺藜 槐枝各60g 何首乌 白芷 牛蒡子 杏仁 地榆各30g 木通 川芎 山豆根 苍术 独活 羌活 露蜂房 蝉蜕 白僵蚕 白及 白蔹 麻黄 牡丹皮各15g

附方：乳香 赤石脂各60g 没药 血竭 乌贼骨 孩儿茶 龙骨各30g 麝香6g 樟脑 轻粉各15g 白蜡 黄蜡各15g 黄丹1500g 麻油3000ml 乱发90g

制作方法 麻油浸主方药物7日，入乱发熬至焦黑色，发化尽，去渣，再熬至滴水成珠，下黄丹收膏，停火。附方诸药研末，前7味药入膏中，待稍冷却后，下樟脑、轻粉、麝香、黄蜡、白蜡搅匀，入水中去火毒。

功效主治 清热解毒，活血化瘀，消肿止痛。主治毒疽、疮疡，肿痛经久不愈等。

临床用法 1次6g，温酒送服，每日3次。

注意事项 煎熬勿用铁锅。黄丹、轻粉有毒，不可随意加大服药量。孕妇忌服。

灵宝膏

《洪氏集验方》

药物组成　栝蒌　乳香各60g　胡桃90g　白蜜1600g

制作方法　上药研细末，文火熬成膏。

功效主治　拔毒，排脓，止痛。主治痈疽发背，疼痛难忍。

临床用法　1次6g，温酒调服，每日2次。

注意事项　忌过食辛燥及生冷。孕妇忌用。

松矾油膏※

《常见病验方研究参考资料》

药物组成　松香　枯矾各15g　猪油60g

制作方法　前2味药研细末，入猪油调匀备用。

功效主治　燥湿止痒，拔毒生肌。主治对口疮痒痛者。

临床用法　外贴患处，每日1次。

注意事项　忌食烟酒等辛辣之品。

松皮香油膏※

《常见病验方研究参考资料》

药物组成　老松树皮100g　香油适量

制作方法　上药烧存性，研细末，香油调膏备用。

功效主治　祛风，燥湿，止痛。主治对口疮疼痛者。

临床用法　外敷患处，每日1次。

注意事项　忌食烟酒等辛辣之品。

金樱红薯膏※

《常见病验方研究参考资料》

药物组成　金樱子叶　红薯叶各30g　甘草3g

制作方法　上药共捣为泥备用。

功效主治　解毒，敛湿，消肿。主治对口疮。

临床用法　外敷患处，每日1~2次。

注意事项　初期者忌用。

柏叶膏※

《常见病验方研究参考资料》

药物组成 扁柏叶50g 蜜适量

制作方法 共捣成膏备用。

功效主治 凉血止痛，消痈散结。主治对口、发背、红肿疼痛。

临床用法 外敷患处，每日1次。

注意事项 忌食辛辣。

神金膏

《圣济总录》

药物组成 白及 密陀僧 甘草 黄柏 黄连 腻粉各15g 麝香0.06g

制作方法 研细末，水调为膏。

功效主治 清热，解毒，止痛。主治发背疮疡。

临床用法 外敷患处，每日1次。

注意事项 不可内服。孕妇忌用。

莽草膏

《外台秘要》

药物组成 莽草 川芎 当归 细辛 制附子 黄芩 制乌头 牛膝 羊踯躅 野葛 茯苓 防风 杜蘅各30g 猪脂1000g

制作方法 诸药切细，置猪脂中煎熬，去渣为膏。

功效主治 消肿散结，排脓解毒。主治发背痈肿脓成者。

临床用法 外涂患处，每日2次。

注意事项 忌猪肉、冷水、生菜、酸菜。本方有毒，严禁入口。孕妇忌用。

桃雄膏※

《陕西中医验方选编》

药物组成 鲜桃叶 雄黄各100g

制作方法 共捣为膏备用。

功效主治 解毒敛疮。主治对口疮。

临床用法 外敷患处，每日1次。

注意事项 忌辛辣食物。新伤口忌用。不可内服。

夏枯草膏※

《常见病验方研究参考资料》

药物组成 鲜夏枯草30g 红糖适量

制作方法 捣烂调匀备用。

功效主治 清热解毒，消痈散结。主治对口及偏口疮。

临床用法 外贴患处，每日3次。

注意事项 忌食辛椒燥火之品。

铁桶膏

《外科正宗》

药物组成 铜绿 白及各15g 明矾12g 胆矾10g 五倍子30g 轻粉 郁金各6g 麝香1g 陈米醋100ml

制作方法 上药研细末，用陈米醋铜勺内文火熬至起金黄色泡为度。

功效主治 解毒，敛疮，生肌。主治发背将溃或已溃时，根脚走散不收束者。

临床用法 外涂疮根，绵纸盖上，每日1~2次。

注意事项 不可内服。孕妇忌用。

狼毒膏

《圣济总录》

药物组成 狼毒 板蓝根 龙胆草各15g 天麻30g 乳香3g 水银2g 蜜适量

制作方法 诸药研细末，蜜和为膏。

功效主治 拔毒止痛。主治发背疮形如葡萄，溃破后，疮口多。

临床用法 外贴患处，每日3次。

注意事项 严禁入口。孕妇忌用。

消肿膏

《普济方》

药物组成 乌麻油120ml 铅丹 黄蜡各120g 熊脂 松脂各30g 水银15g 硫黄 芒硝各15g

制作方法 除脂外，诸药研细末，共煎成膏。

功效主治 消肿蚀疮，解毒止痛。主治发背及各种恶疮。

临床用法 外涂患处，每日1~2次。

注意事项 不可内服。孕妇忌用。

桑皮铜绿膏※

《常见病验方研究参考资料》

药物组成 鲜桑白皮30g 铜绿9g

制作方法 桑白皮去粗皮捣烂，加入研末的铜绿调匀备用。

功效主治 解毒，燥湿，消肿。主治对口疮。

临床用法 外敷患处，每日1次。

注意事项 严禁入口。

黄明膏

《验方新编》

药物组成 牛皮胶30g 铅粉 黄丹各6g 醋250ml

制作方法 牛皮胶和醋入铜器内共煎，用筷子时时搅动，加入铅粉、黄丹搅匀，收入罐内，放水中待冷。

功效主治 拔脓生肌。主治对口、发背、鱼口便毒及一切痈疽肿毒。

临床用法 用布摊膏，外贴患处，每日1次。

注意事项 不可内服。

蓝根膏

《圣济总录》

药物组成 板蓝根 黄芩 黄连 大黄各30g 白及0.3g 乳香15g

制作方法 上药研细末，水调为膏。

功效主治 清热解毒，活血定痛。主治背疽疼痛剧烈。

临床用法 外涂患处，每日6次。

注意事项 忌食辛燥。

蜣螂膏※

《常见病验方研究参考资料》

药物组成 蜣螂3只 冰片0.5g

制作方法 上药研细末，水调为膏备用。

功效主治 解毒消肿，通络定痛。主治对口疮。

临床用法 外贴患处，每日1次。

注意事项 忌食辛辣之品。孕妇忌用。

疔疮

蜈黄油膏※

《常见病验方研究参考资料》

药物组成 蜈蚣7条 生、熟大黄各9g 香油适量

制作方法 上药研细末，香油调匀备用。

功效主治 活血祛瘀，解毒散结。主治发背。

临床用法 外敷患处，每日1次。

注意事项 忌食烟酒等辛燥之品。

鳖甲醋油膏※

《常见病验方研究参考资料》

药物组成 鳖甲1枚 醋100ml 香油适量

制作方法 鳖甲用醋炙酥，研细末，香油调膏备用。

功效主治 软坚散结。主治对口、发背。

临床用法 外搽患处，每日2次。

注意事项 忌烟酒辛辣之品。

二花一根膏※

《常见病验方研究参考资料》

药物组成 蚤休90g 白菊花120g 芙蓉花叶60g 凡士林适量

制作方法 上药共研细末，调凡士林备用。

功效主治 清热解毒，消痈散肿。主治疔疮。

临床用法 外涂患处，每日3～5次。

注意事项 阴证忌用。

水沉膏

《世医得效方》

药物组成 白及末15g

制作方法 将药末置于水中，澄清后去水即为膏。

功效主治 解毒消肿。主治疔疮肿痛。

临床用法 外涂疮上，每日3～5次。

注意事项 忌食辛燥。

石蒜膏※

《本草纲目》

药物组成 石蒜300g

制作方法 捣蒜为膏。

功效主治 解毒疗疮，消肿散结。主治疔疮。

临床用法 外敷患处，每日3次。

注意事项 忌过食辛燥。

去腐生肌膏※

《常见病验方研究参考资料》

药物组成 黄柏粉 煅石膏粉 生肌玉红膏各等份

制作方法 将上药混合和泥备用。

功效主治 清热敛湿，祛腐生肌。主治手指疔，溃后脓水将尽、肉芽生长缓慢者。

临床用法 外敷患处，包扎固定，每日1～3次。

注意事项 忌烟酒及辛辣食物。

附生肌玉红膏药物组成：白芷15g 甘草36g 归身60g 血竭12g 轻粉12g 白占60g 紫草6g 麻油300g

四黄膏※

《常见病验方研究参考资料》

药物组成 雄黄 大黄 黄芩 黄柏各等份 香油适量

制作方法 共研细末，香油调膏备用。

功效主治 清热解毒，活血祛瘀。主治蛇头疔。

临床用法 外敷患处，每日1～3次。

注意事项 忌烟酒及辛辣食物。不可内服。

代刀膏

《串雅内外编》

药物组成 桑木灰21g 矿子灰15g 荞麦秸灰 茄根灰各30g

制作方法 上药以水500ml煮10～30分钟，去渣，以铁勺熬成50ml备用。

功效主治 破坚溃脓。主治疔疮肿毒，脓成不溃、腐肉不脱及黑痣、雀斑等。

临床用法 肿毒，以药在疮顶画“十”字即可。疔疮，以药水洗患处。黑痣、雀斑，少许药膏点患处。

注意事项 此药洗腐肉，疼痛

非常，不可轻易使用。

丝疔膏※

《常见病验方研究参考资料》

药物组成 银花 45g 紫花地丁 15g 甘草 6g 野菊花 30g 鲜石斛 15g 醋 12ml

制作方法 上药捣烂，醋调为膏备用。

功效主治 清热解毒，消肿止痛。主治红丝疔。

临床用法 外涂患处，每日 3 次。

注意事项 丝疔处宜全涂。

红糖仙花膏※

《常见病验方研究参考资料》

药物组成 红糖 30g 水仙花根 40g

制作方法 上药共捣备用。

功效主治 清热解毒，生肌敛口。主治疔疮溃烂。

临床用法 用棉球拭净脓液，外涂药膏，每日1~3次。

注意事项 忌食辛燥。

芷丁膏※

《常见病验方研究参考资料》

药物组成 白芷 丁香各等份 猪胆汁适量

制作方法 上药共研细末，猪胆汁调匀备用。

功效主治 消肿排脓，散寒止痛。主治阴证疔疮。

临床用法 外敷疮周，露出疮头，每日 2 次。

注意事项 阳证疔疮慎用。

苍松膏※

《陕西中医验方选编》

药物组成 苍耳虫 100 条 蓖麻子 40 枚 雄黄 1.6g 松香 葱白各 30g 朱砂 杏仁各 1.6g 醋适量

制作方法 上药共研细末，醋调匀如膏备用。

功效主治 解毒散肿，拔毒生肌。主治疔疮。

临床用法 1 次 1g，外贴患处，每次 30~60 分钟，每日 2 次。

注意事项 忌辛辣、油腻食物。不可内服。

芫花根膏

《太平圣惠方》

药物组成 芫花根 60g 皂荚 30g 白矾 90g 黑豆 50g 醋 500ml

制作方法 用醋浸芫花、皂荚、黑豆 3 日，武火煎至 200ml，去渣后煎至 100ml，入白矾末搅匀为膏。

功效主治 消肿敛疮。主治鱼脐疔日久者。

临床用法 外贴疔上，每日 2～3次。

注意事项 不可内服。

应用膏

《疡科心得集》

药物组成 当归 连翘 白及 白薇 大黄 山栀各 24g 官桂 6g 苍术 羌活 天麻 防风 黄芪 荆芥 穿山甲 甘草 芫花各 18g 马钱子 10g 蓖麻子 生地各 30g 麻油 5L 黄丹 150g 乳香 没药各 30g

制作方法 麻油入药，先文火后武火熬枯，去渣，再熬至滴水成珠，下丹收膏，再下乳香、没药末，搅匀摊用。

功效主治 去腐排脓，收湿生肌。主治疔、疽、流注及腿痈破溃者。

临床用法 外贴疮上，每日 1 次。

注意事项 不可内服。孕妇忌用。

取疔膏

《串雅内外编》

药物组成 乳香 5g 麝香 1g 黄连 3g 连翘 6g 桃仁皮 2 枚 蛤蟆(取肝、肠、肺) 1 只

制作方法 上药共捣如泥。

功效主治 解毒提脓。主治疔疮。

临床用法 摊白纸上，外贴患处，3～4日后连疔揭去。

注意事项 不可内服。孕妇忌用。

拔疔黄丸膏

《理瀹骈文》

药物组成 松香 60g 蓖麻仁 120g 银朱 雄黄 轻粉各 9g 漂黄丹 15g 蜈蚣 全蝎各 3 只 蟾酥 6g 冰片 麝香各 1.5g 蜗牛（或蟾肝）适量

制作方法 前 2 味药研细末，

入银朱、雄黄、轻粉、漂黄丹、蜈蚣、全蝎、蟾酥研极细，再入蜗牛或蟾肝捣匀，最后入冰片、麝香研匀备用。

功效主治　拔毒祛腐。主治疔疮。

临床用法　外贴疔顶，2日1次。

注意事项　忌食辛辣刺激性食物，戒烟、酒。不可内服。孕妇忌用。

狗骨油膏※

《陕西中医验方选编》

药物组成　狗头骨　香油适量

制作方法　将狗骨煅烧成灰，研细末，与香油调匀如膏备用。

功效主治　祛风定痛，强筋生肌。主治疔疮溃烂久不敛口。

临床用法　外涂患处，每次30～60分钟，每日2次。

注意事项　忌寒凉、生冷、油腻食物。

法夏胆汁膏※

《常见病验方研究参考资料》

药物组成　生半夏15g　猪胆1枚

制作方法　半夏研细末，入猪胆内搅匀备用。

功效主治　清热解毒，消肿散结。主治指头疔红肿热痛。

临床用法　将患指插入猪胆紧缚，1～2日1次。

注意事项　忌烟酒及辛辣食物。

胆黄膏※

《常见病验方研究参考资料》

药物组成　雄黄9g　猪胆1枚

制作方法　雄黄研细末，胆汁调匀备用。

功效主治　清热，解毒，消肿。主治蛇头疔。

临床用法　外涂患处，每日3次。

注意事项　雄黄禁火煅，煅后有剧毒，不可内服。

神效回疔膏

《普济方》

药物组成　桑柴　大枣　柳柴　谷桿草　施风草　荞麦秕各500g　鸡粪　石灰各30g　锅底煤适量

制作方法　除石灰外，余药俱烧灰。诸药用滚水淋，取汁约

500ml，熬至 200ml，锅底煤相调为膏。

功效主治 解毒疗疮。主治各种疔疮、恶疮、瘤痔。

临床用法 外涂患处，每日 2～3次。

注意事项 伤处忌沾水。

透骨膏

《本草纲目》

药物组成 天牛 4 枚 蟾酥 1.5g 巴豆仁 1 枚 粉霜 雄黄 麝香各 0.3g 黄蜡适量

制作方法 先将天牛捣如泥，入熔化黄蜡少许，同诸药末和匀作膏，密收。

功效主治 解毒疗疮。主治疔肿恶毒。

临床用法 针刺破疮头出血，用榆条送药膏（直径约 2mm 大）入疮中，以雀粪 2 枚放疮口上，每日 1 次。

注意事项 不可入口。孕妇忌用。

烛烬胡麻膏※

《本草纲目》

药物组成 烛烬 胡麻 针砂各 3g 醋适量

制作方法 前 3 味药各研细末，醋调为膏。

功效主治 消肿散结。主治疔肿。

临床用法 外涂患处，每日 1～2次。

注意事项 不可内服。

黄芪膏

《圣济总录》

药物组成 黄芪 15g 零陵香 赤芍 川芎 天麻 防风 生地黄各 3g 黄蜡 75g 清油 250ml

制作方法 上药除蜡外，入油内浸 7 日，以先文火后武火煎至焦黄色，去渣，下蜡再煎，凝膏。

功效主治 活血消肿。主治疔疖。

临床用法 外涂患处，每日 2 次。

注意事项 忌过食生冷。

菊糖膏※

《陕西中医验方选编》

药物组成 白菊叶 白糖各适量

制作方法 上药共捣为膏备用。

功效主治 清热解毒。主治疔

疮。

临床用法　外敷患处，每日2次。

注意事项　忌辛辣刺激性食物。

麻虫油膏※

《本草纲目》

药物组成　麻虫60g　菜油适量

制作方法　麻虫烧存性，研细末，油调为膏。

功效主治　解毒疗疔。主治疔肿。

临床用法　外涂患处，每日2～3次。

注意事项　忌辛燥食物。

绿云膏

《卫生鸿宝》

药物组成　麻油100ml　蓖麻子49枚　猪胆汁90ml　制松香240g　铜绿60g

制作方法　先将松香放铜锅内置火上化，下各药熬匀，放水中，用手扯拔百余遍，愈拔其色愈绿，收瓦钵内。

功效主治　拔肿散毒，消肿止痛。主治疔疮已破、脓尚未尽。

临床用法　油纸摊膏，外贴患处，每日1～2次。

注意事项　不可内服。

雄蚣鸡膏※

《陕西中医验方选编》

药物组成　雄黄0.9g　蜈蚣3条　鸡蛋10枚

制作方法　前2味药研细末。将鸡蛋大头穿一小洞，倒出蛋清，抛去蛋黄，再将蛋清装入壳内，放入药末调匀备用。

功效主治　解毒散结，通络止痛。主治蛇眼疔。

临床用法　患指插入药膏内，待蛋壳发热后，换上另一个，依次连续使用。

注意事项　忌生冷、寒凉、油腻食物。不可内服。

雄蛇矾膏※

《陕西中医验方选编》

药物组成　蛇鱼（鳗鲡）30g　雄黄　白矾各1.6g

制作方法　上药共研成膏备用。

功效主治　解毒杀虫，燥湿止痒。主治蛇眼疔。

临床用法　外敷患处，每日2

次。

注意事项 皮肤有明显破损者不宜用。忌寒凉、生冷饮食。

雄牡解毒膏※

《常见病验方研究参考资料》

药物组成 雄黄 牡蛎各3g 鸡蛋1枚

制作方法 前2味药共研细末，蛋开1小孔，纳药末入孔内调匀备用。

功效主治 解毒消肿，软坚散结。主治蛇头疔肿大。

临床用法 将患指套入蛋内，每日1次。

注意事项 雄黄禁火煅。不可内服。

紫金膏

《普济方》

药物组成 冰片 轻粉 胆矾各6g 没药12g 乳香9g 巴豆 蓖麻仁各5g 黄丹 石灰 荞麦各50g 麝香1.5g

制作方法 诸药研细末。石灰加水与蓖麻仁煎，去渣，再与余药末调为膏。

功效主治 解毒蚀疮，活血止痛。主治疔疮。

临床用法 外涂疮上，每日2次。

注意事项 不可内服。孕妇忌用。

蜈蚣膏※

《常见病验方研究参考资料》

药物组成 蜈蚣1条 鸡蛋清适量

制作方法 蜈蚣放瓦上焙干，研细末，调鸡蛋清备用。

功效主治 解毒散结，通络止痛。主治指头疔肿大疼痛。

临床用法 外涂患处，每日3次。

注意事项 忌烟酒及辛辣食物。

醋黄膏※

《常见病验方研究参考资料》

药物组成 雄黄末30g 米醋适量

制作方法 共调为膏备用。

功效主治 解毒止痛。主治指头疔疼痛。

临床用法 外涂患处，每日3次。

注意事项 雄黄禁火煅。不可内服。

蟾酥膏※

《陕西中医验方选编》

药物组成 蟾酥 雄黄各1.9g 轻粉 冰片各1.6g 鸡蛋清适量

制作方法 上药共研细末，蛋清调膏备用。

功效主治 解毒消肿，开窍止痛。主治各种疔疮。

临床用法 外贴患处，每日2次。

注意事项 皮肤有明显破损者不宜用。药膏不可入口、目。孕妇忌用。

疖疮

二黄脂汁膏※

《常见病验方研究参考资料》

药物组成 20%葱汁 蒜液各30ml 黄连末15g 大黄末5g 安息香酸豚脂10g 无水羊毛脂30g

制作方法 上药搅匀制成软膏备用。

功效主治 清热解毒，祛瘀生肌。主治热疖。

临床用法 局部用盐水棉球冲洗干净后，药膏外涂患处，每日2次。

注意事项 忌食辛燥。

二石冰片油膏※

《常见病验方研究参考资料》

药物组成 炉甘石3g 寒水石6g 冰片0.06g 猪油适量

制作方法 上药共研细末，猪油调匀备用。

功效主治 清热，除湿，生肌。主治热疖。

临床用法 外涂患处，每日2~3次。

注意事项 忌食辛燥。

五倍黄丹膏※

《常见病验方研究参考资料》

药物组成 五倍子烧存性 黄丹各5g 醋适量

制作方法 上药共研细末，醋调匀备用。

功效主治 收湿敛疮，祛腐生肌。主治肩部疖疮久溃不愈。

临床用法 外敷患处，每日2~3次。

注意事项 不可内服。

巴豆蜂房膏※

《常见病验方研究参考资料》

药物组成 露蜂房烧存性、研末 2枚 巴豆21粒 清油100ml

制作方法 清油煎巴豆10分钟，取油调药末为膏备用。

功效主治 祛风，攻毒，消肿。主治疖疮。

临床用法 外敷患处，每日2次。

注意事项 外敷时间不可过长，以免损伤皮肤。不可内服。

瓜泥膏※

《常见病验方研究参考资料》

药物组成 丝瓜50g

制作方法 丝瓜捣烂为泥备用。

功效主治 清热，解毒，利湿。主治热疖。

临床用法 外敷患处，每日2～3次。

注意事项 忌食辛燥。

花粉油膏※

《常见病验方研究参考资料》

药物组成 天花粉30g 香油适量

制作方法 上药研细末，香油调匀备用。

功效主治 养阴生津，排脓消肿。主治软疖，久不收口、缠绵不愈。

临床用法 外敷患处，每日2～3次。

注意事项 敷药前宜用米泔水洗净患处。

花粉川乌膏※

《常见病验方研究参考资料》

药物组成 天花粉60g 生川乌30g

制作方法 上药共研细末，开水调匀备用。

功效主治 排脓消肿，除湿敛疮。主治疖疮。

临床用法 外敷患处，每日2次。

注意事项 严禁内服。孕妇忌用。

龟板油膏※

《常见病验方研究参考资料》

药物组成 龟板 棉花油各适量

制作方法 龟板火煅，研细

末，棉花油调匀备用。

功效主治 除湿敛疮。主治疖疮久溃不愈。

临床用法 外敷患处，每日2~3次。

注意事项 忌食辛辣。

苎麻根膏※

《常见病验方研究参考资料》

药物组成 鲜苎麻嫩根50g

制作方法 上药捣烂为泥备用。

功效主治 清热解毒，消痈散结。主治头部软疖。

临床用法 外敷患处，每日2~3次。

注意事项 忌食辛燥。

松油冰铜膏※

《常见病验方研究参考资料》

药物组成 松香540g 樟脑24g 茶油75ml 铜绿27g 冰片9g

制作方法 先将松香隔汤煮热待溶化后，除去杂渣，加入樟脑和茶油搅匀，再煮20分钟，取出加入研细的冰片和铜绿，频频搅匀至不见绿粉为止，候冷备用。

功效主治 燥湿杀虫，拔毒生肌。主治疖疮、皮肤创伤或虫咬伤所致的溃疡面。

临床用法 外敷患处，每日2次。

注意事项 患处忌搔抓、挤压。本方严禁入口。孕妇忌用。

乳香膏

《太平圣惠方》

药物组成 乳香15g 儿茶粉5ml 油5ml 黄蜡15g 松脂0.3g 密陀僧0.3g

制作方法 先取油煎蜡、松脂、乳香，待化后下儿茶粉、密陀僧，调膏备用。

功效主治 清热解毒，活血散结。主治软疖。

临床用法 外涂患处，每日2次。

注意事项 忌食辛燥。

独蒜蜜膏※

《常见病验方研究参考资料》

药物组成 独头蒜1枚 蜂蜜9g

制作方法 独头蒜捣泥，蜂蜜调匀备用。

功效主治 解毒，杀虫，润肤。主治热疖瘙痒。

临床用法 外敷患处，每日2～3次。

注意事项 忌食辛燥。

留行五倍膏※

《常见病验方研究参考资料》

药物组成 五倍子 王不留行各30g 醋适量

制作方法 上药瓦上焙，共研细末，醋调备用。

功效主治 软坚散结，收湿敛疮。主治热疖。

临床用法 外敷患处，每日3次。

注意事项 忌食辛辣、鱼腥发物。

曼陀罗膏※

《常见病验方研究参考资料》

药物组成 曼陀罗子10g 茶叶适量

制作方法 曼陀罗子烧存性，研细末，用茶泡水调匀备用。

功效主治 解毒消肿，收湿敛疮。主治软疖，流脓久不收口。

临床用法 外涂患处，每日2～3次。

注意事项 不可内服。

麻仁香丹膏※

《常见病验方研究参考资料》

药物组成 麻子仁 松香 黄丹各3g

制作方法 上药共捣调匀，摊布上备用。

功效主治 祛风燥湿，祛腐生肌。主治疖疮。

临床用法 先用米泔水洗患处，再外贴药膏，待药膏自落后，用生姜切片敷疮顶上。

注意事项 不可内服。

鹿角霜油膏※

《常见病验方研究参考资料》

药物组成 鹿角霜10g 香油适量

制作方法 上药研细末，油调匀备用。

功效主治 温阳，散结，消肿。主治疖疮久溃不愈。

临床用法 外敷患处，每日2～3次。

注意事项 患部禁挤压、碰撞。

紫消膏

《全国中草药新医疗法展览会资料选编》

药物组成 鲜紫花地丁100g 甘油100ml

制作方法 将紫花地丁洗净，晒干，研细末，加热消毒后，入甘油和水200ml调匀即可。

功效主治 清热解毒。主治皮肤及浅表软组织早期化脓性炎症。

临床用法 外敷患处，每日1次。

注意事项 忌食辛燥。

解毒消炎膏

《全国中草药新医疗法展览会资料选编》

药物组成 黄芩15kg 连翘10kg 南星 白芷各5kg 冬青油1.5L 薄荷脑3kg 冰片6kg 橡胶20.5kg 羊毛脂2.5kg 凡士林1kg 氧化锌20kg 松香17kg 汽油58L 90%乙醇适量

制作方法 ①将黄芩、连翘、南星、白芷按量配料，打粗末，用90%乙醇渗滤，渗滤液减压蒸馏，回收乙醇，制得浸膏。②将冬青油、薄荷脑、冰片与浸膏混匀，即为解毒消炎膏原药，密封备用。③将橡胶进行素炼，用蒸汽喷雾，去静电。按量将橡胶浸入汽油内12~24小时（可根据气温适当调整），充分搅匀，使橡胶全部膨胀，放入打胶桶内，搅拌2.5小时，再加凡士林及羊毛脂，搅1小时，加入氯化锌搅1.5小时，加入松香碎块搅2小时，制得基质。④将备用原药加入基质中，搅拌1.5小时，胶浆进行过滤，放置2~3日，即可涂布。规格5cm×6.5cm。布基含药硬膏每张重1.6g（误差不超过0.05g）

功效主治 解毒清热，去腐敛疮。主治疖痈、脓肿、丹毒等外科疾患。

临床用法 外敷患处，每日1次。

注意事项 忌辛辣香燥食物。

翠玉膏

《外科精义》

药物组成 通明沥青240g 麻油9ml 猪胆汁3枚 铜绿60g

制作方法 熔沥青后，下油、胆汁混匀，倾入水中扯拔，瓷器盛。

功效主治 排脓生肌。主治软疖频发。

临床用法 布摊药膏，外贴患

处，每日1次。

注意事项 不可内服。

翠玉膏

《普济方》

药物组成 沥青120g 铜绿60g 麻油9ml 猪胆3枚

制作方法 先将沥青熔化，加油煎沸，下胆汁搅匀，再下铜绿，搅匀凝膏。

功效主治 排脓，解毒，敛疮。主治软疖愈后复发、流脓水者。

临床用法 外敷患处、每日2次。

注意事项 不可入口。孕妇忌用。

鳖甲油膏※

《常见病验方研究参考资料》

药物组成 煅鳖甲12g 茶油适量

制作方法 上药研细末，茶油调匀备用。

功效主治 软坚散结，收湿生肌。主治疖疮久溃不愈。

临床用法 外敷患处，每日2～3次。

注意事项 忌食辛辣。

檫香膏※

《本草纲目》

药物组成 檫香60g 麻油适量

制作方法 檫香研细末，麻油调和为膏。

功效主治 解毒疗疮。主治头疖肿毒。

临床用法 外涂患处，每日1次。

注意事项 忌辛燥之品。

附骨疽

乌枯膏※

《陕西中医验方选编》

药物组成 枯矾 乳香 没药 大枫子各3g 制柏木1g 草乌 川乌 油桂 蓖麻仁各6g 凡士林适量

制作方法 上药共研细末，加凡士林调匀备用。

功效主治 活血生肌，拔毒去腐。主治附骨疽坏肉不能出。

临床用法 外敷患处，每日1

次。

注意事项 新伤者禁用。不可入口、眼。孕妇忌用。

残霞膏

《博济方》

药物组成 乌蛇120g 五倍子45g 蛇皮15g 巴豆5g 雄黄 牙硝各30g 麝香3g 黄蜡45g 麻油1250ml

制作方法 油煎沸，入上药煎至巴豆焦黑，去渣，下黄蜡，凝膏。

功效主治 祛风，生肌，化毒。主治附骨疽。

临床用法 外敷患处，每日2次。

注意事项 不可内服。孕妇忌用。

黑金膏

《太平圣惠方》

药物组成 桂心 川芎0.3g 当归30g 木鳖子 乌贼骨 漏芦 白及 川乌 母丁香 木香 白檀香 丁香各0.3g 松脂60g 乱发30g 黄丹180g 麻油1000ml

制作方法 上药切细，入松脂、发于油内煎至发尽，去渣，文火煎，下丹搅至色黑凝膏。

功效主治 祛风解毒，散结止痛。主治风毒气结、附骨疽等。

临床用法 外敷患处，每日2次。

注意事项 不可内服。孕妇忌用。

淋巴结核（瘰疬、痰核）

十香膏

《外科精义》

药物组成 主方：沉香 麝香各3g 木香 乳香 甘松 丁香 藿香 白芷 安息香 零陵香各15g 当归 川芎 黄芪 木香 赤芍 细辛 升麻 白蔹 独活 川椒 藁本 石菖蒲 厚朴 木鳖子 官桂各60g 桃仁15g 商陆根60g 杏仁 柏子仁 松子仁各15g 槐枝 桑枝 柳枝 松枝 没药 轻粉 雄黄 朱砂 云母石 生犀角 乱发灰 白矾灰各60g 香油3200ml 黄丹500g 酥 猪脂 羊肾脂各60g

制作方法 先将各药切细，香油浸泡5日，文火煎至药物黄黑，用纱布滤去渣。将黄丹炒为黑色，入药油，文火熬至滴水成珠，浓稠适度时，搅匀摊膏。

功效主治 行气散结，活血消肿。主治结核瘰疬、阴疽。

临床用法 外贴患处，每日1次。

注意事项 不可入口。孕妇忌用。

丁香荜蜂膏※

《常见病验方研究参考资料》

药物组成 丁香 荜茇各3g 露蜂房炭15g

制作方法 上药共研细末，水调为膏备用。

功效主治 温中散寒，行气止痛。主治瘰疬。

临床用法 外贴患处，每日1次。

注意事项 忌食生冷。孕妇忌用。

大红膏

《外科正宗》

药物组成 南星60g 银朱 血竭 硝石 潮脑各9g 轻粉 乳香各6g 猫头骨煅 1具 石灰30g 大黄6g 陈醋适量

制作方法 石灰与大黄同炒，至石灰红色去大黄。上药研细末，陈米醋熬稠，瓷器盛之。

功效主治 散结软坚。主治瘰疬、痰核，结块不分新久。

临床用法 外敷患处，3日1次。

注意事项 敷后皮嫩微损者，另换紫霞膏贴之。不可内服。孕妇忌用。

千捶红玉膏

《疡科心得集》

药物组成 蓖麻子 松香各120g 南星 法夏 乳香 没药各15g 银朱21～24g

制作方法 共研成膏。

功效主治 软坚活血，去湿解毒。主治瘰疬未穿溃者。

临床用法 外贴患处，每日1～2次。

注意事项 不可内服。孕妇忌用。

千捶绿云膏

《寿世保元》

药物组成 松香250g 乳香4.5g 没药7.5g 血竭3g 铜绿7.5g 杏仁6g 孩儿茶0.9g 麻子仁60g 麻油60ml 乳汁50ml

制作方法　上药研细末，同乳汁、麻油搅匀，捶捣千次成膏。

功效主治　解毒活血，排脓收口。主治鼠疬疮积年不愈者。

临床用法　外贴患处，每日1次。

注意事项　不可内服。孕妇忌用。

千捶绿云膏

《疡科心得集》

药物组成　蓖麻子　松香各120g　海藻　昆布　南星　半夏　杏仁各15g　糠青30g

制作方法　共研成膏。

功效主治　化痰，软坚，散结。主治痰核。

临床用法　外敷患处，每日1次。

注意事项　忌过食生冷。不可内服。

飞龙阿魏化坚膏

《外科正宗》

药物组成　蟾酥丸1000g　乾坤一气膏720g　蜈蚣5条

制作方法　蜈蚣炙黄去头脚，研细末，蟾酥丸研末，乾坤一气膏附：乾坤一气膏药物：当归　白附子　赤芍　白芷　生地　熟地　穿山甲　木鳖肉　巴豆仁　蓖麻仁　三棱　蓬术　五灵脂　续断　肉桂　玄参各30g　乳香　没药各36g　麝香9g　真阿魏60g　化开与药末搅均。

功效主治　和荣散坚，祛风通络。主治瘿瘤、乳岩、瘰疬、结毒，初起坚硬如石、皮色不红、日渐大者。

临床用法　外贴患处，3天1次。

注意事项　不可内服。

天葵子膏※

《常见病验方研究参考资料》

药物组成　天葵子100g　醋适量

制作方法　上药研细末，醋调备用。

功效主治　散结，消肿，解毒。主治瘰疬。

临床用法　外敷患处，每日2～3次。

注意事项　忌烟、酒。

五倍子膏※

《常见病验方研究参考资料》

药物组成　五倍子50g　醋适

量

制作方法 上药研细末，醋调备用。

功效主治 消肿，收湿，敛疮。主治瘰疬。

临床用法 外敷患处，每日2～3次。

注意事项 忌烟、酒。

丹参膏

《备急千金要方》

药物组成 丹参 蒴藋各120g 秦艽90g 羌活 乌头 白术 牛膝各60g 野菊花30g 连翘60g 蜀椒30g 羊踯躅各5g 白酒5000ml 猪脂300g

制作方法 上药切细，酒浸12小时，用猪脂煎令酒挥发，去渣。

功效主治 利湿解毒，消肿散结。主治内肿硬结，瘰疬。

临床用法 外涂患处，每日5次。

注意事项 严禁入口。孕妇忌用。

凤仙花膏※

《常见病验方研究参考资料》

药物组成 凤仙花50g

制作方法 上药加水煎熬成膏备用。

功效主治 祛风活血，消肿止痛。主治瘰疬初起。

临床用法 外贴患处，每日1次。

注意事项 忌食海味发物。

乌梅玉簪膏※

《常见病验方研究参考资料》

药物组成 乌梅肉30g 白玉簪花、根、叶各50g 醋50ml

制作方法 玉簪花、根、叶捣汁，加醋同煎稠。乌梅肉炙炭研细末，加入调匀备用。

功效主治 敛疮，散结，止痛。主治瘰疬。

临床用法 外敷患处，每日2～3次。

注意事项 兼有外感表邪者慎用。

公英丁毒膏※

《常见病验方研究参考资料》

药物组成 鲜蒲公英 紫花地丁 狼毒各10g

制作方法 上药加水煎熬3～4小时，去渣，再熬成膏备用。

功效主治 清热解毒，消肿散

结。主治瘰疬。

临床用法　外贴患处，2 日 1 次。

注意事项　狼毒有毒，不可久用。不可内服。孕妇忌用。

甘遂膏※

《常见病验方研究参考资料》

药物组成　甘遂 50g　醋适量

制作方法　上药研细末，醋调备用。

功效主治　泻水逐饮，消肿散结。主治瘰疬。

临床用法　外涂患处，每日 2～3次。另可以甘草 15g 煎水内服，每日 3 次。

注意事项　严禁甘遂与甘草同煎水内服。

甘槐膏※

《陕西中医验方选编》

药物组成　槐角 250g　甘遂 120g

制作方法　上药加水共熬去渣，浓缩为膏备用。

功效主治　散结消肿。主治瘰疬。

临床用法　外敷患处，每日 1 次。

注意事项　忌挤压患部。

玉簪花膏※

《常见病验方研究参考资料》

药物组成　紫玉簪花叶 5000g　醋 3000ml

制作方法　上药共熬成膏备用。

功效主治　清热解毒，软坚散结，主治瘰疬。

临床用法　外敷患处，每日 1 次，连用 1 月。同时内服消瘰丸。

附消瘰丸药物：牡蛎$_{煅}$ 300g　生黄芪 120g　三棱　莪术各 60g　朱血竭 30g　生明乳香　生明没药各 30g　龙胆草 60g　玄参 90g　浙贝母 60g。

注意事项　忌食海虾、豆类。

白蔹膏

《圣济总录》

药物组成　白蔹　莽草　玄参　木香　赤芍　大黄各 30g　醋适量

制作方法　诸药研细末，醋调为膏备用

功效主治　散结行滞。主治瘰疬、息肉，硬结肿痛。

临床用法　外涂患处，每日

1～3次。

注意事项 不可内服。孕妇忌用。

生石灰油膏※

《常见病验方研究参考资料》

药物组成 生石灰100g 桐油20ml

制作方法 用水泡生石灰，取其液与桐油共调备用。

功效主治 解毒，消肿，散结。主治瘰疬。

临床用法 外涂患处，每日2～3次。同时可用夏枯草、银花、地丁草各30g煎水内服，每日3次。

注意事项 不可用生石灰直接与桐油调敷使用，以免烧伤皮肤。

血竭冰红油膏※

《常见病验方研究参考资料》

药物组成 血竭15g 冰片3g 红升丹15g 香油适量

制作方法 上药共研细末，香油调匀备用。

功效主治 活血散瘀，消肿止痛。主治瘰疬。

临床用法 外涂患处，每日2次。

注意事项 不可内服。孕妇忌用。

守宫膏※

《常见病验方研究参考资料》

药物组成 壁虎20只 香油适量

制作方法 上药焙干研细末，香油调匀备用。

功效主治 祛风，散结，解毒。主治瘰疬。

临床用法 外涂患处，2日1次。

注意事项 不可内服。孕妇忌用。

芥菜花膏※

《常见病验方研究参考资料》

药物组成 芥菜花30g 香油适量

制作方法 上药炒黄研细末，香油调匀备用。

功效主治 温化寒痰，通络止痛。主治瘰疬疼痛。

临床用法 外涂患处，每日1～2次。

注意事项 芥菜花炒后散寒作用增强，故不宜生用。

龟板膏

《全国中草药新医疗法展览会资料选编》

药物组成 龟板1kg 凡士林适量

制作方法 龟板洗净焙干，研细过120目筛，配制成40%凡士林软膏。

功效主治 软坚散结。主治颈淋巴结结核，对溃疡型淋巴结核尤为适宜。

临床用法 外敷患处，较深的窦道在搔刮后以龟板膏纱条引流，每日1次。

注意事项 较大的结节可在局麻下切开，排尽干酪样物质，再按溃疡型治疗。

皂辛全蝎膏※

《常见病验方研究参考资料》

药物组成 皂荚 细辛 全蝎各等份

制作方法 上药共研细末，放胶布上备用。

功效主治 祛风散寒，通络止痛。主治瘰疬。

临床用法 外贴患处，每日1次。

注意事项 不可内服。孕妇忌用。

灵仙膏※

《常见病验方研究参考资料》

药物组成 鲜威灵仙（全株）3株

制作方法 洗去泥土，捣烂备用。

功效主治 祛风除湿，通络止痛。主治瘰疬疼痛。

临床用法 外敷患处，每日2~3次。

注意事项 如无鲜品，可用干威灵仙240g焙干研末，用香油或桐油加白面熬膏，摊布上贴患处。

泽星膏※

《常见病验方研究参考资料》

药物组成 泽漆5000g 生南星30g

制作方法 泽漆洗净入锅中水煎，去渣，再以文火煎膏，入生南星末搅匀备用。

功效主治 化痰，散结，消肿。主治瘰疬未溃或已溃者。

临床用法 外涂患处，每日1次。

注意事项 不可内服。孕妇忌

用。

南星文蛤膏※

《常见病验方研究参考资料》

药物组成 生南星 文蛤各9g 蜜适量

制作方法 上药共研细末，蜜调备用。

功效主治 化痰，消肿，散结，主治瘰疬初起。

临床用法 外敷患处，每日1次，连敷7日。

注意事项 不可内服。孕妇忌用。

枯草首乌膏※

《常见病验方研究参考资料》

药物组成 夏枯草240g 何首乌60g

制作方法 浓煎去渣，熬膏备用。

功效主治 清热解毒，消肿散结。主治瘰疬初起。

临床用法 1次10g，开水送服，每日2次。或外敷患处，每日1次。

注意事项 忌食烟酒等辛辣之品。

迴燕膏

《遵生八笺》

药物组成 主方：穿山甲 全蝎 白芷 黄连 黄柏 黄芩 当归各60g 生地 赤芍各30g 肉桂 海藻各120g 番木鳖10g

附方1：飞丹300g 黄蜡21g 白蜡9g 粉心60g

附方2：乳香 没药 阿魏 轻粉各18g 麝香3g 血竭120g 燕窝泥30g 雄黄 朱砂各6g 鼠粪4.5g 麻油620ml

制作方法 将附方各药研细末。主方药与麻油共熬枯黑时去渣，下附方1药物收膏，投入水中，再将膏取起熔化后离火，入附方2药末搅匀。

功效主治 消瘰散结，化痰通络。主治瘰疬痰核，如甲状腺、淋巴结肿大日久者。

临床用法 外贴患处，每日1次。

注意事项 不可内服。孕妇忌用。

夏硝膏※

《常见病验方研究参考资料》

药物组成 制半夏 芒硝各等

份　米醋适量

制作方法　上药共研细末，米醋调匀备用。

功效主治　燥湿化痰，软坚散结。主治瘰疬。

临床用法　外敷患处，每日2次。

注意事项　瘰疬溃破者及孕妇慎用。

夏枯红糖膏※

《常见病验方研究参考资料》

药物组成　夏枯草1000g　红糖120g

制作方法　水煎去渣，加红糖收膏备用。

功效主治　清肝火，散郁结。主治瘰疬。

临床用法　1次10～15g，开水送服，每日4次。或外敷患处，每日2次。

注意事项　畅情志，忌郁怒。

秘传敛瘤膏

《外科正宗》

药物组成　血竭　轻粉　龙骨　海螵蛸　橡树皮　乳香各3g　鸡蛋15枚

制作方法　鸡蛋煮熟用黄熬油。上药各研细末，再共研，入鸡蛋油搅匀。

功效主治　解毒，消瘤，生肌，主治瘿瘤。

临床用法　每日早晚甘草汤洗净后，外涂患处。

注意事项　忌过食生冷。不可内服。孕妇忌用。

消瘰膏※

《本草纲目》

药物组成　羊胃1个　香油适量

制作方法　羊胃烧存性，研细末，香油调匀为膏。

功效主治　化痰散结。主治项下瘰疬。

临床用法　外敷患处，每日1～2次。

注意事项　忌过食生冷。

消瘰膏

《医学衷中参西录》

药物组成　生半夏30g　穿山甲　皂角各9g　生甘遂3g　生马钱子12g　血竭6g　香油500ml　炒黄丹300g

制作方法　前5味药用香油煎枯，去渣，加黄丹收膏，入血竭末和匀。

功效主治 化痰通络，软坚消瘰。主治瘰疬。

临床用法 加麝香少许，外贴患处，每日1次。

注意事项 不可内服。孕妇忌用。

消痰消核膏

《理瀹骈文》

药物组成 甘遂 南星 半夏各30g 麻黄 大戟 僵蚕各12g 白芥子15g 藤黄18g 朴硝21g 黄丹200g 麻油1000ml

制作方法 先以麻油熬甘遂、南星、半夏，再下麻黄、大戟、僵蚕、白芥子、藤黄、朴硝，去渣，黄丹收膏。

功效主治 化痰散结。主治痰核。

临床用法 外贴患处，每日1次。

注意事项 不可内服。孕妇忌用。

敛瘤膏

《串雅内外编》

药物组成 乌贼骨 血竭 轻粉 龙骨 象皮 乳香各3g 鸡蛋5枚

制作方法 鸡蛋煮熟，用蛋黄熬油。上药各研细末，蛋油调匀备用。

功效主治 生肌敛口。主治瘿瘤枯落后，创口未敛。

临床用法 先用甘草汤洗净患处，再用膏药外贴，每日1~2次。

注意事项 忌食生冷。不可内服。

银花二草膏※

《常见病验方研究参考资料》

药物组成 夏枯草 银花 紫花地丁各30g 醋适量

制作方法 上药共研细末，醋调备用。

功效主治 清热解毒，散结止痛。主治瘰疬肿痛。

临床用法 外敷患处，每日2~3次。

注意事项 忌食烟、酒等辛燥之品。

琥珀膏

《外科正宗》

药物组成 琥珀30g 木通 桂心 当归 白芷 防风 松脂 朱砂 木鳖肉 蓖麻肉各15g 丁

香　木香各10g　麻油1060ml　黄丹420g

制作方法　先将琥珀、丁香、桂香、朱砂、木香研细末。余药切片，浸油7日，入锅文火熬至药焦黄为度，去渣，徐下黄丹，以柳枝手搅，候至膏成，下诸药末搅匀。

功效主治　消瘰散结。主治瘰疬及腋下肿块初如梅子、结肿硬强，渐若连珠、不消不溃，或溃脓水不绝、经久不瘥，渐成漏症。

临床用法　外贴患处，每日1次。

注意事项　不可内服。孕妇忌用。

琥珀膏

《外科正宗》

药物组成　大黄60g　郁金　南星　白芷各30g　大蒜适量　白酒50ml

制作方法　前4味药共研细末，入大蒜捣烂，酒调匀。

功效主治　解毒化痰。主治流毒痰核、皮色不变、漫肿无头，无论全身上下、年月新久，未成脓者。

临床用法　外敷患处，纸盖，每日1次。

注意事项　次日如起泡，挑去泡中黄水，贴膏自愈。不可内服。孕妇忌用。

黑虎膏

《证治准绳》

药物组成　大黄　黄芩　黄连　黄柏　当归　乳香各30g　木鳖子　没药各15g　穿山甲9g　乱发15g　蛇蜕1条　麻油500ml　黄丹240g　阿魏4.5g

制作方法　将大黄、黄芩、黄连、黄柏、当归、木鳖子、穿山甲、乱发、蛇蜕9味药切片入油浸5~7日，煎熬微黑，滤去渣，入黄丹文火熬成膏，候冷入乳香、没药、阿魏末搅匀，油纸摊贴。

功效主治　清热解毒，活血散结。主治瘰疬。

临床用法　外贴患处，3月1次。

注意事项　不可内服。孕妇忌用。

紫金膏

《疡科心得集》

药物组成　官桂180g　生地360g　秦艽150g　羌活90g　黄芩60g　防风　木通各90g　黄连45g　当归270g　木瓜180g　白术90g　马钱子360g　鳖甲180g　白芷

远志各90g　蜈蚣15条　丹参150g　紫草360g　毛慈姑150g　生甲片45g　血余炭150g　茜草180g　商陆根500g　柳枝　桃枝　枣枝　桑枝　槐枝各150g　麻油10L　飞丹7.5kg　乳香　没药各150g

制作方法　麻油浸药10日，熬枯去渣，入净飞丹，再入乳香、没药末。

功效主治　活血通络，软坚散结。主治痰核流注、瘰疬。

临床用法　外贴患处，2日1次。

注意事项　不可内服。孕妇忌用。

紫霞膏

《外科正宗》

药物组成　松香500g　铜绿60g　麻油120ml

制作方法　麻油煮沸至油滴水中不散，下松香熬化，再下铜绿，煎至白烟将尽，退火，入罐收藏。

功效主治　排毒消积。主治瘰疬、顽疮。

临床用法　外敷患处，每日1次。

注意事项　严禁入口。孕妇忌用。

犀角膏

《外科精义》

药物组成　犀角粉90g　当归　川芎　黄芪　白芷　白蔹　杏仁　木鳖子　官桂　乳香　没药各30g　黄丹2.5kg　清油2500ml　乱发灰15g

制作方法　乳香前8味药切细，于油内浸泡12小时，炭火煎至药焦去渣，药油煎沸下黄丹，搅匀离火，稍凉下乳、没、发灰，搅匀凝膏。

功效主治　活血消肿。主治瘰疬、结节、痈疮、瘘疮、痔疮等。

临床用法　外贴患处，每日1次。

注意事项　不可内服。孕妇忌用。

蜂房膏

《圣济总录》

药物组成　露蜂房炙　蛇蜕炙　玄参　黄芪　蛇床子各0.9g　杏仁45g　乱发15g　铅丹90g　蜡60g　白酒150ml　麻油250ml

制作方法　前5味药切细纱布裹，酒浸12小时，入油熬，入杏仁、乱发煎，待发尽，下铅丹、蜡，煎熬成膏。

功效主治 泄热行气，解毒散结。主治瘰疬。

临床用法 外贴患处，每日1次。

注意事项 不可内服。

鼠疮膏

《全国中草药新医疗法展览会资料选编》

药物组成 菸梗（或碎菸叶）5kg 砒石2.5g

制作方法 菸梗加4倍水煮沸4~5小时，纱布过滤，滤液中加入研细的砒石，浓缩至1kg左右，呈黑色膏状，如太干可加适量的液体石蜡。

功效主治 软坚散结。主治颈淋巴结核，对浸润硬结型淋巴结核尤为适宜。

临床用法 外敷患处，每日或2日1次。

注意事项 如敷药后局部皮肤出现水泡，可暂停数日。如出现砷剂过敏反应，停用。本方不可内服。孕妇忌用。

臁疮

三叶膏※

《陕西中医验方选编》

药物组成 绿麦叶 绿柏叶 杨树叶各1500g

制作方法 上药文火共熬，去渣后，熬成膏备用。

功效主治 解毒敛疮。主治臁疮久不愈。

临床用法 外敷患处，每日1次。

注意事项 忌食辛辣。

三香膏

《万病回春》

药物组成 乳香6g 松香9g 香油适量

制作方法 研细末，生香油调膏。

功效主治 活血止痛，生肌敛疮。主治新旧臁疮，溃烂至骨、疼痛难忍、新肉不生、创口不敛。

临床用法 薄笋壳上用针刺孔，药摊其上，笋叶贴患处，药居叶中，再用完笋壳盖，上用布帛扎住，每日1次。

注意事项 忌食生冷。

元铅膏※

《陕西中医验方选编》

药物组成 元肉30g 藤黄1.5g 海螵蛸15g 铅粉9g 猪胆汁适量

制作方法 上药共捣如膏备用。

功效主治 生肌敛疮。主治臁疮经久不愈。

临床用法 外敷患处，每日1次。

注意事项 新伤口禁用。每次换药前先用茶水将患处洗净再敷药。不可内服。

木蝎蜈铅膏※

《常见病验方研究参考资料》

药物组成 木鳖子 蝎子各7枚 蜈蚣3条 香油250ml 铅粉30g

制作方法 香油熬前3味药，至色黑，去渣，加入铅粉收膏备用。

功效主治 解毒杀虫，消肿止痛。主治臁疮。

临床用法 外敷患处，每日1次。

注意事项 用药前患处宜先用温开水洗净。本方严禁入口。孕妇忌用。

瓦松轻粉膏※

《常见病验方研究参考资料》

药物组成 瓦松新瓦上焙焦黄30g 轻粉3g 清油适量

制作方法 上药共研细末，油调匀备用。

功效主治 祛湿解毒，提脓生肌。主治臁疮。

临床用法 药膏摊麻纸上，外贴患处，3日1次。

注意事项 不可内服。

丹片甘石膏※

《常见病验方研究参考资料》

药物组成 黄丹9g 冰片1.5g 飞甘石9g 猪油适量

制作方法 上药研细末，入猪油同捣成膏备用。

功效主治 消肿止痛，除湿生肌。主治臁疮。

临床用法 外涂患处，每日2～3次。

注意事项 患部忌搔抓、挤压。不可内服。孕妇忌用。

公英明矾膏※

《常见病验方研究参考资料》

药物组成　鲜蒲公英50g　明矾末5g

制作方法　上药共捣备用。

功效主治　清热解毒，消痈散结。主治臁疮。

临床用法　外敷患处，每日3～4次。

注意事项　忌食肥甘厚味。

石灰冰凡膏※

《常见病验方研究参考资料》

药物组成　石灰9g　凡士林6g　冰片0.15g

制作方法　上药共拌匀备用。

功效主治　解毒，生肌，敛疮。主治臁疮。

临床用法　外涂患处，每日2～3次。

注意事项　不可涂及正常皮肤。孕妇忌用。

龙牡海螵膏※

《常见病验方研究参考资料》

药物组成　牡蛎　龙骨各9g　海螵蛸6g　猪骨髓15g　香油适量

制作方法　前3味药共研细末，与猪骨髓合捣为泥，香油调成药膏，摊油纸中，再以油纸一张盖药膏上，并针刺密孔备用。

功效主治　敛疮生肌，软坚散结。主治臁疮久溃不愈。

临床用法　外贴患处，纱布包扎固定，2日1次。

注意事项　患部忌搔抓、挤压。

四黄石膏膏※

《常见病验方研究参考资料》

药物组成　黄芩30g　黄连9g　黄柏15g　大黄3g　煅石膏15g　茶叶适量

制作方法　上药共研细末，浓茶水调匀备用。

功效主治　清热燥湿，解毒敛疮。主治臁疮。

临床用法　外涂患处，每日2～3次。

注意事项　忌食辛燥。

甲硫冰矾膏※

《常见病验方研究参考资料》

药物组成　鳖甲15g　硫黄2g　冰片0.5g　枯矾2g　茶油适量

制作方法 鳖甲焙，诸药共研细末，茶油调匀备用。

功效主治 除湿敛疮。主治臁疮。

临床用法 外敷患处，每日2次。

注意事项 保护创面清洁，防止感染。不可内服。孕妇忌用。

白玉膏

《疡科心得集》

药物组成 鲫鱼600g 铅粉500g 轻粉15g 大象皮30g 珍珠9g 麻油500ml

制作方法 油煎鲫鱼至枯焦，去骨，再煎5~10分钟，去火，下铅粉、轻粉、象皮末、珍珠末，搅匀成膏。

功效主治 收湿生肌。主治臁疮、烫伤等。

临床用法 外敷患处，每日1~2次。

注意事项 不可内服。孕妇忌用。

白玉膏

《理瀹骈文》

药物组成 炉甘石50g 猪油20g

制作方法 共捣成膏。

功效主治 清热燥湿，解毒生肌。主治臁疮。

临床用法 外贴患处，每日1~2次。

注意事项 忌过食辛燥、生冷。

白蜂膏※

《陕西中医验方选编》

药物组成 马蜂窝1枚 白矾30g 菜油适量

制作方法 将白矾装在马蜂窝内，放火内烧焦，取出制成粉末，加菜油调膏备用。

功效主治 解毒敛疮。主治臁疮。

临床用法 外敷患处，每日1次。

注意事项 忌食辛辣。

白芷陀僧膏※

《常见病验方研究参考资料》

药物组成 密陀僧90g 白芷45g 香油适量

制作方法 上药共研细末，香油调匀备用。

功效主治 燥湿解毒，排脓生肌。主治臁疮久溃不愈。

临床用法 外敷患处，每日2~3次。

注意事项 患部忌搔抓、挤压。

夹纸膏

《外科传薪集》

药物组成 紫草 归身 生地 黄柏 白芷 冬青桑 川椒 银粉各30g 黄蜡 白蜡 飞丹 密陀僧 血竭各60g 轻粉9g 铜绿 乳香 没药各15g 冰片6g 麻油500ml

制作方法 麻油与前7味药共煎至枯，去渣，入黄蜡、白蜡，将余药研细末，入药油和匀，摊纸上备用。

功效主治 解毒活血，收湿敛疮。主治多年臁疮。

临床用法 以葱汤洗净患处，外贴药膏，用布包扎，每日1次。

注意事项 严禁入口。孕妇忌用。

朱丹松麻膏※

《常见病验方研究参考资料》

药物组成 银朱 黄丹 松香各1.5g 大麻子去皮9g 轻粉1.5g

制作方法 上药共捣为膏备用。

功效主治 解毒除湿，祛腐生肌。主治臁疮。

临床用法 外涂患处，每日1次。

注意事项 不可内服。孕妇忌用。

杉木节膏※

《常见病验方研究参考资料》

药物组成 老杉木节150g 香油适量

制作方法 上药烧灰，香油调匀备用。

功效主治 收湿敛疮。主治臁疮久溃不愈。

临床用法 外涂患处，每日1次。

注意事项 患部忌用强烈腐蚀药。

花椒油膏※

《常见病验方研究参考资料》

药物组成 花椒60g 香油120ml

制作方法 香油将花椒炸焦，取花椒研细末，和油调匀备用。

功效主治 温中散寒，止痒。主治臁疮痒痛。

临床用法 外涂患处，每日2~3次。

注意事项 患部忌搔抓、挤压，以防感染。

芭叶松皮膏※

《常见病验方研究参考资料》

药物组成 芭蕉叶 松树皮各15g 桐油适量

制作方法 上药焙干，研细末，桐油调匀备用。

功效主治 清热解毒，除湿生肌。主治臁疮。

临床用法 外涂患处，每日2~3次。

注意事项 忌食辛辣。

苍槟芩油膏※

《常见病验方研究参考资料》

药物组成 苍术 槟榔 黄芩各等份 香油适量

制作方法 上药共研细末，香油调匀备用。

功效主治 清热解毒，燥湿敛疮。主治臁疮。

临床用法 外涂患处，每日2~3次。

注意事项 忌食肥甘厚味。

龟炉冰粉膏※

《常见病验方研究参考资料》

药物组成 龟板炙研 炉甘石醋煅各9g 轻粉6g 冰片0.9 白蜡 黄蜡各6g 香油25ml

制作方法 前4味药共研细末，香油入铜勺内熬滚，入白蜡、黄蜡，离火将凝固时，入前药末搅匀，摊油纸上备用。

功效主治 消肿止痛，除湿生肌。主治臁疮。

临床用法 外贴患处，每日1次。

注意事项 敷药前宜以葱、椒、甘草煎汤洗净疮口。不可内服。孕妇忌用。

陀炉朱雄膏※

《常见病验方研究参考资料》

药物组成 密陀僧9g 炉甘石水飞用30g 雄黄9g 朱砂3g 猪油 白糖各适量

制作方法 上药共研细末，用猪油和白糖调匀，摊油纸上备用。

功效主治 杀虫解毒，收湿敛疮。主治臁疮。

临床用法 外贴患处，每日1次。

注意事项　雄黄、朱砂禁火煅。不可内服。

青黄石膏※

《常见病验方研究参考资料》

药物组成　熟石膏60g　青黛　黄柏各6g　猪油适量

制作方法　共研细末，猪油调匀备用。

功效主治　清热解毒，生肌敛疮。主治臁疮。

临床用法　外涂患处，每日2～3次。

注意事项　忌食辛燥。

枣竭油膏※

《常见病验方研究参考资料》

药物组成　红枣1枚　血竭3g　香油适量

制作方法　红枣去核，血竭烧透，放入红枣中，共研细末，香油调匀备用。

功效主治　祛风攻毒，收湿敛疮。主治臁疮久溃不愈。

临床用法　外涂患处，每日2～3次。

注意事项　忌食生冷。

明矾川椒膏

《普济方》

药物组成　明矾　川椒各15g　黄蜡　轻粉各3g　柏子油80ml

制作方法　明矾、川椒研细末，柏子油煎沸，入药末，再与黄蜡同煎，搅匀成膏，入轻粉。

功效主治　清热燥湿，解毒止痒。主治臁疮。

临床用法　外贴患处，每日1次。

注意事项　不可内服。

草决杏仁膏

《常见病验方研究参考资料》

药物组成　草决明　杏仁各9g　茶油适量

制作方法　上药共研细末，茶油调匀备用。

功效主治　清热，除湿，敛疮。主治臁疮。

临床用法　外涂患处，每日2～3次。

注意事项　忌食肥甘厚味。

香草膏※

《陕西中医验方选编》

药物组成 紫草 6g 松香 3g 轻粉 1.5g 官粉 0.3g 铜绿 3g 枯矾 1g 冰片 3g 猪油适量

制作方法 上药共研细末，加猪油捣膏备用。

功效主治 解毒祛腐，生肌敛疮。主治臁疮经久不愈。

临床用法 外敷患处，每日 1 次。

注意事项 新鲜伤口禁用。不可内服。孕妇忌用。

桕叶蜜膏※

《常见病验方研究参考资料》

药物组成 鲜乌桕叶 120g 蜂蜜适量

制作方法 上药捣烂，和蜜调匀备用。

功效主治 利水消肿，杀虫解毒。主治臁疮。

临床用法 外敷患处，每日 3～4次。

注意事项 局部忌搔抓、碰伤。

桃丹油膏※

《常见病验方研究参考资料》

药物组成 炒黑桃仁 10 枚 黄丹 猪油各 30g

制作方法 上药共捣为泥备用。

功效主治 收湿敛疮，拔毒生肌。主治臁疮久溃不愈。

临床用法 外敷患处，纱布固定，每日 1 次。

注意事项 不可内服。

桑螺油膏※

《常见病验方研究参考资料》

药物组成 猪油 桑白皮 山螺蛳各等份

制作方法 上药共捣烂为膏，备用。

功效主治 清热，解毒，敛疮。主治臁疮。

临床用法 盐水洗疮后，药膏外贴患处，2 日 1 次。

注意事项 忌食肥甘厚味。

黄连膏

《外科传薪集》

药物组成 黄连 黄柏 白鲜

皮各15g　姜黄　归尾　白芷　丹皮　赤芍　黄芩　秦艽各9g　生地　合欢皮　紫草各30g　大黄3g　麻油1000ml　黄蜡　白蜡各60g

制作方法　上药用麻油煎枯，去渣，下黄蜡、白蜡收膏。

功效主治　清热燥湿，解毒敛疮。主治多年臁疮、鼻疮。

临床用法　以油纸摊，外贴患处，每日1次。

注意事项　忌辛辣刺激食物。

黄柏膏

《本草纲目》

药物组成　黄柏30g　轻粉9g　猪胆汁适量

制作方法　上药研细末，猪胆汁调膏。

功效主治　清热解毒，拔毒生肌。主治臁疮。

临床用法　外搽患处，每日1～2次。

注意事项　不可内服。

黄椒膏※

《陕西中医验方选编》

药物组成　广黄丹　明雄各5g　铜绿　松香　轻粉　官粉　川椒各6g　猪油120g

制作方法　上药共研细末，与猪油调匀如膏备用。

功效主治　解毒消肿。主治小腿湿毒红肿。

临床用法　外敷患处，7日1次。

注意事项　忌辛辣食物。新鲜疮口禁用。严禁入口。孕妇忌用。

梅甘油膏※

《常见病验方研究参考资料》

药物组成　制甘石30g　冰片0.5g　香油适量

制作方法　上药共研细末，香油调匀备用。

功效主治　清热止痛，除湿生肌。主治臁疮疼痛。

临床用法　外涂患处，每日2～3次。

注意事项　忌食烟、酒及辛辣之品。孕妇忌用。

蛇床子油膏※

《常见病验方研究参考资料》

药物组成　蛇床子30g　香油适量

制作方法　上药研细末，香油调匀备用。

功效主治　解毒，杀虫，止

痒。主治臁疮痒痛。

临床用法　外涂患处，每日2～3次。

注意事项　患部忌搔抓、挤压。

密陀白芷膏※

《常见病验方研究参考资料》

药物组成　白芝麻30g　密陀僧4.5g　凡士林适量

制作方法　上药共研细末，凡士林调和为膏，摊纸上备用。

功效主治　燥湿，杀虫，敛疮。主治臁疮。

临床用法　外贴患处，纱布包扎，每日1次。

注意事项　不可内服。

续断油膏※

《常见病验方研究参考资料》

药物组成　续断50g　香油适量

制作方法　上药烧灰存性，研细末，香油调匀备用。

功效主治　消肿、止痛、生肌。主治臁疮。

临床用法　外涂患处，每日2～3次。

注意事项　患部忌搔抓、挤压。

葱白马石膏※

《常见病验方研究参考资料》

药物组成　葱白　马齿苋各50g　石灰8g　香油适量

制作方法　上药共捣为饼，阴干，研细末，香油调匀备用。

功效主治　通阳散结，解毒疗疮。主治臁疮、疔疮。

临床用法　外涂患处，每日2～3次。

注意事项　患部忌搔抓、挤压。不可涂及正常皮肤。

紫草铜冰膏※

《常见病验方研究参考资料》

药物组成　香油500ml　铜绿20g　冰片15g　黄蜡180g　紫草120g

制作方法　先将紫草、铜绿入油锅内，熬至滴水成珠，再将黄蜡、冰片放入调匀备用。

功效主治　凉血解毒，散瘀排脓。主治臁疮。

临床用法　外涂患部，每日2～3次。

注意事项　严禁入口。孕妇忌用。

隔纸膏

《遵生八笺》

药物组成 猪油熬化30g 黄蜡 白蜡各1.5g 轻粉 黄柏胆炙各6g 珍珠4.5g 官粉9g 赤石脂煅3g

制作方法 后5味药研细末。将前3味熔化，再下细末，搅匀为膏。

功效主治 燥湿敛疮。主治湿毒臁疮。

临床用法 先以韭菜煎汤洗净患处，再将膏药外贴，并加以固定，每日1次。

注意事项 不可内服。

煅石黄丹膏※

《常见病验方研究参考资料》

药物组成 煅石膏30g 黄丹3g 香油适量

制作方法 上药共研细末，香油调匀备用。

功效主治 燥湿解毒，祛腐生肌。主治臁疮。

临床用法 外敷患处，2日1次。

注意事项 不可内服。

蜡葱龟板膏※

《常见病验方研究参考资料》

药物组成 龟板30g 白蜡 葱白各15g

制作方法 龟板烧灰存性，和白蜡、葱头共捣匀备用。

功效主治 消痈散肿，收湿敛疮。主治臁疮。

临床用法 外敷患处，每日2~3次。

注意事项 忌食辛燥。

膈臁膏

《经验良方》

药物组成 当归 白芷 五倍子 黄连 雄黄 乳香 没药 海螵蛸 血竭 黄柏 白蔹 白及 厚朴各15g 黄丹18g 轻粉6g 清油适量

制作方法 共研细末，清油调膏。

功效主治 祛风清热，活血消肿，解毒燥湿。主治臁疮。

临床用法 外涂患处，如有脓水，先用盐汤洗疮后，再涂药膏，每日1~2次。

注意事项 不可内服。孕妇忌用。

樟粉二黄膏※

《常见病验方研究参考资料》

药物组成 雄黄9g 黄丹6g 轻粉 樟脑各3g 桐油适量

制作方法 上药共研细末，桐油调匀备用。

功效主治 解毒杀虫，祛腐生新。主治臁疮久溃不愈。

临床用法 外敷患处，每日2次。

注意事项 不可内服。孕妇忌用。

熟石柏倍膏※

《常见病验方研究参考资料》

药物组成 熟石膏12g 黄柏3g 五倍子12g 香油适量

制作方法 上药共研细末，香油调匀备用。

功效主治 燥湿解毒，生肌敛疮。主治臁疮。

临床用法 外涂患处，每日3～4次。

注意事项 忌食辛燥。

臁疮膏

《外科传薪集》

药物组成 胆矾 炉甘石各6g 轻粉9g 黄蜡 白蜡各120g 猪油30g

制作方法 前3味药研细末。先将猪油熬烊，入黄蜡、白蜡化透，再入药末，调匀摊油纸上备用。

功效主治 清热解毒，收湿敛疮。主治臁疮。

临床用法 外贴患处，每日1次。

注意事项 忌过食辛燥。不可内服。

臁疮膏

《普济方》

药物组成 羌活 独活 当归 黄丹 龙骨各60g 轻粉9g 香油适量

制作方法 上药研细末，香油调和为膏。

功效主治 祛风解毒，活血蚀疮。主治臁疮。

临床用法 药膏摊油纸上，外贴患处，每日1～2次。

注意事项 不可内服。

臁疮隔纸膏

《景岳全书》

药物组成 黄蜡 150g 飞丹 铅粉各 120g 轻粉 乳香 没药各 6g 冰片 1g 麻油 90ml

制作方法 先将蜡油煎 5 ~6 分钟，下乳、没，下轻粉，随下飞丹、铅粉，槐柳枝搅，取起冷定，后下冰片搅匀，瓶盛，浸水中 12 小时去火毒。

功效主治 解毒敛疮。主治臁疮。

临床用法 先以苦茶洗疮，将膏用薄油纸刺孔厚摊，外贴患处，间日翻背面贴之。

注意事项 不可内服。孕妇忌用。

血栓闭塞性脉管炎

醋蜂房膏※

《常见病验方研究参考资料》

药物组成 土蜂房 1 枚 醋适量

制作方法 上药烧存性，研细末，醋调匀备用。

功效主治 解毒燥湿，通络止痛。主治血栓闭塞性脉管炎及脚趾生疮。

临床用法 外涂患处，每日 2 ~3次。同时用苡仁 90g 茯苓 60g 桂心 5g 白术 30g 车前子 15g 水煎服，分 3 次服完。

乳痈

一醉膏

《妇人大全良方》

药物组成 石膏

制作方法 取石膏不拘多少，煅赤，放于地上，用碗盖住去火毒，研细末。

功效主治 清热泻火。主治乳痈红肿疼痛等。

临床用法 1 次 9g，温酒送服，每日 1 ~2 次。

注意事项 忌食辛燥。

二地柿冰膏※

《常见病验方研究参考资料》

药物组成 柿霜 3g 冰片 0. 9g 地龙 3g 地肤子 4g 凡士林适量

制作方法 上药共研细末，凡士林调膏备用。

功效主治 清热利湿，止痒解毒。主治妇女乳头破裂疼痛。

临床用法 外搽患处，每日1次。

注意事项 药膏不宜搽之过厚。孕妇忌用。

二炭熟石轻粉油膏※

《常见病验方研究参考资料》

药物组成 乌梅炭6g 干地黄炭12g 熟石膏6g 轻粉1.2g 香油适量

制作方法 上药共研细末，香油调膏，摊纱布上薄薄一层备用。

功效主治 养阴燥湿，生肌敛疮。主治乳痈溃烂，经久不愈。

临床用法 先将患处用硼砂水或野菊花水洗净，再外贴药膏，每日2次。

注意事项 不可内服。

凡士朴硝膏※

《常见病验方研究参考资料》

药物组成 朴硝30g 凡士林60g

制作方法 上药调匀备用。

功效主治 泻下清热，消肿散结。主治乳痈初起。

临床用法 外敷患处，每日1次。

注意事项 药膏不宜贴之过久，以防起泡。

木槿膏※

《常见病验方研究参考资料》

药物组成 木槿花30g 白酒适量

制作方法 上药研细末，白酒调匀备用。

功效主治 清热杀虫，止痒通络。主治乳痈，也可用于皮肤疥癣。

注意事项 忌食鱼虾、海鲜等。

五倍子膏※

《常见病验方研究参考资料》

药物组成 五倍子15g 醋适量

制作方法 上药研细末，醋调匀备用。

功效主治 解毒消肿，收湿敛疮。主治乳痈。

临床用法 外敷患处，每日3次。

注意事项 兼有外感者慎用。

丹参膏

《鬼遗方》

药物组成 丹参 白芷30g 赤芍60g 猪膏250g 醋100ml

制作方法 将上药切细，用醋浸泡，用猪膏文火煎至白芷变色，去渣备用。

功效主治 活血止痛。主治乳痈，乳房红肿热痛，或治乳房硬结。

临床用法 外涂患处，每日1～2次。

注意事项 忌过食辛燥及生冷。

公英地丁膏※

《常见病验方研究参考资料》

药物组成 鲜紫花地丁 鲜蒲公英各15g

制作方法 上药捣烂为泥备用。

功效主治 清热解毒，消痈散结。主治乳痈初起。

临床用法 外敷患处，每日3次。

注意事项 忌食烟、酒等刺激性食物。

凤尾首乌膏※

《常见病验方研究参考资料》

药物组成 鲜何首乌9g 鲜凤尾草15g 蜜适量

制作方法 上药捣烂，加蜜调匀备用。

功效主治 除湿解毒，消肿止痛。主治乳痈。

临床用法 外敷患处，每日2次。

注意事项 忌食辛辣。

水仙膏※

《常见病验方研究参考资料》

药物组成 水仙花根20g 盐（或醋）适量

制作方法 上药捣烂，加入食盐少许或陈醋适量调匀备用。

功效主治 清热解毒，消肿散结。主治乳痈。

临床用法 外敷患处，干即换。

注意事项 忌食辛辣。

甘鹿鸡子黄膏※

《常见病验方研究参考资料》

药物组成 生鹿角粉0.9g

甘草粉0.6g　鸡子黄1枚

制作方法　上药共搅匀，蒸温备用。

功效主治　活血祛瘀，消肿止痛。主治乳头疮。

临床用法　外敷患处，每日1次，连敷5次。

注意事项　敷药期间，尽量减少哺乳次数。

瓜蒂膏※

《常见病验方研究参考资料》

药物组成　北瓜蒂30g　香油适量

制作方法　上药煅烧存性，研细末，香油调匀备用。

功效主治　解毒止痛。主治妇女乳头破裂疼痛，或乳头生疮，破烂疼痛。

临床用法　外敷患处，每日2～3次。

注意事项　忌食辛辣。不可内服。

瓜叶黄柏膏※

《常见病验方研究参考资料》

药物组成　鲜南瓜叶60g　黄柏15g

制作方法　上药共合捣备用。

功效主治　清热，解毒，燥湿。主治乳痈。

临床用法　外敷患处，每日3次。

注意事项　忌食烟、酒等刺激之品。

瓜络冰片油膏※

《常见病验方研究参考资料》

药物组成　丝瓜络1具　冰片0.6g　香油适量

制作方法　上药研细末，香油调匀备用。

功效主治　清热燥湿，活络散结。主治乳痈溃烂，日久不愈。

临床用法　外搽患处，每日2～3次。

注意事项　忌食辛辣。孕妇忌用。

仙人冰片膏※

《常见病验方研究参考资料》

药物组成　冰片0.9g　仙人掌30g

制作方法　仙人掌捣烂，入冰片调匀备用。

功效主治　清热止痛，消肿散结。主治乳痈初起，红肿热痛。

临床用法　外敷患处，每日2

次。

注意事项 忌食烟、酒。孕妇忌用。

白蔹糖膏※

《常见病验方研究参考资料》

药物组成 鲜白蔹草15g 红糖9g

制作方法 上药共捣备用。

功效主治 清热散结，生肌止痛。主治乳痈初起，坚硬疼痛。

临床用法 外敷患处，每日2～3次。

注意事项 忌食辛辣。

白荆菖芍膏※

《常见病验方研究参考资料》

药物组成 紫荆皮15g 独活12g 石菖蒲 白芷 赤芍各9g 白酒适量

制作方法 上药共研细末，酒调匀备用。

功效主治 清热凉血，消肿排脓。主治乳痈。

临床用法 外敷患处，每日2次。

注意事项 忌食腥味发物。

皮硝齿苋膏※

《常见病验方研究参考资料》

药物组成 皮硝15g 鲜马齿苋30g

制作方法 上药共捣为泥备用。

功效主治 清热解毒，软坚消肿。主治乳痈初起，红肿不消。

临床用法 外敷患处，每日2次。

注意事项 孕妇慎用、哺乳期妇女尽量减少哺乳次数。

全瓜蒌油膏※

《常见病验方研究参考资料》

药物组成 全瓜蒌480g 香油适量

制作方法 上药煅存性，研细末，香油调匀备用。

功效主治 清热化痰，利气散结。主治乳痈溃烂，经久不愈。

临床用法 外敷患处，每日3次。

注意事项 若乳痈毒已将尽，需要收口，则加入赤石脂、龙骨、红粉、冰片，共研细末，香油调敷患处。忌辛辣、酒、醋等刺激食品。孕妇不可用冰片。

红萍地龙膏※

《常见病验方研究参考资料》

药物组成 红萍15g 鲜地龙10条

制作方法 上药共捣备用。

功效主治 清热解毒，利水消肿。主治乳痈。

临床用法 外敷患处，每日2~3次。

注意事项 忌食辛辣。

苎麻根膏※

《常见病验方研究参考资料》

药物组成 苎麻根50g

制作方法 上药洗净，捣烂备用。

功效主治 清热凉血，解毒消痈，主治乳痈初起，也可用于蛇虫咬伤。

临床用法 外敷患处，每日3次。

注意事项 忌食辛辣。

花生根膏※

《常见病验方研究参考资料》

药物组成 野花生根50g 红糖适量

制作方法 上药共捣。

功效主治 清热解毒，消痈止痛。主治乳痈初起。

临床用法 外敷患处，每日3次。

注意事项 忌食豆类食品。

皂角花粉膏※

《常见病验方研究参考资料》

药物组成 皂角焙黄 天花粉各30g 醋适量

制作方法 上药共研细末，醋调为膏备用。

功效主治 清热，解毒，消肿排脓。主治乳痈初起，红肿疼痛。

临床用法 外敷患处，每日1次。

注意事项 忌烟、酒。不可内服。

茄花油膏※

《常见病验方研究参考资料》

药物组成 霜后茄子花 香油各适量

制作方法 茄子花阴干研细末，香油调匀备用。

功效主治 清热解毒，行气定痛。主治乳头裂口、疼痛或溃烂。

临床用法 外敷患处，每日2次。

注意事项　忌食辛辣刺激性食物。

茄蒂油膏※

《常见病验方研究参考资料》

药物组成　茄蒂 90g　香油适量

制作方法　茄蒂煅灰存性，研细末，香油调匀备用。

功效主治　清热，敛湿，解毒。主治乳痈。

临床用法　外敷患处，每日 2～3次。

注意事项　忌食烟酒及辛辣刺激之品。

松香酒膏※

《常见病验方研究参考资料》

药物组成　生松香 30g　白酒适量

制作方法　上药研细末，酒调匀备用。

功效主治　行气活血，消肿止痛。主治乳痈。

临床用法　外敷患处，每日 2 次。

注意事项　乳痈未溃者慎用。不可内服。

松柏叶药膏※

《常见病验方研究参考资料》

药物组成　松、柏树叶各 50g　蜂蜜适量

制作方法　上药烧存性，研细末，调蜂蜜备用。

功效主治　清热，解毒，燥湿。主治乳痈久溃不愈。

临床用法　外涂患处，每日 2～3次。

注意事项　涂药时，不可用力过度，以免创伤出血。

齿苋膏※

《常见病验方研究参考资料》

药物组成　鲜马齿苋 50g

制作方法　上药洗净，捣烂为泥或加醋少许调匀备用。

功效主治　清热解毒，凉血止血。主治乳痈热毒炽盛。

临床用法　外敷患处，每日 3 次。

注意事项　忌食烟、酒及辛辣之品。

乳吹膏

《理瀹骈文》

药物组成 川乌 草乌 南星 白芷各30g 生地 当归 白芍各60g 麻油300ml 铅粉100g

制作方法 麻油熬前7味药，去渣，铅粉收膏。

功效主治 去腐生新，拔毒生肌。主治乳痈。

临床用法 外贴患处，2日1次。

注意事项 严禁入口。孕妇忌用。

乳痈膏

《理瀹骈文》

药物组成 党参 黄芪 熟地 川芎 当归 青皮各60g 苍术 白术 苏叶 柴胡 白芍 白芷 香附 五灵脂 乌药 远志 陈皮 木香 半夏 僵蚕 草乌 天南星 木鳖仁 肉桂 五倍子 白及 白蔹 乳香 没药 神曲各30g 羌活 防风 厚朴 枳壳 桔梗 甘草各15g 阿胶150g 醋50ml 生姜汁80ml 麻油3000ml 黄丹1000g

制作方法 黄丹研细末收膏用。醋、生姜汁化阿胶，余药研细末，共用麻油熬，入黄丹收膏。

功效主治 理气化痰，益气养血。主治乳痈。

临床用法 外贴患处，2月1次。

注意事项 不可内服。孕妇忌用。

乳没五倍苦昆膏※

《民间验方汇编》

药物组成 苦参30g 昆布15g 乳香 没药各60g 五倍子50g 醋2000ml

制作方法 上药同醋用文火煎膏，摊纱布上备用。

功效主治 清热燥湿，软坚散结，行气止痛。主治乳痈初起，肿胀疼痛。

临床用法 外敷患处，每日1次。

注意事项 忌食辛辣。孕妇慎用。

金樱子膏※

《常见病验方研究参考资料》

药物组成 金樱子叶50g

制作方法 上药捣烂为泥备用。

功效主治　收湿敛疮。主治乳痈久溃不愈。

临床用法　外敷患处，每日1次。

注意事项　现制现用。

侧柏叶膏※

《常见病验方研究参考资料》

药物组成　侧柏叶6g　人乳适量

制作方法　上药研细末，人乳调匀备用。

功效主治　清热凉血，敛疮收口。主治妇女乳头破裂疼痛。

临床用法　外搽患处，每日2～3次。

注意事项　忌食辛辣。

枸杞膏※

《常见病验方研究参考资料》

药物组成　枸杞叶50g　醋适量

制作方法　上药捣烂，醋调匀备用。

功效主治　养血，润燥，解毒。主治乳痈。

临床用法　外敷患处，每日1次。

注意事项　忌食刺激性食物。

草糠油膏※

《常见病验方研究参考资料》

药物组成　百草霜（或透骨草）　糠谷老各15g　鸡蛋4枚　香油120ml

制作方法　香油煎前3味至枯，去渣，摊纸上备用。

功效主治　祛风除湿，敛疮收口。主治乳痈溃烂，日久不愈。

临床用法　外贴患处，每日1次。

注意事项　忌食生冷。

南瓜蒂油膏※

《常见病验方研究参考资料》

药物组成　南瓜蒂4枚　香油适量

制作方法　南瓜蒂晒干，烧存性，研细末，香油调匀备用。

功效主治　清热燥湿，敛疮收口。主治乳头破裂溃烂。

临床用法　外搽患处，每日2次。

注意事项　忌食烟、酒及刺激之品。

韭菜地龙膏※

《常见病验方研究参考资料》

药物组成 韭菜 30g 鲜地龙 10 条

制作方法 上药同捣烂备用。

功效主治 温阳行气，利水通络。主治乳痈。

临床用法 外敷患处，每日 2 次。

注意事项 每次药量不宜过大，以防皮肤起泡。

香柰油膏※

《常见病验方研究参考资料》

药物组成 山柰 香附各等份 香油适量

制作方法 上药研细末，每次用药末 10g，香油调匀备用。

功效主治 疏肝理气，行气止痛。主治乳痈疼痛。

临床用法 外涂患处，每日 2～3次。

注意事项 乳痈溃破者禁用。

首乌龙胆膏※

《常见病验方研究参考资料》

药物组成 鲜何首乌叶 鲜龙胆草各 30g

制作方法 洗净混合，共捣如泥备用。

功效主治 清热解毒，除湿消肿。主治乳痈及各种疮疖。

临床用法 外敷患处，每日 2～3次。

注意事项 保持情志舒畅，忌郁怒。

蚤芷膏※

《常见病验方研究参考资料》

药物组成 蚤休 6g 白芷 3g

制作方法 上药研细末，冷开水调匀备用。

功效主治 清热解毒，消肿排脓。主治乳痈。

临床用法 外敷患处，每日 2～3次。

注意事项 忌郁怒，畅情志。

荷花冰片膏※

《常见病验方研究参考资料》

药物组成 荷花瓣 30g 冰片 0.6g 凡士林适量

制作方法 荷花瓣阴干研细末，加入冰片混匀，调凡士林备用。

功效主治 清热，燥湿，解毒。主治妇女乳头破裂疼痛。

临床用法 外涂患处，每日1次。

注意事项 药膏干时可用香油浸润，以保持药膏湿润。孕妇慎用。

烟草膏※

《常见病验方研究参考资料》

药物组成 烟草15g 醋适量

制作方法 烟草浸醋备用，或将烟草捣烂，醋调匀备用。

功效主治 清热，解毒，止痛。主治乳痈红肿热痛。

临床用法 外涂患处，每日早晚各1次。

注意事项 忌食刺激性食物。

消炎膏

《中医简易外治法》

药物组成 白菊花15g 蒲公英60g

制作方法 上药捣烂，加温开水调膏备用。

功效主治 清热，解毒，消痈。主治急性乳腺炎，发热不退、苔黄脉数等。

临床用法 外敷脐部，纱布、胶布固定，每日1次。

注意事项 忌食辛辣。

消痈散结膏※

《常见病验方研究参考资料》

药物组成 瓜蒌 浙贝各15g 鲜蒲公英30g

制作方法 前2味药研细末，入蒲公英共捣备用。

功效主治 消痈散结，清热解毒。主治乳痈肿胀。

临床用法 外敷患处，每日3次。

注意事项 忌食辛燥。

黄花膏※

《常见病验方研究参考资料》

药物组成 野黄花根60g

制作方法 上药捣烂备用，或捣烂后用甜酒炒热备用。

功效主治 清热解毒，消痈散结。主治乳痈初起。

临床用法 外敷患处，每日3次。

注意事项 忌食辛辣。

黄鼠膏

《肘后救卒方》

药物组成 大黄 牡鼠粪各30g 黄连30g

制作方法 上药研细末。

功效主治 清热，止痛，散结。主治乳痈，红肿热痛明显者。

临床用法 用黍米粥和，敷于乳四周，每日2～3次。

注意事项 不可内服。无黍米用粳米亦可。

黄柏蛤粉膏※

《山东中医验方集锦》

药物组成 黄柏　蛤壳粉各等份　香油适量

制作方法 上药共研细末，香油调匀备用。

功效主治 清热燥湿，软坚散结。主治妇女乳头破裂，疼痛难忍。

临床用法 外敷患处，每日1次。

注意事项 畅情志，忌郁怒。

菖蒲根膏※

《三方汇编》

药物组成 水菖蒲根1000g

制作方法 上药切细，水煎熬膏，摊布上备用。

功效主治 软坚，化痰，散结。主治乳痈。

临床用法 外贴患处，每日1次。

注意事项 畅情志，忌抑郁。

萝卜叶油膏※

《常见病验方研究参考资料》

药物组成 胡萝卜叶30g　香油适量

制作方法 上药瓦焙老黄色，研细末，香油调匀备用。

功效主治 行滞止痛。主治妇女乳头破裂疼痛。

临床用法 外敷患处，每日2～3次。

注意事项 畅情志，忌郁怒。注意卫生，以防感染加重。

脚莲片膏※

《中医验方汇编》

药物组成 独脚莲头30g

制作方法 上药捣如膏备用。

功效主治 解毒消肿。主治乳痈。

临床用法 取膏外贴患处，每日2～3次。

注意事项 药片现用现切。

银蒲芪归膏※

《常见病验方研究参考资料》

药物组成 银花　蒲公英各

15g　黄芪 30g　全当归 15g

制作方法　上药研细末，水煎熬膏备用。

功效主治　益气活血，托毒，消痈散结。主治乳痈。

临床用法　外贴患处，每日 1 次。

注意事项　忌食辛辣。

鹿角膏※

《常见病验方研究参考资料》

药物组成　生鹿角 6g　香油（或酒、醋）适量

制作方法　上药研细末，用香油或酒或醋调匀备用。

功效主治　活血，散瘀，消肿。主治乳头裂、乳头疮。

临床用法　外敷患处，每日 1 次。

注意事项　忌食生冷。

密陀油膏※

《常见病验方研究参考资料》

药物组成　密陀僧 120g　香油 200ml

制作方法　将药放入砂锅，炭火上熬，筷子搅，熬至滴水成珠为度，将膏药保暖备用。

功效主治　燥湿，敛疮，散结。主治乳痈。

临床用法　外贴患处，每日 1 次。

注意事项　不可内服。

商陆二生膏※

《民间验方》

药物组成　生南星　生草乌　商陆根各等份　米醋适量

制作方法　上药研细末，米醋调匀备用。

功效主治　散寒止痛，消肿散结。主治乳痈。

临床用法　外涂患处，每日 1 次。

注意事项　严禁内服。孕妇忌用。

绿矾烟油膏※

《中医验方集锦》

药物组成　绿矾 10g　烟油垢适量

制作方法　绿矾研细末，和入烟油垢，摊膏备用。

功效主治　燥湿解毒，消肿散结。主治乳痈。

临床用法　外贴患处，每日1次。

注意事项　若肿块已溃破，不

宜将药膏直敷疮口，应涂其周围。不可内服。

葱白膏※

《常见病验方研究参考资料》

药物组成　葱白（连须）50g　鸡蛋清适量

制作方法　上药捣烂，调鸡蛋清备用。

功效主治　散寒通阳，解毒散结。主治乳痈初起。

临床用法　外敷患处，每日2次。

注意事项　葱白不可与蜂蜜同服。

溃必愈油膏※

《常见病验方研究参考资料》

药物组成　五倍子炒黑 240g　桑木炭480g　小黄蜂窝炒黑 240g　香油适量

制作方法　上药共研细末，香油熬成膏备用

功效主治　解毒燥湿，敛疮收口。主治乳痈溃烂，日久不愈。

临床用法　将药膏摊纱布上，外贴患处，每日1次。

注意事项　忌食生冷。

硼砂甘油膏※

《常见病验方研究参考资料》

药物组成　硼砂2.4g　甘油适量

制作方法　硼砂研细末，和甘油调匀备用。

功效主治　清热解毒，消肿防腐。主治乳头破裂溃烂。

临床用法　外敷患处，每日1次。

注意事项　敷药时宜留疮口排脓。

蕉根膏※

《常见病验方研究参考资料》

药物组成　芭蕉根50g

制作方法　洗净捣烂备用。

功效主治　清热解毒，消痈止痛。主治乳痈初起，焮红肿痛。

临床用法　外敷患处，每日3次。

注意事项　忌食辛辣刺激之品。

橄榄核油膏※

《常见病验方研究参考资料》

药物组成　橄榄核20g　香油

适量

制作方法 上药煅灰，研细末，香油调糊备用。

功效主治 散寒理气，止痛敛疮。主治乳头破裂疼痛。

临床用法 外敷乳头，每日2~3次。

注意事项 畅情志，忌郁怒。

壁虎膏※

《民间验方》

药物组成 壁虎1条 鸡蛋1枚 冰片适量

制作方法 壁虎入蛋内，用纸封固，放在瓦上用炭火煅存性，研细末，加冰片搅匀备用。

功效主治 软坚散结，祛风活络。主治乳痈，破溃腐烂或未溃。

临床用法 外贴患处，每日1次。

注意事项 不可内服。孕妇忌用。

阑尾炎

二香山柰膏※

《常见病验方研究参考资料》

药物组成 大茴香1枚 丁香10枚 大山柰1枚

制作方法 上药共研细末，水调为膏备用。

功效主治 温中散寒，行气止痛。主治慢性阑尾炎疼痛。

临床用法 外敷痛处，每日2~3次。

注意事项 热证忌用。

巴豆朱砂膏※

《常见病验方研究参考资料》

药物组成 巴豆 朱砂各等份 醋适量

制作方法 上药共研细末，醋调匀备用。

功效主治 解毒，消痈，排脓。主治慢性阑尾炎。

临床用法 外敷阑尾穴，每日1次。

注意事项 巴豆、朱砂有大毒，严禁内服。孕妇忌用。

青苔苎麻膏※

《常见病验方研究参考资料》

药物组成 井边青苔 苎麻根各30g 蜜适量

制作方法 上药捣烂，蜜调匀备用。

功效主治 凉血止血，清热解毒。主治慢性阑尾炎。

临床用法　外敷痛处，每日1~3次。

注意事项　现制现用。

消炎药膏

《全国中草药新医疗法展览会资料选编》

药物组成　大蒜头30g　芒硝　大黄末各60g　醋适量

制作方法　大蒜头去外皮洗净，和芒硝捣成糊状备用。另以醋调大黄末备用。

功效主治　清热散结。主治急性阑尾炎。

临床用法　先用醋在压痛处涂擦，再敷上芒硝大蒜药糊约3cm厚，周围用纱布围成圈，防止药液外流。2小时后去掉，以温水洗净皮肤，再以醋调大黄末敷12小时即可。

注意事项　病情严重者须立即手术。皮肤过敏者忌用。

肠梗阻

阿魏麝丁膏※

《常见病验方研究参考资料》

药物组成　阿魏0.6g　丁香0.3g　麝香0.06g　伤湿止痛膏1张

制作方法　上药研细末，取药末适量放膏药上备用。

功效主治　解毒消积，行气止痛。主治肠梗阻所致小腹疼痛难忍。

临床用法　外贴脐部，再用热水袋熨，每次15~30分钟。

注意事项　孕妇忌用。

外科术后腹胀

莱菔膏

《古今脐疗良方集解》

药物组成　莱菔子30g　麝香回阳膏1张

制作方法　莱菔子研细末备用。

功效主治　活血破气，除满消胀。主治术后腹胀、大便不通等。

临床用法　麝香回阳膏放入温开水中浸泡1分钟，将莱菔子末撒在膏中心，外贴神阙穴，每日1次。

注意事项　麝香回阳膏忌火烤。忌食生冷。

脱肛

马勃油膏※

《常见病验方研究参考资料》

药物组成　马勃15g　香油适量

制作方法　上药焙干，研细末，香油调匀备用。

功效主治　清热解毒，凉血消肿。主治脱肛，肛门红肿。

临床用法　外敷患处，每日1次。

注意事项　忌烟、酒及辛燥之品。

萝卜膏

《本草纲目》

药物组成　生萝卜1枚

制作方法　生萝卜切碎捣烂备用。

功效主治　理气，健脾，消瘀。主治久泄脱肛。

临床用法　外敷脐部，胶布固定，每次1～3小时，每日1～3次。

注意事项　忌食生冷油腻。

蒲黄油膏※

《常见病验方研究参考资料》

药物组成　猪油炼去渣　蒲黄末各30g

制作方法　猪油调蒲黄末为膏备用。

功效主治　收敛止血，祛瘀润肌。主治脱肛。

临床用法　外敷患处，每日1次。

注意事项　忌食辛辣。

蓖麻子膏

《古今脐疗良方集解》

药物组成　蓖麻子仁60g

制作方法　上药捣烂，水调为膏备用。

功效主治　泻下通便，消肿拔毒。主治脱肛。

临床用法　将膏药分成两份，一份敷脐部，一份敷头部百会穴，外用纱布、胶布固定，每日1次。

注意事项　忌食辛燥。

疝气

大黄醋膏※

《常见病验方研究参考资料》

药物组成　大黄9g　醋适量

制作方法　上药研细末，醋调匀备用。

功效主治　活血祛瘀，缓急止痛。主治疝气，肿胀疼痛。

临床用法　外涂患处，每日1～2次。

注意事项　忌郁怒，畅情志。

川楝吴萸膏

《民间敷灸》

药物组成　川楝子　吴茱萸　小茴香各10g　面粉适量

制作方法　上药共研细末，入面粉，温开水调膏备用。

功效主治　暖肝，散寒，止痛。主治疝气腹痛。

临床用法　外敷脐部，纱布、胶布固定，每日1次。

注意事项　忌风寒及生冷食物。

小茴胡椒膏※

《常见病验方研究参考资料》

药物组成　小茴香　胡椒各等份

制作方法　上药共研细末，水调为膏备用。

功效主治　温中散寒，行气止痛。主治寒疝疼痛。

临床用法　外涂阴囊处，每日1次。

注意事项　药膏宜烘热，但温度不宜过高，以免烫伤。

安脐膏

《民间验方》

药物组成　赤小豆　豆豉　天南星　白蔹各3g　黄柏5g

制作方法　上药共研细末，水调为膏备用。

功效主治　清热利湿，消肿散结。主治脐疝突起、表面渗液、局部红肿。

临床用法　外敷脐部，纱布、胶布固定，每日2次。

注意事项　忌食辛辣。

吴楝小茴膏※

《常见病验方研究参考资料》

药物组成 吴茱萸 川楝子各9g 小茴香12g 酒适量

制作方法 上药共研细末，酒调摊纱布上备用。

功效主治 温中散寒，行气止痛。主治疝气疼痛。

临床用法 外敷患处，每日1次，以愈为度。

注意事项 忌食生冷。

牡蛎良姜膏※

《常见病验方研究参考资料》

药物组成 煅牡蛎末 高良姜末各等份 蜜适量

制作方法 共调匀备用。

功效主治 软坚散结，温中散寒，行气止痛。主治疝气疼痛。

临床用法 外涂患处，每日2次。

注意事项 忌食生冷。

乳香定痛膏

《经验良方》

药物组成 南星 半夏 僵蚕各15g 芙蓉叶 没药 乳香各30g 生姜汁适量

制作方法 共研细末，生姜汁调为膏。

功效主治 行气，散瘀，定痛。主治疝气。

临床用法 1次5～9g，温酒调服，外用药膏调涂，每日3次。

注意事项 避风冷。孕妇忌服。

治疝膏

《古今脐疗良方集解》

药物组成 木瓜6g 橘核3g 小茴香6g 桃仁6g 白酒适量

制作方法 上药共研细末，酒调为膏备用。

功效主治 散寒疏肝，行气止痛。主治疝气腹痛。

临床用法 外敷脐部，纱布、胶布固定，每日1次。

注意事项 忌风寒及生冷食物。

雄矾膏※

《常见病验方研究参考资料》

药物组成 雄黄 白矾各等份

制作方法 上药共研细末，浓茶水调匀备用。

功效主治 清热解毒，燥湿杀

虫。主治湿热下注所致之疝气。

临床用法 外贴患处，每日2～3次。

注意事项 不可内服。

鲜皮生姜膏※

《常见病验方研究参考资料》

药物组成 鲜地骨皮 生姜各30g

制作方法 上药共捣为泥备用。

功效主治 行气消肿，清热止痛。主治疝气肿胀疼痛。

临床用法 外敷患处，2日1次，以愈为度。

注意事项 忌情绪过急。

樟脑膏※

《常见病验方研究参考资料》

药物组成 樟脑0.9g

制作方法 上药研细末，撒胶布上备用。

功效主治 通窍止痛。主治疝气疼痛。

临床用法 左侧疼痛，药膏外贴右侧腰部；右侧疼痛，药膏外贴左侧腰部。每日1次。

注意事项 不可内服。孕妇忌用。

睾丸鞘膜积液

茴香大枣膏

《民间验方》

药物组成 八角 茴香 胡椒 大枣去核各7枚 蜂蜜适量

制作方法 上药共研细末，蜂蜜调匀备用。

功效主治 散寒，理气，止痛。主治睾丸鞘膜积液。

临床用法 外敷脐部，胶布固定，每日1次。另用小茴香、梁上老尘土各50g，装入布袋，热熨睾丸20分钟，每日1次。

注意事项 忌风寒及生冷食物。禁情志过极。

睾丸肿痛

香葱膏※

《本草纲目》

药物组成 乳香 葱白各10g

制作方法 乳香研细末，共捣

为膏。

功效主治 消肿止痛。主治阴囊肿痛。

临床用法 外涂患处，每日3次。

注意事项 涂药前宜用温水擦洗患处。

阴疮

阴疮膏

《备急千金要方》

药物组成 米粉24g 白芍 黄芩 牡蛎 附子 白芷各36g 猪膏500g

制作方法 上药切细与猪膏文火煎1小时，待白芷成黄色，去渣，入米粉，冷凝成膏。

功效主治 燥湿止痒。主治男、女阴疮。

临床用法 外涂患处，每日3次。

注意事项 注意个人卫生，保持患部清洁。

轻衣丹膏※

《陕西中医验方选编》

药物组成 凤凰衣 黄丹各3g 轻粉1.2g 鸡蛋清适量

制作方法 凤凰衣烤脆勿焦，与余药共研细末，蛋清调膏备用。

功效主治 祛腐生肌。主治下疳。

临床用法 外涂患处，每日1次。

注意事项 不可内服。

梅蒜膏※

《肘后救卒方》

药物组成 乌梅肉27枚 大蒜20枚 醋30ml

制作方法 上药共捣，和醋入铜器煎膏。

功效主治 解毒杀虫。主治阴疮。

临床用法 做成长栓，纳入阴道，每日1次。

注意事项 注意个人卫生，保持患部清洁。

烧烫伤

二白榆黄膏※

《常见病验方研究参考资料》

药物组成 白及 白蔹 生地榆 大黄各30g 香油适量

制作方法 上药共研细末，香油调匀备用。

功效主治 清热凉血，祛腐生肌。主治烧烫伤。

临床用法 外敷患处，每日2次。

注意事项 保护创面清洁，防止感染。

二黄膏※

《陕西中医验方选编》

药物组成 寒水石 大黄 黄柏 乳香 没约 甘草各3g 香油适量

制作方法 上药共研细末，香油调膏备用。

功效主治 清热解毒，消肿生肌。主治烫伤、烧伤，溃烂流脓等症状。

临床用法 外敷患处，每日1次。

注意事项 忌辛辣、油腻食物。患处不可沾水。

二黄细辛膏※

《常见病验方研究参考资料》

药物组成 细辛27g 大黄 黄柏各30g 香油适量

制作方法 上药研细末，香油调匀备用。

功效主治 清热解毒，祛腐止痛。主治烧烫伤。

临床用法 外敷患处，每日1次。

注意事项 保护创面，防止感染。

二生茶油膏※

《常见病验方研究参考资料》

药物组成 生甘草 生大黄各等份 茶油适量

制作方法 上药共研细末，茶油调匀备用。

功效主治 清热泻火，缓急止痛。主治烧烫伤疼痛。

临床用法 外涂患处，每日2~3次。

注意事项 如溃破后渗液多，可用2%黄连液或2%黄柏液湿敷。

二层松皮膏※

《常见病验方研究参考资料》

药物组成 松树二层皮150g 香油适量

制作方法 松树去外层，取二层皮，晒干研细末，香油调匀备用。

功效主治 祛风，燥湿，止

痛。主治烧烫伤。

临床用法 外敷患处，每日3～4次。

注意事项 保持创面清洁、干燥。

大麦膏※

《本草纲目》

药物组成 大麦100g 清油50ml

制作方法 大麦炒黑研细末，清油调为膏。

功效主治 清热，解毒，敛湿。主治烫伤、烧伤。

临床用法 外涂患处，每日1～3次。

注意事项 不要弄破伤处皮肤。

大麻膏

《普济方》

药物组成 大麻子仁40g 柏白皮 白芷 甘草 栀子仁各30g 猪脂500g

制作方法 上药切细，猪脂熬油去渣，下诸药熬至药黄去渣，冷凝成膏。

功效主治 清热，解毒，凉血。主治烫伤。

临床用法 外敷患处，每日3次。

注意事项 烫伤处皮肤破损者不宜用。

大黄二生膏※

《常见病验方研究参考资料》

药物组成 生栀子30g 生地榆30g 大黄各30g 香油适量

制作方法 上药共研细末，香油调匀备用。

功效主治 清热凉血，活血定痛。主治烧伤。

临床用法 伤处常规清创或消毒后，药膏外涂患处，每日1次。

注意事项 创面涂药不宜过厚，以不见创面为度。

大黄朴硝膏※

《常见病验方研究参考资料》

药物组成 朴硝 生大黄各等份 菜油适量

制作方法 上药共研细末，菜油调匀备用。

功效主治 清热，泻火，解毒。主治烧烫伤。

临床用法 外搽患处，每日3～4次。

注意事项 禁用刺激性药品消

毒患处。

三黄油膏※

《常见病验方研究参考资料》

药物组成 大黄 黄芩 黄柏各9g 绿豆10g

制作方法 上药共研细末，以绿豆煎汁，与药末搅匀备用。

功效主治 清热解毒，祛瘀生新。主治烧烫伤。

临床用法 外敷患处，每日1次。

注意事项 保护创面清洁，防止感染。

凡林二粉膏※

《常见病验方研究参考资料》

药物组成 黑地榆末500g 硼酸末60g 凡士林1000g

制作方法 凡士林用开水溶化，将药末倒入搅匀，候冷。

功效主治 凉血止痛，祛腐生肌。主治烧烫伤。

临床用法 将患处擦净，用棉花摊药膏，外贴患处，每日1~2次。

注意事项 保护创面清洁，防止感染。

马桑叶膏※

《常见病验方研究参考资料》

药物组成 马桑叶 香油各适量

制作方法 上药晒干，研细末，香油调匀备用。

功效主治 清热，消肿，止痛。主治烧烫伤。

临床用法 外涂患处，每日2~3次。

注意事项 保护创面清洁，防止感染。

瓦楞子油膏※

《常见病验方研究参考资料》

药物组成 煅瓦楞子50g 冰片0.15g 香油适量

制作方法 上药研细末，入冰片，香油调匀备用。

功效主治 化瘀散结，祛腐生肌。主治烧烫伤。

临床用法 若创面有渗液，用药末干撒；无渗液，用药膏涂搽。每日1次。

注意事项 孕妇慎用。

止痛膏

《太平圣惠方》

药物组成 羊脂 松脂 猪膏1g 蜡15g

制作方法 熔化混匀为膏。

功效主治 止痛除瘢。主治汤火损伤。

临床用法 外涂患处，每日2~3次。

注意事项 患处不宜沾水。

牛蒡膏※

《常见病验方研究参考资料》

药物组成 鲜牛蒡子根100g

制作方法 上药捣烂如泥备用。

功效主治 清热解毒，散结消肿。主治烧烫伤。

临床用法 外敷患处，每日2~3次。

注意事项 保护创面清洁，防止创面感染。

丹冰二石膏※

《常见病验方研究参考资料》

药物组成 煅石膏240g 赤石脂30g 炒黄丹15g 冰片0.15g 香油适量

制作方法 上药共研细末，香油调匀备用。

功效主治 清热燥湿，祛腐生肌。主治烧伤。

临床用法 外敷患处，每日2~3次。

注意事项 保护创面清洁，防止感染。不可内服。孕妇慎用。

石衣冰片膏※

《民间验方》

药物组成 石衣草30g 冰片0.6g 香油适量

制作方法 上药共研细末，香油调匀备用。

功效主治 清热燥湿，敛疮生肌。主治烧烫伤。

临床用法 外敷患处，每日1次。

注意事项 保护创面清洁，防止感染。孕妇慎用。

石决冰炉膏※

《常见病验方研究参考资料》

药物组成 石决明3g 冰片0.06g 炉甘石0.15g 香油适量

制作方法 上药共研细末，香油调匀备用。

功效主治 清热解毒，敛疮生肌。主治烧烫伤。

临床用法 外涂患处，每日2次。

注意事项 保持创面清洁，防止感染。孕妇慎用。

石榴花油膏※

《常见病验方研究参考资料》

药物组成 红石榴花15g 香油适量

制作方法 上药研细末，香油调匀备用。

功效主治 清热解毒，凉血止痛。主治烧烫伤。

临床用法 外涂患处，每日2~3次。

注意事项 保护创面清洁、干燥。

龙骨冰片药膏※

《全国中草药新医疗法展览会资料选编》

药物组成 松香 黄蜡各500g 铜绿 漳丹 铅粉各50g 龙骨500g 冰片18g 麻油250ml

制作方法 麻油在砂锅内文火加热至沸腾，入松香、黄蜡，再依次加入铜绿、漳丹、铅粉，边放边用槐树枝搅拌，加龙骨时砂锅离火，放在冷水盆中，加速搅拌，待无泡时继续加热，半小时后撤火，再过40分钟加入冰片搅匀。成品滴水成珠，色黑。

功效主治 解毒敛疮。主治各种烧伤。

临床用法 清创后，将药膏摊纸上，外敷患处，再用敷料包扎。轻者每日1次，重者每日2次。

注意事项 注意防止创面感染。用药期间忌食豆腐及酸、辣等刺激性食物。本方不可入口。孕妇忌用。

白膏※

《常见病验方研究参考资料》

药物组成 白石膏30g 桐油适量

制作方法 上药研细末，桐油调膏备用。

功效主治 清热泻火。主治烧烫伤。

临床用法 外敷患处，每日1次。

注意事项 创面忌沾生水。

白膏

《太平圣惠方》

药物组成 白松脂 白蔹 白及 定粉各15g 乳香0.3g 清油

80ml　黄蜡 30g

制作方法　上药共研细末。先将清油入锅内，文火熬令香，入黄蜡，再下余药搅匀成膏。

功效主治　清热，凉血，消肿。主治烫伤。

临床用法　外敷患处，每日 4 次。

注意事项　伤处皮肤有破损者不宜使用。

白及膏※

《常见病验方研究参考资料》

药物组成　白及粉 15g　茶油适量

制作方法　上药调匀备用。

功效主治　收敛止血，消肿生肌。主治烧烫伤久溃不愈。

临床用法　外敷患处，每日 2～3次。

注意事项　创面忌沾水。

白青膏※

《常见病验方研究参考资料》

药物组成　青黛 3g　白石膏 30g　香油适量

制作方法　上药共研细末，香油调匀备用。

功效主治　清热解毒，凉血消肿。主治烧烫伤。

临床用法　外敷患处，每日 1 次。

注意事项　注意保护创面。

冬青皮油膏※

《常见病验方研究参考资料》

药物组成　冬青树根茎（内层皮）150g　香油适量

制作方法　上药焙干研细末，香油调匀备用。

功效主治　清热，燥湿，止痛。主治烧烫伤。

临床用法　外搽患处，每日 1 次。

注意事项　创面忌沾水。

瓜络膏※

《常见病验方研究参考资料》

药物组成　丝瓜络 30g　茶油适量

制作方法　上药烧存性，研细末，茶油调匀备用。

功效主治　祛风，通络，止痛。主治烧烫伤。

临床用法　外涂患处，每日 2～3次。

注意事项　创面禁用刺激性药物。

生百合膏※

《常见病验方研究参考资料》

药物组成 生百合50g

制作方法 上药捣烂为泥备用。

功效主治 养阴清热，生肌敛疮。主治烫伤。

临床用法 外敷患处，每日2～3次。

注意事项 患处不可沾水。

生地黄膏

《普济方》

药物组成 生地黄30g 柏白皮60g 苦竹叶30g 甘草30g 猪脂500g

制作方法 上药切细，猪脂熬油去渣，下诸药煎至黄黑色，去渣，冷凝成膏。

功效主治 凉血解毒。主治烫伤。

临床用法 外涂患处，每日3次。

注意事项 烫伤处皮肤有破损者不宜使用。

仙人樱子膏※

《常见病验方研究参考资料》

药物组成 仙人掌 金樱子根（二层皮）各适量

制作方法 上药共捣烂备用。

功效主治 解毒，活血，消肿。主治烧烫伤。

临床用法 外敷患处，每日2～3次。

注意事项 保护创面清洁，防止感染。

立应膏

《圣济总录》

药物组成 柏叶60g 糯米90g

制作方法 上药焙干，研细末，水调为膏。

功效主治 泻热敛疮。主治汤火烫伤，皮肉破烂。

临床用法 外涂患处，每日2～3次。

注意事项 伤处忌沾水。

玄贯冰凡膏※

《常见病验方研究参考资料》

药物组成 玄参 贯众各60g

冰片0.15g　凡士林30g

制作方法　玄参、贯众烧存性，研细末，入冰片、凡士林调膏备用。

功效主治　清热解毒，敛湿生肌。主治烧烫伤。

临床用法　外涂患处，每日1次。

注意事项　保护创面，防止感染。孕妇慎用。

当归生地药膏Ⅰ号※

《全国中草药新医疗法展览会资料选编》

药物组成　当归　生地各60g　黄蜡90g　香油500ml

制作方法　香油熬热后，入前2味药，炸至焦黄去渣，入黄蜡即成。

功效主治　养血解毒。主治各种烧伤。

临床用法　清创后，外涂药膏，每日1次。

注意事项　注意预防创面感染。本品只适用于创面未溃破者。

当归生地药膏Ⅱ号※

《全国中草药新医疗法展览会资料选编》

药物组成　当归　生地各30g　五味子　硼砂　明矾　石榴皮各7.5g　黄蜡45g　香油250ml

制作方法　香油熬热后，入前6味药，炸至金黄去渣，入黄蜡即成。

功效主治　养血生肌。主治各种烧伤。

临床用法　清创后，外涂药膏，每日1次。（涂药前应先刮去陈旧药物，无感染处可多涂，有脓处少涂，脓过多处应先湿敷，待脓减少后再涂。创面未破者须用当归生地药膏Ⅰ号。）

注意事项　本品只适用于已破的创面。

竹粉油膏※

《常见病验方研究参考资料》

药物组成　蛀竹15g　香油适量

制作方法　上药研细末，入香油备用。

功效主治　敛湿生肌。主治烫伤。

临床用法　外涂患处，每日2～3次。

注意事项　保护创面，防止感染。

竹叶龟板膏※

《常见病验方研究参考资料》

药物组成 龟板15g 竹叶 香油各适量

制作方法 上药烧存性，研细末，香油调匀备用。

功效主治 养阴清热，除湿生肌。主治烧烫伤。

临床用法 外敷患处，每日2～3次。

注意事项 防止创面感染。

血余龟板油膏※

《常见病验方研究参考资料》

药物组成 龟板50g 血余25g 香油适量

制作方法 上药烧存性，研细末，香油调匀备用。

功效主治 养阴清热，祛瘀生新。主治烧烫伤。

临床用法 外敷患处，每日2～3次。

注意事项 保持创面清洁、干燥，防止感染。

冰石膏※

《常见病验方研究参考资料》

药物组成 冰片6g 生石膏30g 香油适量

制作方法 上药共研细末，香油调匀备用。

功效主治 泻火止痛。主治烧烫伤疼痛。

临床用法 外敷患处，每日2～3次。

注意事项 创面忌沾生水。孕妇慎用。

冰瓜膏※

《陕西中医验方选编》

药物组成 西瓜皮60g 冰片0.9g 香油适量

制作方法 西瓜皮晒干烧灰，与冰片共研细末，香油调膏备用。

功效主治 清热，消肿，生肌。主治烫伤、烧伤。

临床用法 外敷患处，每日1～3次。

注意事项 忌辛辣燥食。孕妇慎用。

冰连地榆膏※

《常见病验方研究参考资料》

药物组成 冰片0.3g 地榆 黄连（或黄柏）各15g 香油适量

制作方法 上药共研细末，香油调匀备用。

功效主治 清热燥湿，凉血生肌。主治烧烫伤。

临床用法 常规消毒后，外敷患处，每日2~3次。

注意事项 保护创面，防止感染。孕妇慎用。

羊髓膏

《太平圣惠方》

药物组成 羊髓500g 柏白皮 生地黄 蛇衔草 黄芩 栀子仁 苦竹叶各30g

制作方法 上药研粗末。先在小铁锅内煎羊髓令沸，再下诸药同煎，至药黄黑色，去渣，贮于瓷器中。

功效主治 清热解毒，止痛生肌，祛风止痒。主治烧伤久治不愈。

临床用法 外敷患处，每日2次。

注意事项 伤口忌沾水。

红冬草烧伤油膏※

《全国中草药新医疗法展览会资料选编》

药物组成 红冬草（全草）500g 麻油适量

制作方法 上药洗净，切细捣烂，加水煎煮1小时，去渣取浓汁，加等量麻油，再在锅内煮半小时即成。

功效主治 清热解毒。主治烧伤。

临床用法 外涂患处，每日1次。

注意事项 注意防止创面感染。

杉皮膏※

《常见病验方研究参考资料》

药物组成 老杉木皮50g 鸡蛋清适量

制作方法 上药烧存性，研细末，鸡蛋清调匀备用。

功效主治 燥湿敛疮。主治烧烫伤久溃难愈。

临床用法 外敷患处，每日2~3次。

注意事项 保护创面，防止感

染。

杨柳根膏※

《常见病验方研究参考资料》

药物组成　杨柳根不拘量　香油适量

制作方法　上药晒干炒枯，研细末，香油调匀备用。

功效主治　清热解毒，消肿止痛。主治烧烫伤。

临床用法　常规消毒后，药膏外敷患处，每日2～3次。

注意事项　药膏不宜涂过厚。

杨树皮膏※

《本草纲目》

药物组成　杨梅树皮（或根）60g　菜油适量

制作方法　上药烧存性，研细末，油调为膏。

功效主治　清热，解毒，疗伤。用于烫火伤。

临床用法　外涂患处，每日2～3次。

注意事项　皮肤已溃烂者不宜使用。

杜仲皮油膏※

《常见病验方研究参考资料》

药物组成　杜仲皮50g　猪油适量

制作方法　上药炒至断丝，研细末，猪油调匀备用。

功效主治　敛湿生肌。主治烧伤。

临床用法　外敷患处，每日2～3次。

注意事项　保护创面，防止感染。

芙蓉青黛膏※

《常见病验方研究参考资料》

药物组成　芙蓉叶15g　青黛9g　香油适量

制作方法　上药共研细末，香油调匀备用。

功效主治　清热解毒，消肿止痛。主治烧烫伤。

临床用法　外敷患处，每日2～3次。

注意事项　药膏不宜敷过厚。

苍耳子油膏※

《常见病验方研究参考资料》

药物组成 苍耳子15g 香油适量

制作方法 上药焙黄，研细末，香油调匀备用。

功效主治 祛风，除湿，止痛。主治烧烫伤疼痛。

临床用法 外涂患处，每日3~4次。

注意事项 创面忌沾生水。

苍榆二黄膏※

《常见病验方研究参考资料》

药物组成 苍术 黄柏 地榆 大黄各30g 香油适量

制作方法 上药共研细末，香油调匀备用。

功效主治 清热燥湿，凉血祛瘀。主治烧烫伤。

临床用法 外敷患处，每日2次。

注意事项 保护创面，防止感染。

牡柏油膏※

《常见病验方研究参考资料》

药物组成 牡蛎 黄柏各等份 香油适量

制作方法 上药共研细末，香油调匀备用。

功效主治 清热燥湿止痛，收敛止血。主治烧烫伤出血。

临床用法 外敷患处，每日2~3次。

注意事项 患处忌沾水。

牡蛎油膏※

《常见病验方研究参考资料》

药物组成 牡蛎30g 茶油适量

制作方法 上药研细末，茶油调匀备用。

功效主治 敛湿生肌。主治烧烫伤。

临床用法 外敷患处，每日2~3次。

注意事项 保持创面清洁，防止感染。

鸡骨灰膏※

《常见病验方研究参考资料》

药物组成 鸡骨不拘量 香油适量

制作方法 鸡骨放火上，煅烧至内外通白，研细末，收贮瓶中。用时将药末与香油调匀即可。

功效主治 燥湿，祛腐，生肌。主治烧烫伤。

临床用法 外敷患处，每日2~3次。

注意事项 若有溃脓者，先用消毒棉签将脓拭净再敷药。

拔毒膏

《圣济总录》

药物组成 炒铅丹 蛤粉各30g 油适量

制作方法 前2味药共研至桃花色为度，生油调为膏。

功效主治 拔毒疗疮。主治汤火烫伤久不愈。

临床用法 外涂患处，每日1~2次。

注意事项 严禁入口。

松蕾膏※

《常见病验方研究参考资料》

药物组成 松木皮 柏蕾各15g 茶油适量

制作方法 上药研细末，茶油调匀备用。

功效主治 祛瘀敛疮。主治烧烫伤。

临床用法 外敷患处，每日2~3次

注意事项 保持创面清洁、干燥。

松油硫石膏※

《常见病验方研究参考资料》

药物组成 石膏（生、熟各半）30g 松脂9g 硫黄3g 猪油60g

制作方法 上药共研细末，猪油调膏备用。

功效主治 清热泻火，燥湿止痛。主治烫伤，起泡溃烂、红肿作痛。

临床用法 外涂患处，每日1次。

注意事项 不可内服。硫黄量不宜过大，以免产生疼痛。

枣树皮膏※

《常见病验方研究参考资料》

药物组成　山枣树皮50g　茶油适量

制作方法　上药研细末，茶油调匀备用。

功效主治　养阴，清热，止痛。主治烧烫伤。

临床用法　外敷患处，每日2～3次。

注意事项　保持创面清洁，防止感染。

青苔油膏※

《常见病验方研究参考资料》

药物组成　青苔适量　茶油10ml

制作方法　上药晒干烧灰，研细末，茶油调匀备用。

功效主治　解毒，敛湿，止痛生肌。主治烧烫伤，尤适用于油烫伤。

临床用法　外敷患处，每日2～3次。

注意事项　保护创面清洁，防止感染。

苦柏地榆膏※

《常见病验方研究参考资料》

药物组成　苦参　地榆　黄柏各等份　香油300ml　黄蜡适量

制作方法　上药共研细末，入香油熬枯去渣，入黄蜡调匀备用。

功效主治　清热凉血，敛湿生肌。主治烧烫伤。

临床用法　外涂患处，每日2～3次。

注意事项　药膏不宜敷过厚，以覆盖创面为度。

茅术白及软膏※

《全国中草药新医疗法展览会资料选编》

药物组成　茅术　宣木瓜　地榆　黄柏　延胡索　汉防己　郁金各50g　白及100g　冰片5g　煅石膏　煅炉甘石粉各400g　麻油1000ml

制作方法　茅术等前8味药切片浸麻油内24小时，文火煎2～2.5小时（200℃左右），至药枯黄，滤弃药渣，药油再用文火熬2～2.5小时（勿超过200℃），至滴水成珠，入煅石膏与煅炉甘石粉，随加随搅，保持微沸，加热

2～2.5小时后，可取出少量放冷，如已成半固体膏状，即可停火，入冰片搅匀。成品为灰棕色，略具光泽之黏厚软膏。

功效主治 清热解毒，活血止痛。主治各种烧伤。

临床用法 创面周围消毒后，将药膏均匀涂在膏药纸上，剪成小块，贴于创面，另用纱布绷带包扎。换药时用干棉球拭去分泌物，勿用水冲洗创面，注意保护新生上皮。脓多时每日换药1次，少者2～3日1次。

注意事项 不可内服。注意防止创面感染。忌食海鲜、雪里红、咸菜等。孕妇慎用。

鱼骨膏※

《常见病验方研究参考资料》

药物组成 乌贼骨50g 香油适量

制作方法 上药烧存性，研细末，香油调匀备用。

功效主治 燥湿，祛瘀，生新。主治烧烫伤。

临床用法 外敷患处，每日2～3次。

注意事项 创面忌沾水。

金瓜膏※

《常见病验方研究参考资料》

药物组成 鲜金瓜（即南瓜）100g

制作方法 上药捣烂为泥备用。

功效主治 清热，解毒，止痛化瘀。主治烧烫伤。

临床用法 外敷患处，每日1～2次。

注意事项 创面禁用刺激性药物。

金樱根油膏

《全国中草药新医疗法展览会资料选编》

药物组成 金樱根500g 花生油适量

制作方法 上药水煎，去渣，浓缩成半流浸膏，按4∶1的比例加入花生油，高压消毒备用。

功效主治 清热解毒。主治烧伤。

临床用法 外涂创面，每日4～5次。

注意事项 注意防止创面感染。

定痛膏

《圣济总录》

药物组成 绿豆200g 油适量

制作方法 炒豆微焦，研细末，生油调匀备用。

功效主治 清热，解毒，止痛。主治烧烫伤疼痛剧烈。

临床用法 外涂患处，每日2～4次。

注意事项 皮肤已破者不宜用。

泽兰榆黄膏※

《常见病验方研究参考资料》

药物组成 炒泽兰叶15g 炒地榆30g 炒大黄15g 香油适量

制作方法 上药共研细末，香油调匀备用。

功效主治 解毒燥湿，祛瘀生新。主治烧烫伤。

临床用法 外敷患处，每日2次。

注意事项 保护创面清洁，防止感染。

柏蜡油膏※

《常见病验方研究参考资料》

药物组成 蜂蜡 黄柏各等份 香油适量

制作方法 黄柏研细末，入熔化的蜂蜡及香油调匀成膏备用。

功效主治 清热，燥湿，止痛。主治烫伤疼痛。

临床用法 外涂患处，每日2～3次。

注意事项 忌食辛燥。

柏树果油膏※

《常见病验方研究参考资料》

药物组成 柏树果50g 香油适量

制作方法 上药微炒，研细末，香油调匀备用。

功效主治 凉血止血。主治烧烫伤。

临床用法 外敷患处，每日2～3次。

注意事项 保持创面清洁、干燥。

茶花膏※

《本草纲目》

药物组成 山茶花30g 麻油

适量

制作方法 上药研细末，麻油调和为膏。

功效主治 清热，解毒，疗伤。主治烫伤灼。

临床用法 外涂患处，每日1～2次。

注意事项 皮肤已溃破者不宜使用。

茜根油膏

《常见病验方研究参考资料》

药物组成 茜草根50g 猪油适量

制作方法 上药切细，与猪油同煎，去渣备用。

功效主治 凉血祛瘀。主治烧烫伤。

临床用法 外涂患处，每日3～4次。

注意事项 保持创面清洁，防止感染。

草灰油膏※

《本草纲目》

药物组成 稻草500g 香油适量

制作方法 稻草烧灰，香油调膏。

功效主治 清热解毒。主治烫火伤。

临床用法 外敷患处，每日1～2次。

注意事项 皮肤已破处不宜用。

南汁朴硝膏※

《常见病验方研究参考资料》

药物组成 南瓜汁 朴硝研末 各适量

制作方法 上药调匀备用。

功效主治 清热，散结，止痛。主治烧烫伤。

临床用法 外敷患处，每日2～3次。

注意事项 保持创面清洁，防止感染。

复方五黄软膏※

《全国中草药新医疗法展览会资料选编》

药物组成 大黄 黄连 黄柏 黄芩 紫草 苍术 蒲黄 乳香各15g 土茯苓 蒲公英 夏枯草 白芷 地榆 白及各30g 煅炉甘石粉 煅石膏粉各90g 麻油1L

制作方法 大黄等前14味药

切片用油浸泡1～7日，文火加热1.5～2小时，过滤，去渣，药油继续用文火熬1.5～2小时，至滴水成珠，加煅炉甘石粉及煅石膏粉（以成软膏为度），武火使药油面冒出白烟，不断搅拌，加热1～2小时至再度滴水成珠，成品冷却后为棕红色细腻软膏。

功效主治　清热解毒，活血敛疮。主治各种烧伤。

临床用法　外涂患处，脱痂前每日换药1次，脱痂后如创面清洁可每周换药2～3次。

注意事项　注意防止创面感染。

复方地榆当归膏※

《全国中草药新医疗法展览会资料选编》

药物组成　地榆　当归　黄芩　黄柏　槐米　大黄　五倍子　罂粟壳各180g　苦参　忍冬藤　红花　栀子　白芷　侧柏叶　紫草　血余炭各120g　生山甲60g　冰片150g　麻油10L　蜂蜡1.4kg

制作方法　麻油置铁锅加热至180～200℃，入生山甲、地榆、苦参、当归、大黄、黄柏、黄芩、忍冬藤、五倍子、血余炭，不断搅拌至药呈深褐色，入栀子、白芷、罂粟壳、槐米不断搅拌，炸10分钟至药呈深褐色，再加入红花、侧柏叶炸10分钟，去渣，过120目筛，待温度降至100℃时，入紫草炸5～6分钟，过140目筛，入蜂蜡，入冰片搅匀，冷凝备用。

功效主治　清热解毒，活血止痛。主治各种烧伤。

临床用法　将水泡剪破，清洗创面，外涂药膏，覆盖纱布或暴露。每日1次。

注意事项　注意预防创面感染。

将军油膏※

《常见病验方研究参考资料》

药物组成　大黄炒 15g　鸡蛋清适量

制作方法　上药研细末，鸡蛋清调匀备用。

功效主治　清热泻火，化瘀生新。主治烧烫伤。

临床用法　外涂患处，每日3～4次。

注意事项　保持创面清洁、干燥。

神效当归膏

《太平圣惠方》

药物组成　当归　黄蜡各30g　麻油120ml

制作方法　油煎当归至焦黑为度，去渣，入黄蜡搅匀为膏。

功效主治　拔毒止痛，生肌敛疮。主治汤火烫伤，焮红肿痛，或腐烂成脓。

临床用法　外涂患处，每日2~3次。

注意事项　伤口不宜沾水。

桂圆冰陀膏※

《常见病验方研究参考资料》

药物组成　桂圆壳9g　密陀僧各9g　冰片0.15g　香油适量

制作方法　上药共研细末，香油调匀备用。

功效主治　燥湿，生肌，止痛。主治烧烫伤。

临床用法　外敷患处，每日1次。

注意事项　不可入口。孕妇忌用。

珠母芙叶油膏※

《常见病验方研究参考资料》

药物组成　珍珠母　芙蓉叶炭各30g　香油适量

制作方法　上药共研细末，香油调匀备用。

功效主治　燥湿，消肿，生肌。主治烧烫伤。

临床用法　外敷患处，每日2~3次。

注意事项　保持创面清洁、干燥。

鸭冰膏※

《常见病验方研究参考资料》

药物组成　大鸭毛不拘量　冰片0.01g　香油适量

制作方法　将毛烧灰，和冰片研细末，香油调匀备用。

功效主治　燥湿解毒，生肌敛疮。主治烧烫伤溃烂者。

临床用法　外敷患处，每日2~3次。

注意事项　创面忌沾水。

臭椿油膏※

《常见病验方研究参考资料》

药物组成　臭椿树皮不拘量　香油适量

制作方法　上药洗净，烧存性，研细末，香油调匀备用。

功效主治　清热燥湿，敛疮生肌。主治烧伤。

临床用法　外敷患处，每日2~3次。

注意事项　保护创面清洁，防

止感染。

铅粉丹油膏※

《常见病验方研究参考资料》

药物组成 铅粉 黄丹各6g 香油50ml

制作方法 香油加热，先入铅粉，后入黄丹，再煎至深灰色，离火，备用。

功效主治 拔毒，去腐，生新。主治烧烫伤久溃不愈。

临床用法 常规消毒患处后，外涂药膏，每日3～4次。

注意事项 若伤处已起泡，用消毒针放去黄水、剪去上面一层皮，再使用药膏。不可内服。

烫伤膏

《全国中草药新医疗法展览会资料选编》

药物组成 金银藤 紫草 白芷各210g 川芎70g 大黄175g 地榆75g 冰片175g 当归140g 黄蜡350g 芝麻油3500ml

制作方法 麻油加热至100℃，入金银藤、白芷、地榆、大黄、川芎、当归，加热至180℃，再入紫草，继续加热半小时，控制温度不超过180℃，至药枯黄，过滤去渣，入黄蜡搅匀。将冰片研细末，待药油冷至40℃时加入搅匀，冷却即成。

功效主治 清热解毒，凉血消肿。主治各类烧烫伤。

临床用法 外涂患处或作油纱布用，两日换药2～3次。

注意事项 孕妇忌用。

烫伤膏※

《常见病验方研究参考资料》

药物组成 野葡萄根120g 香油适量

制作方法 上药焙干研细末，香油调匀备用。

功效主治 清热，敛疮，止痛。主治烧烫伤。

临床用法 外敷患处，每日3～4次。

注意事项 保持创面清洁、干燥。

烫伤膏※

《常见病验方研究参考资料》

药物组成 龙眼核（或荔枝核）50g 茶油适量

制作方法 上药烧存性，研细末，茶油调匀备用。

功效主治 燥湿，敛疮，止

痛。主治烧烫伤。

临床用法 外涂患处，每日2～3次。

注意事项 禁用碘酒等刺激性消毒药进行消毒。

益草冰油膏※

《常见病验方研究参考资料》

药物组成 益母草12g 冰片0.03g 清油适量

制作方法 益母草炒炭，同冰片共研细末，清油调匀备用。

功效主治 清热祛瘀，消肿定痛。主治烧烫伤。

临床用法 外敷患处，每日2～3次。

注意事项 保持创面清洁，防止感染。孕妇忌用。

桑叶油膏※

《常见病验方研究参考资料》

药物组成 冬桑叶50g 香油适量

制作方法 上药烧存性，香油调匀备用。

功效主治 清热，疏风，止痛。主治烧烫伤。

临床用法 外敷患处，每日2～3次。

注意事项 保持创面清洁、干燥。

桑白皮油膏※

《常见病验方研究参考资料》

药物组成 桑白皮50g 香油适量

制作方法 上药焙干研细末，香油调匀备用。

功效主治 清热凉血。主治烫伤。

临床用法 外敷患处，每日2～3次。

注意事项 保持创面清洁、干燥。

黄连膏※

《陕西中医验方选编》

药物组成 黄连9g 甘草 蛇蜕各3g 冰片 珠珍各1g 猪油500g

制作方法 前5味药共研细末，入猪油调膏备用。

功效主治 清热止痛。主治烧伤所致疼痛、红肿。

临床用法 外涂患处，每日1次。

注意事项 忌辛辣、油腻食物。孕妇忌用。

黄丹冰石膏※

《常见病验方研究参考资料》

药物组成 煅石膏30g 黄丹3g 冰片0.15g 凡士林适量

制作方法 上药共研细末，凡士林调匀备用。

功效主治 解毒止痒，敛湿生肌。主治烧烫伤。

临床用法 外敷患处，每日1次。

注意事项 不可内服。孕妇忌用。

黄芩白及膏※

《常见病验方研究参考资料》

药物组成 白及 黄芩各等份

制作方法 上药共研细末，凉开水调匀备用。

功效主治 清热燥湿，收敛生肌。主治烧烫伤。

临床用法 外敷患处，每日1次。

注意事项 保持创面清洁，防止感染。

黄柏轻黛膏※

《常见病验方研究参考资料》

药物组成 黄柏9g 青黛 轻粉各3g 鸭蛋清适量

制作方法 上药共研细末，鸭蛋清调匀备用。

功效主治 清热解毒，生肌敛疮。主治烧烫伤。

临床用法 外敷患处，每日1次。

注意事项 保持创面清洁，防止感染。不可内服。

黄蓉甘芷膏※

《常见病验方研究参考资料》

药物组成 芙蓉花18g 大黄12g 白芷 甘草各9g 茶油适量

制作方法 上药共研细末，茶油调匀备用。

功效主治 清热消肿，祛瘀生新。主治烫伤。

临床用法 外敷患处，每日1次。

注意事项 保护创面清洁，防止感染。

黄连地榆烧伤膏Ⅰ号※

《全国中草药新医疗法展览会资料选编》

药物组成 黄连 地榆根 虎杖 凤尾草（全草） 翠云草（全草）各20g 明矾 冰片各5g

麻油 500ml

制作方法 前5味药与后2味药分别研细末，再把研细的药末混匀，加入麻油调匀备用。

功效主治 清热解毒，去腐生肌。主治各种烧伤。

临床用法 外敷患处，每日1～3次。可与黄连地榆烧伤膏Ⅱ号换用。

注意事项 防止创面感染。孕妇忌用。

黄连地榆烧伤膏Ⅱ号※

《全国中草药新医疗法展览会资料选编》

药物组成 黄连　地榆　虎杖　凤尾草各20g　翠云草　七叶一枝花（全草）各10g　明矾　冰片各5g　麻油500ml

制作方法 前6味药与后2味药分别研细末，把研细的药末混匀，加入麻油匀备用。

功效主治 清热解毒，去腐生肌。主治各种烧伤。

临床用法 外敷患处，每日1～3次。可与黄连地榆烧伤膏Ⅰ号换用。

注意事项 孕妇忌用。

蛇蜕冬青膏※

《常见病验方研究参考资料》

药物组成 蛇蜕5g　冬青叶15g

制作方法 蛇蜕烧灰存性，冬青叶煎水取汁，共搅匀备用。

功效主治 清热解毒，通络敛疮，祛风止痛。主治烧烫伤。

临床用法 外涂患处，每日3～4次。

注意事项 保持创面清洁、干燥。

猪蹄油膏※

《常见病验方研究参考资料》

药物组成 猪蹄黑壳不拘量　香油适量

制作方法 上药烧存性，研细末，香油调匀备用。

功效主治 清热解毒，燥湿止痛。主治烧烫伤。

临床用法 外敷患处，每日3～4次。

注意事项 创面禁用碘酒消毒。

清凉膏

《外科正宗》

药物组成 新出窑石灰0.5kg 桐油30ml

制作方法 上药用冷水化开，次日水面上结一层如薄冰样的膜，取起，加入桐油调稠即可。

功效主治 清热止痛。主治烫伤及游风丹毒。

临床用法 外敷患处，每日3~5次。

注意事项 皮肤溃破者不宜使用。

清凉膏

《太平圣惠方》

药物组成 生地黄60g 黄连 栀子 白芷各0.3g 香油120ml 黄蜡15g

制作方法 香油煎前药至地黄焦黑，去渣再煎，入黄蜡，化后倾盆内候冷。

功效主治 清热凉血，解毒定痛。主治烫火伤。

临床用法 外涂患处，每日1~2次。

注意事项 皮肤溃破者不宜用。

寄奴寒水石膏※

《普济方》

药物组成 刘寄奴 寒水石各50g 香油适量

制作方法 上药共研细末，香油调匀备用。

功效主治 清热泻火，散瘀止痛。主治烫伤疼痛。

临床用法 外敷患处，每日3次，以愈为度。

注意事项 敷药后不须用敷料包扎。

麻黄蛋油膏※

《常见病验方研究参考资料》

药物组成 麻黄末适量 鸡蛋黄油30ml

制作方法 蛋油调麻黄末为膏备用。

功效主治 祛邪止痛，润肤生肌。主治烫伤皮破疼痛。

临床用法 外涂患处，每日1次。

注意事项 保护创面清洁，防止感染。

绿豆大黄膏※

《常见病验方研究参考资料》

药物组成 绿豆 生大黄各等份 茶油适量

制作方法 上药共研细末，茶油调匀备用。

功效主治 清热泻火，除湿止痛。主治烧烫伤。

临床用法 外敷患处，每日3～4次。

注意事项 保持创面清洁、干燥。

棵麻膏※

《全国中草药新医疗法展览法资料选编》

药物组成 棵麻树皮250g

制作方法 上药切细，加水煎2小时，倒出药汁，药渣加水再煎，如此3次。将药汁合并过滤，浓缩，装瓶备用。

功效主治 清热解毒。主治烧伤。

临床用法 局部清创后，外涂患处，每日2～3次，至脱痂为止。

注意事项 防止创面感染。

蛤壳油膏※

《常见病验方研究参考资料》

药物组成 蛤蜊壳100g 桐油适量

制作方法 上药用炭火煅烧后，冷置3日，研细末，用瓶收贮。用时取药末与桐油调匀备用。

功效主治 敛湿生肌。主治烧烫伤。

临床用法 外涂患处。已溃烂者，用茶叶汁清洗后，再涂药膏，每日2～3次。

注意事项 创面不宜沾生水。

蛤蟆油膏※

《常见病验方研究参考资料》

药物组成 蛤蟆7只 清油200ml

制作方法 清油熬熟，入蛤蟆（洗净，不剖腹），熬至蛤蟆成焦黄色，去蛤蟆。将药油放入瓷器内自动凝结备用。

功效主治 清热解毒，润肤生肌。主治烧烫伤。

临床用法 外涂患处，每日2～3次。

注意事项 不可内服。孕妇忌用。

用。

紫地黄蜡膏※

《常见病验方研究参考资料》

药物组成 紫草30g 生地60g 香油200ml 黄蜡60g

制作方法 香油煎药去渣，入黄蜡调匀备用。

功效主治 清热凉血，润肤生肌。主治烧烫伤。

临床用法 外涂患处，每日1次。

注意事项 保护创面清洁，防止感染。

紫草轻粉冰片药膏※

《全国中草药新医疗法展览会资料选编》

药物组成 紫草9g 轻粉 冰片各3g 香油120ml 凡士林适量

制作方法 紫草用香油炸至焦枯，用3层纱布过滤去渣，加入研细的轻粉、冰片，再加适量凡士林调膏备用。

功效主治 清热解毒。主治烧伤。

临床用法 外涂患处，每日1次，可与酸枣树皮药酒替换使用。

注意事项 不可内服。孕妇忌用。

腊鼠膏

《圣济总录》

药物组成 腊鼠1只 研丹 琥珀各15g 乳香 芦荟 石螺壳 车螯壳 蛤蜊壳各30g 麝香 珍珠各0.3g 清油500ml 黄蜡 羊脂 猪脂各120g

制作方法 除鼠、脂、油外，余药均研细末。清油、羊脂、猪脂与鼠同置银器内，熬浓去渣，入诸药末调匀为膏。

功效主治 泻热消瘢。主治烫伤。

临床用法 外涂患处，每日1～4次。

注意事项 不可内服。孕妇忌用。

寒柏油膏※

《常见病验方研究参考资料》

药物组成 寒水石5g 黄柏25g 香油适量

制作方法 上药共研细末，香油调匀备用。

功效主治 清热燥湿，泻火解毒。主治烧烫伤。

临床用法 外敷患处，每日

2～3次。

注意事项　敷药前宜用消毒纱布将创面渗出物拭净。

榆黛膏※

《常见病验方研究参考资料》

药物组成　地榆　青黛　熟石膏各等份　香油适量

制作方法　上药共研细末，香油调匀备用。

功效主治　清热凉血，祛腐生新。主治烧烫伤，表皮剥离、脱落溃烂者。

临床用法　外敷患处，每日2～3次。

注意事项　保护创面清洁，防止感染。

榆连凡膏※

《常见病验方研究参考资料》

药物组成　地榆末　黄连末各20g　凡士林4g

制作方法　上药混合成膏备用。

功效主治　清热解毒，凉血止痛。主治烧烫伤。

临床用法　外敷患处，每日1～2次。

注意事项　保护创面清洁，防止感染。

榆树皮油膏※

《常见病验方研究参考资料》

药物组成　鲜榆树皮500g　香油200ml

制作方法　将榆树皮烤至黑色，研细末，香油调匀备用。

功效主治　清热解毒，润肤生肌。主治Ⅰ、Ⅱ度烫伤。

临床用法　外敷患处，每日2～3次。

注意事项　保护创面清洁，防止感染。

槐角油膏※

《常见病验方研究参考资料》

药物组成　槐角50g　香油适量

制作方法　上药炒炭研细末，香油调匀备用。

功效主治　清热，凉血，止血。主治烧烫伤。

临床用法　外敷患处，每日2～3次。

注意事项　保护创面清洁，防止感染。

硼酸蛋清膏※

《常见病验方研究参考资料》

药物组成 硼酸粉5g 鸡蛋清1枚

制作方法 蛋清倒入碗内，入硼酸粉，搅匀，将敷料放入，使硼酸粉湿透，备用。

功效主治 解毒消肿，祛腐生肌。主治Ⅰ、Ⅱ度烧烫伤。

临床用法 若是污染伤，用3%硼酸水洗净，涂红汞药水于伤面；反之，只涂红汞药水即可。再将本药膏敷料一层覆盖，外松缠绷带。不用换药，一次结成硬痂即愈。

注意事项 蛋清和硼酸粉用量应按创面大小加减。

蜂窝膏※

《常见病验方研究参考资料》

药物组成 蜂窝1枚 芝麻香油各适量

制作方法 蜂窝内装芝麻不拘量，放火上焙成黄色，共研细末，香油调匀备用。

功效主治 解毒燥湿，润肤生肌。主治烧烫伤。

临床用法 外敷患处，每日2~3次。

注意事项 保护创面清洁，防止感染。

鼠油膏

《普济方》

药物组成 香油500ml 大鼠2只

制作方法 将鼠去皮、肠，与油煎至熟，去渣。

功效主治 解毒敛疮。主治烧烫伤。

临床用法 外涂患处，每日2~3次。

注意事项 皮肤已溃破时不宜使用。

酸枣根膏※

《常见病验方研究参考资料》

药物组成 酸枣根1500g

制作方法 上药切细，加水煎熬，浓缩成膏备用。

功效主治 养阴清热，缓急止痛。主治烧烫伤。

临床用法 取适量药膏涂消毒纱布上，外贴患处，固定，每日1次。

注意事项 保止创面清洁，防止感染。

罂粟膏

《外科正宗》

药物组成 麻油120ml 罂粟花15朵 白蜡9g 轻粉6g

制作方法 罂粟花浸油内，煎枯去渣，将油入勺内，下白蜡，熬化倒入罐内，待四边将凝时，下轻粉搅匀，水内顿冷取出。

功效主治 收湿，敛疮，止痛。主治汤泼火烧、皮肉损烂、疼痛焮热、起泡流水者。

临床用法 将水泡挑破，把膏置手中温化搽患处，软棉纸盖扎，每日2次，其痛即止。次日用消毒棉纱擦净腐皮，再外涂药膏，每日1次。

注意事项 不可内服。

鲜地骨皮油膏※

《常见病验方研究参考资料》

药物组成 鲜地骨皮240g 凡士林90g 香油60ml

制作方法 上药焙黄，研细末，火上将后2味混合，离火后加地骨皮末搅匀即成。

功效主治 清热，凉血，止痛。主治烧烫伤疼痛。

临床用法 外敷患处，每日2~3次。

注意事项 若创面已溃者，可先搽药膏，后撒地骨皮末，连用7日。

黛黄膏※

《常见病验方研究参考资料》

药物组成 青黛 生大黄各等份 香油适量

制作方法 上药共研细末，香油调匀备用。

功效主治 清热解毒，凉血止痛。主治烧烫伤。

临床用法 外敷患处，每日2~3次。

注意事项 注意保持创面清洁、干燥。

鳖甲油膏※

《常见病验方研究参考资料》

药物组成 鳖甲50g 香油适量

制作方法 上药烧存性，研细末，香油调匀备用。

功效主治 养阴清热，祛腐生新。主治烧烫伤。

临床用法 外敷患处，每日3次。

注意事项 若伤口有污染，先

用0.3%新洁尔灭液消毒患处，再用药膏敷涂。

獾油膏※

《常见病验方研究参考资料》

药物组成 獾油适量

制作方法 煎熬备用。

功效主治 润肤，生肌，止痛。主治烧烫伤。

临床用法 外涂患处，每日3~4次。

注意事项 若创面有水泡形成，可用消毒剪或消毒空针排除水液后再涂油膏。

冻疮

瓦楞龙骨膏※

《常见病验方研究参考资料》

药物组成 瓦楞子 龙骨各15g 香油适量

制作方法 上药火煅存性，研细末，香油调匀备用。

功效主治 消痰散结，燥湿敛疮。主治冻疮溃烂。

临床用法 外敷患处，每日2~3次。

注意事项 患处忌沾生水。

乌贼桂片膏※

《常见病验方研究参考资料》

药物组成 乌贼骨9g 冰片 肉桂末各0.03g 香油适量

制作方法 上药共研细末，油调成膏备用。

功效主治 温阳散寒，收湿敛疮。主治冻疮溃烂不愈。

临床用法 外涂患处，每日1次。

注意事项 孕妇慎用。

白及柑子膏※

《常见病验方研究参考资料》

药物组成 白及 柑子皮各9g 桐油适量

制作方法 上药共研细末，桐油调匀备用。

功效主治 消肿生肌，收敛止血。主治冻疮久溃不愈。

临床用法 外敷患处，每日1次。

注意事项 敷药前应清洗疮口脓液。

白石螵黛膏※

《常见病验方研究参考资料》

药物组成 白及9g 熟石膏 海螵蛸各15g 青黛6g 香油适量

制作方法 上药共研细末，香油调匀备用。

功效主治 清热解毒，收湿敛疮。主治冻疮已溃。

临床用法 外敷患处，每日2～3次。

注意事项 患处忌沾生水。

肉将军膏※

《常见病验方研究参考资料》

药物组成 大黄 肉桂各等份

制作方法 上药共研细末，未溃者用酒调匀，已溃者用香油调匀，备用。

功效主治 温阳散寒，活血化瘀。主治冻疮。

临床用法 外敷患处，每日2～3次。

注意事项 防止局部受寒。

当归紫草膏※

《全国中草药新医疗法展览会资料选编》

药物组成 当归 紫草 黄蜡 白蜡各30g 赤芍 白芷各15g 乳香 血褐各9g 轻粉 冰片各3g 麻油500ml

制作方法 先将当归、赤芍、白芷、紫草浸入麻油中7日，后置铜勺内加热熬枯，去渣，再依次将乳香、血褐、轻粉、冰片、黄蜡、白蜡放入搅匀，收膏，贮存备用。

功效主治 养阴清热，活血祛瘀，敛疮止痛。主治冻疮已溃。

临床用法 外涂患处，每日1～3次，直到痊愈。

注意事项 注意患处的保暖。孕妇慎用。

花椒硫黄膏※

《常见病验方研究参考资料》

药物组成 花椒 硫黄各15g 香油适量

制作方法 上药共研细末，香油调匀备用。

功效主治 温阳，散寒，止痛。主治冻疮痒痛。

临床用法 外涂患处，每日

2～3次。

注意事项 避风冷。不可内服。

青果核膏※

《常见病验方研究参考资料》

药物组成 青果核烧存性 50g 香油适量

制作方法 上药研细末，香油调匀备用。

功效主治 燥湿敛疮。主治冻疮已溃。

临床用法 外敷患处，每日2～3次。

注意事项 患处忌沾水。

茄秆灰膏※

《常见病验方研究参考资料》

药物组成 茄秆 50g 香油适量

制作方法 上药烧存性，研细末，香油调匀备用。

功效主治 解毒，敛湿，收口。主治冻疮已溃或未溃。

临床用法 外敷患处，每日1次。

注意事项 已溃者敷药前应将脓液拭尽。

松香黄蜡油膏※

《常见病验方研究参考资料》

药物组成 松香 黄蜡各 19g 生猪油 30g

制作方法 松香研细末，共捣为膏备用。

功效主治 燥湿，拔毒，生肌。主治冻疮已溃。

临床用法 外敷患处，每日1次。

注意事项 患处忌沾水。

柏叶膏

《普济方》

药物组成 炙柏叶 90g 麻油 90ml 头发 盐各 3g 乳香 1.5g 蜡 15g 杏仁 9g

制作方法 柏叶研细末，将麻油和蜡入锅内煎令沸，下诸药，以头发煎化为度，搅匀成膏。

功效主治 活血散结。主治冻疮。

临床用法 外敷患处，每日1次。

注意事项 忌风冷。

柏蔹油膏※

《常见病验方研究参考资料》

药物组成 黄柏 21g 白蔹 9g 香油适量

制作方法 上药共研细末，香油调匀备用。

功效主治 清热燥湿，敛疮生肌。主治冻疮初溃及溃后将愈。

临床用法 外敷患处，每日 1 次。

注意事项 冻疮已溃者亦可用药末撒患处。

独胜膏

《外科正宗》

药物组成 大蒜适量

制作方法 将大蒜捣膏备用。

功效主治 温散行血。主治冻疮。

临床用法 在六月初六、十六、二十六日，分别将药膏日中晒热，在遇冬所发之处搽之，每日 3 次。

注意事项 搽药膏时忌沾水，以使药力保持一段时间。皮肤过敏者忌用。

硝黄膏※

《常见病验方研究参考资料》

药物组成 朴硝 0.21g 黄柏 3g

制作方法 上药共研细末，水调备用。

功效主治 清热，解毒，燥湿。主治冻疮。

临床用法 外敷患处，每日 1 换。

注意事项 溃破者慎用。

黑白二仙膏※

《常见病验方研究参考资料》

药物组成 黄丹炒 黑、白胡椒末各 15g 香油 500ml

制作方法 香油先煎至烟尽，下黄丹搅匀，待凉后将胡椒面搅匀成膏。

功效主治 散寒止痛，去腐生肌。主治冻疮溃烂。

临床用法 外敷患处，每日 1 次。

注意事项 不可内服。

樱桃解冻膏※

《全国中草药新医疗法展览会资料选编》

药物组成 鲜樱桃500g

制作方法 将鲜樱桃放瓶内，埋入地下，入冬时取出即可。

功效主治 活血疗疮，化腐生肌。主治冻疮久治不愈。

临床用法 外涂患处，每日1~3次。

注意事项 注意患处的保温。

樟螵凡士林膏※

《常见病验方研究参考资料》

药物组成 樟脑9g 海螵蛸6g 凡士林120g

制作方法 前2味药共研细末，加入凡士林调成软膏备用。

功效主治 温散止痛，收湿敛疮。主治冻疮溃烂。

临床用法 外敷患处，每日1次。

注意事项 不可内服。

虫兽伤

二虫膏

《普济方》

药物组成 地龙15g 蜈蚣3g

制作方法 上药共研细末。

功效主治 祛风，解毒，解痉。主治蛇伤。

临床用法 1次6g，温开水调匀，外敷患处，每日1次。

二花草膏※

《锦方集》

药物组成 黄花草 野花生草各适量

制作方法 上药共捣为泥，加入适量淘米水调匀备用。

功效主治 解毒，消肿，定痛。主治蛇咬伤。

临床用法 外涂患处周围。每日2~3次。

注意事项 涂药应自上而下。伤口不要涂搽，待其中黄水流出。若伤口闭住，须要刺破。

八角茴香膏※

《常见病验方研究参考资料》

药物组成 八角茴香根皮适量 白酒50ml

制作方法 上药共捣备用。

功效主治 理气，止痛，消肿。主治蛇咬伤。

临床用法 外敷患处，每日2～3次。

注意事项 用药前应严格消毒伤口。

大山膏※

《陕西中医验方选编》

药物组成 草乌 雄黄 白芷 山慈姑 大蒜各等份 菜油适量

制作方法 上药共研细末，菜油调膏备用。

功效主治 清热解毒，消肿止痛。主治蛇虫咬伤。

临床用法 外敷患处，每日1次。

注意事项 不可内服。

大黄膏※

《陕西中医验方选编》

药物组成 大蒜30g 雄黄15g 麝香0.3g

制作方法 上药共捣为膏备用。

功效主治 清热解毒，消肿止痛。主治蛇虫咬伤红肿等。

临床用法 外敷患处，每日1次。

注意事项 孕妇及皮肤过敏者忌用。

大青叶膏※

《常见病验方研究参考资料》

药物组成 鲜大青叶100g

制作方法 洗净捣烂备用。

功效主治 清热解毒，凉血止痛。主治毒蛇咬伤。

临床用法 外敷患处，每日2～3次。

注意事项 用药前应严格消毒伤口。

万年膏※

《常见病验方研究参考资料》

药物组成 万年根、叶适量

制作方法 上药捣为泥备用。

功效主治 清热，解毒，消肿。主治毒蛇咬伤肿痛。

临床用法 外敷患处，每日2～3次。

注意事项 不可内服。

三鲜叶膏※

《常见病验方研究参考资料》

药物组成 鲜半枝莲叶 鲜紫花地丁草叶 鲜土牛膝叶各等份

制作方法 上药共捣为泥备用。

功效主治 清热解毒，消肿散结。主治毒蛇咬伤。

临床用法 外敷患处，每日1次。

注意事项 若咬伤处起泡，应挑破，擦净毒水后再敷药膏。

小蓟菊花膏※

《常见病验方研究参考资料》

药物组成 鲜小蓟根叶 野菊花叶各等份

制作方法 上药共捣为泥备用。

功效主治 清热解毒，凉血止血。主治蝮蛇咬伤。

临床用法 外敷患处，每日2～3次。

注意事项 用药前应严格消毒伤口。

马鞭草油膏※

《常见病验方研究参考资料》

药物组成 马鞭草不拘量 香油适量

制作方法 上药烧灰，研细末，香油调匀备用。

功效主治 利水消肿，清热定痛。主治螺、马咬伤。

临床用法 常规消毒后，药膏外敷患处，每日2～3次。

注意事项 伤处忌针、灸。

犬伤膏※

《常见病验方研究参考资料》

药物组成 白矾适量

制作方法 白矾研细末，开水调匀备用。

功效主治 解毒，杀虫，止血。主治犬咬伤。

临床用法 外涂患处，每日2～3次。

注意事项 用药前应消毒伤口。

犬伤寄奴膏※

《常见病验方研究参考资料》

药物组成 鲜刘寄奴适量

制作方法 上药洗净，捣烂如泥备用。

功效主治 破血通经，敛疮消肿。主治犬伤肿痛。

临床用法 常规消毒后，药膏外敷患处，每日2～3次。

注意事项 伤处忌针、灸。

犬伤解毒膏※

《常见病验方研究参考资料》

药物组成 野菊花适量

制作方法 上药捣烂为泥备用。

功效主治 清热，解毒，消肿。主治犬咬伤。

临床用法 外敷患处，每日2～3次。

注意事项 用药前应彻底消毒患处。

天冬前草药膏※

《全国中草药新医疗法展览会资料选编》

药物组成 天冬 见毒消 车前草各200g 毛茛10g（以上均为鲜品）

制作方法 上药洗净，捣烂备用。

功效主治 解毒疗疮。主治毒蛇咬伤，对“芥壳斗”蛇咬伤尤宜。

临床用法 先将伤处切开放出毒血，再以半边莲煎汤勤洗伤处，然后外敷药膏，干则换。可配合细辛、地耳草鲜汁内服。

注意事项 不可内服。忌食生冷、酒。

牛膝叶膏※

《常见病验方研究参考资料》

药物组成 鲜土牛膝叶适量

制作方法 上药洗净，用口咀嚼5分钟后备用。

功效主治 散瘀血，消肿痛。主治毒蛇咬伤。

临床用法 外敷患处，每日2～3次。

注意事项 应严格消毒伤口，防止蛇毒内攻。可将伤口上部用绳带束住，待贴药泥后伤部有瘙痒感时，将绳束解去。

凤仙蒜膏※

《常见病验方研究参考资料》

药物组成 凤仙花 大蒜各适量

制作方法 上药共捣为泥备用。

功效主治 祛风解毒，消肿止

痛。主治蛇咬伤。

临床用法 外敷患处，每日2～3次。

注意事项 应严格消毒伤口。

凤尾仙掌膏※

《常见病验方研究参考资料》

药物组成 凤尾草 仙人掌各50g 红酒适量

制作方法 上药共捣为泥，入老红酒调匀备用。

功效主治 清热解毒，消肿止痛。主治毒蛇咬伤。

临床用法 外敷患处，每日2～3次。

注意事项 用药前应严格消毒伤口。

石竹花膏※

《常见病验方研究参考资料》

药物组成 石竹花适量

制作方法 上药捣烂为泥备用。

功效主治 清热，解毒，消肿。主治蛇咬伤。

临床用法 外敷患处，每日2～3次。

注意事项 用药前应严格消毒伤口。

石榴子膏※

《常见病验方研究参考资料》

药物组成 石榴子15g

制作方法 上药洗净，捣烂备用。

功效主治 解毒，止血。主治蛇咬伤。

临床用法 外敷患处，每日1次。

注意事项 严格消毒伤口。

石灰面碱膏※

《常见病验方研究参考资料》

药物组成 石灰 面碱各240g 白酒适量

制作方法 上药共研细末，酒调为膏备用。

功效主治 清热解毒，生肌敛疮。主治毒蛇咬伤。

临床用法 外敷患处，干则换。同时可用黄连、白芷各9g水煎内服。

注意事项 若觉患处痛时，乃毒气去尽，可停止敷膏。

四神膏

《圣济总录》

药物组成 皂荚 芜荑 雄黄

青盐各等份　蜜适量

制作方法　上药共研细末，蜜调为膏。

功效主治　祛毒消肿。主治蜘蛛咬伤。

临床用法　外敷患处，每日3～4次。

注意事项　不可刺破伤处。不可内服。

白酥膏※

《陕西中医验方选编》

药物组成　白及3g　蟾酥0.6g　白豆1枚　鸡蛋清适量

制作方法　上药共研细末，蛋清调膏备用。

功效主治　清热解毒，消肿止痛。主治毒蛇咬伤，肿痛不可忍。

临床用法　外敷患处，每日1～2次。

注意事项　不可入口。

白芷醋膏※

《常见病验方研究参考资料》

药物组成　白芷　陈醋各适量

制作方法　上药研细末，陈醋调匀备用。

功效主治　解毒，消肿，止痛。主治毒蛇咬伤。

临床用法　外敷患处，每日2～3次。

注意事项　毒蛇咬伤后，忌奔跑，应先将伤口上端用绳子或布条扎紧，防止毒邪攻心。

白矾二生膏※

《常见病验方研究参考资料》

药物组成　雄黄　白矾　生大黄各30g　蜂蜜适量

制作方法　上药共研细末，蜂蜜调匀备用。

功效主治　解毒止血，消肿定痛。主治蛇咬伤。

临床用法　外敷伤口周围，每日2～3次。

注意事项　雄黄禁火煅。

仙花蜈雄膏※

《常见病验方研究参考资料》

药物组成　金凤仙花　雄黄　蜈蚣各等份　茶油适量

制作方法　上药共研细末，茶油调匀备用。

功效主治　清热解毒，通路止痛。主治蛇咬伤。

临床用法　外敷患处，每日2～3次。

注意事项　不可内服。

瓜子金药膏※

《全国中草药新医疗法展览会资料选编》

药物组成　瓜子金（鲜品、全草）50g

制作方法　上药捣烂，加水调匀备用。

功效主治　解毒清热。主治毒蛇咬伤。

临床用法　外敷患处，每日1次。配合内服蛇咬伤药更佳。

注意事项　敷药前患处应严格消毒。

丝叶糖膏※

《常见病验方研究参考资料》

药物组成　丝瓜叶　红糖各适量

制作方法　上药捣烂为泥备用。

功效主治　解毒，通路，止痛。主治鼠咬伤。

临床用法　外敷患处，每日2～3次。

注意事项　用药前应彻底消毒伤处。

丝瓜根酒膏※

《常见病验方研究参考资料》

药物组成　丝瓜根50g　酒适量

制作方法　上药捣烂，用酒稀释备用。

功效主治　通经，活络，解毒。主治毒蛇咬伤。

临床用法　先取酒药冲洗伤口，再用药渣外敷，每日2次。

注意事项　现制现用。

芋头膏※

《常见病验方研究参考资料》

药物组成　生芋头（或芋头茎、叶）适量

制作方法　上药捣烂为泥备用。

功效主治　清热解毒，消肿定痛。主治蜂螫伤。

临床用法　外敷患处，每日2次。

注意事项　伤处忌艾灸。

地龙膏※

《常见病验方研究参考资料》

药物组成　活地龙适量

制作方法　捣如泥备用。

功效主治　清热息风，解毒，通络利尿。主治毒蛇咬伤。

临床用法　外敷患处，每日3～4次。

注意事项　严格消毒伤口。

地丁盐膏※

《常见病验方研究参考资料》

药物组成　鲜紫花地丁60g　盐3g

制作方法　上药共捣为泥备用。

功效主治　清热解毒，消肿止痛。主治蛇咬伤。

临床用法　外敷患处周围，每日2～3次。

注意事项　用药前应严格消毒伤口。

守宫膏※

《常见病验方研究参考资料》

药物组成　壁虎5只　香油适量

制作方法　将壁虎放瓦上焙干，研细末，香油调匀备用。

功效主治　祛风定惊，解毒散结，止痛。主治毒蛇咬伤肿痛。

临床用法　外敷患处，每日2～3次。

注意事项　不可内服。

红花地桃花药膏※

《全国中草药新医疗法展览会资料选编》

药物组成　红花　地桃花（狗脚迹）200g　飞竹叶100g

制作方法　上药捣烂取汁备用。

功效主治　解毒清热。主治毒蛇咬伤。

临床用法　药渣外敷伤口四周。药汁冲开水3次分服，每4小时1次，严重者可加量加次数，连服1～6天。

注意事项　敷药前应严格消毒伤口。

坑泥膏※

《本草纲目》

药物组成　尿坑泥适量

功效主治　解虫蝎毒。主治蜂、蝎等虫咬蜇伤。

临床用法　用湿泥涂患处，每日1～2次。

注意事项　皮肤溃破者不宜用。

豆渣膏※

《常见病验方研究参考资料》

药物组成 豆腐渣适量

制作方法 摊布上备用。

功效主治 清热，凉血，止痛。主治斑蝥伤，起泡疼痛。

临床用法 外敷患处，每日2～3次。

注意事项 伤处忌艾灸。

豆叶桐油膏※

《常见病验方研究参考资料》

药物组成 扁豆叶 桐油各适量

制作方法 扁豆叶捣烂，调桐油备用。

功效主治 清热，解毒，消肿。主治蛇咬伤。

临床用法 外敷患处，每日2～3次。

注意事项 用药前应严格消毒伤口。

吴萸慈姑膏※

《常见病验方研究参考资料》

药物组成 吴茱萸 山慈姑各60g 酒适量

制作方法 上药共研细末，酒调匀备用。

功效主治 解毒消肿，散寒止痛。主治银包铁蛇咬伤。

临床用法 外涂患处，每日2～3次。

注意事项 涂搽时应由上而下，由远而近，伤口勿涂搽，以便毒气排出。

皂角油膏※

《常见病验方研究参考资料》

药物组成 皂角 茶油各适量

制作方法 上药烧灰，研细末，茶油调匀备用。

功效主治 拔毒，消肿，排脓。主治螺、马咬伤，久溃不愈。

临床用法 外涂患处，每日2次。

注意事项 用药前应彻底消毒伤处。

龟板油膏※

《常见病验方研究参考资料》

药物组成 龟板烧灰存性 20g 香油适量

制作方法 上药研细末，香油调匀备用。

功效主治 祛瘀止血。主治猪咬伤溃烂者。

临床用法 外敷患处，每日1次。

注意事项 用药前应彻底消毒伤处。

灵脂雄绿膏※

《常见病验方研究参考资料》

药物组成 五灵脂 雄黄各9g 铜绿6g 白矾3g 香油适量

制作方法 上药共研细末，香油调匀备用。

功效主治 解毒敛湿，散瘀止痛。主治土条蛇咬伤。

临床用法 外敷患处，每日1次。

注意事项 不可内服。

灵脂雄蜈膏※

《常见病验方研究参考资料》

药物组成 五灵脂 雄黄各9g 蜈蚣3条 白矾9g 香油适量

制作方法 上药共研细末，香油调匀备用。

功效主治 息风散瘀，通络止痛。主治土条蛇咬伤。

临床用法 外敷患处，每日1次。

注意事项 不可内服。

草雄辛膏※

《常见病验方研究参考资料》

药物组成 雄黄 细辛 甘草各3g 香油适量

制作方法 上药共研细末，香油调匀备用。

功效主治 解毒燥湿，缓急止痛。主治蛇咬伤。

临床用法 外敷伤口周围，每日2～3次。

注意事项 雄黄禁火煅。

南雄芒菊膏※

《常见病验方研究参考资料》

药物组成 生南星 雄黄 芒硝 野菊花各15g 酒适量

制作方法 上药共研细末，酒调匀备用。

功效主治 清热解毒，消肿定痛。主治蛇咬伤。

临床用法 外敷患处，每日2～3次。

注意事项 伤处忌艾灸。雄黄禁火煅。孕妇忌用。

南荞杜衡药膏※

《全国中草药新医疗法展览会资料选编》

药物组成 野南荞块根 尖叶杜衡（花脸细辛）全草（均为鲜品）各30g

制作方法 上药嚼烂备用。

功效主治 解毒清热。主治毒蛇咬伤。

临床用法 外敷患处，每日1次。

注意事项 忌食醋、蒜、四季豆、燕麦。

香附膏※

《常见病验方研究参考资料》

药物组成 香附50g 酒适量

制作方法 上药研细末，酒调匀备用。

功效主治 行气，止痛，消肿。主治蛇咬伤。

临床用法 外敷患处，每日2~3次。

注意事项 伤处忌艾灸。

姜糖膏※

《常见病验方研究参考资料》

药物组成 生姜 红糖各3g

制作方法 上药捣烂如泥备用。

功效主治 散寒，温中，止痛。主治犬咬伤。

临床用法 外敷患处，每日2~3次。

注意事项 伤处严格消毒，防止感染。

桐皮膏※

《常见病验方研究参考资料》

药物组成 桐树皮1块

制作方法 从桐树上取桐皮备用。

功效主治 除湿，消肿，止痛。主治蝎子蜇伤。

临床用法 药皮外贴患处，每日1次。

注意事项 现取现用。

透骨草膏※

《常见病验方研究参考资料》

药物组成 透骨草50g 红糖

适量

制作方法 上药捣烂，加红糖调匀备用。

功效主治 祛风止痛。主治蛇咬伤。

临床用法 外敷患处，每日2~3次。

注意事项 伤处忌艾灸。

消肿膏※

《常见病验方研究参考资料》

药物组成 菊花叶15g 食盐适量

制作方法 共捣为泥备用。

功效主治 清热解毒，消肿止痛。主治蜈蚣咬伤。

临床用法 外敷患处，每日2~3次。

注意事项 伤处忌艾灸。

海螵雄矾膏※

《常见病验方研究参考资料》

药物组成 雄黄 白矾 海螵蛸各3g

制作方法 上药共研细末，开水调匀备用。

功效主治 解毒敛湿，消肿定痛。主治蛇咬伤。

临床用法 外敷伤口周围，每日2~3次。

注意事项 雄黄禁火煅。

益母草醋膏※

《常见病验方研究参考资料》

药物组成 益母草50g 醋适量

制作方法 上药捣烂，调醋，烘热备用。

功效主治 活血祛瘀，消肿止痛。主治犬咬伤。

临床用法 外敷患处，每日2~3次。

注意事项 现制现用。

黄箭膏※

《陕西中医验方选编》

药物组成 斩龙箭30g 破龙箭15g 夏枯草 母猪藤各30g 雄黄15g 黄荆条叶30g

制作方法 上药共捣如泥备用。

功效主治 解毒止痛。主治毒蛇咬伤。

临床用法 外敷患处，纱布固定，每日1次。

注意事项 不可内服。

黄石软膏※

《全国中草药新医疗法展览会资料选编》

药物组成 炉甘石 煅石膏各120g 大黄 黄连 黄柏 杠板归 白及 地丁草各6g 八角莲 七叶一枝花（全草）各60g 朱砂 琥珀各3g 凡士林适量

制作方法 上药共研细末，加凡士林调成软膏。

功效主治 解毒清热，生肌敛疮。主治毒蛇咬伤后伤口溃烂。

临床用法 患处先用臭牡丹、金银花等量煎液洗净，外涂软膏，每日1次至愈。

注意事项 禁食牛肉、韭菜、鱼腥类及酒等。咬伤后1～2个月内忌房事。朱砂禁火煅。

梅片雄辛膏※

《常见病验方研究参考资料》

药物组成 雄黄 细辛各12g 梅片3g 酒适量

制作方法 上药共研细末，酒调匀备用。

功效主治 解毒燥湿，消肿止痛。主治毒蛇咬伤。

临床用法 外涂伤处周围，每日2～3次。

注意事项 雄黄禁火煅。孕妇忌用。

蛇含草膏※

《常见病验方研究参考资料》

药物组成 蛇含草15株 醋面适量

制作方法 共捣烂备用。

功效主治 安神，解毒，止痛缓急。主治毒蛇咬伤，疼痛烦躁。

临床用法 外敷患处，每日2～3次。

注意事项 注意创面消毒，以防蛇毒内攻。

蛇伤止痛膏※

《常见病验方研究参考资料》

药物组成 鲜海金沙叶50g

制作方法 上药洗净，用口嚼烂备用。

功效主治 清热解毒，消肿止痛。主治青节蛇咬伤。

临床用法 外敷患处，每日2次。

注意事项 伤处忌艾灸。现制现用。

蛇伤解毒膏※

《常见病验方研究参考资料》

药物组成 鲜蒲公英100g

制作方法 上药捣烂为泥备用。

功效主治 清热解毒，消肿散结。主治毒蛇咬伤肿痛。

临床用法 外敷患处，每日2～3次。

注意事项 严格消毒伤口，防止蛇毒内攻。

猫伤膏※

《常见病验方研究参考资料》

药物组成 薄荷（或川椒）适量

制作方法 上药捣烂备用。

功效主治 疏风清热，止痒定痛。主治猫咬伤。

临床用法 外敷患处，每日2～3次。

注意事项 彻底消毒伤处。

猫伤仙花膏※

《常见病验方研究参考资料》

药物组成 凤仙花不拘量

制作方法 上药捣烂为泥备用。

功效主治 祛风活血，消肿止痛。主治猫咬伤。

临床用法 外敷患处，每日2～3次。

注意事项 彻底消毒伤处。

犁头二莲膏※

《常见病验方研究参考资料》

药物组成 半边莲　犁头尖　旱莲草各等份

制作方法 上药共捣为泥备用。

功效主治 清热凉血，解毒止痛。主治蛇咬伤。

临床用法 外敷患处，每日2～3次。

注意事项 伤处忌艾灸。

盘龙草半边莲药膏※

《全国中草药新医疗法展览会资料选编》

药物组成 盘龙草　总管叶　豆角消　半边莲　苎麻　蛇不过各50g

制作方法 上药捣烂备用。

功效主治 解毒清热。主治毒蛇咬伤。

临床用法　外敷伤口周围，每日1次。

注意事项　病情严重者应配合其他治疗。

散结膏※

《常见病验方研究参考资料》

药物组成　鲜天南星叶（或鲜半夏叶）20g

制作方法　上药捣烂为泥备用。

功效主治　解毒消肿散结。主治蜂螫伤。

临床用法　外敷患处，每日1次。

注意事项　伤处忌艾灸。

雄蚤膏※

《常见病验方研究参考资料》

药物组成　雄黄　蚤休各等份　米醋适量

制作方法　将蚤休在瓦上焙焦，同雄黄共研细末，米醋调匀备用。

功效主治　清热解毒，消肿散结。主治毒蛇咬伤。

临床用法　外涂患处，每日3～4次。

注意事项　雄黄禁火煅。

雄辛荜矾膏※

《常见病验方研究参考资料》

药物组成　荜茇15g　细辛0.15g　雄黄　白矾各6g　白酒适量

制作方法　上药共研细末，酒调匀备用。

功效主治　解毒燥湿，行气止痛。主治蛇咬伤。

临床用法　外敷患处，每日2～3次。

注意事项　雄黄禁火煅。

雄矾樟脑膏※

《常见病验方研究参考资料》

药物组成　雄黄　白矾各9g　樟脑6g　食盐　白蜡各适量

制作方法　上药共研细末，和食盐、白蜡调匀备用。

功效主治　解毒，通窍，止痛。主治蛇咬伤。

临床用法　外敷伤口周围，每日2～3次。

注意事项　雄黄禁火煅。孕妇忌用。

雄钱边莲膏※

《常见病验方研究参考资料》

药物组成 半边莲 小叶金钱草各15g 雄黄6g 酒糟适量

制作方法 共捣为泥备用。

功效主治 清热解毒，消肿定痛。主治毒蛇咬伤。

临床用法 外敷患处，每日2次。

注意事项 雄黄禁火煅。

雄黄二白膏※

《常见病验方研究参考资料》

药物组成 雄黄0.12g 白矾3g 白芷9g

制作方法 上药共研细末，开水调匀备用。

功效主治 燥湿解毒，消肿止痛。主治蛇咬伤。

临床用法 外敷伤口周围，每日2～3次。同时可配合内服，成人每服本方药末3g，儿童服0.15g，温开水或酒送服，每日1～3次。

注意事项 雄黄有毒，量不宜太大。雄黄禁火煅。孕妇慎用。

雄黄消毒膏

《卫生宝鉴》

药物组成 雄黄 砒霜各15g 巴豆9g 白矾30g 黄蜡15g

制作方法 上药共研细末，黄蜡化开，加入药末，搅匀冷凝成膏。

功效主治 解毒消肿。主治蝎螫伤。

临床用法 药膏在火上烤化，外敷患处，每日1次。

注意事项 砒霜、巴豆大毒，严禁入口。孕妇忌用。

番薯膏※

《常见病验方研究参考资料》

药物组成 白心番薯50g

制作方法 上药捣烂为泥备用。

功效主治 解毒，消肿，止痛。主治蜈蚣咬伤。

临床用法 外敷患处，每日2～3次。

注意事项 伤处忌艾灸。

蓖麻鱼腥膏※

《常见病验方研究参考资料》

药物组成 蓖麻子（去壳）6g 鲜鱼腥草30g

制作方法 上药共捣为泥备用。

功效主治 拔毒，消肿，排脓。主治毒蛇咬伤。

临床用法 外敷患处，每日2~3次。

注意事项 伤处忌艾灸。

蜂房油膏※

《常见病验方研究参考资料》

药物组成 露蜂房50g 猪油适量

制作方法 上药研细末，猪油调匀备用。

功效主治 解毒，消肿，止痛。主治蜂螫伤。

临床用法 外敷患处，每日2~3次。

注意事项 伤处忌艾灸。

蜂蜜大葱膏※

《常见病验方研究参考资料》

药物组成 大葱1枚 蜂蜜适量

制作方法 上药捣泥备用。

功效主治 解毒，杀虫，润肤。主治虫类咬伤。

临床用法 外敷患处，每日2~3次。

注意事项 不可内服。

蜈雄烟油膏※

《常见病验方研究参考资料》

药物组成 蜈蚣3条 雄黄9g 旱烟油适量

制作方法 蜈蚣放砂锅内微炒黄，与雄黄共研细末，旱烟油调匀备用。

功效主治 解毒通络，消肿定痛。主治蛇咬伤。

临床用法 外敷患处，每日2~3次。

注意事项 不可内服。

蜗牛冰雄膏※

《常见病验方研究参考资料》

药物组成 蜗牛1只 冰片3g 雄黄9g 烧酒100ml

制作方法 前3味药共研细末，酒调匀备用。

功效主治 解毒活血，通络止痛。主治蛇咬伤。

临床用法 外敷患处，每日

2～3次。

注意事项 雄黄禁火煅。孕妇忌用。

解毒药膏※

《全国中草药新医疗法展览会资料选编》

药物组成 五爪龙120g 鬼针草叶 木芙蓉叶各60g 土半夏 天芥菜 山苋菜 七叶一枝花根 紫花地丁 半边莲 韩信草 鱼腥草各30g

制作方法 上药任取2～3种，捣烂备用。

功效主治 解毒清热。主治各种毒蛇咬伤。

临床用法 外敷患处，每日2次。

注意事项 禁食牛肉、韭菜、鱼腥类及酒等。咬伤后1～2个月内忌房事。

碱面油膏※

《常见病验方研究参考资料》

药物组成 煤油10ml 碱面适量

制作方法 用煤油将碱面调匀备用。

功效主治 解毒止痛。主治蜈蚣咬伤。

临床用法 外涂患处，每日2～3次。

注意事项 不可内服。

蜘蛛膏※

《本草纲目》

药物组成 蜘蛛3g

制作方法 捣烂为膏。

功效主治 解毒疗伤。主治蛇咬伤。

临床用法 外敷患处，每日1～2次。

注意事项 所用蜘蛛应为室内结网的无毒黑蜘蛛。

薄荷叶膏※

《常见病验方研究参考资料》

药物组成 鲜薄荷叶10g

制作方法 上药捣烂为泥备用。

功效主治 解毒疏风，散热，止痛。主治蜂螫伤。

临床用法 外敷患处，每日2～3次。

注意事项 伤处忌针灸。

檐溜下泥膏※

《本草纲目》

药物组成 檐溜下泥适量

功效主治 解毒疗伤。主治猪咬、蜂虿及蚁、蛇所伤。

临床用法 取湿泥外敷患处，每日1～2次。

注意事项 皮肤已溃破者不宜用。

疮后溃疡

万应红玉膏

《救伤秘旨》

药物组成 主方：麻油690ml 鸡子黄10枚 血余9g 黄蜡 樟冰各150g 铅丹180g

附方：乳香 没药 孩儿茶各3g 珍珠1.5g 冰片0.9g

制作方法 附方诸药研细末备用。将油煎极滚，下鸡子1枚，熬枯去之，又下又去，10枚尽后，下血余煎，以棉滤净，再入黄蜡，待沫净离火，用槐枝搅，入铅丹、樟冰，稍冷入水浸12小时去火毒，备用。

功效主治 解毒，收敛，生肌。主治破伤溃烂不得收敛者。

临床用法 以消毒纱布摊药膏，附方药末临用撒之，外贴患处，每日2次。

注意事项 不可内服。孕妇忌用。

甘草膏

《圣济总录》

药物组成 甘草15g 乳香0.3g 蜡3g

制作方法 熬令蜡化，入余药末搅匀。

功效主治 行气止痛。主治灸疮痛不可忍。

临床用法 外涂患处，每日2～3次。

注意事项 患处忌沾水。

东方Ⅰ号膏

《全国中草药新医疗法展览会资料选编》

药物组成 苍术 黄柏 地榆 白及 白芷 汉防己 木瓜 郁金各30g 煅石膏粉 煅炉甘石粉各360g 麻油（菜油、棉籽油均可）1000ml

制作方法 前8味药切片浸入油中1～7日，放入钢精锅煎1.5～2小时（温度180°～200℃，油煎沸后用文火熬，使药物成焦枯黄色），用两层纱布（中隔一层药棉）过滤，去渣取油。再将油倒入干净容器内用文火熬炼1.5～2小时（油温106～108℃），至油滴水成珠为度。然后按比例交替逐渐加入煅石膏粉与煅炉甘石粉（均过100目筛），同时加大火力，使油面冒白烟，不断搅拌，继续加热1～2小时至再次滴水成珠即可，冷却后成硬膏。

功效主治 清热解毒，去腐生肌。主治下肢溃疡，也可用于烧伤、手术感染创面、褥疮、慢性湿疹等其他皮肤科、外科疾患。

临床用法 将硬膏加热，熔化于纸上，外敷创面。若创面溃烂较深，敷药后可再填棉花或纱布于疮凹处，然后加压包扎，每日或2日换药1次，创面新鲜者每周换2次即可。

注意事项 忌食辛辣、油腻。

白玉膏

《梅氏验方新编》

药物组成 铅粉12g 轻粉6g 冰片0.6g 猪油200g 白蜡5g

制作方法 猪油熬化去渣，入白蜡搅匀，再入上药和匀。

功效主治 解毒，生肌，止痛。主治各种破伤。

临床用法 将药作膏贴于患处，每日1～2次。

注意事项 本方有毒，不可入口。孕妇忌用。

当归膏

《圣济总录》

药物组成 当归 甘草 胡粉 羊脂各60g 猪脂90g

制作方法 除羊脂、猪脂外，余药研细末。先熬脂至沸，去渣，下药末搅匀。

功效主治 补气生血，消肿止痛。主治灸疮疼痛。

临床用法 外涂患处，每日1次。

注意事项 疮处忌沾水。

红玉膏

《梅氏验方新编》

药物组成 黄蜡 白蜡 乳香 没药各15g 樟脑 血竭 轻粉 象皮各12g 孩儿茶6g 熟猪油120g

制作方法 将油蜡化开，离火入前药末搅匀。

功效主治　活血祛瘀，解毒生肌。主治破伤溃烂不得收敛者。

临床用法　先以葱白汤洗净患处，拭干后，敷药，再以纸盖之，每日1次。

注意事项　勿令见风。不可内服。孕妇忌用。

柏皮膏

《太平圣惠方》

药物组成　柏树白皮　伏龙肝各120g　猪脂250g

制作方法　上药研细末，共熬成膏，去渣。

功效主治　泻火解毒，敛疮止血。主治灸疮久不愈。

临床用法　外涂患处，每日1～2次。

注意事项　伤口忌沾水。

柏皮膏

《圣济总录》

药物组成　柏皮90g　当归30g　薤白150g　猪脂500g

制作方法　除薤白、猪脂外，余药研细末。熬脂至沸，下诸药，煎至薤白呈赤黑色，去渣。

功效主治　清火解毒，消肿止痛。主治灸伤发肿、疼痛。

临床用法　外涂患处，每日3～5次。

注意事项　患处忌沾水。

薤白膏

《普济方》

药物组成　薤白　当归各60g　白芷30g　羊髓500g

制作方法　共研细末，合煎至白芷色黄，去渣。

功效主治　生肌止痛。主治灸疮，亦治烧烫伤。

临床用法　外敷患处，每日3次。

注意事项　患处忌沾水。

断指再植

木姜糖药膏※

《全国中草药新医疗法展览会资料选编》

药物组成　苏木炒黄研细　杉木烧炭存性研细各50g　干姜25g　白糖适量

制作方法　上药混匀。取白糖适量加水少许，加热溶化，待水分逐渐蒸发而成糖浆时加入药末，边加边搅至黏稠度适宜，趁热摊在纱布上即成。

功效主治 活血祛瘀，温经通络。主治断指。

临床用法 先手术清创缝合断指，待药膏稍凉后包敷伤处，用夹板固定，3日1次。

注意事项 防止伤处感染。

续断再生膏※

《全国中草药新医疗法展览会资料选编》

药物组成 ①内撒药：轻粉 红粉 炉甘石 水银 煅龙骨 煅石膏各30g 冰片 枯矾各15g 共研极细末备用。②外敷药：接骨丹(接骨木)根皮 懒泥巴树根皮 红刺老包(楤木)根皮 臭黄金条(陆英)全草 玄参全草各30g 白三七(峨三七)5g 透骨消(连钱草)30g 凡士林适量

制作方法 上药洗净晒干，研细末，加凡士林调膏备用。

功效主治 活血祛瘀。主治断指。

临床用法 先将断指清创，用内撒药撒于断面，复位后，再将外敷药膏摊纱布上包扎伤处，小夹板固定。夏季每1~2日、冬季3~5日换药1次。

注意事项 注意伤处感染。

再生膏※

《全国中草药新医疗法展览会资料选编》

药物组成 蓬蘽叶(蔷薇莓) 连钱草 四季葱根 白糖各60g

制作方法 先将葱根用火煨软，再与以上各药共捣为膏。

功效主治 清热解毒，活血化瘀。主治断指。

临床用法 外敷患处，包扎固定，每日1次。

注意事项 预防创面感染。

莲柏叶药膏※

《全国中草药新医疗法展览会资料选编》

药物组成 金凤白叶 百根叶 瓜子莲 狗皮膏叶 野柿树叶 桎木叶 黄柏各30g 谷皮叶60g 小活血叶15g

制作方法 将上药鲜品洗净捣烂备用。

功效主治 清热活血。主治断指。

临床用法 先将断指清创、复位，再用药膏包敷伤处，每日1

次。

注意事项 防止伤处感染。

筋骨藤药膏※

《全国中草药新医疗法展览会资料选编》

药物组成 三百棒 缬草状景天各80g 小筋骨藤40g（上药均为鲜品） 白酒5ml

制作方法 上药切细，加白酒捣烂备用。

功效主治 续筋接骨，活血生肌。主治断指。

临床用法 外敷伤处，3日1次。

注意事项 包敷前伤处须先清创、复位。

皮肤科·癣

干癣膏

《常见病验方研究参考资料》

药物组成 五倍子炒黑 花椒各30g 轻粉 木鳖子各6g 班蝥10只 香油适量

制作方法 上药共研细末，香油调匀备用。

功效主治 杀虫解毒，除湿敛疮。主治干癣。

临床用法 外敷患处，每日1~2次。

注意事项 患部忌搔抓。本方严禁入口、眼、不可过量及长期使用。孕妇忌用。

土大黄膏

《外科正宗》

药物组成 硫黄240g 明矾120g 川椒60g 土大黄根500g

制作方法 土大黄根捣汁，余药研细末，共调为膏。

功效主治 祛风除湿，杀虫止痒。主治癣。

临床用法 新癣用药膏外涂，多年顽癣加醋和搽，如日久药干，以醋调搽，每日2~3次。

注意事项 不可内服。忌过食辛燥或腥味食物。

川楝油膏※

《常见病验方研究参考资料》

药物组成 川楝肉30g 猪油适量

制作方法 上药研细末，猪油调匀备用。

功效主治 杀虫，解毒，止痒。主治癣。

临床用法 先用明矾水洗净患处，去痂后再涂药膏，每日1次。

注意事项 患部忌搔抓。

川乌狼斑膏※

《常见病验方研究参考资料》

药物组成 川芎9g 草乌12g 狼毒30g 斑蝥12只 醋适量

制作方法 上药共研细末，醋调匀备用。

功效主治 祛风除湿，解毒杀虫。主治干癣。

临床用法 外敷患处，每日1～2次。

注意事项 本方有毒，严禁入口、眼。不可过量及长期使用。孕妇忌用。

马齿膏

《普济方》

药物组成 马齿苋500g 蜂蜡90g

制作方法 马齿苋加水煎熬取汁，入蜡煎成膏即可。

功效主治 明目，凉血，解毒。主治湿癣、白秃、疖痢。

临床用法 1次3g，温开水送服，每日2次。

注意事项 忌食辛燥。

马钱巴仁膏※

《常见病验方研究参考资料》

药物组成 马钱子 巴豆仁各五枚 醋适量

制作方法 上药均烧存性，研细末，醋调匀备用。

功效主治 杀虫解毒，收湿敛疮。主治顽癣久治不愈。

临床用法 外涂患处，每日2～3次。

注意事项 患部忌搔抓。本方严禁内服。孕妇忌用。

五黄膏

——《鬼遗方》

药物组成 雄黄 黄连 黄柏 黄芩 雌黄 木香 白芷各60g 乱发 母丁香各30g 猪脂3L 狼跋子40枚

制作方法 除猪脂外，余药切细。先熬脂沸后，下诸药，以乱发尽为度，过滤去渣，制为膏。

功效主治 清热解毒，杀虫止痒。主治久癣、疮毒。

临床用法 外涂患处，每日3～5次。

注意事项　不可内服。雄黄禁火煅。

王留五倍膏※

《常见病验方研究参考资料》

药物组成　王不留行　五倍子煅各等份　醋适量

制作方法　上药共研细末，醋调匀备用。

功效主治　解毒消肿，收湿敛疮。主治顽癣久治不愈。

临床用法　外涂患处，每日2~3次。

注意事项　患部忌搔抓。

乌梅膏※

《全国中草药新医疗法展览会资料选编》

药物组成　乌梅2500g

制作方法　上药加水煎煮，去渣，浓缩成膏为500g。

功效主治　疏肝敛疮。主治牛皮癣。

临床用法　1次15g，加糖适量，开水冲服或直接吞服，每日3次。

注意事项　忌酒及油腻食物。

牛皮癣膏※

《常见病验方研究参考资料》

药物组成　葱白7根　紫皮蒜略焙21g　白糖15g　冰片1.5g　蓖麻子仁15g

制作方法　上药共捣为泥备用。

功效主治　通阳散结，解毒杀虫。主治牛皮癣。

临床用法　外涂患处，每日2~3次。

注意事项　患处忌搔抓。孕妇及皮肤过敏者忌用。

牛皮癣油膏※

《全国中草药新医疗法展览会资料选编》

药物组成　红信石　水银各3g　生明矾　硫黄　雄黄　花椒　蛇床子　大枫子肉　升药底各15g　老烟膏　樟脑各9g　猪油（或麻油）适量

制作方法　上药共研细末，用生猪油或麻油调成油剂或膏剂。

功效主治　祛风杀虫。主治牛皮癣。

临床用法　外涂患部，夏天用油剂，冬天用膏剂，头部用油剂。

冬天将药膏包在二层纱布内搽患部，至药物渗出为度。室内应生火，以提高室温，有利于药物吸收。

注意事项 本方有大毒，切不可入口，亦不可过量长期应用。孕妇忌用。

玉容膏

《御药院方》

药物组成 黄芪 当归 白芍 白芷 川芎 藿香叶 零陵香 白檀香 白附子 白及 白蔹 杏仁各30g 栝蒌5g 冰片6g 清油2000ml 黄蜡800g

制作方法 除冰片外，余药切细，入油内浸3日，再用文火煎至焦黄色，去渣，入黄蜡搅匀凝膏。

功效主治 舒筋活络，消肿止痛。主治皮肤癣毒生疮。

临床用法 外敷患处，每日2次。

注意事项 孕妇忌用。

龙脑膏

《太平圣惠方》

药物组成 龙脑（冰片） 石硫黄 斑蝥去翅足 腻粉各15g 面 油各适量

制作方法 共研细末，面、油调匀为膏。

功效主治 祛风胜湿，杀虫止痒。主治各种干、湿癣，痒痛难忍。

临床用法 外涂患处，每日3～5次。

注意事项 不可内服。孕妇忌用。

龙虎卫生膏

《遵生八笺》

药物组成 主方：当归 黄芪 黄芩 枳壳 乌药 大枫子各30g 黄连 防风 草乌各60g 血余炭60g 青藤 木通 木鳖子 苦参 香附 桑白皮各45g

附方1：松香120g 虎骨酥炙60g 龙骨 赤石脂各4.5g 朱砂6g 密陀僧75g

附方2：黄蜡90g 乳香 没药 轻粉各15g 孩儿茶末30g 麻油1000ml

制作方法 将主方药切细，入麻油炒枯，去渣。将附方1研细末入油内，再加黄蜡搅匀，最后将乳香等药研细末加入搅匀，文火熬至滴水成珠，摊膏备用。

功效主治 养血祛风，清热燥湿，杀虫止痒。主治顽癣及痔漏多年，病久难愈者。

临床用法 外贴患处，每日1～2次。

注意事项 严禁内服。孕妇忌用。

石碱油膏※

《常见病验方研究参考资料》

药物组成 石碱30g 豆油150ml

制作方法 上药混合，炖化备用。

功效主治 软坚，散结，杀虫。主治蛀毛癣痒痛。

临床用法 外敷患处，每日3～4次。

注意事项 保持患部清洁。

石花枯矾膏※

《常见病验方研究参考资料》

药物组成 石花9g 枯矾1.5g 香油适量

制作方法 上药共研细末，香油调匀备用。

功效主治 清热利湿，杀虫止痒。主治钱癣。

临床用法 外敷患处，每日2～3次。

注意事项 患部忌搔抓。

四黄膏※

《陕西中医验方选编》

药物组成 斑蝥4.5g 雄黄15g 黄连9g 黄芩 黄柏各6g 凡士林适量

制作方法 上药共研细末，凡士林调匀如膏备用。

功效主治 清热解毒，燥湿止痒。主治牛皮癣。

临床用法 外涂患处，每日1次。

注意事项 有明显皮肤创伤者禁用。不可入口、眼。

半夏硫胡膏※

《常见病验方研究参考资料》

药物组成 硫黄末9g 胡椒末6g 半夏末1.5g 醋适量

制作方法 上药用醋调匀备用。

功效主治 杀虫解毒，燥湿敛疮。主治顽癣。

临床用法 外敷患处，每日3～5次。

注意事项 患部忌搔抓。不可内服。

百雄附荆膏※

《常见病验方研究参考资料》

药物组成 紫荆皮4.5g 冰片3g 雄黄4.5g 斑蝥3只 百部根3g 白附子4.5g 酒精50ml

制作方法 上药共研细末，酒精浸泡24小时备用。

功效主治 杀虫解毒，除湿止痒。主治顽癣，牛皮癣。

临床用法 外涂患处，每日2~3次。

注意事项 雄黄严禁火煅。不可内服。孕妇忌用。

杨矾油膏※

《常见病验方研究参考资料》

药物组成 杨树皮$_{焙}$ 枯矾各等份 香油适量

制作方法 上药共研细末，香油调匀备用。

功效主治 杀虫解毒，敛湿止痒。主治各种癣病。

临床用法 外敷患处，每日3~4次。

注意事项 患部忌搔抓。

花椒矾石膏※

《常见病验方研究参考资料》

药物组成 枯矾 煅石膏 花椒各等份 香油适量

制作方法 上药共研细末，香油调匀备用。

功效主治 杀虫解毒，敛湿止痒。主治癣。

临床用法 外涂患处，每日2~3次。

注意事项 患部忌搔抓。

陀黄豆银膏※

《常见病验方研究参考资料》

药物组成 密陀僧30g 雄黄15g 巴豆6枚 山柰15g 水银6g 白矾30g 香油适量

制作方法 上药共研细末，香油调匀备用。

功效主治 杀虫解毒，除湿敛疮。主治干、湿癣。

临床用法 外涂患处，每日1次。

注意事项 本方有毒，严禁入口、眼。雄黄禁火煅。孕妇禁用。不可长期过量使用。

乳香膏

《太平圣惠方》

药物组成 乳香 腻粉 硫黄各0.3g 杏仁 吴茱萸 地龙粪 巴豆各15g 猪脂500g

制作方法 猪脂煎沸，下巴豆，再入余药末搅匀，去渣冷却为膏。

功效主治 祛风止痒。主治风癣，皮肤瘙痒。

临床用法 外涂患处，每日2~3次。

注意事项 不可内服。

乳香膏

《普济方》

药物组成 明沥青 黄蜡各30g 芝麻油120ml 黄丹 枯矾各30g 乳香15g 没药7.5g 轻粉6g

制作方法 后5味药共研细末。先将前3味一同炼开，去渣，入后药，离火，不停搅拌，冷凝成膏。

功效主治 燥湿杀虫，活血化瘀。主治银疮癣。

临床用法 外敷患处，每日3次。

注意事项 不可内服。

胡粉膏

《普济方》

药物组成 胡粉60g 水银0.3g 醋适量

制作方法 上药研细，醋调为膏。

功效主治 燥湿止痒。主治干、湿癣瘙痒。

临床用法 外涂患处，每日3~5次。

注意事项 本方有毒，不可内服。

荔核醋膏※

《常见病验方研究参考资料》

药物组成 荔枝核15g 米醋适量

制作方法 荔枝核研细末，米醋调匀备用。

功效主治 理气，解毒，疗疮。主治癣。

临床用法 外涂患处，每日3~5次。

注意事项 保持患部清洁。忌用刺激性药品。

慈姑牡蛎膏※

《常见病验方研究参考资料》

药物组成 山慈姑50g 煅牡蛎粉9g

制作方法 山慈姑捣烂，入牡蛎粉调匀备用。

功效主治 解毒，收湿，敛疮。主治顽癣。

临床用法 洗净癣疮，药膏外敷患处，每日2～3次。

注意事项 患部忌搔抓。

荆皮斑夏膏※

《常见病验方研究参考资料》

药物组成 紫荆皮 生半夏各9g 斑蝥3g 酒适量

制作方法 上药共研细末，酒浸透备用。

功效主治 燥湿杀虫，祛风止痒。主治牛皮癣。

临床用法 外涂患处，每日2～3次。

注意事项 皮破者忌用。不可内服。孕妇忌用。

韭根油膏※

《常见病验方研究参考资料》

药物组成 韭菜根120g 猪油适量

制作方法 上药炒焦研细末，猪油调匀备用。

功效主治 杀虫，解毒，敛湿。主治癣疮。

临床用法 外敷患处，每日2～3次。

注意事项 患部忌搔抓。

桃鲊膏※

《本草纲目》

药物组成 桃叶 鲫鱼鲊各30g

制作方法 上药共捣为膏。

功效主治 杀虫疗疮。主治癣疮。

临床用法 外敷患处，每日1～2次。

注意事项 忌食辛燥之品。

狼牙膏

《圣济总录》

药物组成 狼牙 雄黄 朱砂 硫黄 雷丸 枯矾 藜芦各10g 蜜适量

制作方法　研细末，蜜和为膏。

功效主治　拔毒杀虫。主治癣疮。

临床用法　外涂患处，每日3次。

注意事项　不可内服。孕妇忌用。

酒胆子膏※

《常见病验方研究参考资料》

药物组成　鸦胆子5g　酒适量

制作方法　上药去硬壳，取肉捣烂，入酒调匀备用。

功效主治　解毒，杀虫，止痒。主治癣痒。

临床用法　外涂患处，每日2～3次。

注意事项　保持患部清洁。不可内服。

海蛇油膏※

《常见病验方研究参考资料》

药物组成　海桐皮　蛇床子各15g　猪油适量

制作方法　上药共研细末，猪油调匀备用。

功效主治　祛风，杀虫，止痒。主治癣痒。

临床用法　外涂患处，每日2～3次。

注意事项　忌食腥味发物。

粉矾槿陀膏※

《常见病验方研究参考资料》

药物组成　红粉1.5g　白矾　川槿皮　杏仁去油皮各3g　密陀僧9g　醋适量

制作方法　上药共研细末，醋调匀备用。

功效主治　杀虫解毒，燥湿敛疮。主治顽癣。

临床用法　外涂患处，每日2～3次。

注意事项　患部忌搔抓。不可内服。

黄连膏

《圣济总录》

药物组成　黄连　黄柏　豆豉　蔓荆子　杏仁各15g　水银3g　清油适量

制作方法　诸药研细末，先置水银于掌内，研如泥，入乳钵内，生油和匀，再入药末，研为膏。

功效主治　清热燥湿，解毒止痒。主治各种久癣，经久不愈、四旁流水、疮色赤黑、痒不可忍、搔之出血。

临床用法 外涂患处，每日3～5次。

注意事项 严禁入口。忌食辛燥及腥味发物。孕妇忌用。

黄连膏

《圣济总录》

药物组成 黄连 黄柏 杏仁 蔓荆子 胡粉 水银各30g 猪脂500g 豉心300g

制作方法 除胡粉、水银、猪脂外，余药研细末。熬脂沸后加入诸药，煎至黄黑色，去渣，再入胡粉、水银搅匀为膏。

功效主治 清热解毒，燥湿止痒。主治湿癣积年不瘥，疮汁浸流四周，好肉复成疮，疮色赤黑，痒不可耐，搔之血汁出。

临床用法 外涂患处，每日3～5次。

注意事项 本方有毒，严禁入口。孕妇忌用。

黄柏苦参膏※

《常见病验方研究参考资料》

药物组成 苦参15g 黄柏末6g

制作方法 苦参煎浓汁，入黄柏末调匀备用。

功效主治 杀虫解毒，燥湿敛疮。主治颈部顽癣。

临床用法 外涂患处，每日3～4次。

注意事项 患部忌搔抓。

梅实膏

《圣济总录》

药物组成 乌梅肉30g 大蒜头20g 屋尘 盐各120g 醋适量

制作方法 先研乌梅，次下大蒜、屋尘、盐，和匀研细，醋调为膏。

功效主治 祛风解毒，燥湿止痒。主治干、湿痒癣。

临床用法 外涂患处，每日3～5次。

注意事项 忌食腥味发物。皮肤过敏者忌用。

铜陀二粉膏※

《常见病验方研究参考资料》

药物组成 轻粉 红粉 铜绿 密陀僧各等份 陈醋适量

制作方法 上药共研细末，陈醋调匀备用。

功效主治 杀虫解毒，祛腐生新。主治顽癣久溃不愈。

临床用法 外涂患处，每日1

次。

注意事项 本方严禁入口。孕妇忌用。

麻黄膏

《疡科心得集》

药物组成 主方:黄连 黄芩 黄柏 紫草 麻黄各3g 斑蝥7只 生地 雄黄各9g 樟冰6g 白矾9g 五倍子6g 轻粉3g 铜绿 东丹 金箔各6g 猪油300g

附方:黄蜡30g 白蜡15g 蓖麻肉 大枫子肉各3g

制作方法 猪油与主方前7味药熬枯,过滤去渣,入附方药搅匀去火,冷后加入主方后8味药末,和匀成膏。

功效主治 养血祛风,润燥止痒。主治牛皮血癣,营枯血燥,发痒。

临床用法 外涂患处,每日2~4次。

注意事项 严禁入口。孕妇忌用。

密陀狗脊膏※

《常见病验方研究参考资料》

药物组成 密陀僧1.5g 金毛狗脊3g 香油适量

制作方法 上药共研细末,香油调匀备用。

功效主治 祛风除湿,杀虫敛疮。主治牛皮癣。

临床用法 先用开水冲洗患处,再用鲜姜片擦之,然后取药膏外涂患处,2日1次。

注意事项 保持患部清洁。

雄黄膏

《圣济总录》

药物组成 雄黄 黄连各30g 黄芩 松脂各60g 乱发灰0.3g 猪脂180g

制作方法 先熬脂至沸,下松脂煎,入余药末,搅匀成膏。

功效主治 清热解毒。主治癣疮。

临床用法 外涂患处,每日1~2次。

注意事项 雄黄禁火煅。

硫黄油膏※

《常见病验方研究参考资料》

药物组成 硫黄30g 醋100ml 菜油适量

制作方法 醋煮硫黄,以醋干为度,研细末,用菜油调匀备用。

功效主治 杀虫解毒。主治各

种癣痒。

临床用法 外涂患处，每日2～3次。

注意事项 患部忌搔抓。不可内服。

斑硼二生膏※

《常见病验方研究参考资料》

药物组成 生南星4.5g 生半夏 斑蝥各5g 硼砂15g 白酒适量

制作方法 上药共研细末，酒调匀备用。

功效主治 解毒散结。主治顽癣。

临床用法 外涂患处，每日2～3次。

注意事项 严禁内服。孕妇忌用。

楝皮皂角膏※

《常见病验方研究参考资料》

药物组成 苦楝皮 皂角各等份 凡士林适量

制作方法 上药共研细末，凡士林调匀备用。

功效主治 杀虫解毒，消肿散结。主治顽癣。

临床用法 外涂患处，每日2～3次。

注意事项 忌食腥味发物。不可内服。

蜀水花膏

《太平圣惠方》

药物组成 蜀水花 白附子 麝香 白蔹 商陆 鹰粪白各6g 猪膏100g

制作方法 除猪膏外，余药共研细末，入猪膏煎30分钟膏成。

功效主治 燥湿化痰，活血通络。主治花斑癣。

临床用法 外贴患处，每日1～2次。

注意事项 不可内服。孕妇忌用。

蜂房白矾膏※

《常见病验方研究参考资料》

药物组成 露蜂房30g 白矾15g 醋适量

制作方法 上药放罐中，文火煎化，放冷，取出研细末，用醋调匀备用。

功效主治 杀虫，解毒，敛疮。主治顽癣。

临床用法 外敷患处，每日2～3次。

注意事项 患部忌搔抓。

漏芦膏

《圣济总录》

药物组成 漏芦 地榆 附子 杏仁各30g 细辛15g 藜芦 木通 莽草 白芷 吴茱萸各15g 蜀椒 黄蜡各60g 清油500ml

制作方法 先将药切细，置于沸油中，煎至白芷赤黑色，去渣，入黄蜡，熬为膏。

功效主治 祛风胜湿，解毒止痒。主治癣疮。

临床用法 外涂患处，每日3～5次。

注意事项 本方有毒，不可内服。

樟脑密黄膏※

《常见病验方研究参考资料》

药物组成 硫黄 樟脑 密陀僧各9g 香油适量

制作方法 上药共研细末，香油调匀备用。

功效主治 攻毒杀虫，除湿止痒。主治蛇皮风癣。

临床用法 外敷患处，每日2～3次。

注意事项 患部忌搔抓。不可内服。孕妇忌用。

槿斑膏※

《常见病验方研究参考资料》

药物组成 川槿皮30g 斑蝥15g 樟脑5g 高粱酒100ml 硫黄5g

制作方法 前2味药浸入酒内5日，过滤去渣，再入樟脑、硫黄搅匀备用。

功效主治 除湿杀虫，攻毒蚀疮。主治顽癣。

临床用法 将患处洗净，再用药膏外涂患处，每日2次。

注意事项 不可内服。孕妇忌用。

藜芦散膏

《备急千金要方》

药物组成 藜芦 黄连各90g 白矾150g 雄黄 松脂 黄芩各90g 猪脂250g

制作方法 上药共研细末，猪脂煎枯，去渣备用。

功效主治 清热解毒，燥湿止痒，消肿散结。主治癣及湿疮，经常抓搔、痒处成孔者。

临床用法 外涂患处，每日2～3次。

注意事项　雄黄禁火煅。

头癣

川楝硫黄膏※

《常见病验方研究参考资料》

药物组成　苦楝子炒焦研末　硫黄末各15g　凡士林60g　川椒末　黄蜡各15g

制作方法　先将黄蜡熔化，与诸药混合调匀备用。

功效主治　解毒，杀虫，止痒。主治秃疮。

临床用法　外涂患处，每日2次，连用1周。

注意事项　患部忌搔抓。本方不可内服。

五味子膏

《鬼遗方》

药物组成　五味子　焙肉苁蓉　松脂　蛇床子　远志各60g　菟丝子150g　雄黄　鸡粪白　雌黄　白蜜各30g　猪脂1000g　白酒50ml

制作方法　菟丝子酒浸12小时，焙干。诸药研细末。猪脂、松脂入锅中熬化，下诸药末，文火煎熬，去渣盛于瓷中。

功效主治　解毒润肤。主治白秃发落、生白痂、经久不瘥。

临床用法　先用桑柴灰汁洗净头发，后用药膏外涂患处，每日1次。

注意事项　不可内服。

木兰皮膏

《太平圣惠方》

药物组成　木兰　蔓荆子　秦艽　附子　大黄　石南　苦参各30g　醋100ml　猪脂500g　白矾　珍珠末　雄黄　水银　松脂各15g

制作方法　后4味药细研至水银星尽。前7味药切细，醋拌12小时，入猪脂煎至附子焦黄，滤过去渣，入后5药，再煎沸，离火候冷，放于瓷瓶中。

功效主治　解毒疗疮。主治白秃疮。

临床用法　外涂患处，每日2次。

注意事项　本方有毒，严禁入口。孕妇忌用。

木鳖轻矾膏※

《常见病验方研究参考资料》

药物组成　番木鳖9g　轻粉　枯矾各3g　麻油50mL

制作方法　番木鳖与油煎至枯，去渣，入轻粉、枯矾和匀备用。

功效主治　解毒杀虫。主治秃疮。

临床用法　外敷患处，每日1次。

注意事项　严禁内服。孕妇忌用。

长发膏

《太平圣惠方》

药物组成　蔓荆子　附子　泽兰　防风　杏仁　零陵香　藿香　细辛　石南草　续断　皂荚　白芷　猪脂　马鬐膏　松叶　熊脂各60g　沉香60g　白芷90g　麻油2000ml　醋100ml

制作方法　诸药切细，醋浸12小时，同脂、油文火煎至白芷色黄，去渣，备用。

功效主治　祛风解毒，润燥止痒。主治头风瘙痒、白屑及白秃。

临床用法　外涂发根，每日2次。

注意事项　本方有毒，不可入口。

升麻膏

《圣济总录》

药物组成　升麻　荠菜　莽草各60g　白芷30g　防风90g　蜣螂4枚　马鬐脂　熊脂　豹骨髓各100g

制作方法　蜣螂另研，诸药研细末。将后3味熬化，下各药末，文火煎，去渣备用。

功效主治　祛风，解毒，润肤。主治白秃发落。

临床用法　泔浆水洗净头部后外涂药膏，每日1次。

注意事项　本方有毒，严禁内服。

乌羊膏

《仁斋直指方论》

药物组成　猪粪15g　槟榔6g　雄黄3g　麻油适量

制作方法　猪粪烧成灰，余药研细末，与麻油调和成膏。

功效主治　解毒疗疮。主治白秃疮、恶疮。

临床用法　外涂患处，每日1～2次。

注意事项 不可内服。

水银膏

《太平圣惠方》

药物组成 水银 细墨各30g 黄连60g 猪脂30g

制作方法 黄连、墨研细末，与猪脂、水银同研，墨尽为止。

功效主治 清热解毒。主治白秃疮久不愈。

临床用法 外涂患处，每日1次。

注意事项 严禁入口。孕妇忌用。

甘松膏

《备急千金要方》

药物组成 甘松香 丁香 白芷 泽兰 桑白皮 桑寄生 大麻仁 苜蓿 杏仁 蔓荆子 辛夷仁 川芎 防风 莽草各30g 零陵香 藿香 细辛 蜀椒各40g 竹叶 松叶 柏叶各15g 麻油300ml 猪脂300g 乌鸡脂 雁脂各30g

制作方法 诸药切细，入油、脂中，文火煎至白芷色黄膏成，去渣。

功效主治 祛风解毒，润燥止痒。主治头风瘙痒、白屑。

临床用法 外涂患处，每日2次。

注意事项 不可内服。

石天膏※

《陕西中医验方选编》

药物组成 生石膏 龙骨 天仙子各等份 香油适量

制作方法 上药共研细末，香油调匀为膏备用。

功效主治 解毒消疮。主治秃疮。

临床用法 外敷患处，每日1次。

注意事项 忌食辛辣。

龙脑膏

《圣济总录》

药物组成 冰片 沉香 檀香 母丁香 苏合香 鸡舌香 零陵香 公丁香 甘松 木香 藿香 白芷 白附子 细辛 当归 川芎 天雄 辛夷 菊花 乌喙 防风 蔓荆子 杏仁 花椒各30g 麻油5000ml

制作方法 杏仁汤浸去皮尖，花椒去目。诸药切细，用纱布裹，入锅内与油同煎，白芷色黄则膏成，去渣放入瓷盒中。

功效主治 祛风，行气，乌发。主治头部瘙痒、白屑、头发黄白。

临床用法 涂摩头部，每日2次。

注意事项 不可内服。孕妇忌用。

生发膏

《备急千金要方》

药物组成 蔓荆子 附子 细辛 续断 零陵香 皂荚仁 泽兰 防风 杏仁 藿香 白芷各60g 松叶 石南各60g 莽草30g 马鬐膏 猪脂 松膏各400g 熊脂400g 醋150ml

制作方法 诸药切细，醋浸药12小时，与脂、膏文火煎至白芷色黄，去渣膏成。

功效主治 祛风解毒，润肤生发。主治头风瘙痒、白屑。

临床用法 外涂发根部，每日2次。

注意事项 不可内服。

白屑膏

《普济方》

药物组成 乌喙 莽草 细辛 续断 石南草 辛夷仁 皂荚 泽兰 白术 防风 白芷各60g 柏叶 竹叶各200g 猪脂300g 麻油3000ml 醋200ml

制作方法 诸药切细，醋浸12小时，同油、脂煎至白芷色黄，去渣膏成。

功效主治 祛风，解毒，润肤。主治头痒、白屑及白秃。

临床用法 洗头后用药外涂头发根，每日1次。

注意事项 不可入口。

白头翁膏※

《常见病验方研究参考资料》

药物组成 鲜白头翁150g 冰片0.5g

制作方法 白头翁水煎去渣，浓缩成膏，加冰片备用。

功效主治 清热解毒，凉血止痒。主治秃疮瘙痒。

临床用法 患者剃头后，用肥皂水洗净，再敷药膏，每日1次，连用3～7天。

注意事项 忌食辣椒、蒜等辛辣之品。孕妇忌用。

白毛蛋黄油膏※

《常见病验方研究参考资料》

药物组成 白毛藤适量 菜油100ml 鸡蛋黄1枚

制作方法 先将菜油煎沸，入白毛藤，煎2~3分钟。把煮熟的蛋黄放入油中，边煎边搅，冷后用纱布包起备用。

功效主治 清热利湿，解毒止痒。主治头癣。

临床用法 外涂患处，每日3~4次。

注意事项 患处忌搔抓。

发必生药膏※

《全国中草药新医疗法展览会资料选编》

药物组成 鲜生姜100g 生半夏60g 野胡萝卜30g 蜘蛛香10g 面粉适量

制作方法 上药洗净，捣烂如泥，面粉调匀备用。

功效主治 温经通络。主治斑秃。

临床用法 患者剃光头发后，外涂药膏，绷带包扎，5日换药1次，为1疗程，应连续治疗5个疗程。同时可配合内服：赤芍 川芎各3g 桃仁 红花 鲜姜各9g 红枣去核5g 葱白15g。上药用量可根据患者情况加减，10岁以下小儿减半。每剂服3日，早晚各1次，须服7剂。每次服后，酌量服白酒或甜酒。

注意事项 每次换药前须将头发剃光。药物变干，可洒冷开水。

地槐膏※

《陕西中医验方选编》

药物组成 地骨皮 槐枝 头发各120g 菜油120ml 黄蜡15g

制作方法 上药共入锅内，熬成稀膏备用。

功效主治 清热，解毒，止痒。主治头癣及癣疮。

临床用法 外敷患处，每日1次。

注意事项 忌食辛辣。

杜蘅膏

《备急千金要方》

药物组成 杜蘅 雄黄 木兰皮 矾石 炒大黄 炮附子 石南 秦艽 珍珠粉 苦参各18g 水银3g 松脂18g 猪脂500g

制作方法 诸药研细末，和匀，猪脂、松脂熬化，下各药末，先武火后文火煎，去渣盛放。

功效主治 解毒疗疮。主治头部秃疮、痈疽。

临床用法 泔浆水洗头后涂药于患处，每日1次。

注意事项 本方有毒，不可入口。孕妇忌用。

芫花油膏※

《常见病验方研究参考资料》

药物组成 芫花 30g 猪油 60g

制作方法 芫花研细末,猪油调匀备用。

功效主治 杀虫疗疮。主治秃疮。

临床用法 先用川椒 艾叶各 10g 煎水洗净白痂,再涂药膏,每日 2~3次。

注意事项 忌食辣椒、蒜。

秃疮膏

《常见病验方研究参考资料》

药物组成 马钱子 3g 硫黄 6g 枯矾 3g 百部 9g 猪油适量

制作方法 上药共研细末,猪油调匀备用。

功效主治 杀虫,解毒,止痒。主治秃疮。

临床用法 外敷患处,每日 2 次。

注意事项 严禁内服。孕妇忌用。

皂刺醋膏※

《常见病验方研究参考资料》

药物组成 鲜皂角刺 500g 醋适量

制作方法 上药捣烂浓煎,过滤去渣,加醋熬膏备用。

功效主治 解毒疗疮。主治头癣。

临床用法 将癣刺破,药膏外敷患处,每日 1 次,连敷 10 日。

注意事项 患部忌搔抓。

苦楝膏

《普济方》

药物组成 苦楝皮 猪脂各适量

制作方法 苦楝皮烧灰,猪脂调匀。

功效主治 解毒疗疮。主治疮秃、恶疮。

临床用法 外敷患处,每日 3 次。

注意事项 忌食辛燥。

苦参黄柏膏※

《常见病验方研究参考资料》

药物组成 苦参 120g 黄柏

末 60g

制作方法　苦参煎浓汁去渣，黄柏末调匀备用。

功效主治　燥湿解毒，杀虫止痒。主治头癣痒痛。

临床用法　外敷患处，每日 1 次。

注意事项　保持头部清洁，防止感染。

松脂膏

《太平圣惠方》

药物组成　松脂　白芷　天雄　莽草　羊踯躅各 10g　秦艽　独活　炮乌头　辛夷仁　甘松　零陵香　沉香　牛膝　木香各 90g　松叶　杏仁　藿香叶　莎草根　菊花　蜀椒　川芎各 60g　醋 1000ml　麻油 3000ml

制作方法　杏仁汤浸去皮尖研细末，蜀椒去目，诸药切细，入醋浸 12 小时。诸药与麻油文火同煎，候醋气尽膏成，去渣。

功效主治　祛风止痒，解毒生发。主治头痒白屑、头发黄白。

临床用法　外涂发根部，每日 2 次。

注意事项　本方有毒，不可入口、眼。孕妇忌用。

松矾五倍膏※

《常见病验方研究参考资料》

药物组成　松香 6g　枯矾 1.5g　五倍子 3g　猪胆汁适量

制作方法　上药共研细末，猪胆汁调匀备用。

功效主治　杀虫解毒，生肌敛疮。主治秃疮。

临床用法　先将患处洗净，再外涂药膏，每日2～3次。

注意事项　患部忌搔抓。不可内服。

枯矾胡椒膏※

《常见病验方研究参考资料》

药物组成　枯矾 30g　胡椒 15 粒　麻油适量

制作方法　上药共研细末，麻油调匀备用。

功效主治　杀虫止痒，解毒生肌。主治秃疮。

临床用法　外涂患处，每日 2～3次。

注意事项　患部忌搔抓。

胆黄膏※

《常见病验方研究参考资料》

药物组成 猪胆1枚 黄丹120g

制作方法 胆汁同黄丹调匀备用。

功效主治 解毒,止痒,生肌。主治秃疮顽固不愈。

临床用法 外涂患处,每日1次。

注意事项 不可内服。

莲子膏

《普济方》

药物组成 莲子草汁500ml 松叶 桐树白皮 桑根白皮 防风 川芎 白芷 辛夷 藁本 零陵香 沉香 秦艽 商陆 犀角 青竹茹 细辛 杜若 蔓荆子各60g 甘松香 白术 天雄 柏树白皮 枫香各30g 生地汁500ml 麻油1500ml 马鬐膏100g 蔓荆子油100ml

制作方法 诸药切细,用莲子草汁、地黄汁浸药12小时,与膏、油文火煎至白芷色焦黄,膏成,去渣放于瓷器中备用。

功效主治 祛风,润燥,乌发。主治头风白屑、头发黄白。

临床用法 用枣树根白皮煎水去渣洗头,再涂药膏热摩5分钟,每日1次。

注意事项 不可内服。

蚌壳麻油膏※

《常见病验方研究参考资料》

药物组成 蚌壳50g 麻油适量

制作方法 蚌壳煅后研细末,麻油调匀备用。

功效主治 清热解毒,杀虫止痒。主治秃疮。

临床用法 先洗净疮处,再外涂药膏,每日3～4次。

注意事项 患部忌搔抓。

涂顶膏

《太平圣惠方》

药物组成 乌喙 莽草 石南 细辛 皂荚 续断 泽兰 白术 辛夷 防风各60g 柏叶 松叶各1000g 猪脂2000g 酒500ml

制作方法 诸药切细与酒浸12小时,与猪脂煎至药焦黄,膏成,去渣。

功效主治 祛风,解毒,润肤。主治头痒白屑。

临床用法 洗发后外涂发根部,每日1次。

注意事项 本方有毒,不可入口。孕妇忌用。

润肌膏

《外科正宗》

药物组成 麻油120ml 当归15g 紫草3g 黄蜡15g

制作方法 上药前3味同熬,药枯去渣,再熬,加黄蜡化尽倾入碗内。

功效主治 调和气血,润肌长发。主治白秃疮白斑作痒。

临床用法 外搽患处,每日2次。

注意事项 忌过食辛燥和生冷。

硫黄油膏※

《常见病验方研究参考资料》

药物组成 蛋黄油5ml 硫黄1.5g

制作方法 硫黄研细末,蛋黄油调匀备用。

功效主治 杀虫止痒。主治秃疮瘙痒。

临床用法 外涂患处,每日3~4次。

注意事项 患部忌搔抓。不可内服。

蛤芷花油膏※

《常见病验方研究参考资料》

药物组成 文蛤 白芷 花椒各9g 菜油适量

制作方法 上药共研细末,菜油调匀备用。

功效主治 杀虫解毒,排脓生肌。主治秃疮。

临床用法 外涂患处,每日2~3次。

注意事项 患部忌搔抓。

楝子百部膏※

《常见病验方研究参考资料》

药物组成 川楝子 百部各15g 香油适量

制作方法 上药共研细末,香油调匀备用。

功效主治 杀虫,解毒,止痒。主治头癣瘙痒。

临床用法 先将头发剪光洗净,再涂药膏,每日1次,连用6~7日。

注意事项 保持头部清洁卫生。

蜂矾树膏※

《陕西中医验方选编》

药物组成 大土蜂窝1枚 白矾30g 松树皮15g 香油适量

制作方法 白矾研细末，灌入蜂窝孔内，放火上熔化烧焦，再研细末。松树皮烧灰同上药和匀，研细末，加香油调匀备用。

功效主治 清热，解毒，消疮。主治白秃疮。

临床用法 外敷患处，每日1次。

注意事项 忌食辛辣。不可内服。

蜂窝油膏※

《常见病验方研究参考资料》

药物组成 露蜂房50g 猪油适量

制作方法 上药研细末，猪油调匀备用。

功效主治 祛风，攻毒，杀虫。主治秃疮。

临床用法 先将秃疮洗净，再用药膏外涂患处，每日2~3次。

注意事项 患部忌搔抓。

蔓荆实膏

《太平圣惠方》

药物组成 蔓荆子150g 香附子50g 附子 零陵香各30g 羊踯躅花10g 旱莲子30g 葶苈子45g 麻油2000ml

制作方法 上药研细末，用纱布包，入油浸7日。

功效主治 祛风行气，温阳解毒。主治头风白屑、头痒发落、头旋昏闷。

临床用法 外涂头部，每日1~2次。

注意事项 本方有毒，不可入口。

藜芦油膏※

《常见病验方研究参考资料》

药物组成 藜芦末20g 猪油适量

制作方法 上药调匀备用。

功效主治 祛风，杀虫，止痒。主治秃疮。

临床用法 先洗净秃疮，再用药膏外涂患处，每日1次。

注意事项 患部忌搔抓。不可内服。

手脚癣

乌贼冰片膏※

《常见病验方研究参考资料》

药物组成 海螵蛸60g 冰片1g 凡士林适量

制作方法 上药共研细末，凡士林调匀备用。

功效主治 杀虫解毒，收湿敛疮。主治脚癣。

临床用法 外敷患处，每日2~3次。

注意事项 防止交叉感染。孕妇忌用。

甘地膏※

《陕西中医验方选编》

药物组成 生地 归身各15g 白芷 连翘 藜芦 杏仁 甘草各6g 麻油100ml 血竭6g 白蜡60g

制作方法 前7味药与麻油共浸12小时，先武火后文火熬至枯黑，去渣，再入血竭、白蜡，搅匀备用。

功效主治 清热解毒，活血生肌。主治掌中脱皮、裂口。

临床用法 外搽患处，每日2~5次。

注意事项 不可内服。

白子膏※

《陕西中医验方选编》

药物组成 白附子 白芷 白鲜皮 地肤子各12g 猪胰1枚。

制作方法 上药共研细末，与猪胰混合捣泥备用。

功效主治 清热解毒，除湿止痒。主治鹅掌风所致手掌脱皮、裂口、流血、瘙痒等症。

临床用法 外搽患处，每日2~5次。

注意事项 患处忌搔抓。

白凤明矾膏※

《常见病验方研究参考资料》

药物组成 白凤仙花（连根）2株 明矾120g 醋240ml

制作方法 上药共捣备用。

功效主治 祛风除湿，消肿止痛。主治手癣痒痛。

临床用法 外敷患处，每日2~3次。

注意事项 不可内服。本病夏季治疗为宜。

半边莲膏※

《常见病验方研究参考资料》

药物组成 半边莲100g

制作方法 取半边莲汁，浓缩成膏备用。

功效主治 清热解毒，利水消肿。主治脚癣。

临床用法 外涂患处，每日3~4次。

注意事项 保持脚部清洁干燥。

带状疱疹

二粉柿油膏※

《常见病验方研究参考资料》

药物组成 赤豆粉 滑石粉各30g 柿油100ml

制作方法 将赤豆粉与滑石粉混匀，柿油调匀备用。

功效主治 清热利水，除湿敛疮。主治带状疱疹。

临床用法 外涂患处，每日2~3次。

注意事项 患部忌搔抓。

火丹软膏※

《常见病验方研究参考资料》

药物组成 生石膏粉50g 香油适量

制作方法 上药共调成膏备用。

功效主治 清热泻火，除湿敛疮。主治带状疱疹。

临床用法 处涂患处，每日1次。

注意事项 病变部位应避免搔抓，以免传播。

白鳝油膏※

《本草纲目》

药物组成 白鳝泥100g 香油适量

制作方法 水洗白鳝取泥，炒泥，研为末，香油调膏。

功效主治 清热解毒。主治火带疱。

临床用法 外涂患处，每日2~3次。

注意事项 忌食辛燥。

白及龙骨膏※

《常见病验方研究参考资料》

药物组成 白及 龙骨各9g

制作方法 上药共研细末，凉开水调匀备用。

功效主治 收湿敛疮，消肿生肌。主治带状疱疹。

临床用法 外涂患处，每日1～2次。

注意事项 患部忌搔抓。

白冰二黄膏※

《常见病验方研究参考资料》

药物组成 雄黄 生白矾 黄柏末各6g 冰片0.5g 鸡蛋清适量

制作方法 上药共研细末，鸡子清调匀备用。

功效主治 杀虫解毒，燥湿止痛。主治带状疱疹痒痛。

临床用法 外涂患处，每日2～3次。

注意事项 不可内服。孕妇忌用。

白芷二黄膏※

《常见病验方研究参考资料》

药物组成 大黄 雄黄 白芷各6g 醋适量

制作方法 上药共研细末，醋调匀备用。

功效主治 清热解毒，消肿排脓。主治带状疱疹。

临床用法 外涂患处，每日2～3次。

注意事项 不可内服。

丝瓜壳油膏※

《常见病验方研究参考资料》

药物组成 丝瓜壳15g 桐油适量

制作方法 上药烧灰，研细末，桐油调匀备用。

功效主治 收湿敛疮。主治带状疱疹。

临床用法 外涂患处，每日2～3次。

注意事项 病变部位避免搔抓。

地龙膏※

《本草纲目》

药物组成 生地龙1条

制作方法 连泥捣膏。

功效主治 清热，解毒，疗疮。主治龙缠疮毒。

临床用法 外贴患处，每日1～2次。

注意事项 忌食辛燥。

地龙二黄膏※

《常见病验方研究参考资料》

药物组成　大黄　雄黄　炙地龙各等份　醋适量

制作方法　上药共研细末，醋调匀备用。

功效主治　清热解毒，除湿通络。主治带状疱疹。

临床用法　外敷患处，每日2～3次。

注意事项　患部忌搔抓。不可内服。

竹叶茶油膏※

《常见病验方研究参考资料》

药物组成　竹叶50g　茶油适量

制作方法　上药烧灰，茶油调匀备用。

功效主治　清热敛湿。主治带状疱疹。

临床用法　外涂患处，每日2～3次。

注意事项　患处忌搔抓。

冰片柿油膏※

《常见病验方研究参考资料》

药物组成　冰片研末1.5g　柿油适量

制作方法　上药共调匀备用。

功效主治　消肿止痛。主治带状疱疹。

临床用法　外涂患处，每日2～3次。

注意事项　保持患部清洁。孕妇忌用。

红枣二黄膏※

《常见病验方研究参考资料》

药物组成　红枣煅存性6g　黄柏15g　黄丹3g　香油适量

制作方法　上药共研细末，香油调匀备用。

功效主治　清热解毒，除湿敛疮。主治带状疱疹。

临床用法　外敷患处，每日2次。

注意事项　不可内服。

花粉金银膏※

《常见病验方研究参考资料》

药物组成　花粉　糯米　金银

花各 30g

制作方法 上药共研细末，开水调匀备用。

功效主治 清热解毒，消肿排脓。主治带状疱疹。

临床用法 外敷患处，每日2～3次。

注意事项 忌食辛燥。

连片石黄膏※

《常见病验方研究参考资料》

药物组成 黄连 1.5g 冰片 1.8g 雄黄 煅石膏各 1.5g 鸡蛋清适量

制作方法 上药共研细末，鸡蛋清调匀备用。

功效主治 清热解毒，收湿敛疮。主治带状疱疹。

临床用法 外敷患处，每日2～3次。

注意事项 不可内服。孕妇忌用。

板根陈石膏※

《常见病验方研究参考资料》

药物组成 板蓝根 陈石灰各等份 醋适量

制作方法 上药共研细末，醋调匀备用。

功效主治 清热解毒，收湿敛疮。主治带状疱疹。

临床用法 外敷患处，每日2～3次。

注意事项 忌食辛燥。不可涂及正常皮肤。

细辛二黄膏※

《常见病验方研究参考资料》

药物组成 大黄 9g 细辛 6g 雄黄 3g 醋适量

制作方法 上药共研细末，醋调匀备用。

功效主治 清热泻火，杀虫解毒。主治带状疱疹。

临床用法 外敷患处，每日2～3次。

注意事项 患部忌搔抓。不可内服。

胆草柿汁膏※

《常见病验方研究参考资料》

药物组成 龙胆草 15g 柿汁适量

制作方法 龙胆草研细末，柿汁调匀备用。

功效主治 清热解毒，除湿敛疮。主治带状疱疹。

临床用法 外涂患处，每日

2～3次。

注意事项　忌食辛辣。

姜雄油膏※

《常见病验方研究参考资料》

药物组成　雄黄　姜黄各等份　香油适量

制作方法　上药共研细末，香油调匀备用。

功效主治　杀虫解毒，行气止痛。主治带状疱疹。

临床用法　外敷患处，每日2～3次。

注意事项　患部忌搔抓。不可内服。

莴苣冰片膏※

《常见病验方研究参考资料》

药物组成　莴苣250g　冰片0.5g　米醋适量

制作方法　莴苣去外皮切片晒干，烧存性，研细末，加冰片，用米醋调匀备用。

功效主治　杀虫解毒，除湿敛疮。主治带状疱疹。

临床用法　外敷患处，每日2～3次。

注意事项　患部忌搔抓。孕妇慎用。

蚕茧油膏※

《常见病验方研究参考资料》

药物组成　蚕茧$_{焙}$ 15g　香油适量

制作方法　上药研细末，香油调匀备用。

功效主治　除湿敛疮。主治带状疱疹。

临床用法　外敷患处，每日2～3次。

注意事项　患部忌搔抓。

海螵醋膏※

《常见病验方研究参考资料》

药物组成　海螵蛸50g　醋适量

制作方法　上药研细末，醋调匀备用。

功效主治　收湿敛疮。主治带状疱疹久溃不愈。

临床用法　外敷患处，每日2～3次。

注意事项　保持患部清洁，防止感染。

烟叶大蒜膏※

《常见病验方研究参考资料》

药物组成　烟叶　大蒜各15g

制作方法 上药捣烂如泥，水调匀备用。

功效主治 解毒杀虫。主治带状疱疹。

临床用法 外敷患处，每日2次。

注意事项 患部忌搔抓。不可涂及正常皮肤。

黄白梅花膏※

《常见病验方研究参考资料》

药物组成 藤黄3g 白矾1.5g 冰片0.09g

制作方法 上药共研细末，开水调匀备用。

功效主治 杀虫解毒，燥湿敛疮。主治带状疱疹。

临床用法 外敷患处，每日2~3次。

注意事项 患部忌搔抓。孕妇慎用。

蛇黄朱冰膏※

《常见病验方研究参考资料》

药物组成 蛇蜕1条 雄黄4.5g 朱砂3g 冰片0.6g 鸡蛋清适量

制作方法 上药共研细末，鸡蛋清调匀备用。

功效主治 祛风止痒，杀虫解毒。主治带状疱疹。

临床用法 外涂患处，每日2~3次。

注意事项 雄黄、朱砂禁火煅。不可内服。孕妇忌用。

雄芷膏※

《常见病验方研究参考资料》

药物组成 雄黄 白芷各等份 醋适量

制作方法 上药共研细末，醋调匀备用。

功效主治 杀虫解毒，消肿排脓。主治带状疱疹。

临床用法 外敷患处，每日2~3次。

注意事项 保持患部清洁，防止感染。不可内服。

雄黄柿汁膏※

《常见病验方研究参考资料》

药物组成 雄黄末 柿子汁各适量

制作方法 上药共调匀备用。

功效主治 杀虫解毒。主治带状疱疹。

临床用法 外敷患处，每日2~3次。

注意事项　不可内服。

雄黄蚕沙膏※

《常见病验方研究参考资料》

药物组成　雄黄　蚕沙各15g　香油适量

制作方法　上药共研细末，香油调匀备用。

功效主治　杀虫解毒，除湿敛疮。主治带状疱疹。

临床用法　外敷患处，每日2～3次。

注意事项　不可内服。

雄矾蜈蚣膏※

《常见病验方研究参考资料》

药物组成　雄黄　枯矾各9g　大蜈蚣1条　酒适量

制作方法　上药共研细末，酒调匀备用。

功效主治　杀虫解毒，除湿通络。主治带状疱疹。

临床用法　外涂患处，每日2次。

注意事项　患部忌搔抓。不可内服。

葵花油膏※

《常见病验方研究参考资料》

药物组成　葵花梗50g　桐油适量

制作方法　上药烧灰，研细末，桐油调匀备用。

功效主治　除湿敛疮。主治带状疱疹。

临床用法　外敷患处，每日2～3次。

注意事项　患部忌搔抓。

寒石栀芷膏※

《常见病验方研究参考资料》

药物组成　寒水石　黑山栀仁各6g　白芷3g　飞罗面4.5g　鸡蛋清适量

制作方法　上药共研细末，鸡蛋清调匀备用。

功效主治　清热泻火，消肿排脓。主治带状疱疹。

临床用法　外涂患处，每日2～3次。

注意事项　忌食辛辣。

蜂雄片枣膏※

《常见病验方研究参考资料》

药物组成 蜂房 雄黄各9g 冰片3g 大枣去核焙黄5枚 香油适量

制作方法 上药共研细末，香油调匀备用。

功效主治 杀虫解毒，收湿敛疮。主治带状疱疹。

临床用法 外敷患处，每日2~3次。

注意事项 不可内服。孕妇忌用。

槟硝膏※

《常见病验方研究参考资料》

药物组成 花槟榔 朴硝各3g 蜂蜜适量

制作方法 上药共研细末，蜂蜜调匀备用。

功效主治 杀虫解毒，收湿敛疮。主治带状疱疹。

临床用法 外敷患处，每日2~3次。

注意事项 患部忌搔抓。

螺壳雄黄膏※

《常见病验方研究参考资料》

药物组成 煅白螺蛳壳 雄黄各5g 菜油适量

制作方法 上药共研细末，菜油调匀备用。

功效主治 解毒杀虫，收湿敛疮。主治带状疱疹。

临床用法 外敷患处，每日2~3次。

注意事项 不可内服。

黄水疮

二石芷丹膏※

《常见病验方研究参考资料》

药物组成 炉甘石 赤石脂 枯矾 松香 白芷各9g 黄丹4.5g 冰片6g 香油适量。

制作方法 上药共研细末，香油调膏备用。

功效主治 消肿排脓，敛疮生肌。主治黄水疮。

临床用法 外涂患处，每日1~2次。

注意事项 不可内服。孕妇忌用。

大力油膏※

《常见病验方研究参考资料》

药物组成 大力子50g 菜油适量

制作方法 上药研细末,菜油调匀备用。

功效主治 清热,消肿,定痛。主治黄水疮。

临床用法 外搽患处,每日2~3次。

注意事项 忌食海鲜、鱼虾等食物。

大黄五倍膏※

《常见病验方研究参考资料》

药物组成 大黄45g 五倍子15g 鸡蛋清适量

制作方法 上药共研细末,鸡蛋清调匀备用。

功效主治 清热解毒,收湿敛疮。主治黄水疮。

临床用法 外敷患处,每日1次。

注意事项 忌食海鲜等腥味之品。

川连地榆膏※

《常见病验方研究参考资料》

药物组成 地榆9g 黄连粉1g 香油适量

制作方法 上药调匀备用。

功效主治 清热,解毒,敛疮。主治黄水疮。

临床用法 外涂患处,每日1次。

注意事项 忌食辛辣之品。

乌金膏

《外科传薪集》

药物组成 黄蜡45g 大黄500g 冰片0.6g 桐油500ml

制作方法 先将桐油入锅熬,起白星为度,加黄蜡熔化,入研细的炒大黄末,搅匀,再加入冰片,摊油纸上备用。

功效主治 清热燥湿,消肿止痒。主治足三阴湿热,腿脚红肿、皮破脂流,类似血风疮,浸淫不止,痛痒非常者。

临床用法 外贴患处,每日1~2次。

注意事项 忌辛燥食物。孕妇忌用。

升麻犀角膏

《普济方》

药物组成 升麻 白蔹 漏芦 枳实 连翘 蛇衔草 干姜 芒硝末各60g 玄参 黄芩各90g 犀角粉180g 栀子20枚 竹沥1000ml 猪脂1kg

制作方法 上药除竹沥、芒硝、猪脂外,共研粗末,入竹沥内浸12小时,再入猪脂煎令竹沥水气尽,去渣,纳芒硝搅令凝,膏成备用。

功效主治 清热,解毒,祛风。主治风热毒气冲出皮肤,搔即瘾疹赤起,兼有黄水,结为脓痂者。

临床用法 1次10~30g,外摩患处。

注意事项 忌食辛燥。

水沉膏

《普济方》

药物组成 乳香 轻粉 白蔹 赤蔹各6g 雄黄1.5g 白及 黄丹 乌贼骨各3g

制作方法 诸药研细末,将其置于浸湿的纱布上制为膏。

功效主治 攻毒,燥湿,敛疮。主治浸淫疮。

临床用法 外贴疮上,每日2次。

注意事项 不可内服。孕妇忌用。

甘砂膏※

《常见病验方研究参考资料》

药物组成 甘草21g 朱砂9g 茶油适量

制作方法 上药共研细末,茶油调匀备用。

功效主治 清热解毒,消肿散痈。主治黄水疮初期。

临床用法 外涂患处,每日1次。

注意事项 不可内服。

地骨油膏※

《常见病验方研究参考资料》

药物组成 地骨皮50g 香油适量

制作方法 地骨皮炒黄,研细末,香油调匀备用。

功效主治 清热疗疮。主治黄水疮。

临床用法 外涂患处,每日2~3次。

注意事项 忌食辛辣。

芎芷灵脂膏※

《常见病验方研究参考资料》

药物组成 川芎 白芷 五灵脂各等份 茶油适量

制作方法 上药共研细末,茶油调匀备用。

功效主治 活血消肿,排脓生肌。主治黄水疮。

临床用法 外敷患处,每日2次。

注意事项 忌食鱼虾。

名甲陀脑膏※

《常见病验方研究参考资料》

药物组成 无名异炒 穿山甲炒 密陀僧 樟脑各15g 蜈蚣10条 香油适量

制作方法 上药共研细末,香油调匀备用。

功效主治 解毒排脓,生肌敛疮。主治黄水疮。

临床用法 外敷患处,每日1次。

注意事项 不可内服。孕妇忌用。

冰乌油膏※

《常见病验方研究参考资料》

药物组成 冰片3g 乌贼骨30g 菜油适量

制作方法 上药共研细末,菜油调匀备用。

功效主治 消肿止痛,收湿敛疮。主治黄水疮。

临床用法 外敷患处,每日2次。

注意事项 不可内服。孕妇忌用。

连石风矾膏※

《常见病验方研究参考资料》

药物组成 黄连 煅石膏 枯矾各6g 防风3g 香油适量

制作方法 上药共研细末,香油调匀备用。

功效主治 解毒祛风,收湿敛疮。主治黄水疮。

临床用法 外敷患处,每日2~3次。

注意事项 忌食腥味发物。

枣矾膏※

《常见病验方研究参考资料》

药物组成 大枣炒炭 30g 枯矾 9g 香油适量

制作方法 上药共研细末，香油调匀备用。

功效主治 收湿敛疮。主治黄水疮。

临床用法 外敷患处，每日 2～3次。

注意事项 忌食生冷。不可内服。

枣柏地榆膏※

《常见病验方研究参考资料》

药物组成 大枣炙黄 30 枚 黄柏 9g 地榆炭 15g 冰片 9g 香油适量

制作方法 前 3 味药共研细末，入冰片研匀，取药末一半用香油调匀备用。

功效主治 燥湿解毒，祛腐敛疮。主治黄水疮。

临床用法 疮湿用药粉撒患处，疮干则用药膏敷患处。每日 2～3次。

注意事项 忌食辛燥。孕妇忌用。

矾倍松油膏※

《常见病验方研究参考资料》

药物组成 枯矾 五倍子 松香各 30g 香油适量

制作方法 上药共研细末，香油调匀备用。

功效主治 燥湿敛疮，拔毒生肌。主治黄水疮。

临床用法 外敷患处，每日 2～3次。

注意事项 忌食生冷。不可内服。

松香红枣膏※

《常见病验方研究参考资料》

药物组成 松香 60g 红枣烧存性 45g 香油适量

制作方法 上药共研细末，香油调匀备用。

功效主治 燥湿生肌。主治黄水疮。

临床用法 外敷患处，每日 2～3次。

注意事项 忌食烟、酒及辛辣之品。不可内服。

草硼膏※

《常见病验方研究参考资料》

药物组成　甘草21g　硼砂9g　香油适量

制作方法　上药共研细末，香油调匀备用。

功效主治　解毒消肿。主治黄水疮。

临床用法　外敷患处，每日1次。

注意事项　不可内服。

柏倍椒油膏※

《常见病验方研究参考资料》

药物组成　黄柏　五倍子各等份　花椒油适量

制作方法　上2味药共研细末，花椒油调匀备用。

功效主治　清热，收湿，敛疮。主治黄水疮。

临床用法　外敷患处，每日2～3次。

注意事项　忌食辛辣。

柏黛二粉膏※

《常见病验方研究参考资料》

药物组成　蛤粉　轻粉各9g　黄柏末　青黛各3g　石膏煅15g　冰片1g　香油适量

制作方法　将上药共研细末，香油调匀备用。

功效主治　祛腐生肌，收湿敛疮。主治黄水疮。

临床用法　外敷患处，每日1次。

注意事项　不可内服。孕妇忌用。

香杏膏※

《常见病验方研究参考资料》

药物组成　杏仁100g　香油适量

制作方法　杏仁瓦上焙焦，研细末，香油调匀备用。

功效主治　消肿止痛。主治黄水疮。

临床用法　外敷患处，每日2～3次。

注意事项　忌食辛辣。

香椒雄黄膏※

《常见病验方研究参考资料》

药物组成　松香　雄黄　花椒各3g　香油适量

制作方法　上药共研细末，香油调匀备用。

功效主治 燥湿解毒，拔毒生肌。主治黄水疮。

临床用法 外涂患处，每日4次。

注意事项 雄黄禁火煅。不可内服。

疮愈膏※

《常见病验方研究参考资料》

药物组成 黄柏30g 铜绿5g 轻粉6g 枯矾4.5g 冰片0.15g 香油适量

制作方法 上药共研细末，香油调匀备用。

功效主治 燥湿解毒，祛腐生肌。主治黄水疮。

临床用法 疮口水多者撒药末，无水者用药膏涂患处，每日1～3次。

注意事项 严禁入口。孕妇忌用

倍芷石铜膏※

《常见病验方研究参考资料》

药物组成 五倍子$_{煅}$30g 白芷15g 石膏$_{煅}$30g 铜绿5g 香油适量

制作方法 上药共研细末，香油调匀备用。

功效主治 消肿排脓，燥湿敛疮。主治黄水疮。

临床用法 外敷患处，每日2～3次。

注意事项 不可内服。孕妇忌用。

黄柏猪胆膏※

《常见病验方研究参考资料》

药物组成 黄柏末90g 猪胆1枚 香油适量

制作方法 将上2味药搅匀焙焦，研细末，香油调匀备用。

功效主治 清热解毒，收湿敛疮。主治黄水疮。

临床用法 外涂患处，每日2～3次。

注意事项 忌食辛辣。

密陀僧油膏※

《常见病验方研究参考资料》

药物组成 密陀僧30g 香油适量

制作方法 上药研细末，香油调匀备用。

功效主治 燥湿敛疮。主治黄水疮。

临床用法 外涂患处，每日2～3次。如患部奇痒，可加铜绿

1～3g,临用时配入研和。如病灶部红肿,加入冰片1～3g,临用时加入研和。

注意事项　不可内服。孕妇忌用。

椒硫矾韭膏※

《常见病验方研究参考资料》

药物组成　花椒　硫黄　枯矾各5g　韭菜根75g　生猪油适量

制作方法　上药共研细末,用生猪油调匀,火烘备用。

功效主治　燥湿解毒,杀虫敛疮。主治黄水疮。

临床用法　外敷患处,每日2～3次。

注意事项　避免生水入疮口。不可内服。

提脓祛腐膏※

《常见病验方研究参考资料》

药物组成　蚕豆壳灰30g　东丹6g　黄柏9g　松香6g　冰片0.09g　香油适量

制作方法　上药共研细末,香油调匀备用。

功效主治　燥湿解毒,祛腐生肌。主治黄水疮。

临床用法　外敷患处,每日2～3次。

注意事项　不可内服。孕妇忌用。

蜂矾油膏※

《常见病验方研究参考资料》

药物组成　露蜂房1枚　白矾3g　香油适量

制作方法　将白矾装入蜂房孔内,用火烤至白矾变枯,冷后共研细末,香油调匀备用。

功效主治　解毒敛疮,消肿止痛。主治黄水疮。

临床用法　外敷患处,每日2～3次。

注意事项　不可内服。

摩风膏

《验方新编》

药物组成　麻黄　黄蜡各15g　羌活60g　升麻6g　白檀香　白及　防风　归身各3g　香油150ml

制作方法　用香油将麻黄、羌活、升麻、白檀香、白及、防风、归身浸泡5日,文火熬枯,去渣,然后加黄蜡,再熬即可。

功效主治　疏风止痒。主治面上或身上风热浮肿、痒如虫行、肌肤干燥、时起白屑,继则极痒抓破、时流黄水，或破烂见血、痛楚难堪。

临床用法 外涂患处，每日2次。

注意事项 忌食辛燥。

天疱疮

三汁膏※

《常见病验方研究参考资料》

药物组成 蚕豆壳灰50g 冰片2g 鲜挂金灯捣汁 丝瓜叶汁 菊叶汁各20ml

制作方法 上药共调匀备用。

功效主治 清热解毒，收湿敛疮。主治天疱疮。

临床用法 外敷患处，每日2～3次。

注意事项 患部忌水冲洗。孕妇忌用。

大青白芷膏※

《常见病验方研究参考资料》

药物组成 大黄12g 青黛 白芷各9g 红糖适量

制作方法 上药共研细末，红糖水调匀备用。

功效主治 清热祛瘀，排脓生肌。主治天疱疮。

临床用法 外涂患处，每日2～3次。

注意事项 患部忌水冲洗。

大黄元明膏※

《常见病验方研究参考资料》

药物组成 大黄 元明粉各等份 菜油适量

制作方法 上药共研细末，菜油调匀备用。

功效主治 清热泻火，解毒敛疮。主治天疱疮。

临床用法 外敷患处，每日2～3次。

注意事项 病变部位避免搔抓，以免传播。

五枝膏※

《全国中草药新医疗法展览会资料选编》

药物组成 柳枝 桃枝 槐枝 榆枝 桑枝各100g(以上各树枝均截成3cm长，劈成4瓣的形状) 冰片 漳丹各15g 白蜡60g 麻油210ml

制作方法 麻油熬开，炸树枝至焦，用两层纱布过滤，再熬至滴水成珠时，入漳丹和白蜡，稍凉后再入冰片，放入瓷瓶，凉后备用。

功效主治 解毒清热，去腐除秽。主治以全身各处黏膜出现大小不等水疱，疱壁易破，流水糜烂引起疼痛为主要症状的类天疱疮。

临床用法 外搽患处，每日1次。

注意事项 忌辛辣、油煎食物。不可内服。孕妇忌用。

六一瓜汁膏※

《常见病验方研究参考资料》

药物组成 滑石18g 甘草3g 鲜丝瓜叶汁适量

制作方法 前2味药共研细末，丝瓜叶汁调匀备用。

功效主治 清热，利湿，敛疮。主治天疱疮。

临床用法 外敷患处，每日2～3次。

注意事项 病变部位禁搔抓。

六一青黛膏※

《常见病验方研究参考资料》

药物组成 滑石 甘草 青黛各6g 茶油适量

制作方法 上药共研细末，茶油调匀备用。

功效主治 清热解毒，收湿敛疮。主治天疱疮。

临床用法 外敷患处，每日2～3次。

注意事项 病变部位忌搔抓。

石脂矾硝膏※

《常见病验方研究参考资料》

药物组成 赤石脂30g 枯矾 朴硝各15g 香油适量

制作方法 上药共研细末，香油调匀备用。

功效主治 燥湿敛疮。主治天疱疮。

临床用法 外敷患处，每日2～3次。

注意事项 患部忌搔抓。不可内服。

甘菊菜油膏※

《常见病验方研究参考资料》

药物组成 甘菊50g 菜油适量

制作方法 上药烧存性，研细末，菜油调匀备用。

功效主治 清热解毒，消痈散结。主治天泡疮。

临床用法 外敷患处，每日2～3次。

注意事项　忌食辛辣之品。

瓜壳油膏※

《常见病验方研究参考资料》

药物组成　老丝瓜壳 50g　猪油适量

制作方法　丝瓜壳烧存性,研细末,猪油调匀备用。

功效主治　收湿敛疮。主治天疱疮。

临床用法　外敷患处,每日 2~3次。

注意事项　保持皮肤清洁,防止局部感染。

花粉滑石膏※

《常见病验方研究参考资料》

药物组成　天花粉　滑石各等份

制作方法　上药研细末,水调匀备用。

功效主治　利湿,养阴,敛疮。主治天疱疮。

临床用法　外敷患处,每日 2~3次。

注意事项　忌食辛燥之品。

金灯冰片膏※

《常见病验方研究参考资料》

药物组成　鲜挂金灯 50g　冰片 3g

制作方法　上药共捣备用。

功效主治　清热解毒,消肿止痛。主治天疱疮。

临床用法　外敷患处,每日 2~3次。

注意事项　患部忌水冲洗。孕妇忌用。

柏蜜膏※

《陕西中医验方选编》

药物组成　鲜柏叶 100g　蜂蜜 30g

制作方法　上药共捣如膏,备用。

功效主治　清热解毒。主治天疱疮久不愈。

临床用法　外敷患处,每日 2~3次。

注意事项　忌食辛辣之品。

香椒官粉膏※

《常见病验方研究参考资料》

药物组成　松香 15g　花椒 9g

官粉6g　香油适量

制作方法　上药共研细末，香油调匀备用。

功效主治　祛风燥湿，排脓生肌。主治天疱疮。

临床用法　外敷患处，每日2～3次。

注意事项　保持皮肤清洁，防止感染。不可内服。

食盐齿苋膏※

《常见病验方研究参考资料》

药物组成　马齿苋50g　食盐适量

制作方法　共捣烂如泥备用。

功效主治　清热解毒。主治夏季天疱疮。

临床用法　外敷患处，每日2～3次。

注意事项　忌食辛辣厚味。

疮康膏※

《常见病验方研究参考资料》

药物组成　煅牡蛎　黄柏　煅石膏各500g　轻粉45g　青黛90g　乌贼骨120g

制作方法　上药共研细末，冷开水调匀备用。

功效主治　清热解毒，收湿敛疮。主治天疱疮。

临床用法　外敷患处，每日1次。

注意事项　不可内服。敷药不宜过厚。

桐油石灰膏※

《常见病验方研究参考资料》

药物组成　陈石灰　桐油各适量

制作方法　桐油调石灰为膏备用。

功效主治　收湿敛疮。主治天疱疮。

临床用法　外敷患处，每日2次。

注意事项　患部忌水洗。不可涂及正常皮肤。

桐油黄柏膏※

《常见病验方研究参考资料》

药物组成　黄柏50g　桐油适量

制作方法　上药研细末，桐油调匀备用。

功效主治　清热解毒，燥湿敛疮。主治天疱疮。

临床用法　外敷患处，每日2～3次。

注意事项 病变处禁用水洗，以防止感染。

蚕豆枯矾膏※

《常见病验方研究参考资料》

药物组成 蚕豆壳烧存性 30g 枯矾 5g 菜油适量

制作方法 上药共研细末，菜油调匀备用。

功效主治 解毒，收湿，敛疮。主治天疱疮。

临床用法 外敷患处，每日 3 次。

注意事项 病变部位避免搔抓。不可内服。

海螵油膏※

《常见病验方研究参考资料》

药物组成 海螵蛸 50g 茶油适量

制作方法 上药研细末，茶油调匀备用。

功效主治 收湿敛疮。主治天疱疮。

临床用法 外敷患处，每日 3 次。

注意事项 保持皮肤清洁干燥。

海金沙油膏※

《常见病验方研究参考资料》

药物组成 海金沙 9g 香油适量

制作方法 上药研细末，香油调匀备用。

功效主治 渗湿敛疮。主治天疱疮。

临床用法 外敷患处，每日 3 ~4次。

注意事项 保持皮肤清洁干燥。

黄丹天花膏※

《常见病验方研究参考资料》

药物组成 黄丹 15g 天花粉 30g 牛乳适量

制作方法 上药共研细末，牛乳调匀备用。

功效主治 养阴，去腐，生肌。主治天疱疮久溃不愈。

临床用法 外敷患处，每日 1 次。

注意事项 不可内服。药膏不宜敷之过厚。

雄矾软膏※

《常见病验方研究参考资料》

药物组成　雄黄　白矾各等份　甘油　凡士林各适量

制作方法　上药共研细末，加甘油、凡士林，调膏备用。

功效主治　解毒，燥湿，敛疮。主治天疱疮。

临床用法　先用甘草15g煎水洗患处，再将药膏涂纱布上外敷患处，2日1次。

注意事项　不可内服。

橘皮油膏※

《常见病验方研究参考资料》

药物组成　橘皮20g　香油适量

制作方法　上药烧存性，研细末，香油调匀备用。

功效主治　燥湿敛疮，行气止痛。主治天疱疮久溃不愈。

临床用法　外敷患处，每日2～3次。

注意事项　忌食烟、酒等辛辣之品。

黛柏矾石膏※

《常见病验方研究参考资料》

药物组成　青黛　黄柏各6g　白矾0.24g　滑石9g　鲜丝瓜叶汁适量

制作方法　上药共研细末，丝瓜叶汁调匀备用。

功效主治　清热解毒，收湿敛疮。主治天疱疮。

临床用法　外敷患处，每日2～3次。

注意事项　忌食辛燥食物。

豨草膏※

《陕西中医验方选编》

药物组成　鲜豨莶草500g

制作方法　捣烂备用

功效主治　清热解毒。主治天疱疮。

临床用法　外敷患处，每日1次。

注意事项　保持局部清洁。

丹毒

五倍青梅膏※

《常见病验方研究参考资料》

药物组成 五倍子 250g 菜油 100ml 青黛 0.15g 冰片 0.03g

制作方法 上药前 2 味共入瓦盆,柴火烧至五倍子发黑,去渣,待冷后入后 2 味药,搅匀备用。

功效主治 收湿,解毒,消肿。主治丹毒。

临床用法 外敷患处,每日 2~3次。

注意事项 不可内服。孕妇忌用。

水磨膏

《普济方》

药物组成 泽兰 黄柏皮 雄黄 白蔹 白药子 南星 黄丹 赤芍 赤小豆 青黛 寒水石 硝石各 10g 生地汁 芙蓉叶汁 鸡蛋清各适量

制作方法 上药共研细末,用生地黄汁、芙蓉叶汁、鸡蛋清和匀。

功效主治 清热解毒,凉血消肿。主治丹毒。

临床用法 外涂患处,每日 2 次。

注意事项 不可内服。孕妇忌用。

芙叶油膏※

《常见病验方研究参考资料》

药物组成 芙蓉叶 50g 茶油适量

制作方法 上药晒干,研细末,茶油调匀备用。

功效主治 清热解毒,消肿散结。主治丹毒。

临床用法 外敷患处,每日 2~3次。

注意事项 忌食辛燥之品。

泥金膏

《寿世保元》

药物组成 蚯蚓粪 20g 芒硝 10g

制作方法 上药混匀,研细末,水调为膏。

功效主治 疏风清热,泻火解毒。主治丹毒,赤游风。

临床用法 厚敷患处,干则换,或以水浸润。

注意事项 忌食辛燥之品。

垢土膏※

《本草纲目》

药物组成 猪槽下垢土适量
功效主治 清热解毒。主治丹毒。
临床用法 外敷患处，干则换。
注意事项 忌食辛燥之品。

柏叶大黄膏※

《常见病验方研究参考资料》

药物组成 大黄末10g 侧柏叶50g
制作方法 侧柏叶捣烂如泥，加入大黄末调匀备用。
功效主治 清热解毒，凉血消肿。主治丹毒。
临床用法 外敷患处，每日2～3次。
注意事项 患部忌搔抓、挤压。

浮萍油膏※

《常见病验方研究参考资料》

药物组成 紫背浮萍50g 菜油适量
制作方法 上药烧灰，菜油调匀备用。
功效主治 祛风止痒，利水消肿。主治丹毒。
临床用法 外敷患处，每日2～3次。
注意事项 患处忌搔抓、挤压。

蚯蚓膏※

《陕西中医验方选编》

药物组成 活蚯蚓6条 白糖5g
制作方法 上药共捣备用。
功效主治 清热解毒。主治丹毒。
临床用法 外敷患处，每日1～2次。
注意事项 忌食辛燥之品。

硝黛大黄膏※

《常见病验方研究参考资料》

药物组成 芒硝15g 大黄12g 青黛9g 鸡蛋清适量
制作方法 上药共研细末，鸡蛋清调匀备用。
功效主治 清热解毒，凉血散肿。主治丹毒。
临床用法 外敷患处，每日2次。
注意事项 患部忌搔抓、挤压。

孕妇慎用。

雉尾灰膏※

《本草纲目》

药物组成 雉尾毛 30g 麻油适量

制作方法 雉尾烧存性,麻油调膏。

功效主治 清热,解毒,消斑。主治丹毒。

临床用法 外涂患处,每日2～3次。

注意事项 忌食辛燥之品。

湿疹

二妙膏※

《常见病验方研究参考资料》

药物组成 生黄柏 生苍术各120g 香油适量

制作方法 上药共研细末,香油调匀备用。

功效主治 清热利湿,解毒止痒。主治腿部湿疹。

临床用法 外敷患处,每日2～3次。

注意事项 忌食辛燥之品。

二矾五金膏※

《常见病验方研究参考资料》

药物组成 五倍子 30g 白矾 郁金各 9g 胆矾 0.9g 醋适量

制作方法 上药共研细末,醋调匀备用。

功效主治 解毒杀虫,燥湿止痒。主治湿疹。

临床用法 洗净患部,再涂药膏,每日2～3次。

注意事项 患部忌搔抓。

二煅二石膏※

《常见病验方研究参考资料》

药物组成 煅石膏 煅炉甘石各 30g 香油适量

制作方法 上药共研细末,香油调匀备用。

功效主治 除湿,生肌,敛疮。主治湿疹久溃不愈。

临床用法 外敷患处,每日2～3次。

注意事项 患部忌搔抓。

大黄油膏※

《常见病验方研究参考资料》

药物组成 大黄粉50g 茶油适量

制作方法 上药调匀备用。

功效主治 清热解毒。主治湿疹水泡期。

临床用法 外敷患处，每日2次。

注意事项 患部忌搔抓。忌食辛辣食物。

川连蜂巢膏※

《常见病验方研究参考资料》

药物组成 黄连6g 蜂巢10g 凡士林80g

制作方法 上药共研细末，凡士林搅匀备用。

功效主治 清热解毒，祛风止痒。主治湿疹。

临床用法 先用2%温盐水洗净患处，再将药膏外涂患处，每日1～3次。

注意事项 不可用热水烫洗患处。

五倍青海膏※

《常见病验方研究参考资料》

药物组成 五倍子3g 青黛12g 海蛤粉 黄柏各6g 枯矾1.5g 菜油适量

制作方法 上药共研细末，菜油调匀备用。

功效主治 清热，收湿，敛疮。主治湿疹。

临床用法 外涂患处，每日2～3次。

注意事项 患部忌搔抓。用药前应洗净患处。

无名玄粉膏※

《常见病验方研究参考资料》

药物组成 无名异 玄明粉各等份 菜油适量

制作方法 上药共研细末，菜油调匀备用。

功效主治 散结，消肿，生肌。主治臀部湿疹。

临床用法 外涂患处，每日2～3次。

注意事项 保持患部清洁，忌久坐。

丹香轻矾膏※

《常见病验方研究参考资料》

药物组成　黄丹3g　松香2.4g　轻粉　枯矾各0.3g　香油适量

制作方法　上药共研细末，香油调匀备用。

功效主治　杀虫解毒，去腐生肌。主治湿疹。

临床用法　外敷患处，每日1次。

注意事项　不可内服。

玉蜀膏※

《常见病验方研究参考资料》

药物组成　玉蜀黍缨烧灰存性50g　香油适量。

制作方法　上药研细末，香油调匀备用。

功效主治　利水，渗湿，止痒。主治湿疹瘙痒。

临床用法　外敷患处，每日3~4次。

注意事项　患部忌搔抓。

石柏油膏※

《常见病验方研究参考资料》

药物组成　黄柏末6g　风化石灰10g　香油适量

制作方法　上药共调匀备用。

功效主治　清热燥湿，解毒疗疮。主治臀部湿疹。

临床用法　外涂患处，每日2~3次。

注意事项　忌久坐。

石硫槟榔膏※

《常见病验方研究参考资料》

药物组成　石膏9g　硫黄4.5g　槟榔9g　清油适量

制作方法　上药共研细末，清油调匀备用。

功效主治　解毒杀虫，生肌敛疮。主治臀部湿疹。

临床用法　外敷患处，每日2次。

注意事项　忌久坐。不可内服。

术柏槟矾膏※

《常见病验方研究参考资料》

药物组成　炒苍术　黄柏　槟

椰各 120g　枯矾 6g　清油适量

制作方法　上药共研细末，清油调成软膏备用。

功效主治　燥湿敛疮，解毒杀虫。主治湿疹久溃不愈。

临床用法　药膏摊纱布上，外贴患处，疮面流水者，用药末干撒，每日 1 次。

注意事项　患部忌搔抓。

白马膏※

《陕西中医验方选编》

药物组成　马齿苋 30g　雄黄 6g　白矾 60g

制作方法　上药共捣如泥备用。

功效主治　清热解毒，燥湿止痒。主治阴囊湿疹瘙痒。

临床用法　外敷患处，每日 1～5次。

注意事项　不可内服。忌食辛辣食物。

白凤膏※

《常见病验方研究参考资料》

药物组成　白凤仙花子　甘草各等份　香油适量

制作方法　上药共捣烂，香油调匀备用。

功效主治　祛风活血，消肿止痛。主治阴囊湿疹已溃者。

临床用法　外敷患处，每日 2 次。

注意事项　患部忌搔抓。

皮湿Ⅰ号膏

《全国中草药新医疗法展览会资料选编》

药物组成　地榆　煅石灰各 93g　枯矾 3g　凡士林 31g

制作方法　上药共研细末。

功效主治　解毒杀虫。主治湿疹。

临床用法　用时加适量凡士林调膏，外敷患处，每日1～2次，直至痊愈。本品可与地榆水或皮湿Ⅱ号膏替换使用。

注意事项　忌食辛辣、油腻之品。

皮湿Ⅱ号膏

《全国中草药新医疗法展览会资料选编》

药物组成　地榆 46g　密陀僧 62g　凡士林 125g

制作方法　上药共研细末。

功效主治　解毒清热。主治湿疹。

临床用法 用时加适量凡士林调膏,外敷患处,每日1~2次,直至痊愈。本品可与地榆水或皮湿Ⅰ号膏替换使用。

注意事项 忌食辛辣、油腻、鱼虾等食物。

扫毒霜膏

《全国中草药新医疗法展览会资料选编》

药物组成 甘草粉10g 樟脑1g 苯佐卡因2g 香霜20g 对羟基苯甲酸乙酯适量

制作方法 上药混匀,加入对羟基苯甲酸乙酯即成。

功效主治 活血止痒。主治湿疹。

临床用法 外敷患处,每日1~3次。

注意事项 忌食辛辣、油腻之品。孕妇慎用。

地榆炭膏※

《常见病验方研究参考资料》

药物组成 地榆炭末50g 凡士林适量

制作方法 上药调匀备用。

功效主治 清热凉血,解毒敛疮。主治湿疹。

临床用法 外涂患处,每日3~4次。

注意事项 患部忌搔抓。

地骨皮油膏※

《常见病验方研究参考资料》

药物组成 地骨皮50g 香油适量

制作方法 上药烧炭存性,研细末,香油调膏备用。

功效主治 清热,凉血,敛疮。主治湿疹。

临床用法 外涂患处,每日2~3次。

注意事项 患部忌搔抓。

百部槟榔膏※

《常见病验方研究参考资料》

药物组成 百部 槟榔各等份 醋适量

制作方法 上药共研细末,醋调匀备用。

功效主治 杀虫解毒,祛风止痒。主治阴囊湿疹。

临床用法 先用紫苏煎汤洗患处,再用药膏外涂,每日2次。

注意事项 患部忌搔抓。

伏龙百石膏※

《常见病验方研究参考资料》

药物组成 陈石灰 百草霜 伏龙肝各10g 桐油适量

制作方法 上药共研细末，桐油调匀备用。

功效主治 除湿，生肌，敛疮。主治湿疹久溃不愈。

临床用法 先用葱艾汤洗患处，再外涂药膏，每日1次。

注意事项 患部忌搔抓。

红萍油膏※

《常见病验方研究参考资料》

药物组成 紫背浮萍50g 香油适量

制作方法 上药晒干研细末，香油调匀备用。

功效主治 利水消肿，祛风止痒。主治湿疹瘙痒。

临床用法 外敷患处，每日3~4次。

注意事项 患部忌搔抓。

苍术油膏※

《常见病验方研究参考资料》

药物组成 苍术50g 香油适量

制作方法 上药研细末，香油调匀备用。

功效主治 除湿敛疮。主治湿疹。

临床用法 外敷患处，每日2次。

注意事项 患部忌搔抓。

苍耳子膏※

《常见病验方研究参考资料》

药物组成 苍耳子50g 香油适量

制作方法 上药研细末，香油调匀备用。

功效主治 祛风，杀虫，止痒。主治湿疹瘙痒。

临床用法 外涂患处，每日1次。

注意事项 患部忌搔抓。

苍黄槟蜂膏※

《常见病验方研究参考资料》

药物组成 炒苍术 黄柏 槟榔各120g 炙蜂房6g 香油适量

制作方法 上药共研细末，香油调匀备用。

功效主治 祛风攻毒，杀虫敛疮。主治慢性顽固性湿疹。

临床用法 外敷患处，每日1次。

注意事项 患部忌搔抓。

赤石冰勃膏※

《常见病验方研究参考资料》

药物组成 赤石脂6g 冰片0.3g 马勃3g 棉花油适量

制作方法 上药共研细末，油调匀备用。

功效主治 清热解毒，收湿敛疮。主治臀部湿疹。

临床用法 外敷患处，每日2次。

注意事项 忌久坐。孕妇慎用。

苏叶冰油膏※

《常见病验方研究参考资料》

药物组成 苏叶15g 冰片3g 香油适量

制作方法 上药共研细末，香油调匀备用。

功效主治 祛风止痒，燥湿杀虫。主治阴囊湿疹。

临床用法 外涂患处，每日2次。

注意事项 患部忌搔抓。

吴萸软膏※

《常见病验方研究参考资料》

药物组成 吴萸15g 凡士林150g

制作方法 吴萸研细末，凡士林调成软膏备用。

功效主治 燥湿敛疮。主治慢性湿疹。

临床用法 外涂患处，每日2~3次。

注意事项 患部忌搔抓。

皂南星膏※

《常见病验方研究参考资料》

药物组成 皂荚微火炒 天南星各等份 生姜汁适量

制作方法 上药共研细末，生姜汁调匀备用。

功效主治 燥湿，解毒，敛疮。主治臀部湿疹。

临床用法 外敷患处，每日2~3次。

注意事项 忌久坐。本方不可内服。

陀僧油膏※

《常见病验方研究参考资料》

药物组成　密陀僧15g　香油适量

制作方法　上药研细末，香油调匀备用。

功效主治　燥湿，杀虫，敛疮。主治阴囊湿疹。

临床用法　外涂患处，湿性者药粉干撒，每日2～3次。

注意事项　患部忌搔抓。

松矾二黄膏※

《常见病验方研究参考资料》

药物组成　松香　枯矾　黄丹　雄黄各等份　香油适量

制作方法　上药共研细末，香油调匀备用。

功效主治　杀虫止痒，生肌敛疮。主治慢性湿疹久溃不愈。

临床用法　外涂患处，每日2～3次。

注意事项　雄黄禁火煅，不可内服。

青柏二石膏※

《常见病验方研究参考资料》

药物组成　青黛7.5g　煅石膏60g　黄柏　滑石各30g　香油适量

制作方法　上药共研细末，香油调匀备用。

功效主治　清热，收湿，敛疮。主治湿疹溃破。

临床用法　外敷患处，每日2～3次。黄水过多者可干撒药末。

注意事项　忌食辛燥及腥味发物。

枣铜冰油膏※

《常见病验方研究参考资料》

药物组成　黑枣10枚　铜绿6g　冰片0.5g　菜油适量

制作方法　枣去核，纳铜绿，置炭火上烧存性，放地上出火毒后再研细末，加冰片、菜油调匀备用。

功效主治　杀虫解毒，收湿敛疮。主治湿疹。

临床用法　外敷患处，每日2～3次。

注意事项　不可内服。孕妇慎用。

柏枣膏※

《常见病验方研究参考资料》

药物组成　黄柏末　红枣肉煅研各等份　香油适量

制作方法　上药共研细末,香油调匀备用。

功效主治　清热解毒,收湿敛疮。主治湿疹。

临床用法　外涂患处,每日2~3次。

注意事项　患部忌搔抓。

柏马油膏※

《常见病验方研究参考资料》

药物组成　黄柏末　马齿苋各30g　香油适量

制作方法　上药共研细末,香油调匀备用。

功效主治　清热解毒,除湿敛疮。主治湿疹。

临床用法　外敷患处,每日2~3次。

注意事项　患部忌搔抓。

轻粉朱丹膏※

《常见病验方研究参考资料》

药物组成　轻粉4.5g　黄丹　朱砂各3g　香油适量　黄蜡30g

制作方法　前3味药研细末,香油煎热,入黄蜡再煎,以无黄沫为度,药末渐入,调膏备用。

功效主治　攻毒杀虫,祛腐生肌。主治慢性湿疹。

临床用法　外涂患处,每日2~3次。

注意事项　不可内服。孕妇忌用。

活蚌解毒膏※

《常见病验方研究参考资料》

药物组成　大活蚌1只　冰片0.5g　香油适量

制作方法　上药烧炭,研细末,入冰片研匀,香油调匀备用。

功效主治　清热敛湿,解毒生肌。主治湿疹溃烂。

临床用法　外涂患处,每日2~3次。

注意事项　患部忌搔抓。孕妇慎用。

蚌石青梅膏※

《常见病验方研究参考资料》

药物组成　蚌壳灰18g　熟石膏12g　青黛6g　冰片0.6g　香油适量

制作方法 上药共研细末，香油调匀备用。

功效主治 清热，除湿，止痒。主治湿疹。

临床用法 外涂患处，每日2～3次。

注意事项 患部忌搔抓。孕妇慎用。

狼毒膏

《外科正宗》

药物组成 狼毒 槟榔 硫黄 五倍子 川椒 大枫子 蛇床子各9g 香油500ml 朴硝9g 猪胆汁1枚

制作方法 上药研细末。香油煎滚入朴硝，再煎滚，下猪胆汁，离火入前药末。

功效主治 祛风除湿，解毒止痒。主治阴囊湿疹。

临床用法 外涂患处，每日1～2次。

注意事项 不可内服。

海金沙油膏※

《常见病验方研究参考资料》

药物组成 海金沙50g 香油适量

制作方法 上药研细末，香油调匀备用。

功效主治 清热利湿。主治湿疹。

临床用法 外敷患处，每日3～4次。

注意事项 忌食腥味发物。

黄豆膏※

《常见病验方研究参考资料》

药物组成 黄柏末50g 豆腐渣适量

制作方法 上药共捣为泥备用。

功效主治 清热泻火，除湿止痒。主治下肢湿疹。

临床用法 外敷患处，每日2次。

注意事项 患部忌搔抓。

黄南软膏※

《常见病验方研究参考资料》

药物组成 黄柏60g 天南星6g 凡士林120g

制作方法 上药共研细末，凡士林调成软膏备用。

功效主治 泻火解毒，消肿止痛。主治湿疹痒痛。

临床用法 先用消毒棉拭净患处，再外涂药膏，每日1次，连用

5～7日。

注意事项 患部忌搔抓。不可内服。

黄龟冰油膏※

《常见病验方研究参考资料》

药物组成 黄柏 龟板煅各3g 冰片0.3g 菜油适量

制作方法 上药共研细末，菜油调匀备用。

功效主治 清热解毒，收湿敛疮。主治湿疹溃烂。

临床用法 外涂患处，每日2～3次。

注意事项 忌食腥味发物。孕妇慎用。

黄柏麻油膏※

《常见病验方研究参考资料》

药物组成 黄柏末60g 蓖麻油100ml

制作方法 黄柏末入蓖麻油内浸5日即可。

功效主治 清热，除湿，止痒。主治湿疹痒痛。

临床用法 外涂患处，每日2～3次。

注意事项 患部忌搔抓。

蛇床轻粉膏※

《常见病验方研究参考资料》

药物组成 蛇床子30g 轻粉9g 香油适量

制作方法 上药共研细末，香油调匀备用。

功效主治 解毒杀虫，祛腐生肌。主治湿疹。

临床用法 外敷患处，每日2次。

注意事项 不可内服。

绿豆藤黛膏※

《常见病验方研究参考资料》

药物组成 干绿豆去皮60g 藤黄 青黛各15g 香油适量

制作方法 上药共研细末，香油调匀备用。

功效主治 清热解毒，杀虫敛疮。主治慢性湿疹。

临床用法 外涂患处，每日1～2次。

注意事项 患部忌搔抓。

硫硼膏※

《常见病验方研究参考资料》

药物组成 硫黄3g 硼砂

1.5g　凡士林适量

制作方法　上药共研细末，凡士林调匀备用。

功效主治　解毒杀虫，去腐敛疮。主治臀部湿疹。

临床用法　外涂患处，每日2次。

注意事项　忌久坐。不可内服。

雄明油膏※

《常见病验方研究参考资料》

药物组成　雄黄　明矾各等份　茶油适量

制作方法　上药共研细末，茶油调匀备用。

功效主治　杀虫解毒，收湿敛疮。主治湿疹久溃不愈。

临床用法　外涂患处，每日1～2次。

注意事项　不可内服。

楸树膏※

《陕西中医验方选编》

药物组成　楸树叶200g

制作方法　上药加水，熬至枯黄为度，去药留汁，再熬成膏备用。

功效主治　清热，燥湿，敛疮。主治湿疹。

临床用法　外涂患处，每日2～3次。

注意事项　忌食辛辣之品。

蜂蜡油膏※

《常见病验方研究参考资料》

药物组成　蜂蜡120g　香油300ml

制作方法　用砂锅文火将香油熬开，再下蜂蜡化开，冷凝如膏备用。

功效主治　解毒，生肌，定痛。主治湿疹痒痛。

临床用法　外涂患处，每日1次。

注意事项　忌食腥味发物。

蝉龙油膏※

《常见病验方研究参考资料》

药物组成　蝉蜕30g　龙骨15g　凡士林30g

制作方法　上药共研细末，凡士林调成软膏备用。

功效主治　祛风止痒，收湿敛疮。主治湿疹久溃不愈。

临床用法　外涂患处，每日2～3次。

注意事项　患部忌搔抓。

檀炉冰油膏※

《常见病验方研究参考资料》

药物组成 檀香炭 炉甘石各9g 冰片0.5g 香油适量

制作方法 上药共研细末，香油调匀备用。

功效主治 解毒杀虫，收湿敛疮。主治湿疹。

临床用法 外涂患处，每日2～3次。

注意事项 患部忌搔抓。孕妇慎用。

水田皮炎

皮炎药膏※

《全国中草药新医疗法展览会资料选编》

药物组成 黄柏 白屈菜各500g 狼毒 贯众各250g 草乌15g 松香100g

制作方法 除松香外，余药水煎1小时，滤取药液。药渣再煎两次，每次半小时。合并滤液，浓缩成500g。趁热加松香，搅拌成膏，放冷备用。

功效主治 解毒清热，通络活血。主治水田皮炎。

临床用法 外涂患处，每日1～2次。

注意事项 不可内服。孕妇忌用。本方亦可用于预防水田皮炎。

漆疮

牛蒡油膏※

《常见病验方研究参考资料》

药物组成 牛蒡子根捣烂 猪脂适量

制作方法 上药和匀备用。

功效主治 解毒散肿，疏风止痒。主治漆疮肿痒。

临床用法 外敷患处，每日2～3次。

注意事项 避免与生漆接触。

四和膏

《太平圣惠方》

药物组成 麻油60ml 松脂60g 黄蜡 桂心各30g

制作方法 桂心研细末，共煎

熬成膏。

功效主治 解毒，消肿，止痛。主治漆疮遍身、焮赤疼痛。

临床用法 外涂患处，每日2～3次。

注意事项 避生漆。

杉樟膏※

《常见病验方研究参考资料》

药物组成 杉树嫩皮15g 樟脑 食盐各12g

制作方法 上药共捣为泥，加热备用。

功效主治 除湿，杀虫，止痒。主治漆疮肿痒。

临床用法 外敷患处，每日2次。

注意事项 避免与生漆接触。孕妇慎用。

贯众油膏※

《常见病验方研究参考资料》

药物组成 贯众50g 香油适量

制作方法 贯众焙枯研细末，香油调匀备用。

功效主治 清热解毒，燥湿止痒。主治漆疮肿痒。

临床用法 外敷患处，每日1～2次。

注意事项 避免与生漆接触。

荨麻疹

青金膏※

《常见病验方研究参考资料》

药物组成 金钱草740g 青盐24g

制作方法 金钱草捣烂，加盐调匀备用。

功效主治 清热除湿，解毒消肿。主治荨麻疹。

临床用法 外敷患处，每日2～3次。

注意事项 忌食腥味发物。

青蒿退疹膏※

《常见病验方研究参考资料》

药物组成 鲜青蒿60g

制作方法 上药捣烂为泥备用。

功效主治 清热凉血。主治荨麻疹瘙痒。

临床用法 外敷患处，每日2～3次。

注意事项 患部忌搔抓。

油菜膏※

《陕西中医验方选编》

药物组成 辣油菜100g

制作方法 捣烂如膏备用。

功效主治 清热解毒。主治荨麻疹。

临床用法 外敷患处，每日2～3次。

注意事项 忌食辛辣及腥味发物。

乌蛇膏

《太平圣惠方》

药物组成 乌蛇 当归 木鳖子 枳壳 大黄各30g 天麻 附子 白僵蚕 乌喙 天南星 桂心 细辛 吴茱萸 羌活 苍术 防风 牛膝 川椒 葛根 白芷各15g 醋150ml 腊月猪脂1kg

制作方法 上药共研细末，以醋浸12小时，后入猪脂中煎，待白芷变黄紫色，去渣膏成。

功效主治 祛风除湿，温经通络。主治风疹瘙痒结肿及筋脉挛急。

临床用法 外摩患处，每日2次。

注意事项 不可内服。孕妇慎用。

地骨皮汤拭之方膏

《太平圣惠方》

药物组成 地骨皮240g 白槐120g 白矾末 盐各30g

制作方法 上药共研粗末，以水9升，煎取2升去渣，再煎浓缩成膏，备用。

功效主治 祛风止痒。主治风疹瘙痒。

临床用法 用棉签蘸药膏涂拭患处，每日3～5次。

注意事项 不可内服。忌食腥味发物。

延年蒴藋膏

《普济方》

药物组成 蒴藋根 蒺藜子 茺蔚子各100g 附子 独活 犀角屑 蔷薇根 白芷 防风 苦参 白及 升麻 白蔹 防己各90g 川椒 莽草 青木香 蛇床子 蛇衔草各30g 枳实15g 茵芋75g 醋1000ml 猪膏3kg

制作方法 上药除醋、猪膏外

共研粗末，入醋中浸12小时，第2日早晨入铜器中置炭火上用猪膏煎至白芷色黄，去渣膏成。

功效主治 祛风止痒，温阳除湿，主治风疹瘙痒。

临床用法 外摩患处，每日3次。

注意事项 不可内服。

青羊脂膏

《备急千金要方》

药物组成 青羊脂 寒水石 白芷 白及 黄柏 防风 黄芪 升麻各120g 甘草 赤芍各90g 竹叶 石膏各50g 猪脂500g

制作方法 除猪脂、石膏、竹叶外，余药共研粗末。先以水8L煮石膏、竹叶至4L时去渣，药液浸诸药，入猪脂合煎，去渣成膏。

功效主治 清热解毒，益气祛风。主治风热赤疹，搔之成疮。

临床用法 外敷患处，每日1～2次。

注意事项 忌过食辛燥及腥味食物。

莽草膏

《太平圣惠方》

药物组成 莽草0.6g 当归 川芎 大戟 细辛 白芍 芫花 蜀椒 附子 羊踯躅各1.2g 猪膏500g 白酒适量

制作方法 上药除猪膏外，共研粗末，以酒浸12小时，入猪膏煎，待附子色黄，膏成去渣。

功效主治 温阳逐水，养血活血。主治身体瘾疹瘙痒。

临床用法 外涂患处，每日3次。

注意事项 严禁内服。孕妇忌用。

野葛膏

《普济方》

药物组成 野葛90g 制附子15g 牛蒡子根200g 猪脂500g 醋适量

制作方法 上药切细，用醋拌浸12小时，再加入猪脂文火煎，去渣备用。

功效主治 疏风，温阳，透疹。主治风疹，瘾疹，肿痒疹。

临床用法 外摩患处，每日3～5次。

注意事项 避风。

蒴藋膏

《太平圣惠方》

药物组成 蒴藋根 白蒺藜子 茺蔚子各30g 制附子 独活

犀角　蔷薇根　白芷　防风　苦参　升麻　漏芦　防己各0.9g　香附　蛇含各60g　枳壳20g　茵芋45g　蜀椒30g　醋150ml　猪膏500g

制作方法　上药切细，醋浸12小时。将猪膏煎沸去渣，再入药煎令小沸，待白芷色黄膏成，去渣。

功效主治　温阳除湿，祛风止痒，清热行气。主治风疹瘙痒、搔之血出。

临床用法　外摩患处，每日2次。

注意事项　忌食腥味食物。不可内服。

摩风膏

《圣济总录》

药物组成　防风　羌活　川芎　白蔹　细辛　蜀椒　当归　羊踯躅各0.9g　白及　丹参　桂枝　制附子　制乌头　杏仁　皂荚　莽草　苦参　玄参各30g　腊月猪脂1kg　米醋200ml

制作方法　上药切细，以米醋拌匀，3日后以火微炒令干，入猪脂内，以文火煎1日，去渣备用。

功效主治　温阳祛风，除湿通络，行气活血。主治瘾疹瘙痒或风疾瘥后，肌肉顽麻，遍体疮癣。

临床用法　1次10～20g，先点手上，再外摩患处，每日1次。

注意事项　严禁入口。孕妇忌用。

紫癜风

五倍子膏

《圣济总录》

药物组成　五倍子0.3g　轻粉6g　砒霜1.5g　醋适量

制作方法　上药共研细末，和匀，以醋调膏，瓷盒收藏。

功效主治　解毒杀虫。主治紫癜风，点点相连。

临床用法　洗浴后外涂患处，每日1次。

注意事项　涂药后应迅速穿衣。严禁入口。孕妇忌用。

硫黄膏

《太平圣惠方》

药物组成　硫黄　白矾各30g　雄黄　制附子各0.9g　蛇蜕1具　硇砂　白附子各15g　麻油120ml　黄蜡60g

制作方法　除油和黄蜡外，余

药共研细末。先煎油至沸，下蜡，后入药末，调煎成膏。

功效主治 温阳，解毒，祛风。主治紫癜风。

临床用法 涂摩患处，每日3次。

注意事项 不可内服。

疥疮

一搽膏

《普济方》

药物组成 黄连 蛇床子 煅石膏各30g 轻粉 硫黄各9g 麻油适量

制作方法 上药研细末，麻油调为膏。

功效主治 杀虫解毒。主治疥疮。

临床用法 外敷患处，每日3～5次。

注意事项 不可内服。

十香膏

《寿世保元》

药物组成 白矾 轻粉 水银 雄黄 川椒 樟脑各3g 槟榔2g 杏仁10g 大枫子5g 板油24g

制作方法 上药研细末，与板油乳钵内研至不见水银星为度，捏丸直径约2cm大。

功效主治 杀虫止痒。主治疥癣疮痒。

临床用法 痒时，将药丸于患处滚过。

注意事项 严禁入口。

二味拔毒膏※

《常见病验方研究参考资料》

药物组成 硫黄120g 白矾500g 白酒 鸡油各适量

制作方法 上药共研细末，酒拌炒，再研，鸡油调匀备用。

功效主治 杀虫止痒，燥湿敛疮。主治疥疮。

临床用法 外敷患处，每日2次。

注意事项 不可内服。患部忌搔抓。

小金丝膏

《串雅内外篇》

药物组成 沥青 白胶香各60g 乳香6g 没药30g 黄蜡9g

香油 90ml

制作方法 上药共熬至滴水不散，倾入水中，扯千遍收贮。

功效主治 祛风解毒，活血止痛。主治疥癣。

临床用法 外贴患处，每日 1 次。

注意事项 不可内服。

巴豆膏

《太平圣惠方》

药物组成 巴豆 1.5g 硫黄 15g 白矾煅 15g 芜荑 15g 猪脂 90g

制作方法 上药研细末，猪脂煎熬成膏。

功效主治 燥湿止痒。主治疥疮，时作瘙痒。

临床用法 外涂患处，每日 3 次。

注意事项 不可内服。

水银二子膏※

《常见病验方研究参考资料》

药物组成 水银 9g 大枫子 木鳖子各 15g 香油适量

制作方法 上药共研细末，香油调匀备用。

功效主治 祛风燥湿，攻毒杀虫。主治疥疮。

临床用法 外涂患处，每日 1 次。

注意事项 本方有毒，严禁入口、眼，亦不可长期过量使用。

灭疥油膏※

《常见病验方研究参考资料》

药物组成 硫黄 雄黄各 9g 猪油 30g

制作方法 前 2 味药共研细末，猪油调匀备用。

功效主治 解毒杀虫。主治疥疮。

临床用法 外敷患处，每日 2～3次。

注意事项 不可内服。

半夏蜂窝膏※

《常见病验方研究参考资料》

药物组成 制半夏末 10g 蜂窝焙干研末 15g 茶油适量

制作方法 上药共研细末，茶油调匀备用。

功效主治 燥湿散结，杀虫止痒。主治疥疮瘙痒。

临床用法 外敷患处，每日 1 次。

注意事项 患部忌搔抓。

芫花膏

《太平圣惠方》

药物组成 芫花30g 猪脂150g

制作方法 猪脂煎芫花，待焦，去渣为膏。

功效主治 杀虫止痒。主治疥疮。

临床用法 外涂患处，每日3～5次。

注意事项 患部忌搔抓。

狗脊膏

《卫生宝鉴》

药物组成 硫黄 雄黄 信石各3g 川乌 狗脊 白矾各15g 巴豆0.3g 麻油100ml 黄蜡50g

制作方法 上药研细末，入油煎熬，再入黄蜡，冷却为膏。

功效主治 祛风杀虫，解毒燥湿。主治疥疮。

临床用法 外涂患处，每日2～3次。

注意事项 本方有毒，严禁入口。雄黄禁火煅。

胡粉膏

《圣济总录》

药物组成 胡粉90g 水银60g 皂荚45g

制作方法 水煎皂荚，取浓汁，入胡粉、水银，搅匀为膏。

功效主治 杀虫解毒。主治疥疮。

临床用法 先用盐水洗疮，再外涂药膏，每日3～5次。

注意事项 本方有毒，严禁入口。

柏矾蓖枫膏※

《常见病验方研究参考资料》

药物组成 白矾 黄柏各30g 蓖麻子 大枫子各40枚 猪油适量

制作方法 上药共研细末，猪油调匀备用。

功效主治 解毒杀虫，燥湿止痒。主治疥疮。

临床用法 外敷患处，每日1次。

注意事项 患部忌搔抓。本方不可内服。

神异膏

《仁存方》

药物组成 全蝎7只 皂角3g 巴豆1.5g 蛇床子9g 麻油30ml 黄蜡15g 轻粉0.03g 雄黄9g

制作方法 先用油将皂角、全蝎、巴豆煎至色变,去渣,纳黄蜡,入雄黄、蛇床子、轻粉,和匀成膏。

功效主治 杀虫,解毒,止痒。主治疥疮。

临床用法 先用苦参煎汤淋洗患处,干后,外涂药膏,每日2~4次。

注意事项 严禁入口。雄黄禁火煅。

疥疮膏※

《常见病验方研究参考资料》

药物组成 硫黄1.5g 斑蝥8只 香油适量

制作方法 上药共研细末,香油调匀备用。

功效主治 攻毒杀虫。主治疥疮。

临床用法 外涂患处,每日2~3次。

注意事项 严禁入口。

疥除膏※

《常见病验方研究参考资料》

药物组成 露蜂房50g 茶油适量

制作方法 上药焙枯,研细末,茶油调匀备用。

功效主治 攻毒,杀虫,敛湿。主治疥疮。

临床用法 外涂患处,每日1次。

注意事项 患部忌搔抓。

狼毒膏

《外科正宗》

药物组成 狼毒 川椒 硫黄 槟榔 五倍子 蛇床子 大枫子各9g 香油100ml 猪胆汁1枚

制作方法 共研细末,入香油煎滚,下胆汁和匀。

功效主治 解毒燥湿,杀虫止痒。主治疥癣、湿疹瘙痒难忍者。

临床用法 外搽患处,每日3次。

注意事项 严禁入口。

黄连膏

《普济方》

药物组成 白矾煅 硫黄 黄连 雄黄各30g 蛇床子1g 猪脂150g

制作方法 共研细末，炼猪脂和为膏。

功效主治 疏散风热，解毒止痒。主治疥疮干痒。

临床用法 先用盐水淋洗患处，拭干后外涂药膏，每日1～3次。

注意事项 不可内服。雄黄禁火煅。

黄石油膏※

《常见病验方研究参考资料》

药物组成 硫黄 石膏各30g 香油适量

制作方法 上药共研细末，香油调匀备用。

功效主治 解毒杀虫，敛湿生肌。主治疥疮。

临床用法 外敷患处，每日2次。

注意事项 患部忌搔抓。不可内服。

豚蚣灰膏※

《本草纲目》

药物组成 河豚子 蜈蚣各6g 菜油适量

制作方法 上药烧存性，研细末，菜油调膏。

功效主治 祛风杀虫。主治疮癣虫疮。

临床用法 外涂患处，每日1～2次。

注意事项 不可内服。

雄黄膏

《普济方》

药物组成 雄黄 雌黄各30g 乌头3g 松脂 乱发各6g 猪脂500g

制作方法 将猪脂炼油，下乌头、松脂、乱发，至乌头色黑、乱发煎化，去渣，入雄黄、雌黄搅拌均匀即可。

功效主治 杀虫，止痒，敛疮。主治疥疮。

临床用法 拭干患处，外涂药膏，每日3～4次。

注意事项 雄黄禁火煅。不可内服。

雄椒油膏※

《常见病验方研究参考资料》

药物组成 雄黄 花椒各10g 菜油适量

制作方法 上药共研细末，菜油调匀备用。

功效主治 解毒，杀虫，止痒。主治疥疮瘙痒。

临床用法 外敷患处，每日2～3次。

注意事项 雄黄禁火煅。不可内服。

雄黄吴萸膏※

《常见病验方研究参考资料》

药物组成 雄黄 吴茱萸各9g 香油适量

制作方法 上药共研细末，香油调匀备用。

功效主治 杀虫解毒，散寒燥湿。主治疥疮。

临床用法 外敷患处，每日2～3次。

注意事项 雄黄禁火段。不可内服。

硫葱膏※

《常见病验方研究参考资料》

药物组成 硫黄9g 葱白3根

制作方法 上药共捣为泥备用。

功效主治 解毒杀虫，通阳散结。主治疥疮。

临床用法 外敷患处，每日2～3次。

注意事项 不可内服。

硫绿油膏※

《常见病验方研究参考资料》

药物组成 硫黄粉 绿豆各15g 猪油适量

制作方法 上药共研细末，猪油调匀备用。

功效主治 清热解毒，杀虫止痒。主治疥疮。

临床用法 外涂患处，每日2～3次。

注意事项 保持患部清洁，忌搔抓。不可内服。

硫黄软膏※

《常见病验方研究参考资料》

药物组成 硫黄15g 香油适量

制作方法 硫黄研细末，香油调匀备用。

功效主治 解毒，杀虫，止痒。主治疥疮瘙痒。

临床用法 外涂患处，每日3～4次。

注意事项 患部忌搔抓。不可内服。

硫黄石灰膏※

《常见病验方研究参考资料》

药物组成 硫黄 石灰各30g 凡士林适量

制作方法 上药共研细末，凡士林调匀备用。

功效主治 杀虫解毒，收湿敛疮。主治疥疮。

临床用法 外敷患处，每日2～3次。

注意事项 保持清洁卫生，勤换衣，勤洗澡。药膏不可涂及正常皮肤。不可内服。

硫黄吴萸膏※

《常见病验方研究参考资料》

药物组成 硫黄 吴茱萸各4.5g 猪油 香油各适量

制作方法 上药共研细末，入油调匀备用。

功效主治 杀虫止痒，散寒燥湿。主治疥疮瘙痒。

临床用法 外敷患处，每日2～3次。

注意事项 患部忌搔抓。不可内服。

硫黄黑豆膏※

《常见病验方研究参考资料》

药物组成 硫黄砂锅炒 黑豆炒，去皮各等份 香油适量

制作方法 上药共研细末，香油调匀备用。

功效主治 解毒杀虫，清热利湿。主治疥疮瘙痒。

临床用法 外敷患处，每日2～3次。

注意事项 患处忌搔抓。不可内服。

椒矾油膏※

《常见病验方研究参考资料》

药物组成　花椒　白矾　杏仁各等份　香油适量

制作方法　上药共研细末，香油调匀备用。

功效主治　杀虫解毒，燥湿止痒。主治疥疮。

临床用法　外敷患处，每日2～3次。

注意事项　患部忌搔抓。不可内服。

槐枝膏

《杨氏家藏方》

药物组成　槐枝　黄连　黄柏各60g　巴豆15g　麻油500ml　黄蜡120g　腻粉15g

制作方法　麻油煎诸药至色黄，去渣，入黄蜡，入腻粉搅匀。

功效主治　疏风清热，解毒止痒。主治疥疮瘙痒。

临床用法　外涂患处，每日3～5次。

注意事项　不可内服。

藜芦油膏※

《常见病验方研究参考资料》

药物组成　藜芦不拘量　香油适量

制作方法　上药研细末，油调匀备用。

功效主治　攻毒杀虫。主治疥疮。

临床用法　外敷患处，每日2～3次。

注意事项　患部忌搔抓。不可内服。

藤黄油膏※

《常见病验方研究参考资料》

药物组成　藤黄末3g　鸡子清1枚　香油60ml

制作方法　将鸡子清和藤黄末调匀，入香油煎熬至色黑备用。

功效主治　消肿化毒，止血杀虫。主治疥疮。

临床用法　外敷患处，每日2～3次。

注意事项　患部忌搔抓。

蟹膏※

《本草纲目》

药物组成　蟹1只

制作方法　捣烂为膏。

功效主治　祛风杀虫。主治疥疮、癣疮。

临床用法　外敷患处，每日2~3次。

注意事项　患部忌搔抓。

疣

神平膏

《普济方》

药物组成　石灰30g　斑蝥7只　醋　麻油各适量

制作方法　上药研细末，与麻油、醋和匀备用。

功效主治　解毒蚀疣。主治疣痣。

临床用法　用刀剔破疣痣后点入药膏。

注意事项　不可内服。不可涂及正常皮肤。

斑大膏※

《本草纲目》

药物组成　斑蝥3只　信石末1g　糯米15g　大蒜1枚

制作方法　斑蝥入米炒黄，去米，入蒜捣膏，入信石末，和匀。

功效主治　解毒蚀痣。主治疣痣、黑子。

临床用法　外点患处。

注意事项　本方有毒，严禁入口。药膏不可涂及正常皮肤。

藜蒿膏※

《本草纲目》

药物组成　藜茎灰　荻灰　蒿灰各100g

制作方法　水和上药为膏。

功效主治　腐蚀恶肉。主治疣赘、黑子。

临床用法　外点患处，每日1次。

注意事项　不可内服。不可涂及正常皮肤。

面斑

七白膏

《普济方》

药物组成　白芷　白蔹　桃仁各30g　辛夷　冬瓜仁　白附子　细辛各9g　鸡蛋清适量

制作方法　上药研细末，用鸡蛋清调匀。

功效主治　祛风润肤。主治颜面皯䵳。

临床用法　外涂患处，每日1～2次。

注意事项　忌食辛燥。

大水膏※

《陕西中医验方选编》

药物组成　大枫子20枚　胡桃仁2枚　冰片0.3g　樟脑1.5g　水银1g

制作方法　上药共捣为膏备用。

功效主治　解毒敛疮，祛风止痒。主治颜面部赤豆样结疖、痒疼。

临床用法　外敷面部，纱布包扎，每日1～2次。

注意事项　不可内服。孕妇忌用。

土瓜膏

《普济方》

药物组成　土瓜根60g

制作方法　上药研细末，水和成膏。

功效主治　清肝，利胆，润肺。主治面部粉皶、痘疹。

临床用法　水洗面后外涂药膏，每日2次。

注意事项　忌食辛燥之品。

木兰膏

《普济方》

药物组成　木兰皮　防风　白芷　辛夷　木香　牛膝　独活　藁本　白芍　杜蘅　当归　细辛　川芎各30g　麝香0.3g　猪脂1000g　白附子0.6g

制作方法　除麝香、猪脂外，余药切细。猪脂入锅熬化后，入余药，文火煎至白芷色黄，去渣，入麝香搅匀。

功效主治　祛风，活血，润肤。主治面部皶皰。

临床用法　温水洗面后外涂药膏，每日1～2次。

注意事项 忌过食辛燥之品。孕妇忌用。

五倍子膏

《普济方》

药物组成 漏芦60g 五倍子15g 黄柏30g

制作方法 上药研细末。

功效主治 清热，除湿，解毒。主治面上风刺皯䵳。

临床用法 临卧蜜调，外涂面部，每日1次。

注意事项 忌过食辛燥之品。

六物减瘢痕膏

《普济方》

药物组成 白鱼 鸡矢白 鹰屎白 白芍 白蔹各等份 乳汁适量

制作方法 诸药研细末，以乳汁和匀。

功效主治 消瘢润肤。主治面部粉皶及瘢痕不消。

临床用法 外涂患处，每日3～5次。

注意事项 宜经常按摩患处。

去斑膏

《古今脐疗良方集解》

药物组成 山楂 葛根各100g 甘草30g 白芍150g 鸡血藤 穿山甲 厚朴各100g 桂枝30g 乳香 没药各100g 冰片15g 95%乙醇200ml 大枫子仁 杏仁 核桃 轻粉 樟脑各30g

制作方法 前4味药加水煎2次，合并浓缩。鸡血藤、穿山甲、厚朴、桂枝共研细末。乳香、没药、冰片共溶于95%乙醇中，除去不溶物，再烘干为末。将诸药混匀，瓶中密贮备用。

功效主治 活血养血，温阳化湿。主治瘀阻所致的黄褐斑。

临床用法 1次取药膏2g填脐内，外用胶布贴固，3～7日换药1次。

注意事项 孕妇忌用。

玉屑膏

《普济方》

药物组成 玉屑 密陀僧 白附子 珊瑚各60g 牛酥300g

制作方法 装进乳钵中，研细末和匀，牛酥调和。

功效主治 解毒，祛风，消瘢。

主治面斑及疮疹。

临床用法 夜睡前外涂患处，早晨用温水洗去。

注意事项 不可内服。

玉屑膏

《普济方》

药物组成 玉屑 珊瑚 木兰皮各90g 辛夷 白附子 川芎 白芷各60g 冬瓜仁120g 桃仁 商陆各50g 牛脂60g 猪脂120g 白狗脂1kg

制作方法 除玉屑、珊瑚及诸脂外，余药均切细。先于银锅中用文火熬诸脂，后下诸药，同煎至白芷色黄，去渣，下玉屑、珊瑚末搅匀，瓷器中盛。

功效主治 祛风，活血，润肤。主治颜面皯皰。

临床用法 外涂面部，每日2～3次。

注意事项 忌食辛燥之品。

玉屑面膏

《普济方》

药物组成 玉屑 细辛 土瓜根 白芷 白附子 冬瓜仁 熊脂 当归 白犬脂 萎蕤 木兰皮 桃仁 鹰屎白 商陆 辛夷各30g 蜀水花 青木香 白僵蚕 黄芪 杜蘅 藿香 菟丝子 麝香 防风各15g 川芎30g 丁香 鹅脂 羊髓 白蜡 猪脂各100g 清酒500ml

制作方法 用水浸诸脂、髓，数换水，浸令血尽。除玉屑、蜀水花、鹰屎白、麝香外，余药切细，清酒浸12小时。诸脂、髓与药同熬至白芷色黄，入玉屑、蜀水花、鹰屎白、麝香药末，搅匀。

功效主治 润肤泽面。主治面无光泽、皮肉皱黑，久用令人洁白光润。

临床用法 外摩患处，每日2次。

注意事项 忌食辛燥。孕妇忌用。

白膏

《普济方》

药物组成 附子30g 蜀椒15g 野葛50g 醋100ml 猪膏300g

制作方法 诸药切细，醋浸12小时，与猪膏同煎令附子色黄去渣。

功效主治 温经散寒，解毒疗疮。主治面部疮疱、肢冷形寒。

临床用法 外涂面部，每日3次。

注意事项 不可内服。忌食生

冷。

白蔹膏

《普济方》

药物组成　白蔹　白石脂　杏仁各 15g　鸡蛋清适量

制作方法　上药研细末，鸡蛋清调和。

功效主治　润肤泽面。主治面部粉皶、皮肤粗糙。

临床用法　每晚外涂面部，次晨用水洗净。

注意事项　忌食辛燥。

白附子膏

《普济方》

药物组成　白附子　木香　丁香　商陆根　密陀僧各 30g　细辛　羊脂　金牙各 90g　酥 250g　酒 3L

制作方法　用酒浸药 12 小时，煮取 500ml，去渣，入酥煎，膏成备用。

功效主治　润肤养颜。主治面部皯䵳。

临床用法　夜涂面部，次晨用温水洗净。

注意事项　不可内服。

白僵蚕膏

《普济方》

药物组成　白僵蚕 15g　白鱼　白石脂　白附子　鹰屎各 10g　猪脂 60g

制作方法　除猪脂外，各药研细末与猪脂和匀，盛瓷盒中。

功效主治　消瘢润肤。主治颜面瘢痕及患疮痍，隆后不消。

临床用法　外涂患处，每日 3～5次。

注意事项　避风。

羊胆膏

《普济方》

药物组成　羊胆　猪脂各 30g　细辛 0.3g

制作方法　共煎成膏。

功效主治　解毒润肤。主治面部皯皰，及产妇黑皰，如雀卵色。

临床用法　温水洗后，药膏涂面，每日 1 次。

注意事项　忌食辛燥。

红玉膏

《串雅内外编》

药物组成　轻粉　滑石　杏仁

去皮各10g　麝香1g　鸡蛋清适量

制作方法　上药研细末，蒸透，入麝香、鸡蛋清调匀。

功效主治　祛斑润肤。主治面黑脂厚。

临床用法　洗面后外敷脸部，每日1次。

注意事项　不可内服。孕妇忌用。

防风膏

《普济方》

药物组成　防风　藁本　辛夷　白芍　当归　白芷　牛膝　商陆　细辛　密陀僧　川芎　独活　萎蕤　木兰皮　蕤仁各60g　杏仁　丁香　母丁香　零陵香　珍珠各30g　麝香30g　麻油500ml　鹿髓300g　牛髓400g　蜡120g

制作方法　先将髓用水浸，令白取出。除珍珠、麝香外，余药切细，将油、髓、蜡入锅中熬化，入诸药，文火煎至白芷色黄，去渣，入珍珠末、麝香末，搅匀成膏，贮瓷器中。

功效主治　祛风，润燥，养颜。主治颜面黧黑皯黯。

临床用法　临卧外涂面上，次早用温水洗去。

注意事项　不可内服。孕妇忌用。

杏仁膏

《普济方》

药物组成　杏仁15g　硫黄0.3g　密陀僧15g　硇砂0.3g　白鹅脂60g

制作方法　除鹅脂外，余药研细末，入鹅脂油，熬搅令匀，膏成。

功效主治　解毒润肤。主治面部皯皰。

临床用法　临卧时外涂患处，每日1次。

注意事项　不可内服。

杏仁膏

《普济方》

药物组成　杏仁45g　雄黄30g　瓜子　白芷各30g　白蜡90g　麻油250ml

制作方法　诸药入乳钵中研细末，入油，文火煎，候稠入白蜡，搅匀，纳瓷盒中。

功效主治　祛风润肤。主治颜面黧黑、皯黯。

临床用法　外搽面部，每日1次。

注意事项　雄黄禁火煅。孕妇忌用。

茉莉花膏※

《本草纲目》

药物组成　茉莉花500g

制作方法　蒸取油液，制为面脂膏。

功效主治　润燥，香肌，长发。主治面部肌肤干燥及发落。

临床用法　涂抹头面肌肤，每日3～5次。

注意事项　忌过食辛燥。

易容膏

《普济方》

药物组成　麻油200ml　乳香　松节　白及　升麻各30g　白蔹15g　松脂　黄蜡各60g

制作方法　乳香、升麻、白蔹研细末。油煎松节、白及，令黄赤色，去渣，入松脂、黄蜡，又煎令消，入乳香、升麻等末，搅匀成膏，贮瓷器中。

功效主治　祛风，活血，润肤。主治面上疮点、皯黯、风刺。

临床用法　外涂患处，每日2次。

注意事项　忌食辛燥。

治外膏

《普济方》

药物组成　白芷　白蜡各60g　白附子　辛夷　防风　制川乌　零陵香　藿香　萎蕤各15g　藁本30g　商陆　麝香各18g　麻油180ml　羊脂200g　牛脂　鹅脂各150g　醋适量

制作方法　上药切细，醋浸12小时，合煎，候白芷色黄膏成去渣。

功效主治　祛风润燥。主治颜面黧黑、皯黯。

临床用法　用皂荚汤洗面。后外涂面部，每日2次。

注意事项　涂药后宜按摩面部5分钟。不可内服。孕妇忌用。

茯苓膏

《普济方》

药物组成　猪蹄2只　白粱米300g　茯苓　商陆各150g　萎蕤30g　白芷　藁本各60g　杏仁100g　甘松　零陵香各30g

制作方法　前7味药熬汤取汁，入杏仁再熬，去渣，入甘松末、零陵香末搅匀。

功效主治　祛风除湿，润肤养颜。主治颜面黧黑、皯黯及手脚皴裂。

临床用法 外涂患处，每日1～2次。

注意事项 忌过食辛燥及生冷。

轻白芩膏※

《陕西中医验方选编》

药物组成 轻粉 白附子 黄芩 白芷各3g 蜜适量

制作方法 上药研细末，蜜调匀为膏备用。

功效主治 清热解毒，通络消疮。主治青年面部痤疮。

临床用法 洗脸后外涂面部，每日2～3次。

注意事项 不可内服。忌食辛辣、油腻。

香粉膏※

《陕西中医验方选编》

药物组成 官粉150g 密陀僧30g 轻粉7.5g 麝香0.15g 白檀香30g

制作方法 上药共研细末备用。

功效主治 活血散结，去腐生肌。主治雀斑、黑痣。

临床用法 每晚取药末加入鸡蛋清调膏，外涂患处，次晨洗去。

注意事项 面部有明显皮损者禁用。药膏不可入口、眼。孕妇忌用。

珠贝膏※

《陕西中医验方选编》

药物组成 贝母250g 蟾酥 藤黄各6g 凡士林250g 珍珠50g

制作方法 上药研细末，凡士林调匀备用。

功效主治 解毒，消肿，散结。主治面疮红肿、流脓。

临床用法 先用茶水洗净患处，再外敷药膏，纱布固定，每日1次。

注意事项 珍珠在未疮溃前不可用。严禁入口、眼。孕妇忌用。

浮水膏

《普济方》

药物组成 水萍150g 蜜适量

制作方法 上药研细末，用蜜调匀。

功效主治 祛风，解毒，润肤。主治面部皯皰，少年面起细皰。

临床用法 外涂面部，每日

1～2次。

注意事项　忌食辛燥及腥味发物。

消斑膏※

《本草纲目》

药物组成　杨梅枝　紫萍　皂荚　白梅肉各30g

制作方法　上药研和为膏。

功效主治　散结消斑。主治颜面雀卵斑鼾。

临床用法　外涂面部，每日1～2次。

注意事项　涂药膏前宜用温水洗净面部。药膏不可入口、眼。

猪蹄膏

《普济方》

药物组成　白芷　黑豆　栝蒌　白及　白蔹　零陵香　藿香各30g　鹅梨2枚　猪蹄1只

制作方法　文火熬猪蹄如膏黏，取汁，入梨及药末再熬，滤过去渣即成。

功效主治　润肤养颜。主治颜面鼾黯。

临床用法　每晚涂面，次日洗净。

注意事项　忌食辛燥之品。

硫黄膏

《张氏医通》

药物组成　硫黄　白芷　栝蒌根　铅粉各1.5g　芫菁6g　全蝎3g　蝉蜕10g　黄蜡18g　麻油18ml

制作方法　上药研细末。黄蜡、麻油熬烊离火，入诸药末调匀，瓷器收贮。

功效主治　解毒疗疮，疏风清热。主治面上生疮及粉刺。

临床用法　外涂患部，保留10～20分钟，随后用温水清洗，每日2次。

注意事项　不可入口、眼。孕妇忌用。

攀风黄芪膏

《普济方》

药物组成　黄芪　当归　防风　檀香　栝蒌　白芷各15g　甘松　零陵香　川芎　甘草　生地　木香　藁本　白蔹各30g　赤芍　杏仁各12g　麻油500ml　蜡适量

制作方法　除油外余药切细，入油内文火熬至白芷色黄，去渣，和蜡再熬成膏。

功效主治　益气养血，活血祛

风。主治颜面风疹日久者。

临床用法 外搽面部，每日1～2次。

注意事项 忌食辛燥。

蠟髓膏

《普济方》

药物组成 白蜡 桃花 菟丝子 白芷 木兰皮 细辛 辛夷仁 茯苓 土瓜根 栝蒌根 白附子 杜蘅 桃仁 杏仁各3g 羊髓 蔓荆子 牛髓 鹿髓各200g 醋适量

制作方法 诸药切细，醋浸12小时。髓、蜡与药同熬至白芷色黄，膏成备用。

功效主治 润肤泽面。主治面无光泽、皮肉皱黑。

临床用法 外涂面部，每日2～3次。

注意事项 忌食辛燥。

麝香膏

《普济方》

药物组成 麝香5g 附子 当归 川芎 细辛 杜蘅 白芷 赤芍各30g 猪脂500g

制作方法 先将猪脂入锅中煎，余药切细，入油文火煎，去渣，入麝香末搅匀，瓷盆中收。

功效主治 祛风，活血，润肤。主治颜面皯皰。

临床用法 先用温水洗面，再外涂药膏，每日2次。

注意事项 不可内服。孕妇忌用。

麝香膏

《普济方》

药物组成 麝香15g 零陵香 土瓜根 白蔹 防风 沉香 栀子花 当归 藁本 木兰皮 鸬鹚粪 冬瓜仁 辛夷 茯苓 白芷 商陆 丁香各30g 牛脂 猪脂 鹅脂各300g 酒1000ml 白僵蚕0.9g 桃仁60g

制作方法 诸药切细，用纱布裹，酒浸12小时，取脂文火于银锅中与药同熬成膏，去渣，入麝香末搅匀备用。

功效主治 祛风除湿，解毒润肤。主治面上风毒疮疹，瘢痕不消。

临床用法 外摩患处，每日3次。

注意事项 不可内服。孕妇忌用。

酒渣鼻

木冰膏※

《陕西中医验方选编》

药物组成　木鳖子9g　水银0.3g　冰片0.6g　胡桃肉12g

制作方法　上药共捣如膏备用。

功效主治　解毒散结,去腐杀虫。主治酒渣鼻。

临床用法　外敷患处,每日1次。

注意事项　本方有毒,严禁入口、眼。

红粉冰片薄荷膏※

《全国中草药新医疗法展览会资料选编》

药物组成　红粉5g　冰片4.3g　薄荷脑3.7g　香脂100g

制作方法　将红粉分为两等份,分别加入冰片和薄荷脑中,分别研细末。先把红粉、冰片加入香脂中调匀,再把红粉、薄荷脑加入,拌匀即成。

功效主治　活血杀虫。主治酒皶鼻。

临床用法　先洗净患部,再薄薄涂上药膏,早晚各1次。

注意事项　不可内服。忌烟酒。

蛤石膏※

《陕西中医验方选编》

药物组成　蛤粉15g　轻粉7.5g　青黛4.5g　黄柏7.5g　煅石膏15g

制作方法　上药共研细末,水调为膏备用。

功效主治　清热解毒,杀虫散结。主治酒皶鼻。

临床用法　外敷患处,每日2次。

注意事项　不可内服。忌食辛辣、油腻食物。

瘢痕

大黄膏

《太平圣惠方》

药物组成　大黄　附子　川芎　雄黄　珍珠各30g　黄芩　白蔹

茴茹　白矾各60g　猪脂750g

制作方法　前3味药及芩、蔹共切细，与猪脂煎至药枯，去渣入雄黄、珍珠、茴茹、白矾诸末搅匀。

功效主治　活血祛瘀，温经养血，敛疮生肌。主治皮生赘肉、不痛不痒久不愈。

临床用法　外涂赘肉上，每日2~3次。

注意事项　不可内服。雄黄禁火煅。孕妇慎用。

乌金膏

《张氏医通》

药物组成　巴豆炒黑适量

制作方法　上药研磨如膏。

功效主治　消蚀腐肉，生肌收口。主治溃疡肉死不腐。

临床用法　外点腐肉上。

注意事项　不可入口、眼。不可涂及正常皮肤。

乌梅膏

《太平圣惠方》

药物组成　乌梅肉200g　蜜适量

制作方法　乌梅肉捣烂和蜜备用。

功效主治　平胬疗疮。主治疮疡胬肉增生。

临床用法　外贴疮上。

注意事项　不可涂及正常皮肤。

灭瘢膏

《普济方》

药物组成　安息香　矾石　狼毒　羊踯躅　乌头　附子　野葛　白芷　乌贼骨　皂荚　天雄　白芍　川芎　赤石脂　大黄　当归　莽草　石膏　地黄　地榆　白术　续断　鬼臼　蜀椒　巴豆　细辛各30g　食盐9g　猪脂2kg

制作方法　上药共研细末，入猪脂煎至药枯，去渣，入盐，冷凝成膏。

功效主治　消肿去瘢。主治各种疮肿愈后瘢痕。

临床用法　外贴患处，每日1次。

注意事项　妊娠期、产褥期禁用。严禁入口、眼。

牡蛎膏

《普济方》

药物组成　煅牡蛎90g　土瓜根30g　蜂蜜适量

制作方法　上药共研细末，炼

蜜为膏。

功效主治 敛疮消瘢。主治痘疮后瘢痕。

临床用法 每夜临睡前外涂患处。

注意事项 忌食刺激性食物。

鸡子膏

《太平圣惠方》

药物组成 鸡蛋5～7枚

制作方法 煮熟后取鸡蛋黄，炒成黑脂膏。

功效主治 润肤消瘢。主治疮疡瘢痕，不论新旧。

临床用法 涂摩患处，每日3～5次。

注意事项 忌食辛燥。

柳木膏

《普济方》

药物组成 柳木皮 楸皮各2400g 木通500g 枳壳250g 皂荚500g 木香90g

制作方法 上药研细末，水煮取汁去渣，移于小锅中，文火煎，不停拌动浓缩成膏。

功效主治 平胬祛风，软坚散结。主治诸痒瘥后，疮瘢胬肉未消。

临床用法 外贴患处，每日2～3次。

注意事项 不可内服。

脱发

一撚膏

《世医得效方》

药物组成 酸石榴1枚 水银1g

制作方法 酸石榴结成时，在枝上将石榴开1小孔，倾水银于中，将原皮封上，用麻皮缠定，用牛粪泥封，经霜摘下倾出取汁。

功效主治 乌须黑发。主治髭发黄白、脱落。

临床用法 用猪胆皮裹，外涂患处，每日1次。

注意事项 不可内服。孕妇忌用。

三圣膏

《医方大成》

药物组成 附子 蔓荆子 柏子仁各15g 乌鸡膏50g

制作方法 诸药研细末，用乌鸡膏和捣，贮瓷器中。

功效主治 祛风，润肤，生发。主治髭发脱落，能令再生。

临床用法 外涂患处，每日3次。

注意事项 不可内服。孕妇慎用。

生发膏

《普济方》

药物组成 松叶 莲子草 马鬐膏 枣根皮各30g 韭根 蔓荆子各9g 竹沥150ml 猪脂1000g 防风 白芷各60g 辛夷仁 吴蓝 升麻 川芎 独活 寄生 藿香 沉香 零陵香各30g

制作方法 诸药切细，竹沥浸诸药12小时，再与脂共煎，候白芷色黄去渣膏成。

功效主治 疏风行气，润肤生发。主治热病后发须掉落。

临床用法 外涂头部，每日3～5次。

注意事项 忌食辛燥。

再黑膏

《杨氏家藏方》

药物组成 胡桃1枚 淀粉0.3g

制作方法 胡桃去壳取肉放新瓦上，下用文火烧，外焦时取下放冷，与淀粉合研如膏。

功效主治 乌须黑发。主治白髭、脱发。

临床用法 先涂药膏在白髭根上，用镊子摘髭，急用手搽药，使药入白髭窍内。

注意事项 忌七情过极。

松脂膏

《太平圣惠方》

药物组成 松脂 生附子各30g 蔓荆子250g 乌鸡脂500g

制作方法 上药研细末，用乌鸡脂和，瓷器中盛，密封阴干。

功效主治 祛风，解毒，生发。主治眉发髭不生。

临床用法 外涂患处，每日1次。

注意事项 不可内服。孕妇慎用。

青莲膏

《太平圣惠方》

药物组成 莲子草汁300ml 生苣藤油 牛乳各100ml 甘草60g

制作方法 甘草水煎，入余药文火熬，过滤去渣。

功效主治 养血生发。主治血虚眉发髭毛不生。

临床用法 每晚临睡时,点鼻3~5滴。

注意事项 忌生蒜、萝卜、辛辣食物。

泽兰膏

《普济方》

药物组成 细辛 续断 皂荚 石南草 泽兰 厚朴 乌头 莽草 白术各60g 蜀椒30g 杏仁15g 酒1000ml 猪脂2000g

制作方法 杏仁去皮。诸药用酒浸12小时,入猪脂煎,膏成去渣。

功效主治 温经,散寒,乌发。主治须发黄白、脱落,形寒肢冷。

临床用法 先拔白发,再用药膏涂摩,每日1次。

注意事项 本方有毒,严禁入口。孕妇忌用。

治头风乌喙膏

《普济方》

药物组成 乌喙 莽草 石南草 续断 皂荚 泽兰 白术各90g 辛夷仁30g 柏叶20g 猪脂2000g 醋500ml

制作方法 皂荚去皮、子,水煎。余药切细,用醋浸12小时,诸药与猪脂共煎,药枯去渣膏成。

功效主治 祛风,解毒,生发。主治疮后头发稀少、不泽。

临床用法 于洗发后外涂头部,每日1次。

注意事项 涂药前头发应刮尽。不可内服。孕妇忌用。

胡桃膏

《御药院方》

药物组成 新小胡桃3枚 乳汁200ml

制作方法 胡桃和皮捣烂,用乳汁盛于陶中,先武火后文火熬,搅匀成膏。

功效主治 乌须黑发。主治须发黄白、脱落。

临床用法 洗净髭发后,外涂患处,2日1次。

注意事项 忌七情过极。

胡蝌膏※

《本草纲目》

药物组成 胡桃青皮 蝌蚪各60g

制作方法 共捣为膏。

功效主治 乌须黑发。主治须发黄白、脱落。

临床用法 外涂须发,每日1~2次。

注意事项 注意劳逸结合，避免情志过极。

莲子草膏

《太平圣惠方》

药物组成 莲子草汁500ml 熊脂100g 猪膏200g 麻油200ml 柏白皮 山韭根各100g 瓦衣200g

制作方法 上药用铜器煎，去渣收贮。

功效主治 润肤生发。主治发须脱落。

临床用法 外涂患处，每日2次。

注意事项 忌过食生冷及辛燥食物。

旋筛巫云膏

《医方大成》

药物组成 胆矾 五倍子 百药煎 诃子 青胡桃皮 木瓜皮 何首乌 细辛 酸石榴皮 皂荚各10g 蜜适量

制作方法 上药研细末，炼成蜜丸，放入木灰内。

功效主治 乌须黑发。主治发鬓黄白不黑。

临床用法 用酒或醋磨化，外涂患处，每日2～3次。

注意事项 不可内服。忌食辛燥。避七情太过。

蔓荆子膏

《太平圣惠方》

药物组成 蔓荆子 桑寄生 五粒松叶各90g 桑根白皮 白芷 韭根 鹿角屑各60g 马鬐脂150g 甘松香 零陵香各30g 乌麻油1000ml 枣根皮汁150ml

制作方法 诸药切细，纱布包，入脂、油、汁中浸12小时，文火煎至白芷色焦黄，去渣膏成。

功效主治 祛风，润燥，生发。主治血虚头风，须发脱落不生。

临床用法 外摩患处，每日2次。

注意事项 忌食辛燥。忌情志过极。

鬓发秃落生发膏

《太平圣惠方》

药物组成 莽草30g 防风 升麻 白芷 荠苨各60g 蜣螂4枚 驴鬐膏 猫膏 猪膏 马鬐膏 熊膏各20g

制作方法 诸药研细末，与诸膏共煎。

功效主治　祛风解毒，乌发。主治病后发落、黄白不黑。

临床用法　外涂发根部，每日2次。

注意事项　不可内服。孕妇忌用。

皮肤皲裂

白鹅膏

《本草纲目》

药物组成　白鹅脂120g

制作方法　腊月炼收。

功效主治　润肤生肌。主治唇裂、手脚皴裂。

临床用法　外涂患部，每日2～4次。

注意事项　忌食辛燥。

鸡眼

五倍醋膏※

《常见病验方研究参考资料》

药物组成　五倍子炒 15g　醋适量

制作方法　上药研细末，醋调匀备用。

功效主治　除湿敛疮。主治脚底硬茧疼痛、鸡眼。

临床用法　外贴患处，每日1次，连贴3～4次。

注意事项　避免长途步行。

止痛膏※

《常见病验方研究参考资料》

药物组成　鲜骨碎补20g　白酒适量

制作方法　将骨碎补去毛捣烂，酒调匀备用。

功效主治　活血，通络，止痛。主治脚底硬茧疼痛。

临床用法　外敷患处，每日2～3次。

注意事项　忌长途步行。

乌梅膏※

《陕西中医验方选编》

药物组成　乌梅30g　食盐9g　米醋适量

制作方法　上药混合捣如泥膏备用。

功效主治　去胬敛疮。主治鸡眼。

临床用法　患处用温开水浸洗，表皮用刀除去，再外敷药膏，每日1次。

注意事项 用药不宜间断，连用10~15次可愈。

丹矾朴硝膏※

《常见病验方研究参考资料》

药物组成 枯矾 黄丹 朴硝各等份

制作方法 上药共研细末，水调匀备用。

功效主治 软坚散结，祛腐生新。主治鸡眼。

临床用法 外敷患处，每日2次。

注意事项 不可内服。

白梅醋膏※

《常见病验方研究参考资料》

药物组成 乌梅肉3枚 白矾3g 米醋50ml

制作方法 前2味药同捣烂，入米醋调匀备用。

功效主治 去胬蚀疮。主治鸡眼。

临床用法 外敷患处，每日2~3次。

注意事项 忌穿不合脚之鞋子。

芩黄油膏※

《常见病验方研究参考资料》

药物组成 黄芩（根、叶、苗）9g 香油50ml 黄蜡适量

制作方法 上药切细，用香油炸焦后去渣，入黄蜡，调匀备用。

功效主治 清热解毒，除湿止痛。主治脚底硬茧疼痛。

临床用法 外敷患处，每日2~3次。

注意事项 忌长途步行。

鸡眼膏※

《常见病验方研究参考资料》

药物组成 碱 石灰各等份

制作方法 上药加水调匀备用。

功效主治 软坚散结，蚀疮平胬。主治鸡眼。

临床用法 消毒患处后，将鸡眼处硬组织剔去，取大小适宜之胶布一块，按鸡眼大小在胶布中间剪一小孔，贴于鸡眼上，然后将药膏涂于患处，上面再贴一层胶布。经5~7天，鸡眼坏死脱落。

注意事项 不可入口、眼。不可涂及正常皮肤。

鸡眼膏※

《常见病验方研究参考资料》

药物组成　玉簪花根50g

制作方法　上药捣烂如泥备用。

功效主治　燥湿，解毒，杀虫。主治鸡眼。

临床用法　外敷患处，每日3～4次。

注意事项　忌穿不合脚之鞋子。

鸦仁膏※

《常见病验方研究参考资料》

药物组成　鸦胆子仁5粒

制作方法　上药捣烂为泥备用。

功效主治　平胬蚀疮。主治鸡眼。

临床用法　先将患部用温开水浸洗，刀刮去表面角质层，然后将药膏贴患处，3～5日换药1次。

注意事项　不可入口。不可涂及正常皮肤。

烟草茶油膏※

《常见病验方研究参考资料》

药物组成　生烟草50g　茶油适量

制作方法　上药共捣烂为泥备用。

功效主治　解毒杀虫，除湿定痛。主治脚底硬茧疼痛。

临床用法　外敷患处，每日2～3次。

注意事项　忌长途步行。

桑威二灰膏※

《常见病验方研究参考资料》

药物组成　桑柴灰　风化石灰各500g　鲜威灵仙180g

制作方法　鲜威灵仙煎浓汁，用此汁淋柴灰、石灰，取汁再熬成膏备用。

功效主治　软坚散结，除湿敛疮。主治鸡眼。

临床用法　外敷患处，每日1次。

注意事项　药膏不宜敷太薄。不可涂及正常皮肤。

黄荞蜈蟹膏※

《常见病验方研究参考资料》

药物组成 硫黄1.5g 荞麦3g 蜈蚣1条 螃蟹1只

制作方法 上药共捣为膏备用。

功效主治 拔毒祛腐,通络止痛。主治鸡眼。

临床用法 外敷患处,每日1次。

注意事项 忌穿不合脚之鞋子。不可内服。

蛇梅膏※

《常见病验方研究参考资料》

药物组成 蛇蜕瓦焙1具 乌梅1枚

制作方法 蛇蜕研细末,与乌梅共捣备用。

功效主治 祛风止痒,平胬蚀疮。主治鸡眼。

临床用法 外敷患处,每日1次。

注意事项 忌穿不合脚之鞋子。

银杏膏※

《常见病验方研究参考资料》

药物组成 银杏叶10片

制作方法 上药捣烂为泥备用。

功效主治 解毒蚀疮。主治鸡眼。

临床用法 外敷患处,2日后患处呈白腐状时,用小刀将硬疔剔出。

注意事项 注意消毒,以防感染。

蜈蚣南星膏※

《常见病验方研究参考资料》

药物组成 蜈蚣 生天南星各3g

制作方法 上药共研细末,撒膏药上备用。

功效主治 攻毒蚀疮,软坚散结。主治鸡眼。

临床用法 外贴患处,7日后可连根拔出。

注意事项 不可内服。

二黄冰矾膏※

《常见病验方研究参考资料》

药物组成 黄柏15g 冰片 雄黄各3g 白矾30g

制作方法 上药共研细末,水调备用。

功效主治 清热解毒,收湿敛疮。主治痔疮疼痛。

临床用法 外敷患处,每日1次。

注意事项 不可内服。孕妇忌用。

九华膏

《全国中草药新医疗法展览会资料选编》

药物组成 九华粉20g 麻油40ml 凡士林40g

制作方法 上药搅拌成膏即可。

功效主治 清热止血,生肌止痛。主治内、外痔及肛瘘。

临床用法 外敷或直肠内保留灌肠,每日1次。

注意事项 忌辛辣、香燥食物。

九华膏Ⅱ号※

《全国中草药新医疗法展览会资料选编》

药物组成 九华散Ⅱ号 凡士林各100g

制作方法 上药搅匀即成。

功效主治 除湿辟秽,收敛止血。主治内、外痔及肛瘘。

临床用法 外敷患部,每日1~3次。

注意事项 忌食辛辣食物。

五倍蜈梅膏※

《常见病验方研究参考资料》

药物组成 五倍子烧存性 9g 蜈蚣焙焦 2条 冰片0.6g 香油适量

制作方法 上药共研细末,香油调匀备用。

功效主治 解毒散结,通络止痛。主治痔疮疼痛。

临床用法 外敷患处,每日1次,以愈为度。

注意事项 忌食烟酒等辛燥之品。孕妇慎用。

牛蒡猪脂膏※

《常见病验方研究参考资料》

药物组成 牛蒡子根50g 猪脂20g

制作方法 牛蒡子根捣烂，入猪脂调膏备用。

功效主治 清热解毒，润肌收口。主治痔疮。

临床用法 外敷患处，每日1次。

注意事项 忌食酒、烟及辛辣之品。

仙螺膏

《遵生八笺》

药物组成 方1：广胶入干葛3g炒黄成珠30g 方2：贯仲酒浸炒 茯神各30g 方3：蝉蜕 白芷各30g 田螺1只 冰片0.3g

制作方法 方1、方2药研末各装瓶备用。蝉蜕研细末，田螺捣烂，共加冰片研匀即可。

功效主治 清热解毒，燥湿凉血。主治痔瘘，疮口不敛、脓水淋漓。

临床用法 有孔出水，内服方1，出血，服方2，均空腹温酒送服6g，每日2～3次。疮口不敛，用方3药膏塞满，每日1次。

注意事项 忌食辛燥食物。孕妇慎用。

生肌凤雏膏

《外科正宗》

药物组成 轻粉30g 乳香 血竭 龙骨各15g 鸡蛋20枚

制作方法 鸡蛋煮熟，去白用黄，于铜勺内熬油，倾入盏内。蛋油9克加轻粉细末3克，乳香、血竭、龙骨末各1.5克，共入油内和匀。

功效主治 解毒，活血，生肌。主治痔瘘。

临床用法 用消毒棉签蘸药油涂患孔内，每日3次。

注意事项 不可内服。膏盖避风。

红色药膏

《全国中草药新医疗法展览会资料选编》

药物组成 香油180ml 象皮 冰片各3g 黄蜡30g 银朱 漳丹各12g

制作方法 象皮、银朱、漳丹研细末，香油熬开后入上药末，再熬至滴水成珠时，入冰片粉及黄蜡，搅匀即成。

功效主治 解毒去腐。主治内、外痔及肛瘘。

临床用法 外涂患处，每日2次。

注意事项 不可内服。孕妇慎用。忌食辛辣食物。

护痔膏

《外科正宗》

药物组成 白及 石膏 黄连各9g 冰片 麝香各0.6g 鸡蛋清适量

制作方法 上药共研细末，鸡蛋清调成膏。

功效主治 清热解毒，活血散结。主治痔疮。

临床用法 外涂痔周，以护住痔周好肉，痔上另用枯痔散，2日1次。

注意事项 不可内服。孕妇忌用。

妙应膏

《太平圣惠方》

药物组成 猪悬蹄甲5枚 生桐皮120g 龙胆草60g 桑白皮根15g 蛇蜕 雄黄各3g 青竹皮 柏白皮各60g 露蜂房30g 蜀椒1g 猬皮 制附子 杏仁20枚 猪脂480g 醋1L

制作方法 除雄黄、猪脂外，余药切细，醋浸12小时，将猪脂熬沸，下诸药，待桑白皮变黑，去渣，下雄黄，搅匀为膏。

功效主治 清热解毒，消肿止痛。主治痔疮肿硬疼痛。

临床用法 1次3g，温酒调服，每日1～2次。

注意事项 不可随意加大服药剂量。不可久服。雄黄禁火煅。孕妇忌服。

胡香膏※

《陕西中医验方选编》

药物组成 胡黄连 刺猬皮各30g 麝香0.6g

制作方法 上药共研末，加软饭调匀备用。

功效主治 清热解毒，祛湿敛疮。主治痔疮。

临床用法 1次3g，饭前服用，每日1次。

注意事项 孕妇忌服。

胆冰油膏※

《常见病验方研究参考资料》

药物组成 鸡苦胆3枚 冰片1.5g 清油适量

制作方法 上药共研细末，清油调匀备用。

功效主治 清热解毒，燥湿散结。主治痔疮。

临床用法 外涂患处，每日1次。

注意事项 忌食辛燥之品。孕妇慎用。

胆汁红糖膏※

《常见病验方研究参考资料》

药物组成 猪胆汁1枚 红糖适量

制作方法 上药共煎熬成膏，摊布上备用。

功效主治 清热，燥湿，解毒。主治痔疮。

临床用法 外贴患处，每日1次。

注意事项 忌食辛辣之品。

桑螵蛸膏※

《常见病验方研究参考资料》

药物组成 桑螵蛸15g 茶油适量

制作方法 上药烧灰存性，研细末，茶油调匀备用。

功效主治 温通固涩。主治内痔兼阳气不足者。

临床用法 外涂患处，每日2～3次。

注意事项 忌食生冷或过于辛燥之品。

蜗牛膏※

《本草纲目》

药物组成 蜗牛3g

制作方法 捣为膏。

功效主治 解毒。主治肿毒痔瘘。

临床用法 外涂患处，每日1～2次。

注意事项 忌过食辛燥之品。

瘘疮

丹砂膏

《太平圣惠方》

药物组成 朱砂15g 雄黄20g 苦参30g 枯矾15g 大黄 黄连 莽草 芦茹各30g 猪油1000g

制作方法 上药切细，与猪油同煎至药枯，去渣，入朱砂、雄黄，用柳木勺搅匀，冷凝成膏。

功效主治 清热燥湿，杀虫止

痒。主治瘘疮。

临床用法　外敷患处,每日1次。

注意事项　朱砂、雄黄禁火煅。不可内服。孕妇慎用。

羊胆枯蜜膏※

《常见病验方研究参考资料》

药物组成　羊胆2枚　枯矾　蜂蜜各15g

制作方法　上药共捣备用。

功效主治　解毒,散结,敛疮。主治肛瘘、痔瘘。

临床用法　外涂患处,每日2~3次。

注意事项　不可内服。当管化脓出、脓尽之后,宜搽消炎生肌软膏收功。

烛烬马齿苋膏※

《本草纲目》

药物组成　烛烬　马齿苋各等份　猪脂适量

制作方法　前2药研细末,用猪脂和为膏。

功效主治　活血生肌。主治瘘疮。

临床用法　用泔水洗净,膏贴瘘处,每日1~2次。

注意事项　忌食辛燥之品。

鹿皮膏※

《本草纲目》

药物组成　鹿皮100g　猪脂20g

制作方法　鹿皮烧存性,研细末,猪脂调匀为膏。

功效主治　排脓生肌。主治各种瘘疮。

临床用法　纳入患部,每日1~2次。

注意事项　忌过食生冷。

蒜梗灰膏※

《常见病验方研究参考资料》

药物组成　陈大蒜梗50g　香油适量

制作方法　上药烧灰,研细末,香油调匀备用。

功效主治　解毒,燥湿,敛疮。主治肛瘘、痔瘘。

临床用法　外敷瘘管,每日1次,连用7~8天。

注意事项　患处忌沾生水。

二香膏※

《陕西中医验方选编》

药物组成 乳香 没药各3g 麝香0.1g 象皮 孩儿茶各9g 冰片0.1g 血竭9g 炉甘石15g 三七3g 陈醋100ml

制作方法 除醋外,余药共研细末,密闭。陈醋熬膏备用。

功效主治 活血止痛,消肿生肌。主治骨折所致红肿、疼痛。

临床用法 陈醋膏与药末调匀,摊纱布上,外敷患处,布带扎紧后上夹板,每日1次。

注意事项 患处不宜活动。孕妇忌用。

二子榆油膏※

《常见病验方研究参考资料》

药物组成 甜瓜籽 生油菜籽 小榆树白皮各30g 香油30ml

制作方法 上药共捣为泥备用。

功效主治 清热凉血,通络止痛。主治骨折术后肿痛。

临床用法 外敷患处,2~3日1次。

注意事项 避免患处碰撞。

三生樟脑膏※

《常见病验方研究参考资料》

药物组成 生南星 生半夏 生草乌 樟脑各20g 白糖 白酒各适量

制作方法 上药共研细末,入白糖和酒调匀,摊油纸上备用。

功效主治 消肿散结,通络止痛。主治骨折。

临床用法 正骨术后,药膏外敷患部,3~5日1次。

注意事项 严禁内服。孕妇慎用。

大黄石灰膏※

《常见病验方研究参考资料》

药物组成 大黄(冬120g 夏180g) 初出窑石灰(冬180g 夏120g)各150g 糯稻草灰60g 酒适量

制作方法 大黄研细末,石灰于锅内炒成红色,入糯稻草灰,酒调匀备用。

功效主治 清热泻火,生肌敛疮。主治骨折。

临床用法 复位术后,药膏外

敷患处,包扎固定,2～3日1次。

注意事项　不可入口、眼。避免患处碰撞。皮肤过敏者忌用。

无比膏

《普济方》

药物组成　仙茅30g　蓖麻子20粒　浮萍草　自然铜各15g　独头蒜3枚　桃胶3g

制作方法　自然铜煅后醋淬7次,蒜去皮研膏,桃胶入汤研化后入蒜膏内,余药研细末,入蒜膏内拌匀。

功效主治　散瘀止痛,接骨续伤。主治脱臼、骨折。

临床用法　外涂患处,棉被盖之,汗出为佳。

注意事项　忌用力过猛致再度损伤患处。皮肤过敏者忌用。

五方膏

《全国中草药新医疗法展览会资料选编》

药物组成　大黄　泽兰　桃仁　红花　乳香　没药　当归尾　土鳖虫　川断　无名异　杜仲　骨碎补　制马钱子　苏木　自然铜各30g　凡士林适量

制作方法　上药共研细末,凡士林炒热后调膏备用。

功效主治　续筋接骨,活血通络。主治骨折。

临床用法　外敷伤处,每日或2日1次。

注意事项　严禁入口、眼。本品适用于骨折愈合中期。孕妇忌用。

五加鳖蝎膏※

《常见病验方研究参考资料》

药物组成　土鳖虫　五加皮　全蝎各9g　鸡子清1枚

制作方法　上药共研细末,鸡子清加水调匀,用麻纸摊匀备用。

功效主治　活血散瘀,壮骨续筋。主治骨折。

临床用法　正骨术后,药膏贴伤处,3～5天1次。

注意事项　避免患处碰撞。不可内服。

中草药膏

《全国中草药新医疗法展览会资料选编》

药物组成　接骨草100g　石蟹50g　土鳖虫30g　面粉　红糖　米酒各适量

制作方法　上药共研细末,与

面粉、红糖、米酒调成软膏。

功效主治 续筋接骨，活血通络。主治骨折。

临床用法 外敷患处，2日1次。

注意事项 本品只适用于闭合性骨折。

牛皮膏※

《陕西中医验方选编》

药物组成 黄牛角1支 榆白皮 青杨树白皮各150g 黄米适量

制作方法 黄牛角边烧边刮，以刮完为度，余药烘干共研细末。黄米煮粥，入诸药搅匀备用。

功效主治 凉血，止血，接骨。主治骨折。

临床用法 药膏摊纱布上，包敷患处，每日1次。

注意事项 患处不宜活动。

牛角血余膏※

《常见病验方研究参考资料》

药物组成 牛角末 血余炭各9g 红谷子小米面250g 醋1500ml

制作方法 先将醋浓缩至250ml，加入小米面熬粥，再入牛角末、血余炭，搅匀备用。

功效主治 清热，消瘀，止血。主治骨折。

临床用法 正骨术后，外敷伤处，包扎固定，2～3日1次。

注意事项 木板不宜夹之过紧。

牛椒二皮膏※

《常见病验方研究参考资料》

药物组成 牛骨 花椒 杨树皮 榆树皮各15g 面粉 酒各适量

制作方法 上药共研细末，酒、面调匀备用。

功效主治 壮骨续筋，散瘀止痛。主治骨折。

临床用法 正骨术后，药膏热敷伤处，每日1次。

注意事项 避免患处碰撞。

月季二骨膏※

《常见病验方研究参考资料》

药物组成 月季花（全株） 寻骨风 接骨木根各15g 酒适量

制作方法 上药共捣烂，酒炒热调匀备用。

功效主治 活血祛瘀，通络止痛。主治骨折疼痛。

临床用法 正骨术后,外敷患处,包扎固定,每日1次。

注意事项 避免患处碰撞。

玉龙膏

《普济方》

药物组成 栝蒌6g 松脂 黄蜡各4.5g 白芷15g 麻油180ml 麝香3g 零陵香 藿香各30g 杏仁 升麻 黄芪 赤芍 白及 白蔹 甘草各3g

制作方法 松脂、麝香研细末,余药切细入油浸7日,文火煎至药色黄时去渣,入蜡、麝、松脂搅匀凝膏。

功效主治 消肿化毒,祛风止痛。主治折伤、疮肿。

临床用法 外敷患处,每日1次。

注意事项 孕妇忌用。

正骨续筋膏※

《常见病验方研究参考资料》

药物组成 紫荆皮9g 五加皮 续断各6g 骨碎补9g 牛膝 红花 姜黄各4.5g 黄酒适量

制作方法 上药共研细末,酒调匀备用。

功效主治 活血祛瘀,壮骨续筋。主治骨折。

临床用法 复位后,外敷患处,每日用黄酒淋湿药膏,5~6日换药1次。

注意事项 避免患处碰撞。孕妇慎用。

白药膏

《全国中草药新医疗法展览会资料选编》

药物组成 煅石膏粉1000g 花生油250ml 凡士林适量

制作方法 上药混匀备用。

功效主治 消肿止痛。主治骨折。

临床用法 先将药煮沸,待冷后围敷患处。

注意事项 本品适用于骨折初期,伤处肿痛者尤佳。

白花益母膏※

《常见病验方研究参考资料》

药物组成 白花益母草50g 红酒糟适量

制作方法 上药共捣为泥备用。

功效主治 活血祛瘀,利湿消肿。主治骨折肿痛。

临床用法 正骨后,外敷患处,

每日1次。

注意事项　避免患处碰撞。

地鳖半铜膏※

《常见病验方研究参考资料》

药物组成　地鳖虫18g　生半夏　自然铜各30g　酒　醋各适量

制作方法　上药醋炒,研细末,酒调匀备用。

功效主治　散瘀止痛,接骨疗伤。主治骨折。

临床用法　外敷患处,每日1次。

注意事项　不可内服。

当归膏

《圣济总录》

药物组成　当归　续断　细辛　木通　白芷　川芎　甘草　蜀椒　牛膝　制附子各30g　猪脂250g

制作方法　上药除猪脂外共研粗末,然后将猪脂煎取油,入诸药末煎,去渣搅匀成膏。

功效主治　养血祛风,温阳止痛。主治骨伤,日久难愈。

临床用法　外涂患处。每日1次。

注意事项　宜常用热手按摩患处。

牡蛎膏※

《常见病验方研究参考资料》

药物组成　牡蛎粉50g　糯米粥适量

制作方法　上药调匀备用。

功效主治　软坚,消肿,止痛。主治骨折肿痛。

临床用法　外敷患处,杉木板夹固定,2日1次。

注意事项　保护患处,避受撞击。

应痛膏

《普济方》

药物组成　槟榔15g　白豆蔻3g　官桂15g　柳枝3g　木鳖子15g　白芷9g　当归30g　丁香9g　天南星3g　白附子30g　黑附子3g　黄蜡130g

制作方法　上药共研细末,同蜡煎沸,离火。将药入井泉水中,用手扯拔,到熟软不粘手即可。

功效主治　接骨止痛。主治折伤疼痛。

临床用法　外敷患处,每日1次。

注意事项　不可内服。

抵圣膏

《太平圣惠方》

药物组成 主方:麻油1000ml 羊脂 驼脂各120g 猪脂300g 当归 乌蛇 生地黄 连翘 续断 白芷各60g 白蔹 白及 鲮鲤甲 玄参 猬皮 露蜂房 桑木耳 木通各30g

附方:杏仁 桃仁各60g 丁香 沉香 木香 桂心 川芎 羌活 附子各30g 松脂240g 蜡150g 炒黄丹1020g 乳香末60g 血竭末60g

制作方法 主方各药切细,与脂、油煎4小时,去渣,下附方药文火再熬至药色焦黄,去渣,下丹及乳香、血竭末,搅至紫色凝膏。

功效主治 接骨,散瘀,止痛。主治折伤。

临床用法 外敷患处,每日1次。

注意事项 不可内服。

苎麻榆皮膏※

《常见病验方研究参考资料》

药物组成 苎麻根 榆树皮各100g

制作方法 上药合捣为泥备用。

功效主治 除湿通络,消肿止痛。主治骨折肿痛。

临床用法 复位后,外敷患处,包扎固定,每日1次。

注意事项 避免患处碰撞。

骨伤膏※

《常见病验方研究参考资料》

药物组成 鹅不食草 苦参 樟树内皮各15g 酒适量

制作方法 上药捣烂,酒调和备用。

功效主治 除湿,通络,止痛。主治骨折疼痛。

临床用法 正骨术后,外敷患处,每日1次。

注意事项 避免伤处碰撞。

骨痂形成膏※

《全国中草药新医疗法展览会资料选编》

药物组成 松树内皮150g 辣蓼60g 韭菜头60g 米酒适量

制作方法 以上鲜药捣烂,加米酒调匀备用。

功效主治 行气通络,续筋接骨。主治骨折。

临床用法 骨折整复固定后,

用接骨方、消肿方外敷治疗，待伤处消肿后，再以本品外敷患处，每日1次，共敷3～7次。

注意事项 避风寒。

神仙万应膏

《普济方》

药物组成 当归 大黄 川芎 官桂各15g 穿山甲 黄芩 黄皮 玄参 木鳖子 知母 贝母 白薇 白蔹 羌活 独活 降香 苏木 柴胡 芷梢 赤芍 苦杖 防风 桔梗 蜀葵花 瓜蒌 椿皮 槐枝 柳枝 竹枝 野紫竹叶 天南星 续断 荆芥 黄芪 苦参 草乌 商陆 甘草 薄荷 车前草 桃仁 杏仁 槐花 苍耳 芒硝 地榆 刘寄奴 葛根 通草 泽兰 桑桂 黄栀子各9g 黄丹500g 香油1000ml

制作方法 上药除薄荷、车前草外，余药切细入油煎至焦黄色，下薄荷、车前草熬开1～2分钟，去渣，下黄丹搅匀凝膏。

功效主治 祛瘀消肿，活血舒筋。主治折伤。

临床用法 外敷患处，每日2次。亦可加入乳、没各30g。

注意事项 不可内服。

神仙接骨膏

《普济方》

药物组成 黄丹 密陀僧 自然铜各120g 朱砂 血竭 乳香 没药各30g 黄蜡 白矾 猪脂各390g

制作方法 先煎脂、蜡，去渣，再下黄丹、自然铜、密陀僧，文火煎浓稠，下余药搅匀凝膏。

功效主治 接骨，散瘀，止痛。主治折伤断骨。

临床用法 外敷患处，每日2次。

注意事项 朱砂禁火煅。不可内服。避风寒。

蚕沙膏

《圣济总录》

药物组成 炒蚕沙60g 麦麸90g 米醋120ml

制作方法 蚕沙研细末，与麦麸和匀，用醋煮稠，盛入瓷器内。

功效主治 温经通络，活血祛瘀。主治伤折，恶血不散。

临床用法 外敷患处，每日1次。

注意事项 避风冷。

消肿膏※

《全国中草药新医疗法展览会资料选编》

药物组成　火炭母叶　崩大碗（积雪草）叶（或桃树叶）　犁头草各100g　米酒适量

制作方法　以上鲜药捣烂，加米酒调匀，在锅内加温后备用。

功效主治　消肿止痛。主治骨折。

临床用法　骨折复位固定后，先以接骨方外敷伤处，再以本品置夹板外敷，如1～2日后肿仍不退，可换药再敷1次。

注意事项　避风冷。

黄蜡膏

《圣济总录》

药物组成　黄蜡150g　麻油150ml　桂枝　炒吴茱萸各30g　盐0.3g

制作方法　上药除黄蜡、麻油共煎化外，余药研细末，入油液中煎5分钟，搅匀倾出，瓷器收藏。

功效主治　祛风消肿，温经止痛。主治伤折风肿疼痛。

临床用法　外敷患处，每日2次。

注意事项　避风冷。

接骨方膏

《全国中草药新医疗法展览会资料选编》

药物组成　大茶药（鲜叶）30g　爬篱蛤蚧90g　五味子　香附子　五爬金龙叶各30g　米酒适量

制作方法　上药除爬篱蛤蚧外，余药捣烂加米酒调匀，在锅里蒸15～20分钟后备用。另将爬篱蛤蚧捣烂备用。

功效主治　行气活血，接骨续筋。主治骨折。

临床用法　骨折整复后，以小夹板固定，在夹板外敷蒸过的药膏，外敷药中间放入爬篱蛤蚧。外敷1小时左右，除去外敷药，再配合消肿膏和骨痂形成膏治疗。

注意事项　本方不可接触伤口，不可内服。

接骨神异膏

《理瀹骈文》

药物组成　生姜　葱白　韭白　蒜　槿树皮　炒土鳖虫各120g　麻油1200ml　猪油　黄丹各500g　大黄　当归　桃仁　红花　赤芍　川乌　草乌　羌活　独活

苏木　甘松　山柰　骨碎补　五加皮　醋煅自然铜　乳香　没药　炙虎骨　肉桂各 60g　松香末 2.5kg　煅龙骨 90g　血竭 30g　头发 500g

制作方法　先用麻油 600ml 及猪油熬姜、葱、韭、蒜、槿树皮、大黄、当归、桃仁、红花、川乌、草乌、羌活、独活、赤芍、苏木、骨碎补、五加皮、甘松、山柰。另用麻油 600ml 煎发至枯，合前药再熬至药枯，去渣，下黄丹收膏，次下松香末，再下余药搅匀。

功效主治　活血行气，补肾强筋。主治新伤骨折。

临床用法　外贴患处，3 日 1 次。

注意事项　不可内服。孕妇慎用。应固定伤处。

接骨桂芸膏

《圣济总录》

药物组成　桂枝　芸台子末　白芥子　木鳖子　大黄　败龟板　狗脑骨各 30g

制作方法　骨烧灰，余药共研细末。

功效主治　接骨止痛。主治跌仆骨折。

临床用法　1 次 6g，小黄米粥调药外敷患处，每日 1 次。

注意事项　严禁入口。

雄黄暖膏

《普济方》

药物组成　主方：黄丹 1400g　麻油 2500ml　猪脂 1000g　松脂 500g　羊脂　蜡　驼脂各 300g　当归　乌蛇　生地黄　续断各 60g　连翘花　白芷　露蜂房　川乌　细辛　棘针　川芎　羌活　人粪烧灰　紫草　虎红骨　鲮鲤甲　猬皮　莨菪子　吴茱萸各 30g　白蔹　紫葛　桑木耳　玄参　木通　杏仁　白术　防风　桑根白皮　赤芍　香附各 9g　青绯布灰 10g　柳枝　槐枝各 120g　葱 7 根

附方：雄黄　沉香　丁香　木香　桂心　血竭　附子各 90g　乳香 120g

制作方法　先煎油及猪脂、羊脂、驼脂，入柳枝、槐枝、棘针、紫草、蜂房、葱，文火煎至焦色去渣。将主方余药切细入内再煎，入松脂、蜡，去渣，再入已炒金紫色的黄丹，搅匀。将附方药研细末入膏，搅匀凝膏。

功效主治　接骨止痛。主治折仆跌伤。

临床用法　外敷患处，每日 1 次。

注意事项　不可内服。孕妇忌用。

腽肭脐膏

《普济方》

药物组成 腽肭脐 当归 附子 生地黄各60g 桂心90g 莨菪子60g 羌活 川芎 血竭 乌蛇 乳香 木香 续断 白芷 猬皮 桃仁 穿山甲 紫草 杏仁 棘针 柳枝 槐枝 赤芍 白蔹 防风 细辛 密陀僧各30g 葱白60g 黄蜡 沥青各30g 驼脂60g 羊脂90g 猪脂600g 麻油2500ml 炒黄丹1000g

制作方法 上药切细。先将猪脂、羊脂、驼脂煎油滤渣,再入麻油煎沸,下棘针、槐枝、柳枝、葱白,焦黄去渣,下余药,文火熬7日,去渣,下黄丹,柳枝搅至色紫凝膏。

功效主治 接骨止痛。主治折伤。

临床用法 外敷患处,每日1次。

注意事项 不可内服。孕妇忌用。

螃蟹胡椒膏※

《常见病验方研究参考资料》

药物组成 螃蟹2只 胡椒5g

制作方法 上药共捣为泥备用。

功效主治 活血化瘀,通络止痛。主治骨折疼痛。

临床用法 外敷患处,每日1次。

注意事项 对螃蟹过敏者慎用。

骨髓炎

五枝膏

《全国中草药新医疗法展览会资料选编》

药物组成 榆树枝 柳树枝 槐树枝 桑树枝 桃树枝各50g 乳香 没药各9g 香油500g 漳丹150g

制作方法 香油煮沸,放入5种树枝,待树枝炸焦,用铜丝箩过滤去渣,再入乳香末、没药末,熬至滴水成珠,然后搅入漳丹,冷后即成。

功效主治 清热解毒,活血祛瘀。主治骨髓炎,对化脓性尤宜。

临床用法 将膏药加温,外贴患处,3~5日换药1次,直至痊愈为止。

注意事项 创口周围渗出多者,先用醋15ml、花椒15g、香油30ml,共置勺内熬开,微凉后外搽患处(有收敛作用),再贴敷药膏。

谷糠膏※

《常见病验方研究参考资料》

药物组成　谷糠 5000g

制作方法　用净水 10L，浸泡上药 24 小时，再用布过滤去渣澄清，药水入锅熬成膏，摊布上备用。

功效主治　燥湿敛疮，消肿止痛。主治骨髓炎。

临床用法　外贴患处，每日 1 次。

注意事项　患处忌沾生水。

茵陈松叶膏※

《常见病验方研究参考资料》

药物组成　茵陈根　松树叶各适量

制作方法　上药共研细末，水调为膏备用。

功效主治　祛风燥湿，排毒生肌。主治骨髓炎。

临床用法　外贴患处，纱布固定，每日 1 次。

注意事项　注意局部保暖。

葱白蒜膏※

《常见病验方研究参考资料》

药物组成　大葱白 240g　蒜 480g　醋 1500ml

制作方法　葱、蒜捣烂，入醋熬膏备用。

功效主治　温阳散寒，解毒杀虫。主治骨髓炎。

临床用法　外贴患处，每日 1 次。

注意事项　防止局部受寒。

骨结核

698 软膏

《全国中草药新医疗法展览会资料选编》

药物组成　食盐 30g　枯矾　铜绿　自然铜　金礞石　寒水石　赤石脂　信石　三绿各 15g　朱砂 9g　灵砂 60g　凡士林 500g

制作方法　将上药(凡士林除外)按排列顺序，从食盐开始，以底部大、上边小的方式铺药，放于密闭锅内升华，文火加热至 400～500℃，每日加热 9 小时，至第 7 天取得升华物——698 粉。取 698 粉 50g 与凡士林混合灭菌即成。

功效主治　消肿散结。主治骨结核。

临床用法　外涂患处，每日 1 次。

注意事项 如出现药疹，暂停用药，待症状消失后可再行涂抹。本方严禁入口、眼。

升丹儿茶膏※

《常见病验方研究参考资料》

药物组成 红升丹0.15g 儿茶0.03g 冰片 朱砂各0.09g 雄黄0.03g 生石膏6g 秫米粥适量

制作方法 上药共研细末，用秫米粥煎熬，制成药线备用。

功效主治 收湿敛疮，拔毒去腐，生肌止血。主治骨结核。

临床用法 药线塞入流注疮口内，2日1次。

注意事项 本方用量不宜过大，时间不可过久。不可内服。

生乌藤冰膏※

《常见病验方研究参考资料》

药物组成 生甘草 生川乌 生草乌 白及各24g 藤黄36g 冰片1.5g

制作方法 上药共研细末，开水调匀备用。

功效主治 温经散寒，消肿化毒。主治骨结核，未溃而肿痛者。

临床用法 外敷患处，每周换药1次。

注意事项 严禁内服。

结核红膏

《全国中草药新医疗法展览会资料选编》

药物组成 蓖麻 松香各30g 轻粉 红粉 大枫子 漳丹 乳香 没药各12g

制作方法 先将蓖麻、大枫子研细末后，纳入其余药共捣成膏。

功效主治 活血祛瘀，行气解毒。主治骨结核及骨髓炎。

临床用法 外敷瘘孔上，每日1次。症状严重者，可配合内服结核丹治疗。

注意事项 本品只适用于病灶较浅部位，或接近痊愈而久不收口者以及皮肤结核、淋巴结核已溃者。本方有毒，不可入口。

损伤

二草大黄膏※

《常见病验方研究参考资料》

药物组成 透骨草 茜草 大

黄各9g　酒适量

制作方法　上药共研细末，酒调匀备用。

功效主治　除湿活血，凉血止痛。主治跌打损伤，疼痛出血。

临床用法　外敷患处，每日1次。

注意事项　严格消毒伤处。

三仟膏

《普济方》

药物组成　香油1000ml　黄丹500g　白巴豆50g　桃枝、柳枝各60g

制作方法　先将油煎热，下桃枝、柳枝煎枯捞出，下巴豆煎枯去渣，离火，候温下丹，搅至紫色入密封器皿中，埋地下3日去火毒。

功效主治　温阳散结。主治金疮，亦治腹痛泻痢。

临床用法　外敷患处或脐部，每日1次。

注意事项　避风寒及忌生冷之品。不可内服。孕妇忌用。

大红膏

《御院药方》

药物组成　乳香　当归各60g　琥珀　绵子　白芷　白芍　白及　白蔹各30g　黄丹30g　沥青500g　麻油120ml　没药30g

制作方法　前7味与没药共研细末，与沥青同煎，文火化开，入麻油搅匀去渣，待温下黄丹搅匀凝膏。

功效主治　祛瘀散结，消肿止痛。主治跌打损伤。

临床用法　外敷患处，每日1次。

注意事项　不可内服。勿令伤处再次用力，以免加重损伤。

大黄元明膏※

《常见病验方研究参考资料》

药物组成　大黄50g　元明粉250g　凡士林70g

制作方法　上药研细末，凡士林调匀备用。

功效主治　清热解毒，祛瘀止痛。主治跌打损伤。

临床用法　外敷患处，每日1次。

注意事项　新伤者忌揉搓患部。

万年膏※

《常见病验方研究参考资料》

药物组成　鲜万年青根50g　白糖适量

制作方法 上药共捣烂备用。

功效主治 清热，消肿，祛瘀。主治跌打损伤疼痛。

临床用法 外敷患处，每日1次。

注意事项 保护伤处，避受碰撞。

山胡椒膏※

《常见病验方研究参考资料》

药物组成 鲜山胡椒根50g

制作方法 上药捣为泥备用。

功效主治 温中，祛寒，止痛。主治跌打损伤疼痛。

临床用法 外敷患处，每日1次。

注意事项 伤处红肿者慎用。

山栀面桂膏※

《常见病验方研究参考资料》

药物组成 山栀 面粉 桂枝各等份 鸡蛋清适量

制作方法 上药共研细末，鸡蛋清调匀备用。

功效主治 消肿，通络，止痛。主治跌打损伤肿痛。

临床用法 外敷患处，每日1次。

注意事项 溃破者慎用。

车前草膏※

《常见病验方研究参考资料》

药物组成 车前草50g 酒适量

制作方法 上药洗净晒干，研细末，酒调匀备用。

功效主治 利湿，通络，止痛。主治跌打损伤肿痛。

临床用法 外敷患处，每日1次。

注意事项 药膏不宜敷过薄。

内府万灵膏

《理瀹骈文》

药物组成 白凤仙 紫丁香根 酒当归 醋煅自然铜 血竭 没药 红花各30g 川芎24g 赤芍60g 醋煅半两钱1枚 牛膝 五加皮 石菖蒲 苍术各15g 木香 秦艽 蛇床子 附子 肉桂 半夏 石斛 草薢 鹿角各9g 虎骨50g 麝香3g 麻油5L 黄丹100g

制作方法 麻油熬诸药，去渣，黄丹收膏。

功效主治 消瘀散毒，舒筋活血，止痛接骨。主治跌打损伤，兼感受风寒麻木疼痛。

临床用法 外贴患处,3日1次。

注意事项 不可内服。孕妇忌用。

风湿伤痛膏

《全国中草药新医疗法展览会资料选编》

药物组成 红茴香 白瑞香 虎杖 红木香各5kg 千里光 干姜 山柰 白芷各3kg 生草乌1.5kg 骨碎补 积雪草各2kg(以上为制浸膏用药料) 薄荷脑3kg 冰片1kg 冬青油1.5kg 樟脑 颠茄流浸膏各2kg(以上为直接兑入药料) 橡胶16kg 氧化锌 松香各14kg 羊毛脂1kg 白油 甘油各0.25L 汽油45L(以上为基质和溶剂)

制作方法 1. 将基质和溶剂混匀,密闭保存备用。2. 将制浸膏用的11味中草药制成流浸膏,将浸膏和直接兑入的5味药依次加入基质中,打浆。3. 把制成的胶浆置于上浆机上,均匀涂于纸上,每$50cm^2$涂胶量应在0.96~1g。4. 上浆后切段,切片,包装即得。每张为$4\times6cm^2$。外观呈淡草绿色,有特殊芳香气味。

功效主治 温经通络,行气止痛。主治关节扭伤及关节风湿疼痛等。

临床用法 将患部皮肤拭干,把膏药衬纸轻轻撕离,外贴患处,每日1次。

注意事项 孕妇慎用。本品宜贮存于阴凉干燥处,防止受潮、受热,以免失粘。

火硝雄黄膏※

《常见病验方研究参考资料》

药物组成 火硝1.5g 雄黄0.6g 膏药1张

制作方法 上药共研细末,放膏药内备用。

功效主治 清热,消肿,定痛。主治扭伤肿痛。

临床用法 外贴患处,每日1次。

注意事项 雄黄禁火煅。

水火既济膏

《惠直堂经验方》

药物组成 麻油600ml 象皮9g 红花10.5g 蓖麻仁20枚 五铁钱2枚 蜘蛛6枚 头发30g 红丹240g 乳香 没药 儿茶 麝香各1.2g

制作方法 前8味药同入锅内,用槐枝搅熬,滚即取起,连锅放清水内冷却，再熬，如此数十次至冷却时能凝膏为止，再入乳香、没药、儿茶、麝香搅匀。

功效主治 拔毒理气。主治跌打损伤、瘿瘤、烂疮。

临床用法 外贴脐部或患处，2日1次。

注意事项 不可内服。孕妇忌用。

甘遂蓖脑膏※

《常见病验方研究参考资料》

药物组成 甘遂 蓖麻子各60g 樟脑30g

制作方法 上药共捣成膏备用。

功效主治 利水消肿，除湿止痛。主治跌打损伤疼痛。

临床用法 外敷患处，每日1次。

注意事项 不可内服。孕妇忌用。

四黄膏※

《常见病验方研究参考资料》

药物组成 大黄 黄芩 黄柏 栀子各15g 蜜适量

制作方法 共研细末，白蜜调匀备用。

功效主治 清热消肿，凉血止血。主治跌打损伤。

临床用法 外敷患处，每日1次。

注意事项 新伤者避免揉搓患部。

四生止痛膏※

《常见病验方研究参考资料》

药物组成 生川乌 生草乌 生南星 生半夏各10g 鸡蛋清适量

制作方法 上药共研细末，鸡蛋清调匀备用。

功效主治 消肿散结，散寒止痛。主治跌打损伤肿痛。

临床用法 外敷患处，每日1次。

注意事项 皮破者忌用。孕妇慎用。严禁入口。

生肌膏

《串雅内外编》

药物组成 麻油500ml 胎发30g 煅龙骨 黄蜡 熟猪油 赤石脂 乳香 没药 轻粉 煅象皮各3g

制作方法 麻油与头发熬至滴水成珠，余药研细末，药末入膏内，搅匀。

功效主治　收湿生肌。主治外伤皮肤破损、烧烫伤以及疮疡。

临床用法　外贴患处，每日1次。

注意事项　不可内服。用药前应严格消毒患处。

生石海螵膏※

《常见病验方研究参考资料》

药物组成　石膏甘草水浸　海螵蛸各等份　凡士林适量

制作方法　上药共研细末，凡士林调成软膏备用。

功效主治　清热，收湿，敛疮。主治创伤破皮，经久不愈。

临床用法　伤口消毒洗净，药膏外敷患处，每日1次。

注意事项　保持患部清洁，以免感染。

生栀莪术膏※

《常见病验方研究参考资料》

药物组成　生栀子　莪术各25g　酒适量

制作方法　上药共研细末，酒调匀备用。

功效主治　清热，祛瘀，止痛。主治跌打损伤疼痛。

临床用法　外敷患处，每日1次。

注意事项　若为开放性伤口，应彻底消毒患处。

仙传膏

《奇方类编》

药物组成　乳香4.5g　没药4.5g　樟脑6g　轻粉　血竭各9g　冰片0.9g　麝香0.3g　黄蜡30g　猪板油36g

制作方法　前7味药共研细末，将蜡、油同化，调药成膏。

功效主治　活血祛瘀，通络止痛。主治跌打重伤，死血瘀结。

临床用法　外贴患处，每日1次。

注意事项　不可内服。孕妇忌用。

仙人消肿膏※

《常见病验方研究参考资料》

药物组成　仙人掌50g　酒适量

制作方法　上药共捣为泥备用。

功效主治　清热解毒，活血消肿。主治跌打损伤肿痛。

临床用法　外敷患处，每日1

次。

注意事项　损伤初期忌活动。

白蜡藤黄膏※

《常见病验方研究参考资料》

药物组成　白蜡30g　藤黄末9g

制作方法　白蜡煎化，入藤黄末调匀备用。

功效主治　消肿，止血，定痛。主治跌打损伤肿痛。

临床用法　外敷患处，每日1次。

注意事项　若是开放性伤口，应严格消毒患处。

回阳玉龙膏

《仙传外科集验方》

药物组成　草乌90g　天南星　白芷　赤芍各30g　肉桂15g　干姜60g

制作方法　诸药分别炒后，研细末。

功效主治　温阳活血，散寒止痛。主治跌打损伤，因服寒凉药或素体元气虚损，肿不消散或不溃不敛及痰毒坚硬不痛、肉色不变、久而不溃、溃而不敛，或筋挛等各种虚寒冷症。

临床用法　葱汤或热酒调药为膏，外搽患处，每日1～2次。

注意事项　不可内服。孕妇忌用。避风冷。

华沸膏※

《常见病验方研究参考资料》

药物组成　鲜华沸草60g

制作方法　上药捣烂为泥备用。

功效主治　舒筋活络，消肿止痛。主治跌打损伤肿痛。

临床用法　外敷患处，每日1次。

注意事项　现制现用。

红花樟栀膏※

《常见病验方研究参考资料》

药物组成　红花　樟脑　栀子　面粉各等份　葱白适量

制作方法　上药共研细末，葱头煎水调匀备用。

功效主治　活血祛瘀，除湿止痛。主治扭伤疼痛。

临床用法　外敷患处，每日1次。

注意事项　孕妇慎用。

芙蓉独芷膏※

《常见病验方研究参考资料》

药物组成　芙蓉叶60g　紫荆皮　生南星　独活　白芷各15g　鲜马齿苋30g　葱汁　白酒各适量

制作方法　上药共研细末，加马齿苋捣烂，和匀，加葱汁、酒同炒热，备用。

功效主治　祛风除湿，消肿止痛。主治跌打损伤肿痛。

临床用法　外敷患处，每日1~2次。

注意事项　不可内服。

杉皮白糖膏※

《常见病验方研究参考资料》

药物组成　杉树皮120g烧存性　白糖　面粉各15g

制作方法　上药共研细末，水调匀备用。

功效主治　收湿敛疮，消肿止痛。主治跌打损伤。

临床用法　外敷患处，每日1次。

注意事项　若是开放性伤口，应严格消毒患处。

灵异膏

《普济方》

药物组成　郁金30g　生地黄60g　粉草30g　猪脂500g　黄蜡120g

制作方法　前3味药切细，猪脂熬化，入药，煎至黑焦色，去渣，入黄蜡，熬化搅匀，冷凝成膏。

功效主治　行气，活血，止痛。主治杖疮、金疮、烫伤等。

临床用法　外敷患处，每日1次。

注意事项　伤处皮肤已溃破者不宜用。

松肉葱白膏

《种福堂公选良方》

药物组成　猪肉（肥瘦适中）1000g　葱白750g　松香90g

制作方法　松香研细末，诸药共捣如泥备用。

功效主治　生肌敛口。主治杖疮。

临床用法　外敷患处，以布带扎紧，不可宽松。

注意事项　床上切忌放氈皮等物。若有脓血水，任其自流。

金疮膏

《普济方》

药物组成 桐油1000ml 紫金皮 白芷各250g 赤芍、白芍各120g 独活500g 当归90g 松香240g 黄蜡120g 乳香90g 没药60g 血竭60g

制作方法 桐油等前6味药先煎，至白芷嫩黄色，下当归。煎至白芷老黄色下松香，再下蜡、乳香、没药、血竭，煎至稠去渣，药油入水中扯拔，膏成。

功效主治 敛疮，生肌，止痛。主治各种刀伤。

临床用法 外敷患处，每日2次。

注意事项 伤口已感染溃破者及孕妇忌用。

泽蟹膏※

《常见病验方研究参考资料》

药物组成 泽兰60g 螃蟹1～2只

制作方法 上药同捣为泥备用。

功效主治 活血，祛瘀，定痛。主治跌打损伤疼痛。

临床用法 外敷患处，每日1次。

注意事项 对螃蟹过敏者及孕妇慎用。

法夏芙叶膏※

《常见病验方研究参考资料》

药物组成 生半夏 芙蓉叶各等份 酒 蜜各适量

制作方法 上药共研细末，酒、白蜜调匀备用。

功效主治 消肿止痛。主治跌打损伤肿痛。

临床用法 外敷患处，每日1次。

注意事项 不可内服。

草乌膏

《普济方》

药物组成 草乌 甘遂各等份

制作方法 上药研细末。

功效主治 活血消肿，散寒止痛。主治久行所致脚肿痛。

临床用法 临睡时，取药末20g，冷水调涂于脚痛处，次早洗去，便可行走。

注意事项 不可内服。

柚叶膏※

《常见病验方研究参考资料》

药物组成 柚子叶 50g 酒适量

制作方法 上药捣烂,酒调匀备用。

功效主治 活血通络,祛瘀止痛。主治扭伤疼痛。

临床用法 外敷患处,每日 1 次。

注意事项 现制现用。

威灵仙膏※

《常见病验方研究参考资料》

药物组成 威灵仙 15g 面粉 酒各适量

制作方法 上药研细末,面粉、酒调匀,炒热备用。

功效主治 祛风除湿,通络止痛。主治跌打损伤疼痛。

临床用法 外敷患处,每日 1 次。

注意事项 勿烫伤皮肤。

茶栀白薯膏※

《常见病验方研究参考资料》

药物组成 茶子炒 栀子末 白薯粉各等份 酒适量

制作方法 上药共研细末,酒调匀备用。

功效主治 理气,活血,止痛。主治扭伤疼痛。

临床用法 外敷患处,每日 1 次。

注意事项 避用力揉搓伤处。

骨碎止痛膏※

《常见病验方研究参考资料》

药物组成 鲜骨碎补适量

制作方法 上药捣烂为泥备用。

功效主治 祛风除湿,活血止痛。主治跌打损伤疼痛。

临床用法 外敷患处,每日 1 次。

注意事项 避免伤处受凉。

香附姜葱膏※

《常见病验方研究参考资料》

药物组成 香附子末 15g 老姜、葱各 12g 面粉 酒各适量

制作方法 上药共捣如泥备用。

功效主治 行气止痛,消肿散瘀。主治扭伤肿痛。

临床用法 外敷患处,每日 1

次。

注意事项 患部忌用力揉搓。

活络内灸膏

《奇效良方》

药物组成 当归 黄芪 赤芍 白芷 半夏 铜青 木鳖子 乳香 没药各30g 白胶香750g 麻油500ml

制作方法 除白胶香外，余药切细，入麻油煎至色黑，去渣，入乳香、没药搅匀，下白胶香，煎至黑色凝膏。

功效主治 托毒，消肿，散结。主治筋骨内挫损伤。

临床用法 外敷患处，每日2次。

注意事项 方中木鳖子有大毒，对皮肤也有较强刺激，用量不宜随意加大。不可入口、眼。孕妇忌用。

桃红栀脂膏※

《常见病验方研究参考资料》

药物组成 红花 桃仁 山栀 赤石脂各等份 糯米饭适量

制作方法 上药研细末，与米饭共捣烂备用。

功效主治 活血化瘀，凉血止痛。主治跌打损伤肿痛。

临床用法 外敷患处，每日1次。

注意事项 孕妇忌用。

消肿定痛膏※

《常见病验方研究参考资料》

药物组成 蚯蚓4条 细茶 草乌各60g 芙蓉花12g 桐油适量

制作方法 上药研细末。将石头烧红放入桐油内，冷后去石头，用此油调药末备用。

功效主治 除湿通络，消肿止痛。主治跌打损伤，肿痛甚者。

临床用法 外敷患处，每日1次。

注意事项 严禁入口。孕妇慎用。

益母仙花膏※

《常见病验方研究参考资料》

药物组成 凤仙花叶60g 益母草 米酒糟各30g

制作方法 上药捣烂为泥备用。

功效主治 活血，祛瘀，止痛。主治跌打损伤疼痛。

临床用法 外敷患处，每日1

次。

注意事项 现制现用。

通草二黄膏※

《常见病验方研究参考资料》

药物组成 黄柏10g 木通 甘草各5g 大黄15g 红糖适量

制作方法 前4味药共研细末,入红糖、加开水调匀备用。

功效主治 清热除湿,祛瘀止痛。主治跌打损伤疼痛。

临床用法 外敷患处,油纸包扎,每日1次。

注意事项 新伤者忌活动。

通神乳香膏

《普济方》

药物组成 乳香 没药 血竭 蜡 黄丹各60g 木鳖子60g 腻粉0.9g 乌鱼骨 五灵脂 海桐皮各60g 不灰木 沥青各120g 麝香6g 油240ml

制作方法 上药研细末,共熬为膏。

功效主治 破血活血,解毒止痛。主治外伤血肿。

临床用法 外敷患处,每日1~2次。

注意事项 不可入口、眼。孕妇忌用。

理中膏

《普济方》

药物组成 大黄 当归各60g 猪脂1kg 桂心 干姜 通草 乱发各30g

制作方法 猪脂与乱发先煎,后将余药共研细末,与前药搅匀,去渣备用。

功效主治 活血散瘀,温中散寒。主治坠落积瘀。

临床用法 外敷患处,每日2次。

注意事项 忌风冷。孕妇慎用。

黄耳名梅膏※

《常见病验方研究参考资料》

药物组成 大黄30g 黑木耳15g 冰片0.6g 无名异15g 凡士林适量

制作方法 上药共研细末,凡士林调成软膏备用。

功效主治 清热泻火,祛瘀止痛。主治跌打损伤。

临床用法 外敷患处,2日1次。

注意事项 皮肤溃破和慢性损

伤禁用。孕妇忌用。

栀子酒粉膏※

《常见病验方研究参考资料》

药物组成 黄栀子仁20g 面粉 酒各适量

制作方法 黄栀子仁捣烂,面、酒调和备用。

功效主治 清热解毒,通络止痛。主治扭伤疼痛。

临床用法 外敷患处,每日1次。

注意事项 患处禁用力揉搓。

假象皮膏

《串雅内外编》

药物组成 蚕豆500g 蜡适量

制作方法 上药炒,去壳,研细末,蜡煎化调匀备用。

功效主治 止血敛口。主治跌打损伤、刀刃伤,出血不止。

临床用法 外贴患处,每日1次。

注意事项 皮肤已有溃破感染者不宜用。

清凉膏

《淮生类方》

药物组成 大黄 芒硝 黄连酒炒 黄柏 赤芍 当归各3g 细辛1.5g 薄荷2.4g 芙蓉叶9g 生地30g 鸡子清1枚 白蜜18g 酒适量

制作方法 除后3味药外,余药研细末。将生地黄酒浸捣绞汁,入鸡子清、白蜜及药末,同调成膏。

功效主治 活血化瘀,消肿止痛。主治跌打损伤肿痛。

临床用法 外贴患处,每日1～2次。

注意事项 孕妇慎用。

旋覆膏※

《常见病验方研究参考资料》

药物组成 旋复花根30g 醋适量

制作方法 上药捣烂备用。

功效主治 化痰,软坚,消肿。主治跌打损伤,肿胀甚者。

临床用法 外敷患处,每日1次。

注意事项 患处避免受凉。

寄奴消肿膏※

《常见病验方研究参考资料》

药物组成　刘寄奴根50g　酒适量

制作方法　上药捣烂备用。

功效主治　活血通经，消肿止痛。主治扭伤肿痛。

临床用法　外敷患处，每日1次。

注意事项　新伤者不宜活动。

散寒止痛膏※

《常见病验方研究参考资料》

药物组成　鲜鹅不食草12g

制作方法　上药捣烂为泥备用。

功效主治　祛风，散寒，止痛。主治跌打损伤后期疼痛。

临床用法　外敷患处，每日1次。

注意事项　损伤红肿初期慎用。

散瘀拈痛膏

《外科正宗》

药物组成　如意金黄散30g　樟冰9g　白石灰80g　麻油适量

制作方法　前2味药共研细末。白石灰加水和匀，1小时后取澄清液，加麻油和匀，调前药稀稠适宜备用。

功效主治　活血，消肿，定痛。主治杖后皮肉损破、红紫青斑、焮肿疼痛。

临床用法　杖后带血，不洗，将药膏调敷患处，纸盖布扎，夏月1日，冬月2日，方用葱汤洗净，再敷，至痛止肿消、青紫退完为止。

注意事项　伤重者，另搽玉红膏。

舒筋止痛膏※

《常见病验方研究参考资料》

药物组成　杨梅树皮15g　韭菜汁10ml　酒适量

制作方法　杨梅树皮研细末，和韭菜汁、酒共调匀备用。

功效主治　舒筋活络，除湿止痛。主治跌伤愈后，筋缩不能屈伸。

临床用法　外敷患处，每日1次。

注意事项　避免患处着凉。

蓖麻苎根膏※

《常见病验方研究参考资料》

药物组成　蓖麻子250g　苎

麻根 180g

制作方法　上药同捣为泥备用。

功效主治　清热，凉血，止血。用于跌打损伤初期。

临床用法　外敷患处，每日 1 次。

注意事项　若为开放性伤口，应严格消毒患处。

蛾花膏※

《本草纲目》

药物组成　晚蚕蛾　石灰　茅花各等份

制作方法　上药共捣，草盖令发热后，收贮。

功效主治　化腐生肌。主治刀斧金疮。

临床用法　外敷患处，每日 1～2次。

注意事项　皮肤已溃破者以及皮肤过敏者不宜用。

碧霞膏

《御药院方》

药物组成　铜绿末 60g　乳香末 6g　没药末 3g　松脂 120g　黄蜡 15g　白胶香 4.5g　麻油 500ml　黄丹 200g

制作方法　先炼松脂去渣，下白胶香、麻油，再下黄丹搅匀，入余药搅匀凝膏。

功效主治　祛瘀散结，消刺止痛。主治损伤及骨刺。

临床用法　外贴患处，每日 2 次。

注意事项　不可内服。

蟹葱姜粉膏※

《常见病验方研究参考资料》

药物组成　活蟹 1 只　高粱酒 30ml　面粉　葱各 30g　姜 9g

制作方法　上药共捣烂备用。

功效主治　活血通络，消肿止痛。主治扭伤肿痛。

临床用法　外敷患处，每日 1 次。

注意事项　避免患处受凉。

损伤出血

二脂滑石膏※

《常见病验方研究参考资料》

药物组成　滑石　松脂　枫脂各等份

制作方法　上药共捣为膏备用。

功效主治　清热利湿，活血生肌。主治外伤出血。

临床用法　外贴患处，每日1次。

注意事项　注意创面清洁消毒。

山栀红曲膏※

《常见病验方研究参考资料》

药物组成　山栀90g　红曲粉60g　糯米饭适量

制作方法　山栀研细末，入红曲粉、米饭同捣备用。

功效主治　清热，凉血，止血。主治跌打损伤出血。

临床用法　外敷患处，每日1次。

注意事项　严格消毒伤口。

止血药棉膏※

《常见病验方研究参考资料》

药物组成　棉花120g　石榴皮500g　乌药240g　五倍子120g

制作方法　水煎石榴皮、五倍子，20分钟后，入乌药再煎，10分钟后去渣，放入棉花，吸干药汁，晒干备用。

功效主治　敛湿，止血，定痛。主治外伤出血。

临床用法　药棉外贴患处，纱布固定，每日1次。

注意事项　伤处忌沾生水。

生矾五倍膏※

《常见病验方研究参考资料》

药物组成　白矾　五倍子各等份

制作方法　上药共研细末，水调匀备用。

功效主治　解毒，收敛，止血。主治跌打损伤出血。

临床用法　外敷患处，每日1次。

注意事项　用药前应彻底消毒伤处。

地锦止血膏※

《常见病验方研究参考资料》

药物组成　地锦草50g　酒适量

制作方法　上药洗净捣烂，入酒，文火烤温备用。

功效主治　清热，凉血，止血。主治跌打损伤出血。

临床用法　外敷患处，每日1次。

注意事项　彻底消毒患处。

旱莲膏※

《常见病验方研究参考资料》

药物组成　鲜旱莲草适量

制作方法　洗净，捣烂为泥备用。

功效主治　养阴清热，凉血止血。主治创伤及跌打损伤出血。

临床用法　常规消毒伤口后，药膏外敷患处，每日1次。

注意事项　防止创面感染。

松香滑石油膏※

《常见病验方研究参考资料》

药物组成　松香500g　滑石120g　猪油700g

制作方法　上药共研细末，猪油调匀备用。

功效主治　止血，祛腐，生肌。主治创伤出血。

临床用法　止血时用药末撒患处，青肿时用药膏涂患处，每日1次。

注意事项　用药前应严格消毒创口。

油菜籽膏※

《常见病验方研究参考资料》

药物组成　油菜籽50g　鸡蛋清3枚

制作方法　上药研细末，鸡蛋清调匀备用。

功效主治　凉血止血，消肿止痛。主治跌打损伤出血。

临床用法　外敷患处，每日2次。

注意事项　严格消毒伤口，防止感染。

胡椒二皮膏※

《常见病验方研究参考资料》

药物组成　杨梅树皮12g　黄柏皮6g　胡椒1.5g　酒适量

制作方法　上药共研细末，酒调匀备用。

功效主治　清热止血。主治跌打损伤出血。

临床用法　外敷患处，每日1次。

注意事项　严格消毒患处。

黄柏细辛膏※

《常见病验方研究参考资料》

药物组成　黄柏27g　细辛3g　香油适量

制作方法　上药共研细末，香油调匀备用。

功效主治　清热燥湿，消肿止血。主治创伤出血。

临床用法　止血时用药末撒患处，青肿时用油膏敷患处，每日1次。

注意事项　严格消毒伤口，防止感染。

传染科·流行性腮腺炎

二黄膏※

《全国中草药新医疗法展览会资料选编》

药物组成　黄蜀葵6g　藤黄4.5g　95%酒精80ml

制作方法　上药共研细末，与酒精混匀备用。

功效主治　解毒消肿。主治流行性腮腺炎。

临床用法　外涂患处，每日2次。

注意事项　不可入口、眼。注意隔离。

二蓟膏※

《常见病验方研究参考资料》

药物组成　大蓟　小蓟　醪糟各20g　米醋适量

制作方法　取大蓟10g煨熟，再和诸药共捣，调匀为膏。

功效主治　凉血解毒，消瘀散痈。主治流行性腮腺炎。

临床用法　外敷患处，纱布覆盖，胶布固定，每日1～3次。

注意事项　忌食辛辣厚味之品。

山慈姑醋膏※

《常见病验方研究参考资料》

药物组成　山慈姑30g　米醋适量

制作方法　山慈姑研细末，米醋调匀备用。

功效主治　清热解毒，消痈散结。主治流行性腮腺炎。

临床用法　外敷患处，干即换。

注意事项　忌食辛辣厚味之品。

马齿苋膏※

《常见病验方研究参考资料》

药物组成　鲜马齿苋适量

制作方法　洗净捣泥。

功效主治　清热解毒，消肿止痛。主治流行性腮腺炎。

临床用法　外敷患处，纱布覆盖，胶布固定，干即换。

注意事项　忌食辛辣厚味之品。

井泥膏※

《常见病验方研究参考资料》

药物组成　井底泥　陈醋各适量

制作方法　上药调匀备用。

功效主治　清热活血，消肿祛瘀。主治流行性腮腺炎。

临床用法　外涂患处，每日3～5次。

注意事项　忌食辛辣厚味之品。

灰黛膏※

《常见病验方研究参考资料》

药物组成　陈石灰10g　青黛5g　蛋清适量

制作方法　陈石灰研细末，加青黛、蛋清调匀备用。

功效主治　清热，解毒，消肿。主治流行性腮腺炎。

临床用法　外敷患处，纱布覆盖，胶布固定，每日1～3次。

注意事项　忌食辛辣厚味之品。

地丁膏※

《常见病验方研究参考资料》

药物组成　鲜紫花地丁60g　蜂蜜30g

制作方法　紫花地丁洗净捣泥，和蜜为膏备用。

功效主治　清热解毒，消肿散痈。主治流行性腮腺炎。

临床用法　外敷患处，纱布覆盖，胶布固定，每日2次。

注意事项　忌食辛辣厚味之品。

冰矾公英膏※

《常见病验方研究参考资料》

药物组成　鲜蒲公英50g　冰片0.3g　白矾末3g　薄荷　蜂蜜各适量

制作方法　蒲公英、薄荷共捣烂，入冰片、白矾末、蜂蜜共调匀为膏备用。

功效主治 清热解毒,消肿散结。主治流行性腮腺炎。

临床用法 外敷患处,纱布覆盖,胶布固定,每日1~2次。

注意事项 忌食辛辣厚味之品。

芷醋膏※

《常见病验方研究参考资料》

药物组成 白芷30g 米醋适量

制作方法 白芷研细末,热米醋调匀为膏备用。

功效主治 消肿止痛。主治流行性腮腺炎。

临床用法 外敷患处,纱布覆盖,胶布固定,干则以醋润之。

注意事项 忌过食生冷之品。

苈硝膏※

《常见病验方研究参考资料》

药物组成 葶苈子30g 芒硝15g 米醋适量

制作方法 上药共研细末,米醋调匀为膏备用。

功效主治 化痰,散结,消肿。主治流行性腮腺炎。

临床用法 外敷患处,纱布覆盖,胶布固定,药干则调醋再敷。

注意事项 忌食辛辣厚味之品。

赤豆芙蓉膏※

《常见病验方研究参考资料》

药物组成 赤小豆 鲜芙蓉叶各等份 醋适量

制作方法 赤小豆用水浸软,和芙蓉叶共捣泥,醋调匀为膏备用。

功效主治 清热解毒,消肿排脓。主治流行性腮腺炎。

临床用法 外敷患处,干即换。

注意事项 忌食辛辣厚味之品。

赤豆黄柏膏

《常见病验方研究参考资料》

药物组成 赤小豆 黄柏各30g 蜂蜜适量

制作方法 赤小豆用水浸软,与黄柏共捣烂,加蜂蜜调匀为膏备用。

功效主治 清热解毒,消肿排脓。主治流行性腮腺炎。

临床用法 外敷患处,干即换。

注意事项 忌食辛辣厚味之品。

灶心土膏※

《常见病验方研究参考资料》

药物组成　灶心黄土 100g　鸡蛋清适量

制作方法　灶心黄土研细末，蛋清调匀为膏备用。

功效主治　温经活血，消肿止痛。主治流行性腮腺炎，症见腮部淡红漫肿、舌淡暗、脉细。

临床用法　外敷患处，每日 3 次。

注意事项　忌食生冷之品。

矾芋膏※

《验方选编》

药物组成　白矾　芋梗各等份

制作方法　共捣泥备用

功效主治　解毒消肿。主治流行性腮腺炎。

临床用法　外敷患处，纱布覆盖，胶布固定，每日 2 次。

注意事项　忌食辛辣厚味之品。

矾柏膏※

《常见病验方研究参考资料》

药物组成　生明矾 9g　炙侧柏叶 60g　蛋清适量

制作方法　上药共研细末，鸡蛋清调匀为膏备用。

功效主治　清热解毒，凉血消肿。主治流行性腮腺炎。

临床用法　外敷患处，纱布覆盖，胶布固定，每日1～2次。

注意事项　忌食辛辣厚味之品。

拔毒膏

《永乐大典》

药物组成　黄柏　寒水石各 30g　石膏 15g　甘草 7.5g　黄芩 15g　米醋适量

制作方法　上药共研细末，醋调为膏备用。

功效主治　清热解毒。主治流行性腮腺炎。

临床用法　外敷患处，每日 2 次。

注意事项　忌食辛燥之品。

青荷羊蹄膏※

《全国中草药新医疗法展览会资料选编》

药物组成　羊蹄 30g　大青树根(或叶)15g　薄荷叶末 6g　凡士林适量

制作方法 上药共研细末，凡士林调匀备用。

功效主治 祛风止痛，解毒消肿。主治流行性腮腺炎。

临床用法 外敷患处，每日1次。可配合内服方：大青叶15g 玄参 柳叶白前各9g 薄荷 生甘草各3g，每日1剂，水煎服。

注意事项 注意隔离。

柏醋膏※

《常见病验方研究参考资料》

药物组成 黄柏20g 米醋适量

制作方法 黄柏研细末，米醋调膏备用。

功效主治 清热消肿。主治流行性腮腺炎。

临床用法 外敷患处，纱布覆盖，胶布固定，每日2次。

注意事项 忌食辛辣厚味之品。

神仙膏

《普济方》

药物组成 南星 滑石各10g 生地黄汁 铁槽泥各适量

制作方法 上药共研细末，用生地黄汁、铁槽泥调成膏。

功效主治 祛痰，开窍，消肿。主治痄腮。

临床用法 外敷患处，每日2次。

注意事项 不可内服。忌食生冷之品。

黄葱膏※

《常见病验方研究参考资料》

药物组成 大黄末30g 鲜葱200g

制作方法 鲜葱榨汁，入大黄末调匀为膏备用。

功效主治 清热消肿。主治流行性腮腺炎。

临床用法 外敷患处，纱布覆盖，胶布固定，药干则以葱汁时时润之。

注意事项 忌食辛辣厚味之品。

黄及赤豆膏※

《常见病验方研究参考资料》

药物组成 赤小豆 大黄 白及 鸡蛋清各适量

制作方法 上药共研细末，鸡蛋清调匀为膏备用。

功效主治 清热活血，消肿止痛。主治流行性腮腺炎。

临床用法 外敷患处,纱布覆盖,胶布固定,每日1~2次。

注意事项 白及反乌头,不可同服。

菊花根醋膏※

《常见病验方研究参考资料》

药物组成 鲜菊花根60g 砂糖30g 米醋适量

制作方法 菊花根洗净,与砂糖共捣烂,加醋调为膏备用。

功效主治 清热解毒,消肿散结。主治流行性腮腺炎。

临床用法 外敷患处,纱布覆盖,胶布固定,每日1~2次。

注意事项 忌食辛辣厚味之品。

绿豆醋膏※

《常见病验方研究参考资料》

药物组成 绿豆50g 米醋适量

制作方法 绿豆研细末,米醋调匀备用。

功效主治 清热解毒,利水消肿。主治流行性腮腺炎。

临床用法 外敷患处,纱布覆盖,胶布固定,每日早晚各1次。

注意事项 忌食辛辣厚味之品。

雄矾膏※

《常见病验方研究参考资料》

药物组成 雄黄 白矾各等份 米醋适量

制作方法 上药共研细末,米醋调匀为膏备用。

功效主治 解毒消肿。主治流行性腮腺炎。

临床用法 外敷患处,干则加醋再敷。

注意事项 不可内服。雄黄禁火煅。

硫黄荞面膏※

《常见病验方研究参考资料》

药物组成 硫黄 荞麦面各30g 米酒适量

制作方法 硫黄、荞面共研细末,米酒调匀为膏备用。

功效主治 解毒活血,消肿散结。主治流行性腮腺炎。

临床用法 外敷患处,纱布覆盖,胶布固定,药干后加酒再敷。

注意事项 不可内服。

紫荆皮膏※

《常见病验方研究参考资料》

药物组成　紫荆皮30g　米醋适量

制作方法　上药去粗皮后研细末,醋调为膏备用。

功效主治　活血行气,消肿解毒。主治流行性腮腺炎。

临床用法　外敷患处,纱布覆盖,胶布固定,药干以醋润之再敷。

注意事项　忌食辛辣厚味之品。

蜂窝膏※

《常见病验方研究参考资料》

药物组成　土蜂窝30g　香油适量

制作方法　上药研细末,香油调匀备用。

功效主治　解毒,消肿,散结。主治流行性腮腺炎。

临床用法　外敷患处,纱布覆盖,胶布固定,每日1～3次。

注意事项　忌食辛辣厚味之品。

蜗牛白面膏※

《本草纲目》

药物组成　蜗牛　白面粉各3g

制作方法　同研为膏。

功效主治　清热,解毒,消肿。主治耳腮痄肿及喉下诸肿。

临床用法　外贴患处,每日1～2次。

注意事项　忌食辛燥之品。

磨风膏

《朱氏集验方》

药物组成　蓖麻　雄黄各3g

制作方法　雄黄研细末,再与蓖麻共研细备用。

功效主治　解毒消肿。主治痄腮。

临床用法　水调为膏,外敷患处,每日2次。

注意事项　雄黄禁火煅。

黛明膏※

《常见病验方研究参考资料》

药物组成　青黛16g　玄明粉

12g　薄荷 6g　冰片 0.5g　蜂蜜适量

制作方法　上药共研细末，蜂蜜调匀为膏备用。

功效主治　清热解毒，凉血消肿。主治流行性腮腺炎。

临床用法　外敷患处，纱布覆盖，胶布固定，每日 2 次。

注意事项　忌食辛辣厚味。

流行性脑膜炎

水蛭膏※

《常见病验方研究参考资料》

药物组成　水蛭 30～60g

制作方法　上药研细末，水调匀备用。

功效主治　破血逐瘀。主治流行性脑膜炎。

临床用法　外敷后发际至第 2 颈椎处，纱布覆盖，胶布固定，每日 1 次。

注意事项　不可内服。

石膏膏※

《常见病验方研究参考资料》

药物组成　石膏 30～90g　鸡蛋(或鸭蛋)1 枚

制作方法　石膏研细末，蛋清调匀备用。

功效主治　泻火解毒。主治流行性脑膜炎。

临床用法　外敷头顶，干即换。

注意事项　忌食辛辣厚味之品。

吴萸膏※

《常见病验方研究参考资料》

药物组成　吴茱萸 9～15g　烧酒适量

制作方法　上药研细末，烧酒调匀备用。

功效主治　散寒止痛，引火下行。主治流行性脑膜炎。

临床用法　外敷手、脚心，纱布覆盖，胶布固定，1～2 小时后除去，每日 3 次。

注意事项　实热证及阴虚火旺者忌用。

乙型脑炎

石膏雄矾膏

《古今脐疗良方集解》

药物组成　生石膏 90g　明矾 15g　雄黄　净黄土各 30g　艾叶 15g

制作方法 前4味药共研细末，艾叶泡水，调药末成糊状备用。

功效主治 清热解毒，泻火止汗。主治乙脑，高热汗多、谵妄躁扰等症。

临床用法 外敷脐部，纱布、胶布固定，每次4～5小时，每日2～3次。

注意事项 不可内服。避风热。

白喉

白喉膏※

《全国中草药新医疗法展览会资料选编》

药物组成 巴豆 朱砂各0.3g 小膏药1张

制作方法 巴豆去壳，研细末，与朱砂混匀置于膏药中心。

功效主治 解毒消肿。主治白喉。

临床用法 膏药外贴两眉之间，8小时后除去。膏药去除后，局部皮肤出现红紫色，并伴有小泡，2日后成大泡。将泡刺破放出泡中液体，涂以1%龙胆紫，不日即干枯自愈。

注意事项 患者注意隔离。本方不可内服。

地知贝豆膏※

《常见病验方研究参考资料》

药物组成 鲜生地30g 山豆根15g 知母30g 川贝母15g

制作方法 后3味药加水300ml煎取150ml，生地捣烂如泥，与煎汁混合搅匀备用。

功效主治 清热，润肺，解毒。主治白喉。

临床用法 顿服，每日1剂。

注意事项 忌食辛辣厚味之品。

朱蒜膏※

《常见病验方研究参考资料》

药物组成 银朱0.02g 独蒜半枚

制作方法 上药共捣为膏备用。

功效主治 清热解毒。主治白喉。

临床用法 外贴眉心印堂处，胶布固定，微觉刺痛时即除去。

注意事项 严禁入眼、口。不可敷过久。阴虚火旺及皮肤过敏者不宜。

皂角醋膏※

《常见病验方研究参考资料》

药物组成 皂角末3g 米醋适量

制作方法 上药共调为膏备用。

功效主治 祛痰开窍。主治白喉。

临床用法 吞服后探吐。

注意事项 本方辛散走窜，凡孕妇、气虚阴亏及有咯血倾向者不宜服用。

皂矾醋膏※

《常见病验方研究参考资料》

药物组成 皂角 白矾各0.3g 白醋适量

制作方法 皂角、白矾研细末，醋调匀备用。

功效主治 清热解毒，祛痰开窍。主治喉白喉呼吸困难，或喘急欲窒息者。

临床用法 含服。

注意事项 体虚胃弱、气虚阴亏、无湿热痰火、孕妇及有吐血倾向者忌服。

柏叶膏※

《常见病验方研究参考资料》

药物组成 鲜侧柏叶适量

制作方法 上药洗净，开水浸泡5分钟，煎后捣如泥备用。

功效主治 清热，解毒，涤痰。主治咽白喉。

临床用法 薄涂患处，5~6分钟后，吐出痰涎，如此5~6次。

注意事项 忌食辛辣厚味之品。

菊花叶膏※

《常见病验方研究参考资料》

药物组成 菊花叶9g 白醋3ml

制作方法 菊花叶洗净捣泥，白醋调匀成膏备用。

功效主治 清热解毒。主治咽白喉。

临床用法 薄涂患处，每隔20~30分钟涂1次。

注意事项 忌食辛辣厚味之品。

葱蒜膏※

《常见病验方研究参考资料》

药物组成 独蒜1枚 胡葱1

根

制作方法 上药共捣为膏备用。

功效主治 解毒，消肿，杀虫。主治白喉。

临床用法 外敷双手寸口经渠穴，至起泡为度。起泡时将泡挑破，外搽龙胆紫药水。

注意事项 阴虚火旺者慎用。

蒜黄膏※

《常见病验方研究参考资料》

药物组成 独蒜1枚 雄黄0.25g

制作方法 蒜捣泥，加雄黄调膏备用。

功效主治 清热解毒。主治白喉。

临床用法 外敷双手合谷穴，胶布固定，至起泡为度。起泡时将泡挑破，外搽龙胆紫药水。

注意事项 阴虚火旺者慎用。雄黄禁火煅。

槟黄牵牛膏※

《常见病验方研究参考资料》

药物组成 黑、白牵牛子 生大黄 槟榔各等份 蜂蜜适量

制作方法 上药共研细末，蜂蜜调膏备用。

功效主治 泻下清热，活血祛瘀。主治喉白喉呼吸困难，或喘急欲窒息者。

临床用法 1次1.5g，开水送服，每日1~2次。

注意事项 妇女怀孕期、经期、哺乳期及脾虚水肿或便溏者忌服。

肺结核

及鹅清肺膏※

《常见病验方研究参考资料》

药物组成 白及60g 煅鹅管石120g 养阴清肺膏1800g

制作方法 白及、鹅管石共研细末，入养阴清肺膏共调匀备用。

功效主治 养阴清肺，止血生肌。主治肺结核空洞。

临床用法 1次16.5g，开水冲服，每日3次。

注意事项 白及反乌头，不可同服。

瓜蒌白及膏※

《常见病验方研究参考资料》

药物组成 鲜瓜蒌1枚 白及

末 60g　蜂蜜 120g

制作方法　瓜蒌切一小孔，将白及末放入后搅匀，蒸熟，加蜂蜜调匀备用。

功效主治　清肺化痰，利气宽胸。主治肺结核。

临床用法　每晚临睡前开水送服，4 日 1 剂。

注意事项　亦可用白糖代替蜂蜜。

百合冬花膏※

《常见病验方研究参考资料》

药物组成　野百合　款冬花各 90g　蜂蜜 300g

制作方法　上药共熬为膏备用。

功效主治　润肺，止咳，化痰，主治肺结核干咳少痰。

临床用法　1 次 4g，开水冲服，每日 3 次。

注意事项　忌食辛燥。

枯草膏※

《全国中草药新医疗法展览会资料选编》

药物组成　夏枯草 1000g　红糖适量

制作方法　上药加水 2.5L 煎煮，去渣取汁，再浓缩，加红糖制成膏。

功效主治　清热散结。主治肺结核。

临床用法　1 次 15ml，温开水送服，每日 3 次。

注意事项　忌食辛燥之品。

倍砂膏

《穴位贴药疗法》

药物组成　五倍子 10g　朱砂 2g

制作方法　上药研细末，水调为膏。

功效主治　解毒敛汗。主治肺结核盗汗。

临床用法　外敷脐部，纱布覆盖固定，每日 1 次，连用 10～15 次。

注意事项　不可内服。肝肾功异常者忌用。朱砂禁火煅。

黄芪膏

《医学衷中参西录》

药物组成　黄芪　石膏　鲜茅根各 12g　甘草 6g　淮山药 9g　蜂蜜 30g

制作方法　前 3 味药切细，甘草、山药研细末。先煮黄芪、石膏、鲜茅根10分钟，去渣取汁，入药末同煎，搅之，勿令药末沉锅底，再入蜂蜜，微沸。

功效主治　养阴润肺，益气通络。主治肺痨。

临床用法　分3次温服，每日1剂。

注意事项　常服，能拔除病根。

紫河车膏※

《常见病验方研究参考资料》

药物组成　鲜紫河车1～2具　红枣去核500～1000g　冰糖500g

制作方法　上药共熬为膏备用。

功效主治　补肺益肾，润燥止咳。主治肺结核。

临床用法　1次5～10g，温开水送服，每日3次。

注意事项　有外感者禁用。

疟疾

二叶膏※

《常见病验方研究参考资料》

药物组成　桃树叶　辣蓼叶各适量

制作方法　上药共捣为膏备用。

功效主治　清热杀虫。主治疟疾。

临床用法　外敷手腕桡动脉搏动处，纱布覆盖，胶布固定，每日1～3次。

注意事项　忌过食辛燥之品。

二姜膏※

《幼幼集成》

药物组成　高良姜　炮姜各30g　猪胆汁适量

制作方法　上药共研细末，猪胆汁调膏备用。

功效主治　温中散寒。主治寒疟。

临床用法　临发时，热酒调服，每次4～8g。

注意事项　避风寒，忌生冷。

丁香姜葱膏※

《常见病验方研究参考资料》

药物组成　丁香3～5粒　生姜汁　葱头各适量

制作方法　上药共捣烂备用。

功效主治　温中降逆，祛寒散邪。主治疟疾。

临床用法　于发作前填脐中，

外用膏药固定。

注意事项 现制现用。

大蒜蛋清膏※

《常见病验方研究参考资料》

药物组成 大蒜2枚 鸡蛋1枚

制作方法 大蒜捣泥，与蛋清共调备用。

功效主治 解毒杀虫。主治疟疾。

临床用法 于发作前顿服。

注意事项 疟疾但热不寒者忌服。现制现用。

巴豆膏※

《全国中草药新医疗法展览会资料选编》

药物组成 巴豆4粒 普通黑膏药3张

制作方法 巴豆去壳捣烂，置于黑膏药上，用钻有小孔的白纸将巴豆盖上。

功效主治 活血，通络，截疟。主治疟疾。

临床用法 于疟疾发作前外贴大椎穴及双侧内关穴。

注意事项 不可内服。

劳疟膏

《理瀹骈文》

药物组成 醋鳖甲120g 川芎 当归 青皮 陈皮 白芍 半夏 茯苓 乌梅 生姜各30g 麻油400ml 黄丹260g

制作方法 麻油熬诸药，去渣，黄丹收膏。

功效主治 滋阴理血。主治劳疟，稍劳复来。

临床用法 外贴脐部，每日1次。偏寒者加草果15g，偏热者加柴胡30g煎膏。

注意事项 不可内服。

阿魏膏※

《常见病验方研究参考资料》

药物组成 阿魏适量 普通膏药1张

制作方法 阿魏研细末，置膏药上备用。

功效主治 消积杀虫，解毒截疟。主治疟疾。

临床用法 于发作前2~4小时外贴脐部，发作后去掉。

注意事项 本方亦可加入少许雄黄或草果。

荜茇生姜膏※

《常见病验方研究参考资料》

药物组成 荜茇9g 生姜30g

制作方法 上药共捣为膏备用。

功效主治 温中散寒。主治疟疾。

临床用法 于疟发前1～2小时填脐中，纱布覆盖，胶布固定。

注意事项 阴虚及实热者禁用。

胡椒桃叶膏※

《常见病验方研究参考资料》

药物组成 桃树叶30g 胡椒1.5g

制作方法 上药共捣为膏备用。

功效主治 杀虫截疟。主治疟疾。

临床用法 外敷手腕桡动脉搏动处，每日1～2次。

注意事项 桃叶用鲜品为佳。

桃叶膏※

《常见病验方研究参考资料》

药物组成 桃叶2张 盐适量

制作方法 上药共捣为膏备用。

功效主治 清热杀虫。主治疟疾。

临床用法 外敷手腕桡动脉处，胶布固定，每日1～2次。

注意事项 药用鲜品为佳。现制现用。

常梅膏※

《常见病验方研究参考资料》

药物组成 常山6g 乌梅肉4枚

制作方法 常山研细末，和乌梅肉共捣为膏备用。

功效主治 涌吐截疟。主治疟疾。

临床用法 早上服1次，临发前1小时服1次，开水送服，每日1剂。

注意事项 呕吐不止及有出血倾向者禁用。

辣葱姜膏※

《常见病验方研究参考资料》

药物组成 辣椒叶适量 葱白 生姜各12g

制作方法 上药洗净，共捣备用。

功效主治　温中散寒，解毒散结。主治疟疾。

临床用法　于疟发前2小时外敷于一侧手腕桡动脉处。纱布覆盖，胶布固定。

注意事项　现制现用。

钩端螺旋体病

陈艾良姜膏※

《全国中草药新医疗法展览会资料选编》

药物组成　陈艾　节节寒各150g　高良姜秆600g

制作方法　上药捣烂备用。

功效主治　温经，散寒，止痛。主治钩端螺旋体病。

临床用法　外敷腓肠肌，每日1～2次。

注意事项　勿接触疫水。

麻风

二一糊膏

《全国中草药新医疗法展览会资料选编》

药物组成　一支箭　二支蒿各300g　面粉适量

制作方法　上药洗净晾干，研细末，以等量面粉加凉开水调匀备用。

功效主治　清热解毒，消瘀退肿。主治麻风溃疡。

临床用法　清创后外敷患处，2日1次。可与生肌散换用。

注意事项　患者应隔离。病重者应采取综合治疗。

大黑神膏

《证治准绳·疡医》

药物组成　川乌头　川芎　雄黄　胡粉　升麻　木防己　雌黄　黄连　白矾　藜芦　黄柏各15g　巴豆　杏仁各14枚　松脂　乱发各3g　猪脂500g

制作方法　除雄黄、雌黄、胡粉研细末外，余药切细，入猪脂同煎，发消尽去渣，后入雄黄、雌黄、胡粉搅令匀，收入瓷盒中。

功效主治　祛风除湿，解毒杀虫。主治麻风病，遍身生疮及多脓血。

临床用法　先以盐汤洗净，再外涂药膏，每日3次。

注意事项　严禁入口、眼。

女萎膏

《外台秘要》

药物组成 女萎 麝香各0.3g 附子30g 母丁香 木香各0.6g 白芷0.3g 猪膏500g

制作方法 除麝香、猪膏外，余药共研细末。将猪膏于微火上煎，去渣，入药末煎3～4分钟，入麝香搅匀，再煎5分钟，膏成，瓷器收藏。

功效主治 温阳祛风，行气通络。主治麻风病。

临床用法 外摩患处，每日1次。

注意事项 不可内服。

水银膏

《普济方》

药物组成 云母石 紫石英 鹅管石 花蕊石 玄精石 井泉石 石钟乳 寒水石 代赭石 滑石 金牙石 银牙石各等份 轻粉 水银各21g 清油适量

制作方法 先将轻粉、水银共研细，后入余药共研细末，以不见水银星为度，清油调膏备用。

功效主治 祛风，清热，解毒。主治麻风病。

临床用法 1次10～20g，避风外搽患处，每日2次。七、八日药透，牙疼出臭涎，涎尽，以黄连、贯众各30g煎汤漱口。若腹疼，服三黄丸。若麻木不仁，麻黄、木鳖子、防风、当归各等份，水煎服，得汗即安。

注意事项 轻粉、水银有毒，严禁入口。木鳖子有毒，应严格控制剂量。

龙胆膏

《普济方》

药物组成 消梨 乌蛇胆 冬瓜各1枚

制作方法 掘地3尺，置冬瓜于其内，去瓤，放入蛇胆、消梨，用土隔盖之，21日后看视，若冬瓜没有完全腐烂，则待49日后再看，若蛇胆、消梨、瓜肉浑化为汁，即成。

功效主治 化痰解毒，清利心肺。主治麻风病。

临床用法 1次2ml，兑酒温服，每日2次。

注意事项 患者应隔离治疗。

麻风溃疡膏※

《全国中草药新医疗法展览会资料选编》

药物组成 老材香 党参各

90g　熟松香 30g　枯矾　血余炭　象皮炭　黄芪各 60g　柳树皮炭　白芷　鸡内金　甘草　蜂蜡各 30g　龟板炭　太子参各 45g　当归 150g　红花 6g　莱菔子　白芥子各 18g　大枫子仁 450g　麻油 750ml　猪油 1kg

制作方法　上药共研细末，入煮沸之麻油中，拌匀后加猪油成糊状，装瓶密封备用。

功效主治　理气活血，止血敛疮。主治麻风溃疡、营养性溃疡及慢性骨髓炎。

临床用法　溃疡面先以苦参、浮萍草、苍耳子各等份煎水冲洗 15～20 分钟，后用过锰酸钾水棉球洗净，擦干，用溃疡散（老材香 1.5g　枯矾 60g　白胡椒粉 1g　白芷 3g 制成粉剂）撒伤口，再敷药膏，包扎。每日或 2 日 1 次。对深部溃疡、皮肤组织角化或骨髓炎难以愈合者，可用白降丹腐蚀代替手术扩创，再用药膏外敷。

注意事项　不可内服。严重骨髓炎应配合其他疗法施治。

雄黄膏

《全国中草药新医疗法展览会资料选编》

药物组成　雄黄　乳香　没药各 30g　凡士林适量

制作方法　上药研细末，入凡士林制成软膏。

功效主治　解毒敛疮，活血消肿。主治麻风溃疡。

临床用法　将溃疡面扩创，除去坚硬的角质层，皮干变性脂肪及腐骨后，先在创面上撒上一薄层壁虎粉，然后再外敷雄黄膏棉垫，每日 1 次。

注意事项　必须配合壁虎粉使用，不得单独直接涂敷创面。雄黄禁火煅。

雄黄膏

《普济方》

药物组成　雄黄 30g　白花蛇 1 条　白蜜　杏仁各 500g　酒适量

制作方法　白花蛇酒浸 12 小时，文火煎，去骨炙干研细末，杏仁去皮研细末，雄黄研细末，诸药炼蜜为膏。

功效主治　祛风通络，解毒杀虫。主治麻风。

临床用法　1 次 3g，温酒调服，每日 3 次。

注意事项　雄黄禁火煅。不可过量及久服。

梅毒

千步峰膏※

《本草纲目》

药物组成　千步峰50g　生姜3g　醋20ml

制作方法　用生姜醮醋磨千步峰为膏。

功效主治　解毒。主治便毒初发。

临床用法　外涂患处，每日1～2次。

注意事项　忌不洁性生活。

五倍膏※

《本草纲目》

药物组成　五倍子50g　陈醋100ml

制作方法　五倍子用净瓦器盛，以陈醋熬膏备用。

功效主治　解毒消肿。主治鱼口便毒。

临床用法　外贴患处，干即换。

注意事项　忌不洁性生活。

神仙碧玉膏

《外科正宗》

药物组成　轻粉30g　杭粉60g　白蜡15g　乳香　没药各9g　潬冰6g　猪油150g

制作方法　猪油同白蜡熬化倾入碗内，入上药和匀，放水内1小时取出。

功效主治　解毒，敛疮，生肌。主治杨梅结毒，溃烂臭秽、疼痛不敛，及风、臁等疮。

临床用法　临用时把膏置手心中温化，摊油纸上。用葱汤洗净患处后，外贴患处，2日1次。

注意事项　不可内服。

秘传水银膏

《景岳全书》

药物组成　主方：黄柏　黄连各3g　大黄1.5g　雄黄　胆矾　青黛　儿茶　铜青各1g　轻粉　枯矾各1.2g　大枫子取净霜1.5g　珍珠0.45g　冰片0.5g

附方：番打麻1g　水银15g　信石0.18g　麻油适量

制作方法　主方药研细末，分作3份，每份约5.4g。番打麻、水银及1份主方俱入盏内，再入麻油少许，用指研开，使汞药相混，渐次增油，久研至不见汞星为度如稀糊即可。

功效主治 清热解毒。主治杨梅风毒溃烂，多年不愈。

临床用法 每日早晨外搽手脚四肢动脉数百次，搽后用布包之。1周后毒从齿缝中出，吐臭涎。搽破皮处仍可擦。

注意事项 严禁入口、眼。

银粉膏※

《本草纲目》

药物组成 银朱 轻粉各3g 黄蜡30g 清油30ml

制作方法 前2味药研细末，黄蜡化开，入药末、清油和为膏。

功效主治 解毒疗疮。主治杨梅毒疮。

临床用法 用油纸摊膏，外贴患处，每日1～2次。

注意事项 不可内服。

黑虎膏

《寿世保元》

药物组成 草乌120g 天南星 半夏 大黄各60g 五倍子90g 绿豆150g 干姜1.5g 姜黄 黄柏各30g 葱汁 米醋各适量

制作方法 五倍子与绿豆同炒焦，诸药研细末，混匀，葱汁、米醋调成膏。

功效主治 软坚散结，解毒消肿。主治杨梅疮、风块、痈疽肿痛、瘰疬痰核及各种无名肿毒。

临床用法 外贴患处，每日1次。

注意事项 常以葱、醋润湿药物，勿令干燥。不可内服。

解毒紫金膏

《外科正宗》

药物组成 矾红 明松香各500g 麻油适量

制作方法 上药共研细末，麻油调匀备用。

功效主治 敛疮生肌。主治杨梅结毒，腐烂作臭、脓水淋漓。

临床用法 先用红川椒9克水煎入罐内，将患处对罐口以热气熏之，再外搽药膏，油纸盖上，以软布条扎紧毋令血行，3日1次。

注意事项 不可内服。

眼科·结膜炎

大黄桃红膏※

《常见病验方研究参考资料》

药物组成 大黄12g 桃仁9g

红花 6g

制作方法 上药共研细末，水调备用。

功效主治 清热凉血，祛瘀止痛。主治急性结膜炎。

临床用法 外敷眼睑，每日 2～3次。

注意事项 外伤红肿亦可用本方。孕妇慎用。

地花人乳膏※

《常见病验方研究参考资料》

药物组成 生地 30g 红花 6g 人乳适量

制作方法 前 2 味药捣烂，入人乳调匀备用。

功效主治 活血通络，祛瘀止痛。主治急性结膜炎。

临床用法 外敷眼睑，每日 2～3次。

注意事项 勿入眼内。

红枣葱白膏※

《常见病验方研究参考资料》

药物组成 红枣 6 枚 葱白 4 根

制作方法 枣去核，同捣为泥备用。

功效主治 健脾除湿，散寒止痛。主治结膜炎。

临床用法 外敷眼睑，每日 2～3次。

注意事项 勿入眼内。

吴萸生附膏※

《常见病验方研究参考资料》

药物组成 吴茱萸 3g 生附子 4.5g 酒适量

制作方法 上药共研细末，酒调匀备用。

功效主治 温中散寒，疏肝止痛。主治结膜炎。

临床用法 外贴脚心涌泉穴，每日 1 次。

注意事项 不可内服。

侧柏冰蜜膏※

《常见病验方研究参考资料》

药物组成 鲜侧柏叶 15g 白蜜 5g 冰片 0.1g

制作方法 侧柏叶捣烂，加蜜与冰片，捣匀备用。

功效主治 凉血止血，消肿止痛。主治急、慢性结膜炎。

临床用法 外敷眼睑，每日 3 次。

注意事项 勿入眼内。

桑乳膏※

《常见病验方研究参考资料》

药物组成　桑叶　人乳各适量

制作方法　桑叶剪条，以人乳浸透，捣烂备用。

功效主治　疏风清热，清肝明目。主治急、慢性结膜炎。

临床用法　外敷眼睑，每日2～3次。

注意事项　勿入眼内。

目赤肿痛

七宝膏

《秘传眼科龙木论》

药物组成　梅花9g　珍珠　水晶　紫贝齿各30g　石决明　琥珀各0.9g　空青　玛瑙各15g　白蜜15g　冰片0.6g

制作方法　上药研极细末。除冰片、白蜜外，余药用水1500ml入砂锅内煎煮，煎至800ml，加白蜜，再煎至500ml成膏，入冰片末即可。

功效主治　清肝，消肿，明目。主治目昏红肿、赤痛。

临床用法　每晚临睡时用膏点眼。

注意事项　早晨不宜用药点。孕妇慎用。

牛黄膏

《普济方》

药物组成　牛黄0.3g　大黄30g　生地汁适量

制作方法　大黄研细末，再与牛黄同研，生地黄汁调为膏。

功效主治　泻热解毒，清肝明目。主治肝经风热，上攻头目所致的目赤肿痛。

临床用法　外点眼眦部，每日3～4次。

注意事项　忌食辛燥之品。

地黄膏

《世医得效方》

药物组成　生地黄20g　黄连各30g　黄柏　寒水石各15g

制作方法　上药研细末，生地汁捣调匀备用。

功效主治　泻火凉血。主治眼肿睛红、涩痛。

临床用法　外贴太阳穴，每日2～3次。

注意事项　忌食辛燥之品。

鸡子黄连膏

《景岳全书》

药物组成　鸡子清1枚　黄连3g

制作方法　黄连研细末撒于鸡子清上，用竹筷彻底速打数百次，使成浮沫，放约15分钟，用竹筷拨开浮沫，倾出清汁备用。

功效主治　疏风清热，解毒明目。主治火眼，暴赤疼痛。

临床用法　用竹筷蘸清汁点眼眦，每日3～4次。

注意事项　不得紧闭眼睑，以免挤出药液。

明眸膏

《理瀹骈文》

药物组成　苍术　柴胡　苦参　玄参　生地　赤芍　当归　川芎　荆芥　防风　麻黄　白芷　细辛　薄荷　大黄　芒硝　黄连　龙胆草　黄芩　黄柏　山栀　茺蔚子　五倍子　决明子　蓖麻子　羌活　连翘　芙蓉叶　胆南星　木鳖仁　桃仁　杏仁　蝉蜕　蛇蜕　木贼草　穿山甲　石菖蒲　红花　乳香　没药各30g　羚羊角24g　犀角6g　丁香3g　槐枝　桑枝　柳枝　桃枝　地骨皮　竹叶　菊叶各250g　生姜30g　麻油4000ml　黄丹2000g　石膏　松香　黄蜡各120g　羊胆2枚

制作方法　黄丹研细末收膏用。石膏、松香研细末，与黄蜡、羊胆另置。先用麻油熬槐枝、桑枝、柳枝、桃枝及地骨皮、竹叶、菊叶、生姜，去渣后入余药熬成膏，黄丹收，入石膏、松香、黄蜡、羊胆搅匀。

功效主治　疏风解热，清肝明目。主治目赤肿痛、羞明流泪。

临床用法　撒冰片贴太阳穴，2日1次。

注意事项　不可内服。孕妇忌用。

金丝膏

《审视瑶函》

药物组成　黄连60g　龙胆草　大黄　黄柏　当归　山栀仁各30g　乳香　硼砂　灯芯草各8g　青竹叶10g　大枣60g　白蜜250g

制作方法　用水1000ml浸泡上药1小时，文火煎熬，待冷去渣，再熬减半，入白蜜同搅，待以手挑起有丝即成。

功效主治　清热解毒，消肿止痛。主治风热上攻，目赤肿痛。

临床用法 取10g药膏，研0.5g冰片极细入内，混匀，外敷患处，每日2~3次。

注意事项 忌食辛燥之品。孕妇慎用。

点眼蕤仁膏

《圣济总录》

药物组成 蕤仁15g 酥20g 艾叶50g

制作方法 蕤仁去壳、皮、心，与酥和匀，捣烂，用艾烟熏之，再研极细。

功效主治 疏风清热。主治风热眼，痒痛。

临床用法 外点眼眦部，每日2次。

注意事项 忌食辛燥之品。

神妙膏

《遵生八笺》

药物组成 主方：炉甘石 羊肝各120g 人乳适量

附方：甘草 羌活 细辛 黄连 贝母 菊花 当归 枳壳 大黄 白芷 生地 防风 荆芥 木贼 黄芩 川芎 苍术 猪苓 泽泻 白术 薄荷 桔梗 石斛 赤芍 蔓荆子 草决明 牛蒡子 青葙子 菟丝子 车前子 夏枯草 地骨皮各15g

制作方法 炉甘石、羊肝用布袋装盛，与附方诸药加水，煮72小时，取袋去药不用。将炉甘石放入瓷器内，入乳汁，火烤8~10分钟，再将炉甘石研细末即成。

功效主治 明目退翳，清热除湿，疏风泄热。主治风热火眼、目赤肿痛、内障、胬肉攀睛等。

临床用法 1. 点火眼，用炼煅炉甘石30g 熊胆0.9g 冰片0.6g 朱砂0.9g，混匀研细末点眼。2. 云翳眼，用炼煅炉甘石30g 硼砂3g 胆矾1.5g 乌贼骨0.3g 槟榔0.3g 鹰粪0.6g，同研极细末点眼。3. 胬肉攀睛，用炼煅炉甘石30g 硼砂6g 胆矾1.5g 乌贼骨0.6g 珍珠0.6g 琥珀0.6g 麻雀粪0.6g 冰片0.3g 朱砂0.6g 槟榔0.6g，研细末点眼。每日1~3次。

注意事项 朱砂禁火煅。孕妇慎用。

清脑黄连膏

《医学衷中参西录》

药物组成 黄连6g 香油适量

制作方法 上药研细末，香油调匀备用。

功效主治 清脑明目。主治眼疾属热者。

临床用法 以鼻常闻之，每日约20～30次。

注意事项 勿论左、右眼患疾，须两鼻孔皆闻。

蕤仁春雪膏

《原机启微》

药物组成 蕤仁12g 冰片1.5g 白蜜3.6g

制作方法 蕤仁去壳、心、油，研细末，加入冰片和匀，再加入白蜜研极细。

功效主治 清热，明目，止痛。主治目赤肿痛，或干涩难开，畏光羞明，迎风流泪。

临床用法 外点目内、外眦，每日2～3次。

注意事项 此方可与黄连炉甘石散、龙脑黄连膏并用。孕妇慎用。

摩风膏

《审视瑶函》

药物组成 黄芪 细辛 当归 杏仁 防风 松脂各15g 白芷 黄蜡各30g 麻油120ml

制作方法 前7味药研细末。把蜡、油化开，入药末，文火熬炼成膏。

功效主治 疏风清热，宣滞通络。主治目睛红肿，状如鹘眼，兼有项强面赤者。

临床用法 外贴太阳穴，每日2次。

注意事项 忌食辛燥之品。

磨障灵光膏

《原机启微》

药物组成 炉甘石180g 黄丹90g 硇砂 白丁香 海螵蛸 轻粉各3g 黄连30g 麝香 乳香各1.5g 当归6g 冰片3g 童便30ml 白蜜300g

制作方法 黄连切细，取30g纳入水中，将炉甘石煅后在黄连水中淬7次（每次以煅透红为度）。剩下15g黄连用童便浸泡1夜，晒干研细末。将白蜜置入砂锅内熬5～6分钟，用干净纸拭去上表蜡面，将炉甘石、白丁香、海螵蛸、当归、黄连各药末纳入白蜜中，搅拌和匀，入铅丹，文火熬，慢慢搅拌至紫色，然后将和匀的麝香、乳香、轻粉、硇砂诸末倒入，反复搅拌至不粘手为度，迅速做丸约1cm^2大。

功效主治 清热解毒，明目退翳。主治各种赤脉贯睛，疼痛瘙痒，胬肉攀睛，眵多泪涩，畏光羞明等。

临床用法 取1丸用净水化开，加入少许冰片，点翳上，每日3～5次。

注意事项 不可内服。孕妇忌用。

麦粒肿

芙蓉薄叶膏※

《常见病验方研究参考资料》

药物组成 芙蓉花 薄荷叶各3g

制作方法 上药共捣为泥备用。

功效主治 疏风，散热，消肿。主治麦粒肿。

临床用法 外敷患处，每日2～3次。

注意事项 勿入眼内。

赤豆矾星膏※

《常见病验方研究参考资料》

药物组成 赤小豆 枯矾 生南星各6g 鸡蛋清适量

制作方法 前3味药共研细末，鸡蛋清调膏备用。

功效主治 利水，消肿，散结。主治麦粒肿。

临床用法 外敷患处，每日2次。

注意事项 勿入眼内。不可内服。

枯矾蛋白膏※

《常见病验方研究参考资料》

药物组成 枯矾3g 鸡蛋清1枚。

制作方法 枯矾研细末，鸡蛋清调匀备用。

功效主治 解毒收湿。主治麦粒肿。

临床用法 外涂患处，每日2～3次。

注意事项 勿入眼内。

南地二生膏※

《常见病验方研究参考资料》

药物组成 生南星 生地黄各等份

制作方法 上药共捣为膏备用。

功效主治 散结，消肿，止痛。主治麦粒肿。

临床用法 外贴患侧太阳穴，每日3～4次。

注意事项 勿入眼内。不可内服。

鲜地米醋膏※

《常见病验方研究参考资料》

药物组成 鲜生地30g 米醋适量

制作方法 上药同捣为膏备用。

功效主治 清热，凉血，养阴。主治麦粒肿。

临床用法 外敷患处，每日2～3次。

注意事项 勿入眼内。

霰粒肿

南星冰片膏※

《常见病验方研究参考资料》

药物组成 生南星末30g 冰片1.5g 米醋适量

制作方法 上药共研细末，醋调匀备用。

功效主治 消肿散结。主治霰粒肿。

临床用法 每晚临卧时，药膏外敷眼睑。

注意事项 勿入眼内。不可内服。孕妇忌用。

睑缘炎

一抹膏

《串雅内外编》

药物组成 蚕沙240g 麻油300ml

制作方法 上药浸油内3日，研细备用。

功效主治 清热，利湿，解毒。主治烂弦风眼。

临床用法 外涂患处，每日3～4次。

注意事项 忌食辛燥。

二百味花草膏

《一草亭目科全书》

药物组成 羯羊胆2枚 蜂蜜适量

制作方法 将蜂蜜填羊胆中拌匀蒸，候干，研细末装瓶备用。

功效主治 清热解毒，明目消肿。主治烂弦风，面赤羞明、红肿流泪、眵多痛痒、不能视物等。

临床用法 水化药膏点眼，每日3～5次。

注意事项 忌食辛燥之品。

女贞膏

《遵生八笺》

药物组成 主方：黄连 黄芩 黄柏 黄芪 连翘 薄荷 栀子 山豆根各90g 冬青叶200g 菊花 千里光 密蒙花各100g

附方：煅炉甘石30g 朱砂 熊胆 血竭各0.03g 乳香 没药 珍珠 琥珀 牛黄 冰片 麝香各0.3g 硼砂0.9g 石斛蜜煅3g 胡黄连4.5g 丁香0.3g 蜂蜜适量

制作方法 主方药水煎浓汁，去渣再熬，加蜂蜜少许，成膏备用。将附方药共研细末，入膏内搅匀，装瓶备用。

功效主治 疏风泄热，明目退翳，燥湿止痒。主治烂眩，目睛生翳，内障眼。

临床用法 用棉签挑药少许，点目内、外眦，每日3次。

注意事项 忌食辛燥之品。孕妇忌用。

五倍炼蜜膏※

《常见病验方研究参考资料》

药物组成 五倍子3g 炼蜜15g

制作方法 五倍子研细末，蜜调匀备用。

功效主治 收湿敛疮。主治睑缘炎。

临床用法 外涂患处，每日2～3次。

注意事项 保持患部清洁。

风化乳膏※

《本草纲目》

药物组成 风化硝100g 人乳适量

制作方法 用人乳和风化硝为膏。

功效主治 疏风散热，消肿止痛。主治眼睑赤肿，及头面暴热肿痛。

临床用法 外涂患处，每日2～3次。

注意事项 忌食辛燥之品。

田螺滴眼膏※

《本草纲目》

药物组成 大田螺7枚 铜绿0.6g

制作方法 田螺洗净，新汲水养，去泥秽，换水浸洗后放入净器中，将铜绿放入田螺内，盛取自然汁即得。

功效主治 清热祛风，收湿生肌。主治烂弦风眼。

临床用法 点内、外眦，每日3~5次。

注意事项 不可内服。

胆连油膏※

《常见病验方研究参考资料》

药物组成 胆矾9g 黄连4.5g 鸡子黄油适量

制作方法 前2味药共研细末，油调成膏备用。

功效主治 清热解毒，收湿敛疮。主治睑缘炎。

临床用法 外涂患处，每日2~3次。

注意事项 勿入眼内。不可内服。

姜矾膏※

《陕西中医验方选编》

药物组成 覆盆子叶30g 干姜 白矾各1.5g 枯矾3g 蜜适量

制作方法 干姜烧灰与上药共研细末，蜜调成膏备用。

功效主治 解毒杀虫，燥湿止痒。主治眼弦烂痒。

临床用法 药膏摊纱布上，睡前外贴患处，次晨揭去。

注意事项 不可内服。

荸荠冰片膏※

《常见病验方研究参考资料》

药物组成 荸荠粉6g 冰片0.6g 香油适量

制作方法 前2味药共研细末，香油调匀备用。

功效主治 清热化痰，消肿止痛。主治睑缘炎。

临床用法 外涂患处，每日2~3次。

注意事项 勿入眼内。孕妇慎用。

黛石油膏※

《常见病验方研究参考资料》

药物组成 青黛1.5g 煅石膏3g 香油适量

制作方法 前2味药共研细末，香油调膏备用。

功效主治 清热解毒，收湿敛疮。主治睑缘炎。

临床用法 外涂患处，每日2～3次。

注意事项 勿入眼内。

沙眼

诃子膏※

《常见病验方研究参考资料》

药物组成 诃子 蜂蜜各适量

制作方法 诃子研细末，蜜调膏备用。

功效主治 清肺润燥。主治沙眼。

临床用法 外点眼部，每日2次。

注意事项 忌揉眼。

穿心莲眼膏

《全国中草药新医疗法展览会资料选编》

药物组成 穿心莲浓缩液50g（1g浓缩液相当于生药4g） 新洁尔灭2g 羊毛脂 凡士林各适量

制作方法 先取无水羊毛脂1份，凡士林9份，加热熔融，趁热用粗滤纸置保温漏斗中过滤，于150℃干热灭菌1小时，置乳钵中65℃保温。再将穿心莲浓缩液、新洁尔灭逐渐加入乳体中，边加边搅拌，充分研匀，放冷即成。

功效主治 清热解毒，明目退翳。主治沙眼、结膜炎及其他眼部感染。

临床用法 涂于眼内，每日1～4次。

注意事项 在制作过程中，应避免细菌污染。穿心莲浓缩液制取方法：先取穿心莲200g水煎，煎液加适量95%乙醇，静置过滤，滤液回收乙醇，浓缩至50g，65℃左右保温即成。

乌贼蜂蜜膏※

《常见病验方研究参考资料》

药物组成 蜂蜜100g 乌贼骨粉5g

制作方法 上药共研磨细腻备用。

功效主治 明目退翳，收湿生肌。主治角膜云翳。

临床用法 点眼，每日3次。

注意事项 忌揉眼。

龙脑膏

《太平圣惠方》

药物组成 冰片 麝香 轻粉 蕤仁 黄连各0.2g 芒硝15g 蜜120g

制作方法 上药研细末，与蜂蜜同放入瓷瓶中，密封。药瓶入饭甑内，与饭同蒸，以饭熟为度。

功效主治 清热解毒，明目退翳。主治目赤肿痛、眼生翳膜。

临床用法 点眼，每日3～4次。

注意事项 不可内服。孕妇忌用。

吹云膏

《兰室秘藏》

药物组成 防风 青皮 连翘各1.2g 生地黄4.5g 细辛0.3g 柴胡1.5g 甘草 当归各1.8g 黄连9g 蕤仁 升麻各1g 荆芥穗3g 蜜适量

制作方法 除连翘外，余药研细末，与400ml水共煎至200ml，纳连翘，熬至150ml去渣，文火再熬，加熟蜜熬匀成膏。

功效主治 疏风清热，养血润燥。主治目困不欲视物、多眵多泪、羞明畏光、翳膜遮睛。

临床用法 点眼，每日3次。

注意事项 忌食辛燥之品。

拨云膏

《本草纲目》

药物组成 蕤仁1.5g 青盐0.3g 猪胰15g

制作方法 蕤仁去油，上药共捣如泥，罐装。

功效主治 明目退翳。主治眼生翳膜。

临床用法 外点眼部，每日2～3次。

注意事项 忌过食辛燥和生冷之品。

鱼胆膏※

《本草纲目》

药物组成 青鱼胆2枚 黄连 海螵蛸各3g

制作方法 后2味药研细末，入胆汁调膏。

功效主治 清热，明目，除翳。主治赤目障翳。

临床用法 点眼，每日3~5次。

注意事项 忌食辛燥之品。

洗眼金丝膏

《审视瑶函》

药物组成 黄连15g 雄黄6g 麝香1.5g 赤芍 朱砂 乳香 硼砂 当归各7.5g 蜜适量

制作方法 上药共研细末，炼蜜为丸约1cm大。

功效主治 清热解毒，活血明目。主治翳膜遮睛，胬肉攀睛，多泪目暗日久者。

临床用法 1次1丸，纳开水泡开，于无风处，待药冷，洗眼，每日3~5次。

注意事项 朱砂、雄黄禁火煅。不可内服。孕妇忌用。

熊胆膏

《张氏医通》

药物组成 炉甘石30g 琥珀1.5g 玛瑙9g 珊瑚0.9g 煅珍珠0.9g 朱砂1.5g 冰片 麝香各0.6g 黄连9g

制作方法 黄连煎浓汁去渣，炉甘石火煅后在药汁里淬，汁尽为度。以上各药分研细末，和匀收贮。

功效主治 清热凉血，明目退翳。主治陈旧翳障。

临床用法 点目内眦，每日2~3次。

注意事项 忌食辛燥之品。孕妇忌用。

摩顶油膏

《太平圣惠方》

药物组成 生油1L 乏铧铁15g 消石 寒水石 马牙硝 曾青各30g

制作方法 后5味药共研细末，以纱布裹之，入油中浸7日，备用。

功效主治 清热解毒，镇心定魄。主治脑中热毒风，眼内生障翳。

临床用法　1次6~20g，于头顶及掌中摩之，其油滴鼻中，1次1滴，每日2~3次。

注意事项　不可内服。

倒睫

五灰膏

《审视瑶函》

药物组成　荞麦200g　石灰60g　青桑柴100g　煅砒石9g　煅明矾30g

制作方法　荞麦、桑柴烧灰。将青桑柴同石灰加水共熬干，研细末待用。砒石、明矾共研细末，水1000ml煎熬至250ml，入余药末搅匀即成。

功效主治　清热解毒，活血除湿。主治倒睫，畏光羞明、眵多目涩难开。

临床用法　外涂睫线上。

注意事项　勿入眼内。不可内服。

起睫膏

《证治准绳·类方》

药物组成　木鳖子去壳3g　自然铜1.5g　石燕研末30g　冰片0.8g

制作方法　上药研细末，水调为膏备用。

功效主治　清热，活血，解毒。主治倒睫。

临床用法　外敷睫线上。

注意事项　不可入眼、口。孕妇慎用。

紧皮膏

《审视瑶函》

药物组成　石燕2枚　石榴皮　五倍子各9g　黄连　明矾各3g　铜绿1.5g　阿胶　鱼胶　水胶各9g　冰片　麝香各0.9g

制作方法　石燕煅，前6味药共研细末，用水800ml，文火煎熬并不停搅拌为浓糊状，入胶搅化，再入已研细的冰片、麝香搅匀成膏。

功效主治　清热，解毒，燥湿。主治倒睫，眵多羞明、目涩难开。

临床用法　外涂上下眼睑，1日3~5次。

注意事项　不可入口、眼。孕妇忌用。

角膜溃疡

二连膏※

《常见病验方研究参考资料》

药物组成 黄连 胡黄连各1g 白蜜50g

制作方法 上药研粗末，加水50ml，浸24小时后过滤去渣，加白蜜熬炼成膏。

功效主治 清热解毒，凉血止痛。主治角膜溃疡。

临床用法 点眼，早晚各1次。

注意事项 忌揉眼。

风硝炉硼膏※

《常见病验方研究参考资料》

药物组成 风化硝9g 炉甘石粉3g 硼砂 冰片各1.5g 蜜15g

制作方法 前4味药研细末，入蜂蜜调匀备用。

功效主治 明目退翳，收湿生肌。主治角膜溃疡。

临床用法 点眼，每日3～4次。

注意事项 忌揉眼。孕妇慎用。

芙蓉盐液膏※

《常见病验方研究参考资料》

药物组成 芙蓉花叶50g 生盐适量

制作方法 上药同捣取汁备用。

功效主治 清热，消肿，止痛。主治角膜溃疡。

临床用法 点眼，每日2～3次。

注意事项 忌揉眼。

吴萸树根膏※

《常见病验方研究参考资料》

药物组成 吴茱萸树根去粗皮100g 酒适量

制作方法 上药切细捣烂，酒调备用。

功效主治 温中散寒，疏肝止痛。主治角膜溃疡。

临床用法 外贴脚心，右病贴左，左病贴右，每日1～2次。

注意事项 药膏宜厚贴。

南星大黄膏※

《常见病验方研究参考资料》

药物组成 天南星 大黄各等份 醋适量

制作方法 上药共研细末，醋调匀备用。

功效主治 解毒，消肿，散结。主治角膜溃疡。

临床用法 外贴涌泉穴，每日1～2次。

注意事项 不可内服。孕妇忌用。

紫背天葵膏※

《秘方验方》

药物组成 紫背天葵根50g

制作方法 上药捣烂为泥备用。

功效主治 散结，消肿，解毒。主治角膜溃疡。

临床用法 外贴太阳穴，起泡即去药。

注意事项 贴药范围不宜过宽，使用时间不宜过久。

鲜地栀子膏※

《常见病验方研究参考资料》

药物组成 鲜生地 栀子各6g 鸡蛋清适量

制作方法 共捣如泥取汁备用。

功效主治 养阴，清热，凉血。主治角膜溃疡。

临床用法 点眼，每日3次。

注意事项 忌揉眼。

青盲

四精膏※

《陕西中医验方选编》

药物组成 百草精（黑羊胆） 百花精（白蜂蜜） 百水精（鱼胆） 百谷精（人乳）各等份

制作方法 上药取汁混合，入锅内蒸30分钟后取出，收藏备用。

功效主治 补肝明目。主治青盲，视物不清。

临床用法 用热水洗眼后，药膏点眼，每日3～5次。

注意事项 忌食辛燥之品。

明目膏※

《本草纲目》

药物组成 鼠胆适量

功效主治 明目。主治青盲、雀目不见物。

临床用法 取汁点目，每日3～5次。

注意事项 忌七情过极及劳倦过度。

翼状胬肉

白丁膏※

《常见病验方研究参考资料》

药物组成 白丁香3g 人乳适量

制作方法 上药研细末，人乳调匀备用。

功效主治 散寒消斑。主治翼状胬肉及角膜云翳。

临床用法 药膏点胬肉根部，2日1次。

注意事项 用药后有刺激感，待刺激症状完全消退后的第二天，方可再次用药。

杏仁白蜜膏※

《常见病验方研究参考资料》

药物组成 杏仁去皮尖 白蜜各适量

制作方法 上药共研成膏备用。

功效主治 散结软坚。主治翼状胬肉。

临床用法 外点胬肉上，每日1～2次。

注意事项 患部保持清洁。

泪囊瘘管

文蛤膏※

《常见病验方研究参考资料》

药物组成 文蛤1枚 茶油适量

制作方法 上药研细末，茶油调匀备用。

功效主治 化痰，软坚，散结。主治泪囊瘘管。

临床用法 外涂患处，每日2～3次。

注意事项 勿入眼内。

眼球突出

地星蜂蜜膏※

《常见病验方研究参考资料》

药物组成 生地18g 胆南星9g 蜂蜜适量

制作方法 上药共捣泥，蜂蜜调匀备用。

功效主治 清热凉血，消肿散结。主治眼球外突。

临床用法 外敷眼眶周围，每日1～2次，连用5～10次。

注意事项 勿入眼内。

眼外伤

二叶月苏膏※

《常见病验方研究参考资料》

药物组成 月季花嫩叶 紫苏嫩叶各50g 砂糖适量

制作方法 上药共捣为泥备用。

功效主治 散寒，消肿，止痛。主治眼外伤肿痛。

临床用法 外敷伤处，每日2～3次。

注意事项 勿入眼内。

瓜七膏※

《常见病验方研究参考资料》

药物组成 南瓜瓤 三七叶各适量

制作方法 上药共捣为泥备用。

功效主治 清热解毒，活血止痛。主治眼外伤肿痛。

临床用法 外敷伤处，每日2～3次。

注意事项 忌揉眼。

生地二花膏※

《常见病验方研究参考资料》

药物组成 生地15g 红花 芙蓉花各9g

制作方法 上药共捣为泥备用。

功效主治 活血祛瘀，消肿定痛。主治眼外伤肿痛。

临床用法 外敷伤处，每日3次。

注意事项 勿入眼内。

生地杏仁膏※

《常见病验方研究参考资料》

药物组成 生地60g 杏仁20枚

制作方法 上药同捣为泥备用。

功效主治 清热凉血，化痰散结。主治眼外伤肿痛。

临床用法 外敷伤处，每日3~4次。

注意事项 勿入眼内。

地石柏连膏※

《常见病验方研究参考资料》

药物组成 生地30g 寒水石15g 黄柏 归尾 黄连 红花各6g 黄酒适量

制作方法 上药共研细末，黄酒调膏备用。

功效主治 凉血消肿，活血祛瘀。主治眼外伤肿痛。

临床用法 外敷伤处，每日3~4次。

注意事项 勿入眼内。

防荷矾冰膏※

《常见病验方研究参考资料》

药物组成 防风 薄荷各3g 白矾9g 冰片0.3g 生地30g

制作方法 前4味药共研细末，和生地同捣匀备用。

功效主治 疏风清热，凉血消肿。主治眼外伤肿痛。

临床用法 用纱布包药外敷患处，每隔1小时用冷开水调湿，12小时后换药。

注意事项 勿入眼内。孕妇慎用。

赤石生地膏※

《常见病验方研究参考资料》

药物组成 赤石脂 生地各适量

制作方法 上药共捣为泥备用。

功效主治 清热凉血，收敛止血。主治眼外伤出血。

临床用法 外敷伤处，每日2~3次。

注意事项 勿入眼内。

茄子白糖膏※

《常见病验方研究参考资料》

药物组成 茄子1枚 白糖15g

制作方法 茄子去皮，加糖共捣为泥备用。

功效主治 清热，解毒，定痛。主治眼外伤肿痛。

临床用法 外敷伤处，每日3～4次。

注意事项 勿入眼内。

鱼腥菊地膏※

《常见病验方研究参考资料》

药物组成 鱼腥草 白菊花各6g 生地9g

制作方法 上药共捣为泥备用。

功效主治 清热，凉血，消肿。主治眼外伤肿痛。

临床用法 外敷患处，每日3次。

注意事项 勿入眼内。

南瓜生地膏※

《常见病验方研究参考资料》

药物组成 南瓜 鲜生地各等份

制作方法 上药共捣为泥备用。

功效主治 清热，凉血，止痛。主治火炮伤眼。

临床用法 外敷患处，每日3～4次。

注意事项 勿入眼内。

桃叶蛋清膏※

《常见病验方研究参考资料》

药物组成 桃叶适量 鸡蛋清1枚

制作方法 桃叶捣烂，鸡蛋清调匀备用。

功效主治 清热解毒，消肿定痛。主治眼外伤肿痛。

临床用法 外敷患处，每日2～3次。

注意事项 勿入眼内。

乌贼冰片膏※

《常见病验方研究参考资料》

药物组成 乌贼骨3g 冰片0.3g 香油适量

制作方法 乌贼骨去壳，加冰片共研细末，香油调匀备用。

功效主治 收湿敛疮。主治慢性中耳炎。

临床用法 滴耳，1次2～3滴，每日1～3次。

注意事项 忌用利物掏挖耳部。孕妇慎用。

花胭脂膏

《太平圣惠方》

药物组成 花胭脂 龙骨 枯矾 白石脂各15g 枣肉适量

制作方法 上药研细末，以枣肉和丸，每丸重2g。

功效主治 利水除湿，活血散瘀。主治聤耳，脓水淋漓不尽。

临床用法 1次1丸，用纱布裹纳耳中，每日3次。

注意事项 忌用尖锐物掏耳。

枯连冰片油膏※

《常见病验方研究参考资料》

药物组成 枯矾 黄连各3g 冰片0.6g 香油适量

制作方法 上药共研细末，香油调匀备用。

功效主治 清热解毒，消肿止痛。主治中耳炎，耳道灼热、肿胀疼痛。

临床用法 外涂耳根处，每日3～4次。

注意事项 忌食辛燥之品。孕妇慎用。

香附冰片膏※

《常见病验方研究参考资料》

药物组成 香附30g 冰片0.3g 香油适量

制作方法 上药共研细末，香油调匀备用。

功效主治 清热解毒，行气止痛。主治急、慢性中耳炎。

临床用法 滴耳，1次2～3滴，每日2～3次。

注意事项 忌用利物掏挖耳部。孕妇慎用。

盐卤膏※

《常见病验方研究参考资料》

药物组成 无水盐卤10g

制作方法 将盐卤熔化待冷备用。

功效主治 燥湿，杀虫，止痒。主治中耳炎奇痒难忍。

临床用法 取冷却熔化药液滴入耳内，1次2～3滴。2分钟后将耳拭净再滴，每日4～5次。

注意事项 不可内服。患处已破溃者禁用。

消肿止痛膏※

《常见病验方研究参考资料》

药物组成 大黄 白芷各10g 鸡蛋清适量

制作方法 上药共研细末，鸡蛋清调匀备用。

功效主治 清热解毒，消肿定痛。主治急性中耳炎初起，红肿热痛。

临床用法 外涂患处，每日3～4次。

注意事项 忌食辛燥之品。

耳疮

青黄膏※

《陕西中医验方选编》

药物组成 黄连3g 青黛 轻粉各15g 杭菊4.5g 铅粉6g 牡蛎3g 香油适量

制作方法 上药共研细末，香油调匀备用。

功效主治 清热解毒，祛腐生肌。主治耳疮。

临床用法 外敷患处，每日1次。

注意事项 不可内服。

香葛膏※

《陕西中医验方选编》

药物组成 葛根6g 轻粉 冰片各0.15g 麝香0.12g 香油适量

制作方法 葛根烧灰，轻粉、冰片、麝香入葛根灰内共研细末，香油调膏备用。

功效主治 解毒杀虫，去腐止痛。主治耳疮。

临床用法 外涂患处，每日1

次。

注意事项 不可内服。孕妇忌用。

耳聋

干枣膏

《普济方》

药物组成 干枣 松脂各15g 巴豆10枚

制作方法 巴豆去壳生用。上药同捣为膏。

功效主治 温经开窍。主治耳聋。

临床用法 纱布裹药塞耳中，每日1次。

注意事项 不可内服。

木通膏

《太平圣惠方》

药物组成 木通30g 灯芯10g 地龙2条 鹅翎根筒7支 麻油适量

制作方法 上药共烧为灰，油调匀备用。

功效主治 通络开窍。主治耳聋。

临床用法 药油调匀滴入耳中，再用棉花塞耳，侧卧20分钟，每日1~2次。

注意事项 忌食辛燥之品。忌情志过极。

丹参膏

《备急千金要方》

药物组成 丹参150g 蜀椒 大黄 白术 细辛 川芎各30g 制附子50g 干姜120g 巴豆霜2枚 桂心15g 酒300ml 猪膏1500g

制作方法 上药切细，用醋浸12小时，与猪膏同煎，去渣膏成。

功效主治 温阳，活血，止痛。主治耳聋、齿痛、肢体疼痛。

临床用法 耳聋者用纱布裹膏入耳中，齿冷痛者用膏涂齿间，肢体痛者用膏外摩痛处。每日1次。

注意事项 本方有毒，不可过量。孕妇忌用。

乌酒膏※

《本草纲目》

药物组成 乌雄鸡1只 白酒200ml

制作方法 鸡洗如食法，以酒

煮熟。

功效主治　填精补髓，补肾开窍。主治肾虚耳聋。

临床用法　温服，3日1剂，每日2～3次。

注意事项　忌食生冷之品。

杏仁膏

《圣济总录》

药物组成　杏仁　蓖麻子　桃仁　磁石　石菖蒲各30g　巴豆　炮附子　乳香各0.3g　食盐0.6g　木通15g　蜡60g

制作方法　蓖麻子、巴豆、食盐、桃仁、乳香分别研细末，磁石火煅醋淬研细末，诸药入熔蜡中和匀备用。

功效主治　温肾开窍。主治耳聋不愈。

临床用法　药膏用纱布包裹，塞入耳中，每日1次。

注意事项　不可内服。

松脂膏

《太平圣惠方》

药物组成　松脂1.2g　巴豆　麻子仁　蜡　熏陆香　石盐各0.6g

制作方法　巴豆去皮、心。诸药捣如膏，捏丸如枣核。

功效主治　温经开窍。主治耳聋不闻人语。

临床用法　纳入耳中，3日1次。

注意事项　不可内服。

明硫黄膏

《仁斋直指方论》

药物组成　硫黄　雄黄　远志　皂荚各等份　葱白　麝香各适量

制作方法　远志去心，与余药共研细末，葱白捣黏，入麝香和匀。

功效主治　温经开窍。主治耳聋。

临床用法　纱布包药放入耳中，每日1次。

注意事项　不可内服。孕妇忌用。

鱼脑膏

《太平圣惠方》

药物组成　羊肾脂　生鲤鱼脑各90g　当归　细辛　白芷　炮附子各15g

制作方法　上药除鱼脑外研细末，与羊肾脂共煎，候香滤去渣。

功效主治　温肾开窍。主治耳

聋年久及耳鸣。

临床用法 纱布裹药膏入耳中，每日1次。

注意事项 忌食生冷之品。

桂心膏

《太平圣惠方》

药物组成 桂心15g 野葛15g 鸡脂150g

制作方法 诸药切细，于铜器中文火煎，去渣制如枣核状。

功效主治 温经宣散。主治耵聍耳聋。

临床用法 放入耳内，10日后，耵聍自出。

注意事项 忌用尖物掏耳。

桃仁膏

《太平圣惠方》

药物组成 桃仁 松脂各0.9g 椒目末0.45g 巴豆霜3粒。

制作方法 上药研如膏，制如枣核状。

功效主治 解毒开窍。主治久聋。

临床用法 在药粒上竖穿1孔，纱布裹竖直塞耳中，令药核上小孔内外相通，9日1次。

注意事项 不可内服。

益肾膏

《普济方》

药物组成 磁石 巴戟天 川椒各30g 沉香 石菖蒲各15g 猪肾1只 葱白 盐各适量

制作方法 磁石火煅醋淬7次，研细水飞。余药研细末。将猪肾切细，和葱白、盐及药末，湿纸10张裹，煨令香熟。

功效主治 补肾开窍。主治肾虚耳聋。

临床用法 1次10g，空腹嚼服，以酒送下，每日2~3次。

注意事项 忌房事太过。

黄芪膏

《圣济总录》

药物组成 黄芪 升麻 大黄 赤芍各30g 细辛15g 麻油200ml

制作方法 上药研细末，与麻油文火煎，以瓷盒盛。

功效主治 益气，祛风，清热。主治耳内窒塞，如有物堵。

临床用法 滴入耳中，每日3次。

注意事项 避风。忌食辛燥。

菖蒲膏

《普济方》

药物组成 细辛 石菖蒲各18g 杏仁 麦末各30g 猪脂5g

制作方法 上药研细末，和匀备用。

功效主治 宣通开窍。主治突发耳聋。

临床用法 纱布裹药膏放入耳中，每日1次。

注意事项 避风。忌七情过极。

蜗牛子膏

《太平圣惠方》

药物组成 蜗牛子 石胆 钟乳石各0.3g 冰片0.01g

制作方法 除冰片外余药研细末，入瓷瓶用炭火烧令通赤，候冷取出，入冰片和匀。

功效主治 解毒开窍。主治耳聋耳塞。

临床用法 用油调匀，滴入耳中，每日1~2次。

注意事项 不可内服。孕妇慎用。

蝎梢膏

《杨氏家藏方》

药物组成 蝎梢7枚 淡豆豉21枚 巴豆7枚

制作方法 蝎梢、淡豆豉均焙，巴豆去心、皮不去油。先研蝎梢、淡豆豉，另研巴豆成膏，诸药同研匀，捏如小枣核状。

功效主治 解毒开窍。主治新旧耳聋。

临床用法 取葱白1~1.5cm长，将药膏1枚立放入葱白内，外用纱布裹，临卧时置入耳中，3日1次。

注意事项 不可入口、眼。孕妇忌用。

鲫鱼胆膏

《太平圣惠方》

药物组成 鲫鱼胆1枚 乌驴脂10g 麻油15ml

制作方法 上药和匀即成。

功效主治 解毒开窍。主治耳聋。

临床用法 滴耳，每日3~5次。

注意事项 忌用尖物掏耳。

耳息肉

鸦胆子膏※

《常见病验方研究参考资料》

药物组成 鸦胆子仁 15 枚 香油适量

制作方法 上药研细末，香油调匀备用。

功效主治 解毒，去疣，平胬。主治耳息肉及外耳道乳头瘤。

临床用法 外涂息肉或乳头瘤上，每日 1 次，连用3 ~5天。

注意事项 不可涂及正常皮肤。

硇枯冰油膏※

《常见病验方研究参考资料》

药物组成 硇砂 枯矾 冰片各 0. 3g 香油适量

制作方法 上药共研细末，香油调匀备用。

功效主治 解毒消肿。主治耳息肉。

临床用法 用棉签蘸药外涂息肉上，当息肉由红变黑时再涂，可连用2 ~3天。

注意事项 防止油膏滴入耳内。孕妇慎用。

鼻疮

玄参油膏※

《常见病验方研究参考资料》

药物组成 玄参 30g 香油适量

制作方法 玄参研细末，香油调匀备用。

功效主治 清热，养阴，解毒。主治鼻内生疮。

临床用法 外涂患处，每日 2 ~3次。

注意事项 忌食辛辣之品。

杏仁膏※

《陕西中医验方选编》

药物组成 杏仁 100g 人乳适量

制作方法 杏仁水浸去皮，研细末，人乳调匀如膏备用。

功效主治 清热解毒。主治鼻疮。

临床用法 外涂患处，每日 3

次。

注意事项 忌食辛燥之品。

黄连膏

《验方新编》

药物组成 黄连 黄柏 姜黄各9g 当归15g 生地30g 香油2500ml 黄蜡120g

制作方法 前5味药入香油内熬枯去渣，入黄蜡，离火搅匀，待冷备用。

功效主治 清热，活血，止痛。主治鼻内生疮，鼻内干燥如火。

临床用法 外涂患处，每日2～3次。

注意事项 忌食辛辣之品。

黄槟油膏※

《常见病验方研究参考资料》

药物组成 黄柏 槟榔各6g 猪油适量

制作方法 上药共研细末，猪油煎热调匀备用。

功效主治 清热，燥湿，敛疮。主治鼻内生疮。

临床用法 外敷患处，每日2～3次。

注意事项 忌食辛辣之品。

鼻息肉

生枯白矾膏※

《常见病验方研究参考资料》

药物组成 白矾（生、枯各半）50g 猪油适量

制作方法 上药研细末，猪油调匀备用。

功效主治 燥湿止痒，清热消痰。主治鼻息肉。

临床用法 棉球蘸药膏塞鼻中，每日1～2次。

注意事项 不可内服。忌食辛辣。

矾冰莲汁膏※

《常见病验方研究参考资料》

药物组成 白矾末3g 冰片0.3g 鲜旱莲草10g

制作方法 旱莲草捣汁，与上药调成糊状备用。

功效主治 清热，开窍，止痒。主治鼻息肉痒痛。

临床用法 棉球蘸药膏塞鼻中，每日1～2次。

注意事项 不可内服。孕妇慎用。

口齿科·口疮

大豆膏※

《陕西中医验方选编》

药物组成 大黄9g 绿豆粉6g 丁香10枚

制作方法 上药共研细末，温开水调匀备用。

功效主治 清热，解毒，止痛。主治唇疮、牙疳。

临床用法 外敷双脚心，纱布固定，每日1次。

注意事项 忌食辛燥之品。

口疮膏※

《常见病验方研究参考资料》

药物组成 向日葵秆 香油各适量

制作方法 上药烧灰，香油调匀备用。

功效主治 除湿敛疮。主治口疮。

临床用法 外敷患处，每日2～3次。

注意事项 忌食辛辣之品。

木姜膏※

《陕西中医验方选编》

药物组成 木鳖子3枚 吴茱萸 炮姜各9g

制作方法 上药共研细末，水调匀备用。

功效主治 温阳，解毒，疗疮。主治口舌生疮。

临床用法 外敷脐部，胶布固定，每日1次。

注意事项 不可内服。实热证不宜用。

五倍诃子膏※

《常见病验方研究参考资料》

药物组成 五倍子 诃子肉各等份

制作方法 上药共研细末，水调匀备用。

功效主治 收湿敛疮。主治口疮。

临床用法 外涂患处，每日2～3次。

注意事项 不可内服。

石冰蜂蜜膏※

《常见病验方研究参考资料》

药物组成 石膏15g 冰片1.5g 蜂蜜适量

制作方法 上药研细末，蜂蜜调匀备用。

功效主治 清热解毒，生肌敛疮。主治口疮。

临床用法 外涂患处，每日2～3次。

注意事项 忌食辛辣之品。孕妇慎用。

百草蜂蜜膏※

《常见病验方研究参考资料》

药物组成 百草霜9g 蜂蜜适量

制作方法 上药共调匀备用。

功效主治 止血敛疮。主治口腔溃疡。

临床用法 外涂患处，每日2～3次。

注意事项 忌食辛辣之品。

血余油膏※

《常见病验方研究参考资料》

药物组成 血余炭10g 猪油适量

制作方法 上药研细末，猪油调匀备用。

功效主治 收湿敛疮。主治口疮。

临床用法 外涂患处，每日2～3次。

注意事项 忌食辛辣之品。

红枣黄柏膏※

《常见病验方研究参考资料》

药物组成 红枣炭 黄柏末各等份 香油适量

制作方法 上药共研细末，香油调匀备用。

功效主治 燥湿敛疮。主治口疮。

临床用法 外涂患处，每日2次。

注意事项 忌食辛辣之品。

附子膏※

《陕西中医验方选编》

药物组成 附子 吴茱萸各15g 蓖麻30粒 川椒50粒 醋适量

制作方法 上药共研细末，醋调匀备用。

功效主治 散寒止痛，燥湿敛疮。主治口疮日久不愈。

临床用法 外敷两脚心，纱布固定，每日1次。

注意事项 忌食生冷、油腻食物。不可内服。实热证及阴虚者忌用。

青脂膏※

《本草纲目》

药物组成 青橘皮30g 猪脂适量

制作方法 青橘皮烧存性，研细末，猪脂调和备用。

功效主治 润燥解毒。主治唇燥生疮。

临床用法 外涂患部，每日2～3次。

注意事项 忌过食辛燥之品。

黄丹巴豆膏

《常见病验方研究参考资料》

药物组成 巴豆仁4枚 黄丹3g

制作方法 上药共炒至巴豆色黑为度，去巴豆不用，黄丹研细末，水调备用。

功效主治 清热解毒，提脓去腐。主治口疔。

临床用法 取药膏少许搽疔上，每日3～5次。

注意事项 不可内服。

梧桐子膏※

《常见病验方研究参考资料》

药物组成 梧桐子15g 茶油适量

制作方法 上药烧存性，研细末，茶油调匀备用。

功效主治 收湿敛疮。主治口疮。

临床用法 外涂患处，每日2～3次。

注意事项 忌食辛辣之品。

旋覆油膏※

《常见病验方研究参考资料》

药物组成 旋复花烧存性 15g 香油适量

制作方法 上药研细末，香油调匀备用。

功效主治 化痰，收湿，敛疮。主治口疮。

临床用法 外涂患处，每日2～3次。

注意事项 忌食辛辣之品。

绿苔膏※

《常见病验方研究参考资料》

药物组成 砖上绿苔 15g

制作方法 上药焙干研细末，米泔水调匀备用。

功效主治 清热，解毒，利尿。主治口唇生疮。

临床用法 外涂患处，每日1～3次。

注意事项 忌食辛燥之品。

硝黄白矾膏

《古今脐疗良方集解》

药物组成 大黄 硝石 白矾各 10g 米醋 面粉各适量

制作方法 上药共研细末，入米醋、面粉，调和成膏备用。

功效主治 清热泻火，化湿导滞。主治口舌生疮、舌红苔黄。

临床用法 外敷脐部和两脚心，纱布、胶布固定，每日 1 次。

注意事项 不可内服。忌食辛辣之品。

犀栀膏

《理瀹骈文》

药物组成 黄连 栀子 生地 麦冬 当归 赤芍 玄参 连翘 桔梗各 15g 犀角 薄荷 甘草 升麻 葛根各 7.5g 牛黄清心丸 1 粒 麻油 300ml 黄丹 150g 犀角粉 20g，铅粉 50g

制作方法 黄丹、铅粉、牛黄清心丸收膏用。麻油熬余药，去渣，入黄丹、铅粉收，再入牛黄清心丸化开混匀。

功效主治 清泻心火，养阴生津。主治心火上攻，舌上生疮、燥裂、舌尖出血、舌硬及头面五官肿痛。

临床用法 外贴心口，2 日 1 次。

注意事项 不可内服。

橄榄膏※

《本草纲目》

药物组成 橄榄30g 猪脂适量

制作方法 橄榄炒，研细末，猪脂调和为膏。

功效主治 清热，解毒，疗疮。主治唇裂生疮。

临床用法 外涂患处，每日2～3次。

注意事项 忌过食辛燥之品。

走马牙疳

巴豆枣冰膏※

《常见病验方研究参考资料》

药物组成 巴豆1枚 黑枣2枚 冰片0.06g

制作方法 上药同捣备用。

功效主治 逐水消肿。主治走马牙疳。

临床用法 外贴眉心，每日1次。

注意事项 不可内服。孕妇慎用。

姜蒜膏※

《常见病验方研究参考资料》

药物组成 姜黄3g 蒜1瓣

制作方法 姜黄研细末，同蒜捣匀备用。

功效主治 活血行气，杀虫消积。主治走马牙疳。

临床用法 用薄棉1层包药膏，外敷涌泉穴，固定，每日1次。

注意事项 勿令发泡。

消疳膏※

《常见病验方研究参考资料》

药物组成 朱砂1.5g 大黄6g 青黛1.5g 人中白9g 乳汁适量

制作方法 上药共研细末，乳汁调匀备用。

功效主治 清热泻火，解毒消疳。主治走马牙疳。

临床用法 外涂患处，每日2～3次。

注意事项 朱砂禁火煅。

硝五柏冰膏※

《常见病验方研究参考资料》

药物组成 朴硝3g 五倍子9g 黄柏15g 冰片0.5g 蜜适量

制作方法 上药共研细末，蜜调匀备用。

功效主治 清热，燥湿，敛疮。主治走马牙疳。

临床用法 外涂患处，每日2次。

注意事项 孕妇慎用。

牙髓炎

牙髓失活膏

《全国中草药新医疗法展览会资料选编》

药物组成 雪上一枝蒿60g 蟾酥10g 羊毛脂8g 无水酒精适量

制作方法 雪上一枝蒿研成细末，取其中2/3药末浸于无水酒精中，24小时后过滤，将滤液中酒精蒸出，得棕褐色胶状物，即酒精提取物。将雪上一枝蒿酒精提取物1g，雪上一枝蒿药末0.5g，蟾酥细末1g，羊毛脂0.8g，共置于乳钵内，充分调匀，研磨成软膏备用。

功效主治 麻醉止痛。用于牙髓炎无痛去髓。

临床用法 在原有穿髓孔处封入米粒大的药膏，1～2日后观察牙髓失活效果，行无痛去髓术。

注意事项 严禁内服。严禁过量使用。

牙痛

木药膏※

《本草纲目》

药物组成 木樨花 百药煎 孩儿茶各60g

制作方法 上药研细末，水调为膏。

功效主治 清热生津，辟臭杀虫。主治牙痛及口臭。

临床用法 噙于口内，每日2～3次。

注意事项 忌食辛燥之品。

牙痛膏

《理瀹骈文》

药物组成 羌活 防风 麻黄 荆芥穗 薄荷 升麻 甘草 半

夏　黄芩　连翘　草蔻仁　丹皮　射干　僵蚕　茵陈　大黄　生地　独活　川芎　白芷　当归　赤芍　葛根　黄连各15g　细辛30g　黑牵牛子60g　石膏120g　麻油500ml　黄丹200g

制作方法　黄丹、石膏研细末收膏用。麻油熬余药，去渣，入黄丹、石膏收膏。

功效主治　疏风清热，活血止痛。主治牙痛、骨槽风，口噤觉腮内热。

临床用法　外贴脸颊，2日1次。

注意事项　不可内服。

止牙痛膏※

《全国中草药新医疗法展览会资料选编》

药物组成　打碗花（鲜花）1g　白胡椒0.3g

制作方法　鲜打碗花捣泥，白胡椒研细末，两药混合备用。

功效主治　消炎止痛。主治牙痛。

临床用法　药膏放在痛牙处或塞入蛀孔，咬紧，几分钟后吐出，漱口，1～2次即能止痛。

注意事项　不可内服。

白龙大蒜膏※

《常见病验方研究参考资料》

药物组成　白龙骨9g　大蒜1瓣

制作方法　上药捣烂为泥备用。

功效主治　散结，消肿，止痛。主治牙痛。

临床用法　外贴痛处，每日1次。

注意事项　常保持口腔清洁。

固齿延寿膏

《扶寿精方》

药物组成　珍珠　鼠骨灰各15g　皂角1.5g　细辛0.9g　青盐4.5g　白芷4.5g　秋石补骨脂炒各6g　龙骨灰　鹿角霜各15g　沉香　广木香各7.5g　川芎　乳香　没药　当归身各3g　熟地黄6g　阳起石　象牙末15g　白蜡150g　豆腐适量

制作方法　将珍珠绢袋盛，放豆腐中置锅内煮15分钟取出。上药研细末混匀，分作两份。先将白蜡化开，下1份药末，文火煎开搅匀，再以牛皮纸2张，将药末撒纸上，摊匀，再将化开的药膏倾纸上，熨斗熨匀，并切条备用。

功效主治　补肾固齿，活血止痛。主治齿垢黄黑松动、牙龈疼痛及风虫牙痛等。

临床用法　临卧以药条贴牙，次晨取出，药条即变黑。

注意事项　忌过食生冷及辛燥之品。

韭椒膏※

《本草纲目》

药物组成　韭根10g　川椒20粒　香油　井泥各适量

制作方法　上药同捣为膏。

功效主治　祛虫止痛。主治虫牙疼痛。

临床用法　外贴痛处，每日1～2次。

注意事项　忌食辛燥之品。

泥糊剂

内科·感冒

椒醋糊※

《常见病验方研究参考资料》

药物组成　白胡椒1.5g　米醋10ml

制作方法　上药共调匀备用。

功效主治　通阳散寒。主治感冒风寒及胃脘冷痛。

临床用法　开水冲服，每日1剂，每日1～3次。

注意事项　避风冷。

头痛

芥泥※

《常见病验方研究参考资料》

药物组成　芥子末30g

制作方法　芥末加水和泥，摊纱布上备用。

功效主治　利气，通络，止痛。主治偏头痛。

临床用法　外贴患处，每日1次。

注意事项　勿令发泡。皮肤过敏者慎用。

葱泥※

《常见病验方研究参考资料》

药物组成　葱头5枚

制作方法　上药捣泥，纱布包

备用。

功效主治　祛风散寒，行气止痛。主治外感头痛。

临床用法　外搽前额，每日1次。

注意事项　现制现用。

咳嗽

贝芥糊※

《常见病验方研究参考资料》

药物组成　川贝3g　陈芥菜汁1ml

制作方法　川贝研细末，加陈芥菜汁及水搅匀炖温。

功效主治　温中利气，化痰止咳。主治咳嗽。

临床用法　顿服，每日1剂。

注意事项　热证及阴虚者禁用。

青蒿白夏糊

《敷脐妙法治百病》

药物组成　鲜白毛夏枯草　鲜青蒿各30g

制作方法　上药共捣如泥备用。若为干品，研细末后加醋调匀如糊亦可。

功效主治　清热解毒，清肺透邪。主治咳嗽、吐痰黏稠、口渴咽痛、舌苔薄黄、脉浮数，或指纹浮而青紫。

临床用法　外敷脐部，纱布、胶布固定，每次5~7小时，每日1~2次。

注意事项　忌食辛燥之品。

宣肺止咳糊

《古今脐疗良方集解》

药物组成　麻黄7g　杏仁9g　甘草6g　百部10g

制作方法　上药研细末，温水调为糊。

功效主治　宣肺散寒，止咳平喘。主治感冒咳嗽、痰白清稀、恶寒、苔薄白、脉浮紧。

临床用法　外敷脐部，纱布包扎，每日1次。

注意事项　避风冷。

桐子糊※

《常见病验方研究参考资料》

药物组成　泡桐子1枚　米汤适量

制作方法　桐子磨米汤至完全

溶解。

功效主治 祛痰，止咳，平喘。主治慢性支气管炎咳喘。

临床用法 每日1剂，分3次服完。

注意事项 孕妇忌服。不可用量过大。

葱糊※

《常见病验方研究参考资料》

药物组成 葱头适量

制作方法 上药捣烂炒热(以不烫伤皮肤为度)。

功效主治 发汗解表，散寒通阳。主治风寒咳嗽。

临床用法 趁热敷胸部，每日1次，连用2~3次。

注意事项 现制现用。

哮喘

凤仙泥※

《常见病验方研究参考资料》

药物组成 鲜白凤仙花全株1株

制作方法 上药洗净捣泥备用。

功效主治 祛风除湿，活血通络。主治哮喘。

临床用法 外敷脊柱，用大棉纸盖住，见热气即除去，每日1~3次。

注意事项 现制现用。

白果泥※

《常见病验方研究参考资料》

药物组成 鲜白果10枚

制作方法 上药洗净去壳，捣泥备用。

功效主治 敛肺平喘。主治哮喘。

临床用法 1次5g，开水冲服，每日1次。

注意事项 咳嗽痰稠者慎用。忌过量服用。

姜蒜泥※

《常见病验方研究参考资料》

药物组成 老姜100g 大蒜20g

制作方法 上药共捣泥，纱布包备用。

功效主治 温肺散寒，化痰平喘。主治哮喘寒证。

临床用法 外搽背部第三胸椎

处，搽至极热为度，每日1次。

注意事项 皮肤过敏者忌用。

呕吐

豆蔻糊※

《常见病验方研究参考资料》

药物组成 豆蔻3g 生姜汁10ml

制作方法 豆蔻研细末，姜汁调匀备用。

功效主治 行气，温中，止呕。主治胃寒恶心呕吐。

临床用法 开水冲服，每日1剂，分3次服完。

注意事项 现制现用。

胃脘痛

仙人泥※

《常见病验方研究参考资料》

药物组成 鲜仙人掌500g

制作方法 上药洗净捣泥备用。

功效主治 行气止痛。主治胃痛。

临床用法 外敷痛处，纱布包缠固定，每日1~3次。

注意事项 现制现用。

矾蜜糊※

《常见病验方研究参考资料》

药物组成 白矾末3g 蜜5~10g

制作方法 上药共调匀为糊备用。

功效主治 燥湿消痰，和胃止痛。主治慢性胃痛，时作时止。

临床用法 冲米酒温服，每日1剂，分2~3次服完。

注意事项 阴虚内热慎用。不可长期服用。

砂仁代代糊※

《常见病验方研究参考资料》

药物组成 砂仁粉30g 鲜代代花 盐卤各适量

制作方法 代代花入盐卤中浸泡2月。取出代代花，绞汁60ml，加砂仁粉拌匀成糊备用。

功效主治 温中行气，和胃止痛。主治虚寒性胃痛。

临床用法 1次3g，开水送

服，每日3次。

注意事项 忌食生冷之品。

泄泻

丁香芍草泥※

《古今脐疗良方集解》

药物组成 丁香 甘草 白芍各6g

制作方法 上药共捣，水调匀备用。

功效主治 行气止痛。主治泄泻日久不愈。

临床用法 药泥填入脐中，外用胶布固定，每次12小时，每日1次，连用5～7天。

注意事项 避风寒，忌生冷油腻食物。

大蒜泥※

《常见病验方研究参考资料》

药物组成 大蒜1～5枚

制作方法 上药捣泥备用。

功效主治 解毒行气。主治久泻、寒泻、暴泻。

临床用法 外贴脚心或敷脐，1小时后除去，每日1次。

注意事项 皮肤过敏者慎用。勿令起泡。若治暴泻，可将剂量增至30g，贴脐。

艾蚓泥※

《常见病验方研究参考资料》

药物组成 醋炙陈艾5g 活蚯蚓5条

制作方法 蚯蚓洗去泥，与陈艾共捣泥，烤热备用。

功效主治 温中散寒，行气活血。主治腹泻。

临床用法 趁热填脐部，外用胶布固定，每1～2次。

注意事项 忌食生冷之品。

鱼腥草泥※

《常见病验方研究参考资料》

药物组成 鲜鱼腥草120g

制作方法 上药洗净，捣泥备用。

功效主治 清热解毒，排脓利尿。主治急性腹泻。

临床用法 每6小时服1剂，温开水送服，连服3剂。

注意事项 现制现服。

车前姜糖糊※

《常见病验方研究参考资料》

药物组成 车前子炒黑 9g 干姜0.6g 白糖适量

制作方法 车前子、干姜共研细末，用白糖开水调糊备用。

功效主治 温中止泻。主治水泻。

临床用法 顿服，每日1剂。

注意事项 实热积滞之泄泻不宜。

麦糊※

《常见病验方研究参考资料》

药物组成 麦粉30g 红糖适量

制作方法 麦粉放锅内炒黑，入红糖水共调匀为糊备用。

功效主治 健脾温中，涩肠止泻。主治腹泻。

临床用法 每日1剂，分2次服完，或1次顿服。

注意事项 现制现服。

松香大蒜糊

《穴敷疗法聚方镜》

药物组成 松香3g 大蒜20g

制作方法 松香研细末，与大蒜同捣调匀如糊备用。

功效主治 解毒止痢，燥湿止泻。主治肠鸣腹泻、大便臭秽、苔黄腻等。

临床用法 外敷脐部，胶布固定，每日1~3次。

注意事项 皮肤过敏者忌用。

枯矾米醋糊

《古今脐疗良方集解》

药物组成 枯矾50g 白面粉20g 米醋100ml

制作方法 枯矾研细末，与白面粉、米醋共调匀如糊备用。

功效主治 燥湿，涩肠，止泻。主治泄泻日久不愈。

临床用法 外敷双侧涌泉及神阙穴，纱布固定，每日2次。

注意事项 忌食油腻食物。

椒蒜糊

《民间敷灸》

药物组成 胡椒10g 大蒜30g

制作方法 胡椒研细末，大蒜捣烂，共调匀成糊。

功效主治 温中，止泻，解毒。主治急性腹泻，见大便清稀、肠鸣腹痛、畏寒肢冷、苔白腻。

临床用法 外敷脐部，纱布固定，每日1~3次。

注意事项 皮肤过敏者忌用。

棉籽炒米糊※

《常见病验方研究参考资料》

药物组成 棉花籽 炒米各250g

制作方法 上药共研细末，开水调糊备用。

功效主治 温中，健脾，止泻。主治水泻。

临床用法 1次90~120g，温服，每日3次。

注意事项 忌食生冷。

酸浆糊

《常见病验方研究参考资料》

药物组成 酸浆草9g 红糖15g

制作方法 酸浆草洗净捣泥，加红糖调匀，蒸熟。

功效主治 清热，解毒，利尿。主治水泻。

临床用法 每服1剂，早晚各1次。

注意事项 中病即止。现制现服。

痢疾

芭蕉花泥※

《常见病验方研究参考资料》

药物组成 鲜芭蕉花30g

制作方法 上药洗净捣泥备用。

功效主治 化瘀通经。主治红白痢。

临床用法 1次10g，开水冲服，每日3次。

注意事项 现制现用。

鱼腥草泥※

《常见病验方研究参考资料》

药物组成 鲜鱼腥草90g

制作方法 上药洗净捣泥备用。

功效主治 清热解毒，利尿排脓。主治痢疾。

临床用法 1次30g，调蜜糖服用，每日3次。

注意事项 现制现用。

芥面糊※

《常见病验方研究参考资料》

药物组成 芥子末 面粉各等份

制作方法 上药用温水调成糊状备用。

功效主治 温中散寒，利气豁痰。主治噤口痢。

临床用法 外敷小腹与脐部，感灼热较甚时即取下。

注意事项 皮肤过敏者忌用。

吴萸大蒜糊※

《内病外治》

药物组成 吴茱萸 6g 大蒜 30g

制作方法 上药共捣烂，温水调糊备用。

功效主治 理气，解毒，止痛。主治痢疾，泻下脓血、腹痛剧烈、头痛烦躁等。

临床用法 先在脐部涂适量凡士林，再取药糊敷于脐部，外用胶布固定，每日 1 次。

注意事项 用药期间局部皮肤起泡则停药。皮肤过敏者忌用。

硼砂糊※

《常见病验方研究参考资料》

药物组成 硼砂 15g 米酒适量

制作方法 硼砂研细末，加酒浸泡，调为稀糊备用。

功效主治 清热，解毒，消痰。主治痢疾。

临床用法 1 次 1.5g，开水送服，每日 3 次。

注意事项 忌食辛燥厚味之品。

黄疸

石龙芮泥※

《常见病验方研究参考资料》

药物组成 鲜石龙芮 15g

制作方法 上药洗净捣泥。

功效主治 清热解毒。主治黄疸。

临床用法 外敷寸口内侧，面积约 1.5cm^2 大小，起泡后即去药。将泡挑破，待液体流尽，即涂以红汞药水，外用药棉、纱布包扎。

注意事项 不可内服。已破损的皮肤禁用。

鲜莨糊※

《常见病验方研究参考资料》

药物组成 鲜毛莨9g 桂圆壳半枚

制作方法 毛莨洗净捣泥，放入桂圆壳中备用。

功效主治 发泡。主治黄疸。

临床用法 外贴右臂臑会穴，纱布固定，约10小时后取下。局部皮肤有起泡现象，用消毒针挑破水泡，去黄水，消毒纱布包扎。

注意事项 应同时配合内服药物。本方不可入口。已破损的皮肤忌用。

臌胀

消胀泥※

《常见病验方研究参考资料》

药物组成 一枝箭15g 蓖麻子20g

制作方法 上药共捣为泥，摊纱布上备用。

功效主治 泻下利水。主治水臌胀。

临床用法 外贴两脚心，每日1次。

注意事项 素体脾胃虚弱者慎用。

蒜前泥※

《常见病验方研究参考资料》

药物组成 大蒜 车前草各15g

制作方法 上药共捣为泥备用。

功效主治 温阳行气，利水消胀。主治气臌、水臌。

临床用法 外敷脐部，每日1次，连用3～5次。

注意事项 勿令皮肤发泡。皮肤过敏者慎用。

商陆糊

《古今脐疗良方集解》

药物组成 商陆1.5g 生姜2片

制作方法 商陆研细末，鲜姜捣烂，水调成糊备用。

功效主治 利水消肿。主治肝硬化腹水，以及心源性水肿、肾性水肿。

临床用法 药糊敷满脐中，纱布固定，每次6～12小时，每日1～2次，7日为1疗程。

注意事项 忌过食生冷之品。

葱硝糊

《民间敷灸》

药物组成 葱白10根 芒硝10g

制作方法 上药共捣如糊。

功效主治 除满通便。主治腹水，小便短少、大便干结、苔白腻、脉濡缓。

临床用法 外敷脐中，胶布固定，每次3～7小时，每日1～2次。

注意事项 忌过食生冷之品。

积聚

仙人掌泥※

《常见病验方研究参考资料》

药物组成 鲜仙人掌90g 甜酒适量

制作方法 上药捣烂，炒熟备用。

功效主治 行气活血，消肿止痛。主治腹部痞块疼痛。

临床用法 外贴患处，每日3次。

注意事项 不可入眼、口。

红花蒜硝泥※

《常见病验方研究参考资料》

药物组成 鲜水红花 蒜头 朴硝各10g

制作方法 上药共捣为泥备用。

功效主治 活血祛瘀，软坚消肿。主治脾肿大。

临床用法 外贴患处，干则换。

注意事项 孕妇忌用。勿令起泡。皮肤过敏慎用。

姑蓼糊※

《常见病验方研究参考资料》

药物组成 山慈姑 蓼子花各60g 酒适量

制作方法 上药共捣为泥，调酒备用。

功效主治 化痰，软坚，消结。主治腹部痞块。

临床用法 药糊加温外敷患处，每日3～4次。

注意事项 孕妇忌用。

眩晕

白果泥

《常见病验方研究参考资料》

药物组成 生白果肉10枚

制作方法 上药洗净捣泥备用。

功效主治 敛肺平喘，定眩止带。主治眩晕。

临床用法 开水冲服，每日1剂，每日2次，连服3~5日

注意事项 过量服用易引起中毒。咳嗽痰稠不利者慎用。

生地糊※

《常见病验方研究参考资料》

药物组成 生地250g

制作方法 水泡后捣泥备用。

功效主治 清热凉血，养阴生津。主治阴虚内热之眩晕。

临床用法 1次10g，糖开水送服，每日3次。

注意事项 脾虚湿滞、腹满便溏者不宜用。

朱砂糊※

《常见病验方研究参考资料》

药物组成 石膏30g 朱砂末0.6g

制作方法 石膏水煎，入朱砂末，调匀备用。

功效主治 清热泻火，宁心安神。主治热证眩晕。

临床用法 每日1剂，分3次服完。

注意事项 朱砂忌火煅。本方内服不可过量，不可持续服用。肝肾功异常者及阴虚内热、脾胃虚寒者慎用。孕妇忌服。

香椿子糊

《常见病验方研究参考资料》

药物组成 香椿子9g 桑叶6g 白糖适量

制作方法 香椿子研细末，桑叶煎水，加白糖共调糊备用。

功效主治 祛风，散寒，止痛。主治眩晕、头痛。

临床用法 每日1剂，开水冲服，分3次服完。

注意事项 现制现用。

癃闭

葱泥※

《常见病验方研究参考资料》

药物组成 葱白（连根）0.5~1.5kg

制作方法 洗净捣泥炒热，分作两份，纱布包备用。

功效主治 通阳散结，化气行水。主治小便不通、少腹胀急。

临床用法 取药1份热熨脐下，冷即交换再熨。

注意事项 现制现用。

龙螺糊※

《常见病验方研究参考资料》

药物组成 活地龙5条 石螺5枚

制作方法 上药共捣烂，调匀为糊备用。

功效主治 清热，通络，利尿。主治小便不利。

临床用法 外贴小腹，胶布固定，每日1~3次。

注意事项 现制现用。

地龙菜根糊※

《常见病验方研究参考资料》

药物组成 活地龙5条 韭菜根20g

制作方法 上药共捣烂，调糊备用。

功效主治 解毒活血，化气行水。主治小便不利。

临床用法 外贴小腹，胶布固定，每日1~3次。

注意事项 现制现用。

苏子糊※

《常见病验方研究参考资料》

药物组成 紫苏子60g

制作方法 上药洗净，捣为糊。

功效主治 降气，润肠，通便。主治小便不利、少腹胀急。

临床用法 每日1剂，开水冲服，分3次服完。

注意事项 药用鲜品。

矾葱糊※

《常见病验方研究参考资料》

药物组成 明矾15g 葱头20g

制作方法　上药共捣烂调糊备用。

功效主治　通阳散结，解毒利水。主治小便不利。

临床用法　外敷脐部，胶布固定，每日1～3次。

注意事项　不可内服。

栀蒜糊※

《常见病验方研究参考资料》

药物组成　山栀7枚　大蒜1枚　食盐适量

制作方法　上药共捣烂，调匀为糊，摊纱布上备用。

功效主治　清热，行气，利水。主治小便不利。

临床用法　外贴脐部，每日1～3次。

注意事项　勿令起泡。皮肤过敏者忌用。

葱螺糊※

《常见病验方研究参考资料》

药物组成　葱白30g　田螺8枚　食盐5g

制作方法　上药共捣如泥，调匀备用。

功效主治　通阳利湿，化气行水。主治癃闭。

临床用法　外填脐中，胶布固定，每日1～3次。

注意事项　现制现用。

葱螺皂荚糊※

《常见病验方研究参考资料》

药物组成　葱白30g　大田螺1枚　皂荚3g

制作方法　上药共捣如泥，调匀备用。

功效主治　通阳，行气，利水。主治癃闭。

临床用法　外敷脐部，胶布固定，每日1～3次。

注意事项　孕妇慎用。

鹅冰糊

《常见病民间传统外治法》

药物组成　鲜鹅不食草30g　冰片1g

制作方法　上药共捣如泥备用。

功效主治　利尿通窍。主治尿闭。

临床用法　外敷脐部，胶布固定，每次6～12小时，每日1～2次。

注意事项　孕妇慎用。

蕉根螺糊※

《常见病验方研究参考资料》

药物组成 芭蕉根30g 田螺10枚

制作方法 上药洗净共捣泥，调匀为糊备用。

功效主治 清热利尿。主治小便不利、少腹胀急。

临床用法 外敷小腹，纱布固定，每日1~3次。

注意事项 同时以芭蕉心榨汁250ml，田螺10枚共水煎，冲白糖服，每日1剂，分3次服完。

二便不通

葱泥※

《常见病验方研究参考资料》

药物组成 葱头2根

制作方法 上药洗净捣泥。

功效主治 通阳散结，化气行水。主治二便不通。

临床用法 大便不通外敷脐部，小便不通外敷阴囊，每日1~3次。

注意事项 现制现用。

痹证

瓜子泥※

《常见病验方研究参考资料》

药物组成 鲜丝瓜子60g

制作方法 上药捣如泥。

功效主治 清热利湿。主治湿热腰痛、小便黄少。

临床用法 外贴命门穴，每日1次。

注意事项 现制现用。

地丁泥※

《常见病验方研究参考资料》

药物组成 鲜紫花地丁200g

制作方法 上药洗净捣泥备用。

功效主治 清热消肿。主治痹证，关节红肿热痛。

临床用法 外敷患处，每日1~3次。

注意事项 现制现用。寒证忌用。

豆渣泥※

《常见病验方研究参考资料》

药物组成　豆腐渣适量

制作方法　炒热备用。

功效主治　消肿止痛。主治下肢肿痛。

临床用法　外敷患处，每日1次。

注意事项　现制现用。

山栀糊※

《常见病验方研究参考资料》

药物组成　山栀末　面粉各等份

制作方法　上药用开水或醋、黄酒、鸡蛋清调糊备用。

功效主治　清热，消肿，止痛。主治痹证，关节酸痛。

临床用法　外敷痛处，每日1～2次。

注意事项　现制现用。本方止痛效果甚好，若敷处现青色，亦无妨，数日即退。

木瓜糊※

《常见病验方研究参考资料》

药物组成　木瓜1枚　酒适量

制作方法　水酒各半，煮令极烂，趁热摊纱布上备用。

功效主治　舒筋活络。主治风湿痹。

临床用法　趁热外贴患处，冷即换，连用3～5日。

注意事项　现制现用。

木芙蓉糊※

《常见病验方研究参考资料》

药物组成　木芙蓉叶　茶汁各适量

制作方法　木芙蓉叶晒干，研细末储存，用时以冷茶汁调糊。

功效主治　凉血解毒，消肿止痛。主治痹证，关节酸痛、红肿。

临床用法　外敷患处，每日1～2次。

注意事项　阴证忌用。

石龙芮药糊※

《全国中草药新医疗法展览会资料选编》

药物组成 石龙芮（毛茛）500g 面粉适量

制作方法 上药全草洗净，切细，捣成糊状加面粉，混匀后分装瓶内，密封，置干燥处备用。

功效主治 活血通络。主治风湿性关节炎、类风湿性关节炎。

临床用法 发泡疗法：1. 将药糊放入直径约 4cm 的酒杯内，平杯口为度，不要压紧。2. 倒扣酒杯外敷患处或穴位或压痛点，如病变在膝关节，敷双膝眼，病在肘关节，敷曲池，病在脊柱，敷痛点；哮喘、肺气肿病人可取膻中穴；风湿性心脏病患者可取步廊穴。3. 外敷后用脱脂棉条在杯口周围密封，再用胶布固定，防止药液外流。4. 敷药约 8～10 小时，病人觉敷处有烧灼感或蚁行感时，即将酒杯取下，局部可见许多小水泡逐渐融合成大水泡，由淡黄色变成深黄色。5. 用消毒镊子撕去深黄色水泡的表皮，可见黄色分泌物外流或见黄色凝固体。6. 放泡后，局部切勿用凡士林处理，只能用无菌敷料覆盖。如果局部有渗出物，可以勤换无菌纱布；无渗出液时，局部可见出血点，此时用四环素软膏或金霉素眼膏轻涂表面，以无菌纱布覆盖，1～2 日后揭开即愈。

注意事项 1. 在发泡和放泡时，要鼓励病人，增强战胜疾病的信心。2. 冬天发泡时，可在局部用热水袋热敷，促使药液被皮肤吸收。3. 放泡时必须无菌操作，以防感染。4. 年老体弱者在放泡时，若因药物刺激出现不适，可饮温糖水缓解。5. 深部脓肿、疖肿、癌症、肺气肿患者在发泡后，表皮不能撕去，但要覆盖消毒纱布。6. 孕妇慎用。

苍乌糊※

《常见病验方研究参考资料》

药物组成 苍术 60g 川乌 草乌各 30g 酒适量

制作方法 上药共研细末，酒调为糊备用。

功效主治 散寒除湿，温经止痛。主治寒湿痹痛。

临床用法 烤热外敷患处，每日 1 次。

注意事项 严禁入口。孕妇忌用。

陈苏姜葱糊※

《常见病验方研究参考资料》

药物组成 葱白 生姜 紫苏 陈皮各60g 烧酒适量

制作方法 上药共捣烂，酒调为糊备用。

功效主治 祛风除湿，活血通络。主治风湿痹证，肢体麻木、酸痛。

临床用法 外敷患处，每日1～2次。

注意事项 现制现用。

韭根糊※

《常见病验方研究参考资料》

药物组成 鲜韭菜根250g 陈醋适量

制作方法 韭菜根洗净捣泥，醋调为糊备用。

功效主治 温中，行气，活血。主治腰背疼痛。

临床用法 外敷患处，每日1次。

注意事项 现制现用。

姜葱辣椒糊※

《常见病验方研究参考资料》

药物组成 生姜120g 大葱150g 干辣椒末30g 烧酒120ml

制作方法 将姜、葱洗净共捣泥，加入辣椒末、烧酒共调匀为糊备用。

功效主治 温经通络，散寒除湿。主治痹证，关节冷痛。

临床用法 外敷患处，至皮肤发赤有烧灼感时除去。

注意事项 皮肤过敏者忌用。此法在同一部位只可用1～2次。

葎草糊

《常见病验方研究参考资料》

药物组成 鲜葎草200g 蜂蜜适量

制作方法 葎草洗净捣泥，蜂蜜调匀为糊备用。

功效主治 清热，利尿，消瘀。主治痹证，关节热痛。

临床用法 外敷患处，纱布包扎，每日1次。

注意事项 现制现用。

芥根泥※

《常见病验方研究参考资料》

药物组成 野芥菜根30g 盐适量

制作方法 上药共捣泥备用。

功效主治 化气，行水，利尿。主治肾炎水肿、小便不利。

临床用法 外敷脐部，每日1次。

注意事项 宜少食盐。

蝼蛄泥※

《常见病验方研究参考资料》

药物组成 活蝼蛄4只

制作方法 石器内捣如泥，摊纱布上备用。

功效主治 利水消肿。主治水肿。

临床用法 外敷脐部，每日1次。

注意事项 现制现用。

牛膝葱头糊

《古今脐疗良方集解》

药物组成 生大葱头 鲜牛膝各15g

制作方法 上药共捣烂备用。

功效主治 利水通淋。主治水肿、小便不利。

临床用法 外敷脐部，胶布固定，每日1次。

注意事项 忌过食生冷之品。

利尿通淋糊

《古今脐疗良方集解》

药物组成 栀子7枚 冰片6g 鲜姜 大葱各3g 鸡蛋1枚

制作方法 栀子研细末，加入冰片、姜、葱共捣烂，入鸡蛋清调糊备用。

功效主治 利水通淋。主治水肿。

临床用法 外敷脐部，纱布包扎固定，每日1次。

注意事项 孕妇忌用。

荠苧糊

《广西药物志》

药物组成 荠苧（荔枝草）50g

制作方法 上药捣烂备用。

功效主治 利尿消肿。主治水肿，腹胀、小便不利等。

临床用法 外敷脐部，纱布包扎固定，每日2次。

注意事项 宜低盐饮食。

甜蓼糊

《古今脐疗良方集解》

药物组成 鲜甜蓼草100g 野芥菜根30g

制作方法 上药共捣烂备用。

功效主治 利水消肿。主治急性肾炎水肿。

临床用法 外敷脐部，每次3~5小时，每日1次，连用1月。

注意事项 忌高盐饮食。

蛞蝓地龙糊※

《常见病验方研究参考资料》

药物组成 蛞蝓7条 生地龙3条

制作方法 蛞蝓焙炭研细末，地龙捣泥，共调匀为糊备用。

功效主治 清热通络，消肿利尿。主治肾炎水肿。

临床用法 每服1剂，白糖水送服，每日1次，连服7日。

注意事项 现制现用。宜低盐饮食。

汗证

龙倍糊

《民间敷灸》

药物组成 煅龙骨 五倍子各60g

制作方法 上药研细末，温开水调糊备用。

功效主治 敛汗止汗。主治多汗症。

临床用法 外敷脐部，纱布、胶布固定，每日1次。

注意事项 忌食辛辣之品。

首乌糊※

《常见病验方研究参考资料》

药物组成 制何首乌30g

制作方法 上药研细末，水调

成糊备用。

功效主治 补益精血。主治阴虚盗汗。

临床用法 外贴脐部，每日1次。

注意事项 忌过食辛燥之品。

敛汗糊

《民间敷灸》

药物组成 五倍子 赤石脂 没石子 煅龙骨 煅牡蛎各100g 朱砂5g

制作方法 上药共研细末和匀。6个月至1岁每次用10g，1~5岁每次15g，5岁以上每次20g，凉开水、食醋各半调糊，备用。

功效主治 敛汗止汗。主治顽固性盗汗，虚汗久治不愈。

临床用法 每晚睡前外敷脐部，纱布绷带固定，晨起揭去。

注意事项 忌辛辣、油腻食物。

血证

大蒜泥※

《常见病验方研究参考资料》

药物组成 大蒜2枚

制作方法 洗净捣泥备用。

功效主治 消肿，解毒，止血。主治吐血、衄血。

临床用法 外敷双足心，4小时1次，连贴2次。

注意事项 忌饮酒。本品外敷有发泡作用，故不可敷过久。皮肤过敏者慎用。

水杨柳根糊※

《常见病验方研究参考资料》

药物组成 水杨柳根60g 米泔水 甜酒各适量

制作方法 水杨柳根捣烂，米泔水、甜酒共调匀备用。

功效主治 清热利水。主治尿血。

临床用法 每日1剂，分3次服完。

注意事项 现制现服。

苋菜糊※

《常见病验方研究参考资料》

药物组成 红苋菜（连根）100g 甜酒50ml

制作方法 苋菜洗净捣烂，与甜酒调匀，炖熟。

功效主治 清热，利湿，通淋。主治血淋。

临床用法 每日1剂，分3次服完。

注意事项 现制现用。

青苔糊※

《常见病验方研究参考资料》

药物组成 青苔90g 白糖30g

制作方法 青苔洗净捣泥，加白糖调匀备用。

功效主治 清热利尿。主治尿血。

临床用法 1次10g，温开水送服，每日3次。

注意事项 现制现用。药用鲜品。

柏叶糊※

《常见病验方研究参考资料》

药物组成 贯众 血余炭各15g 侧柏叶汁50ml

制作方法 贯众、血余炭研细末，入侧柏叶汁中，隔水炖30分钟后取出，搅匀备用。

功效主治 凉血止血。主治吐血，咳血。

临床用法 徐徐饮服，每日1剂。

注意事项 现制现服。

黄地糊※

《常见病验方研究参考资料》

药物组成 鲜生地100g 生大黄4.5g

制作方法 生地洗净捣汁，大黄研细末，入生地汁共搅匀备用。

功效主治 清热泻火，凉血止血。主治热证吐血。

临床用法 1次5~10g，温开水冲服，每日2~3次。

注意事项 中病即止，不必尽剂。孕妇慎用。

藕节糊※

《常见病验方研究参考资料》

药物组成 生藕节100g 米酒50ml

制作方法 藕节洗净捣泥，加酒调匀为糊备用。

功效主治 化瘀止血。主治血淋。

临床用法 每日1剂，分3次服完。

注意事项 现制现用。

单纯性甲状腺肿

灵仙泥※

《常见病验方研究参考资料》

药物组成 鲜威灵仙1株

制作方法 捣泥备用。

功效主治 通经活络。主治甲状腺肿大。

临床用法 外敷患处，纱布固定，每日1~3次。

注意事项 现制现用。

樱核糊※

《常见病验方研究参考资料》

药物组成 樱桃核100g 陈醋适量

制作方法 樱桃核研细末，醋调为糊备用。

功效主治 解毒消肿。主治甲状腺肿大。

临床用法 外敷患处，纱布固定，每日1~3次。

注意事项 同时以海藻9g、海蛤壳36g、昆布15g、海螵蛸15g水煎服，每日1剂，分3次服完，海藻反甘草，不可同服。

甲状腺瘤

痂子草药糊※

《全国中草药新医疗法展览会资料选编》

药物组成 痂子草200g 粥适量

制作方法 上药洗净捣烂，加隔夜粥混匀备用。

功效主治 活血化瘀，消肿散结。主治甲状腺瘤。

临床用法 外敷患处，早晚各1次。

注意事项 病情严重者宜配合放、化疗。

虫证

白果泥※

《常见病验方研究参考资料》

药物组成 生白果适量

制作方法 上药去壳捣泥备用。

功效主治 祛痰杀虫。主治蛲

虫病。

临床用法 便后外敷肛门，纱布覆盖，胶布固定，每日1次。

注意事项 不可内服。

杏仁泥※

《常见病验方研究参考资料》

药物组成 杏仁9g

制作方法 上药捣泥备用。

功效主治 杀虫通便。主治蛲虫病。

临床用法 便后外敷肛门，纱布覆盖，胶布固定，每日1次，连用3日。

注意事项 现制现用。

南瓜子泥※

《常见病验方研究参考资料》

药物组成 南瓜子仁24～48g

制作方法 上药捣泥备用。

功效主治 杀虫。主治绦虫病。

临床用法 1次1剂，白糖水送服，每日1次。服后1～2小时再服泻下剂（如蓖麻油等）。

注意事项 服药前1日勿食油腻食物。

榧子泥※

《常见病验方研究参考资料》

药物组成 榧子240粒

制作方法 上药捣烂如泥备用。

功效主治 杀虫。主治钩虫病。

临床用法 1次15粒，温开水冲服，早晚各1次，连服8日。

注意事项 忌食绿豆。

驱蛔糊

《贵州民间方药集》

药物组成 白杨树皮　独蒜各30g

制作方法 上药共捣如糊备用。

功效主治 驱杀蛔虫，清热解毒。主治虫积腹痛。

临床用法 外敷脐部，每日1次，连用3日。

注意事项 勿令起泡。皮肤过敏者忌用。

使君葱白糊※

《常见病验方研究参考资料》

药物组成 使君子9g 葱白2根

制作方法 上药共捣如泥，药泥卷入纱布内，搓成细条备用。

功效主治 杀虫，消积，解毒。主治蛲虫病。

临床用法 塞肛门内，每日1次。

注意事项 现制现用。

昏厥

中暑糊

《穴位贴药疗法》

药物组成 硫黄 硝石各15g 明矾 滑石各8g 白面50g

制作方法 上药共研细末，入白面，加水调糊备用。

功效主治 清暑解毒。主治中暑昏厥。

临床用法 外涂神阙、天枢、气海、关元穴，干则换。

注意事项 不可内服。避暑热。

中毒

椿子泥※

《常见病验方研究参考资料》

药物组成 椿树子50g

制作方法 上药洗净捣泥备用。

功效主治 解毒。主治红矾、白砒中毒。

临床用法 茶水冲服，每日1剂分2～3次服完。

注意事项 现制现服。本方仅供研究参考，勿轻易用于临床，以免贻误病情。

大蒜雄黄糊※

《常见病验方研究参考资料》

药物组成 大蒜2枚 雄黄0.3g 地浆水200ml

制作方法 大蒜去皮捣泥，入雄黄、地浆水调匀备用。

功效主治 解毒杀虫。主治误吃野蕈中毒引起的周身痛痒发紫。

临床用法 顿服。

注意事项　孕妇忌服。雄黄忌火煅，煅后有剧毒。本方仅供研究参考，勿轻易用于临床，以免贻误病情。

车前蛋清糊※

《常见病验方研究参考资料》

药物组成　鲜车前草 90g　鸡蛋清 2 枚

制作方法　车前草洗净捣汁，与鸡蛋清共调匀备用。

功效主治　清热解毒。主治红矾、白砒中毒。

临床用法　顿服。

注意事项　现制现用。本方仅供研究参考，勿轻易用于临床，以免贻误病情。

豆糊※

《常见病验方研究参考资料》

药物组成　水豆腐　黄豆各适量

制作方法　黄豆研细末，与水豆腐共调为糊备用。

功效主治　解毒。主治藤黄中毒。

临床用法　顿服。

注意事项　现调现用。本方仅供研究参考，勿轻易用于临床，以免贻误病情。

矾膏蛋糊※

《常见病验方研究参考资料》

药物组成　明矾 15g　生石膏 30g　生鸡蛋 7 枚

制作方法　明矾、石膏共研细末，加鸡蛋调匀为糊备用。

功效主治　清热，解毒，催吐。主治红矾、白砒中毒。

临床用法　顿服。

注意事项　现调现服。本方仅供研究参考，勿轻易用于临床，以免贻误病情。服本方后可吐出毒物。

凉粥糊※

《常见病验方研究参考资料》

药物组成　凉粥适量

制作方法　米煮稀粥放冷待用。

功效主治　解毒。主治巴豆中毒。

临床用法　顿服。

注意事项　本方仅供研究参考，勿轻易用于临床，以免贻误病情。

黄柏糊※

《常见病验方研究参考资料》

药物组成 黄柏9g

制作方法 上药研细末，开水调匀备用。

功效主治 清热燥湿，泻火解毒。主治食死牲畜肉中毒。

临床用法 顿服。

注意事项 现调现用。本方仅供研究参考，勿轻易用于临床，以免贻误病情。

绿豆蛋清糊※

《常见病验方研究参考资料》

药物组成 鸡蛋清5枚 绿豆粉120g

制作方法 上药共调匀备用。

功效主治 清热解毒。主治红矾、白砒中毒不久。

临床用法 内服，分2～3次服完。

注意事项 现调现用。本方仅供研究参考，勿轻易用于临床，以免贻误病情。

硼砂鸡蛋糊※

《常见病验方研究参考资料》

药物组成 硼砂9g 鸡蛋清1枚

制作方法 硼砂研细末，鸡蛋清调匀备用。

功效主治 清肺化痰。主治盐卤中毒。

临床用法 顿服。

注意事项 孕妇忌服。本方仅供研究参考，勿轻易用于临床，以免贻误病情。

酵母糊※

《常见病验方研究参考资料》

药物组成 酵母 醋各适量

制作方法 上药共调为稀糊状备用。

功效主治 解毒。主治碱中毒。

临床用法 顿服。

注意事项 现制现用。本方仅供研究参考，勿轻易用于临床，以免贻误病情。

薤白糊※

《常见病验方研究参考资料》

药物组成 薤白 20g 地浆水 300ml

制作方法 薤白洗净捣烂，地浆水调匀备用。

功效主治 通阳散结，行气导滞。主治误食野蕈中毒。

临床用法 频服。

注意事项 现制现用。本方仅供研究参考，勿轻易用于临床，以免贻误病情。

妇产科·带下证

芡实螵蛸糊

《敷脐妙法治百病》

药物组成 芡实 桑螵蛸各 30g 白芷 20g 米醋适量

制作方法 上药共研细末，米醋调糊备用。

功效主治 补肾止带。主治带下量多,色白质清,苔白,脉沉迟等症。

临床用法 外敷脐部，胶布固定，每日 1 次，5 ~7 天为 1 疗程。

注意事项 避风寒及忌生冷油腻食物。

先兆流产

苎麻根糊

《古今脐疗良方集解》

药物组成 白苎麻根内皮 30g

制作方法 上药捣烂如糊备用。

功效主治 清热安胎，凉血止血。主治妇女胎动不安、阴道流血等。

临床用法 外敷脐部，纱布覆盖，胶布固定，每日 1 次。

注意事项 忌食辛燥之品。不可过度劳累。

产后诸疾

参归血竭糊

《敷脐妙法治百病》

药物组成 人参 当归各 9g 血竭 0.5g 黄酒适量

制作方法 前2味药研细末，入黄酒调成糊状，血竭研极细末备用。

功效主治 益气养血，祛瘀止血。主治产后血晕、阴道出血量少、小腹阵痛拒按、唇舌紫黯、脉涩等症。

临床用法 血竭填入脐孔，再用药糊覆盖，纱布、胶布固定，每2～4小时换药1次。

注意事项 孕妇忌用。忌食生冷之品。

萸附螵蛸糊

《敷脐妙法治百病》

药物组成 吴茱萸 附子 桑螵蛸炭 肉桂 茴香各15g 黄酒适量

制作方法 上药共研细末，黄酒调糊备用。

功效主治 温肾助阳，收敛固涩。主治产后小便频数。

临床用法 外敷脐部，纱布覆盖，胶布固定，每日1次，连用3～4次。

注意事项 不可内服。避风寒。

外阴疾患

阴疮泥※

《常见病验方研究参考资料》

药物组成 鲜苦瓜叶适量

制作方法 上药捣烂为泥备用。

功效主治 清热，解毒，利湿。主治外阴肿痛。

临床用法 外敷患处，每日2～3次。

注意事项 注意保持阴部清洁。

鲜苋泥※

《常见病验方研究参考资料》

药物组成 鲜马齿苋120g

制作方法 上药捣烂为泥备用。

功效主治 清热利湿，凉血解毒。主治外阴肿痛。

临床用法 外敷患处，每日2次。

注意事项 治疗期间，注意保持阴部清洁卫生。

黑栀子糊※

《常见病验方研究参考资料》

药物组成 黑栀子15g 鸡蛋清适量

制作方法 上药研细末，鸡蛋清调匀备用。

功效主治 清热利湿，凉血解毒。主治阴痒。

临床用法 外敷患处，每日2~3次。

注意事项 治疗期间禁止性生活。

癥瘕

红芥椒良糊※

《常见病验方研究参考资料》

药物组成 白芥子30g 川椒 红花 高良姜各9g 牛乳适量

制作方法 上药共研细末，牛乳调糊备用。

功效主治 活血化瘀，消痰散结。主治妇女腹部痞块。

临床用法 外敷小腹，2小时内取下，每日3~4次。

注意事项 皮肤有灼热感时即取药。皮肤过敏者及孕妇忌用。勿令起泡。

魏硝糊※

《常见病验方研究参考资料》

药物组成 阿魏末0.6g 朴硝60g

制作方法 上药分别研细末备用。

功效主治 泻下，软坚，散结。主治妇女腹部痞块。

临床用法 先用湿面粉做条圈将患处圈定，将阿魏末撒入圈内，再将朴硝撒在上面，用布覆之。葱白捣烂炒热，乘热布包熨患处，以腹内觉舒适为度。2日1次，以瘥为度。

注意事项 不可内服。孕妇忌用。

儿科·泄泻

蒜泥糊※

《古今脐良疗方集解》

药物组成 大蒜10g

制作方法 上药捣烂如泥糊备用。

功效主治 解毒治痢。主治小儿痢疾腹痛。

临床用法 外敷脐部，纱布、胶布固定，每日 1 次，每次 30 ~ 60 分钟。

注意事项 忌油腻、辛辣食物。皮肤过敏者禁用。勿令起泡。

百日咳

金钱蛋花糊※

《常见病验方研究参考资料》

药物组成 金钱草 50g 鸡蛋 3 枚 蜂蜜 180g

制作方法 鸡蛋与蜂蜜共调匀，金钱草煎水冲入其内，不停搅动，成蛋花即可。

功效主治 清热，润肺，止咳，主治百日咳。

临床用法 每日 1 剂，分 3 次服完。

注意事项 现制现用。服药时忌食生葱。

外科·疮痈

半边莲泥※

《常见病验方研究参考资料》

药物组成 半边莲（全株）50g

制作方法 上药捣烂为泥备用。

功效主治 清热解毒，利水消肿。主治对口疮，发背未溃者。

临床用法 外敷患处，每日 2 次。

注意事项 忌食辛燥之品。

腥草泥※

《常见病验方研究参考资料》

药物组成 鱼腥草 50g 菜叶 1 片

制作方法 上药用菜叶包好，放火内烧熟，捣烂备用。

功效主治 清热，解毒，消痈。主治各种痈疽疔疖及无名肿毒。

临床用法 外敷患处，每日 1 ~ 3次。

注意事项 药泥热敷为佳。

鲜江南叶泥※

《中医验方秘方集》

药物组成 鲜望江南叶 50g

制作方法 上药捣烂为泥备用。

功效主治 清热解毒，消肿定痛。主治各种痈疽疔疖、无名肿毒。

临床用法 外敷患处，每日 1～2次。

注意事项 忌食辛燥之品。

地丁草药糊※

《全国中草药新医疗法展览会资料选编》

药物组成 地丁草（犁头草）150g

制作方法 上药捣烂如泥备用。

功效主治 解毒清热。主治疮痈初起，红肿热痛者。

临床用法 外敷患处，干即换。

注意事项 忌食辛燥之品。

有头疽

朱蚓泥※

《常见病验方研究参考资料》

药物组成 朱砂 6g 蚯蚓 5 条

制作方法 蚯蚓捣烂，入朱砂调匀备用。

功效主治 清热解毒，利水通络。主治对口疮。

临床用法 外敷患处，每日 1 次。

注意事项 不可内服。朱砂禁火煅。

金樱泥※

《常见病验方研究参考资料》

药物组成 金樱子叶 15g

制作方法 上药捣烂为泥备用。

功效主治 收湿敛疮。主治对口疮溃破，经久不愈。

临床用法 外敷患处。每日 2 次。

注意事项 初期忌用。

桃叶泥※

《常见病验方研究参考资料》

药物组成 桃树嫩叶150g

制作方法 上药捣烂为泥备用。

功效主治 活血祛瘀，消痈排脓。主治对口疮脓成未溃者。

临床用法 外敷患处，每日1～2次。

注意事项 忌烟酒及辛辣之品。

鲜苋蜣螂泥※

《常见病验方研究参考资料》

药物组成 鲜马齿苋50g 蜣螂3只

制作方法 蜣螂焙干研细末，入马齿苋捣烂成泥备用。

功效主治 清热解毒，散血消肿。主治对口疮。

临床用法 外涂患处，每日1～2次。

注意事项 忌食辛辣之品。

鲜葡萄根泥※

《常见病验方研究参考资料》

药物组成 鲜绿葡萄根90g

制作方法 上药去粗皮捣烂为泥备用。

功效主治 清热解毒，消肿止痛。主治对口疮肿痛者。

临床用法 外敷患处，每日3次。

注意事项 忌烟酒及辛辣之物。

疔疮

马齿苋泥※

《常见病验方研究参考资料》

药物组成 马齿苋30g

制作方法 上药捣烂为泥备用。

功效主治 清热解毒，消痈散结。主治疔疮痈疖。

临床用法 外敷疮周，中留小孔，每日1～3次。

注意事项 疮顶禁敷。

马鞭草根泥※

《常见病验方研究参考资料》

药物组成 马鞭草根50g 醋适量

制作方法　上药捣烂为泥备用。

功效主治　清热解毒，消肿定痛。主治手掌疮，红肿疼痛明显者。

临床用法　外敷患处，每日3～5次。

注意事项　忌食辛燥之品。

毛藤泥※

《常见病验方研究参考资料》

药物组成　白毛藤30g

制作方法　上药捣烂为泥备用。

功效主治　清热，解毒，消肿。主治疔疮。

临床用法　外敷患处，每日2～4次。

注意事项　忌食辛燥之品。

乌梅泥※

《常见病验方研究参考资料》

药物组成　乌梅肉100g

制作方法　上药捣烂为泥备用。

功效主治　消肿，敛疮，平胬。主治蛇头疔，肿胀疼痛。

临床用法　外敷患处，每日2～3次。

注意事项　患部忌挤压。

公英泥※

《常见病验方研究参考资料》

药物组成　鲜蒲公英30g

制作方法　上药捣烂为泥备用。

功效主治　清热解毒，消痈散结。主治疔疮痈疖。

临床用法　外敷患处，每日2～4次。

注意事项　忌过食辛燥之品。

石莲花泥※

《常见病验方研究参考资料》

药物组成　石莲花全草120g

制作方法　上药洗净捣泥备用。

功效主治　清热解毒，利湿，止血。主治疔疮。

临床用法　外敷患处，每日2次。

注意事项　忌食辛燥之品。

灯笼泥※

《中医验方秘方》

药物组成　灯笼草15g

制作方法　上药捣烂为泥备

用。

功效主治　清热解毒，消肿止痛。主治疔疮，红肿热痛。

临床用法　外敷患处，每日1次。

注意事项　忌食辛燥之品。

芭蕉根泥

《常见病验方研究参考资料》

药物组成　鲜芭蕉根240g

制作方法　上药捣烂为泥备用。

功效主治　清热解毒。主治疔疮痈疖。

临床用法　外敷患处，每日1~2次。

注意事项　忌食辛辣之品。

草灰地丁泥※

《常见病验方研究参考资料》

药物组成　陈稻草灰5g　鲜地丁30g

制作方法　上药共捣为泥备用。

功效主治　清热解毒，除湿敛疮。主治疔疮痈疖。

临床用法　外敷患处，每日1~2次。

注意事项　忌食辛燥之品。

消丝泥※

《常见病验方研究参考资料》

药物组成　白菊花叶30g　食盐适量

制作方法　上药同捣烂为泥备用。

功效主治　清热解毒，缓急止痛。主治红丝疔及痈疖。

临床用法　外敷患处，每日3~4次。

注意事项　忌食辛燥之品。

浮萍泥※

《常见病验方研究参考资料》

药物组成　紫背浮萍30g　桐油20ml

制作方法　浮萍研细末，共调匀备用。

功效主治　祛风止痛，解毒消肿。主治疔疮。

临床用法　外敷患处，每日1~3次。

注意事项　中晚期慎用。

菊花泥※

《常见病验方研究参考资料》

药物组成　鲜野菊花30g

制作方法 上药捣烂为泥备用。

功效主治 清热解毒。主治疔疮痈疖初起，红肿疼痛。

临床用法 外敷患处，每日3～4次。

注意事项 忌食辛燥之品。

半边莲糊※

《常见病验方研究参考资料》

药物组成 半边莲根50g 酒糟适量

制作方法 上药捣匀备用。

功效主治 清热解毒，消肿止痛。主治蛇头疔红肿热痛。

临床用法 外敷患处，每日2～4次。

注意事项 阴证忌用。

桑螵糊※

《常见病验方研究参考资料》

药物组成 桑螵蛸10只 茶油适量

制作方法 上药焙焦研细末，茶油调匀备用。

功效主治 收湿敛疮。主治阴证疔疮。

临床用法 外搽患处，每日1～2次。

注意事项 阳证慎用。

雄芷油糊※

《常见病验方研究参考资料》

药物组成 雄黄6g 白芷3g 茶油适量

制作方法 上药共研细末，茶油调匀备用。

功效主治 解毒，消肿，排脓。主治指头疔脓成久不溃。

临床用法 外敷患处，每日1～2次。

注意事项 不可内服。雄黄忌火煅。

蜈蚣芷草糊※

《常见病验方研究参考资料》

药物组成 蜈蚣1条 白芷 甘草各3g 茶油适量

制作方法 上药共研细末，茶油调匀备用。

功效主治 解毒散结，祛风止痛。主治指头疔肿痛。

临床用法 外敷患处，每日1～2次。

注意事项 如敷后疼痛加重，应立即停用，改用清热解毒药外敷内服。

蜈蚣猪胆糊※

《常见病验方研究参考资料》

药物组成 蜈蚣1条 猪胆1枚

制作方法 蜈蚣研细末，胆汁调匀备用。

功效主治 清热解毒，散肿止痛。主治蛇头疔。

临床用法 外涂患处，每日1～2次。

注意事项 忌食辛燥之品。

淋巴结核

毛茛泥※

《常见病验方研究参考资料》

药物组成 鲜毛茛5g

制作方法 上药捣烂为泥备用。

功效主治 解毒，燥湿，消肿。主治瘰疬。

临床用法 外贴列缺穴，起泡后用消毒针挑破。

注意事项 不可用之过久。严禁内服。孕妇忌用。

百合泥※

《常见病验方研究参考资料》

药物组成 野百合适量

制作方法 上药捣烂为泥备用。

功效主治 养阴，清热，解毒。主治瘰疬已溃破。

临床用法 外敷患处，2日1次。

注意事项 用药期间忌食辛燥之品。

蕉根泥※

《常见病验方研究参考资料》

药物组成 鲜芭蕉根50g

制作方法 上药捣烂为泥备用。

功效主治 清热解毒，消肿散结。主治瘰疬肿痛。

临床用法 外敷患处，每日2～3次。

注意事项 忌食辛辣之品。

破伤风

杏银雄黄泥※

《常见病验方研究参考资料》

药物组成　生杏仁7枚　银朱　雄黄各0.09g

制作方法　上药共捣烂备用。

功效主治　解毒杀虫，止咳平喘。主治破伤风兼外感咳喘者。

临床用法　外敷伤处，每日1换。

注意事项　严禁入口。

蛴螬泥※

《常见病验方研究参考资料》

药物组成　蛴螬（老母虫）适量

制作方法　上药捣泥备用。

功效主治　息风止痉，解毒散结。主治破伤风。

临床用法　外敷伤处，干后再换1～2次。

注意事项　不可内服。

雄黄大蒜糊※

《常见病验方研究参考资料》

药物组成　雄黄末10g　生大蒜30g

制作方法　大蒜捣泥，入雄黄末调匀备用。

功效主治　解毒杀虫。主治破伤风。

临床用法　外敷伤处，每日1次。

注意事项　敷药前注意清除伤口污物。雄黄禁火煅。皮肤过敏者忌用。勿令起泡。

僵蝉葱白糊※

《常见病验方研究参考资料》

药物组成　僵蚕　蝉蜕各9g　葱白6g

制作方法　前2味药研细末，入葱白共捣为泥备用。

功效主治　息风止痉，散寒通阳。主治破伤风。

临床用法　外敷伤处，每日1次。

注意事项　注意局部保暖。

天疱疮

豆芽泥※

《常见病验方研究参考资料》

药物组成 鲜蚕豆芽50g

制作方法 上药捣烂如泥备用。

功效主治 清热解毒，收湿敛疮。主治天疱疮。

临床用法 外敷患处，每日3～4次。

注意事项 患部忌水冲洗。

乳痈

石蒜泥※

《常见病验方研究参考资料》

药物组成 石蒜20g

制作方法 上药捣烂为泥备用。

功效主治 消肿，解毒，杀虫。主治乳痈初起。

临床用法 外敷患处，每日2次。

注意事项 本品外敷可引起皮肤发红、灼热、起泡，故不可敷过久。

仙花头泥※

《常见病验方研究参考资料》

药物组成 水仙花头30g

制作方法 上药捣烂为泥备用。

功效主治 清热解毒，消肿止痛。主治乳痈初起，红肿疼痛。

临床用法 外敷患处，每日2次。

注意事项 忌食烟酒及辛辣之品。

仙人白矾泥※

《常见病验方研究参考资料》

药物组成 白矾9g 仙人掌30g

制作方法 白矾研细末，同仙人掌共捣为泥备用。

功效主治 解毒燥湿，消痈敛疮。主治乳痈初起毒邪较甚，或溃后不愈。

临床用法 外敷患处，每日2次。

注意事项 忌食辛辣之品。

半枝莲泥※

《常见病验方研究参考资料》

药物组成 鲜半枝莲30g

制作方法 上药捣烂为泥备用。

功效主治 清热解毒，化瘀消肿。主治乳痈初起。

临床用法 外敷患处，每日2次。

注意事项 忌食辛辣之品。

地丁栓塞泥※

《中医验方集》

药物组成 鲜紫花地丁草30g

制作方法 摘取紫花地丁叶洗净待用。将其梗、茎与根捣烂为泥备用。

功效主治 清热解毒，消痈排脓。主治乳痈。

临床用法 取叶塞鼻，左乳塞右鼻，右乳塞左鼻。取其根、茎、梗之药泥敷患处，每日1次。

注意事项 忌食辛辣之品。

芙蓉皮泥※

《常见病验方研究参考资料》

药物组成 芙蓉花树根皮30g

制作方法 上药去粗皮，捣烂为泥备用。

功效主治 解毒凉血，消肿止痛。主治乳痈。

临床用法 外敷患处，每日2次。

注意事项 忌食辛辣之品。

苦参酒糟泥※

《常见病验方研究参考资料》

药物组成 苦参2g 酒糟适量

制作方法 上药共捣为泥备用。

功效主治 清热，解毒，散结。主治乳痈初起。

临床用法 外敷患处，每日2次。

注意事项 忌食辛辣之品。畅情志，忌郁怒。

油菜泥※

《常见病验方研究参考资料》

药物组成 鲜油菜100g

制作方法 上药捣烂如泥备用。

功效主治 清热解毒，消痈止痛。主治乳痈初起。

临床用法 外敷患处，每日3

次。

注意事项　忌食辛燥之品。

草决明泥※

《常见病验方研究参考资料》

药物组成　草决明叶 50g　盐适量

制作方法　上药捣烂，生盐调匀备用。

功效主治　清肝明目，除湿止痒。主治乳痈痒痛。

临床用法　外敷患处，每日 3 次。

注意事项　忌食辛辣之品。

草乌大枫泥※

《中医验方汇编》

药物组成　草乌 9g　大枫子 15g

制作方法　上药共捣烂备用。

功效主治　祛风燥湿，消肿止痛。主治乳房结块及乳痈。

临床用法　外敷患处，每日 1 次。

注意事项　严禁内服。孕妇及阳证忌用。

海金沙叶泥※

《常见病验方研究参考资料》

药物组成　海金沙叶 50g

制作方法　上药捣烂为泥备用。

功效主治　清热解毒，软坚散结。主治乳痈，肿块坚硬如鸡子大。

临床用法　外敷患处，每日 2～3次。

注意事项　畅情志，忌忧郁。

菜叶泥※

《常见病验方研究参考资料》

药物组成　鲜青菜叶（或白菜叶）适量

制作方法　上药洗净，捣烂备用。

功效主治　清热解毒。主治乳痈初起。

临床用法　外敷患处，每日 3 次。

注意事项　忌食辛辣之品。

黄麻叶泥※

《常见病验方研究参考资料》

药物组成 黄麻叶30g

制作方法 上药捣烂如泥备用。

功效主治 解毒，生肌，祛湿。主治乳痈，破溃腐烂。

临床用法 外敷破溃周围，每日2次。

注意事项 不可将药泥直接敷在溃口，以防感染加重。

黄花雄黄泥※

《常见病验方研究参考资料》

药物组成 鲜黄花草30g 雄黄15g

制作方法 上药共捣为泥备用。

功效主治 消肿解毒，祛腐生肌。主治乳痈溃破，日久不愈。

临床用法 外敷患处，每日1次。

注意事项 本方不可内服。在使用外敷药的同时，可内服汤剂：蒲公英60g 夏枯草15g，每日1剂。

野菊花泥※

《常见病验方研究参考资料》

药物组成 鲜野菊花30g

制作方法 上药捣烂为泥备用。

功效主治 清热解毒。主治乳痈。

临床用法 外敷患处，每日3次。

注意事项 忌食辛辣之品。

银花公英泥※

《常见病验方研究参考资料》

药物组成 鲜蒲公英60g 金银花30g

制作方法 上药共捣为泥备用。

功效主治 清热解毒，消痈散结。主治乳痈初起。

临床用法 外敷患处，每日2次。

注意事项 忌食辛燥之品。

鲜夏枯草泥※

《常见病验方研究参考资料》

药物组成 鲜夏枯草90g

制作方法 上药捣烂为泥备用。

功效主治 清热解毒，软坚散结。主治乳痈初起。

临床用法 外敷患处，每日3次。

注意事项 忌食辛燥之品。

覆盆子泥※

《常见病验方研究参考资料》

药物组成 覆盆子叶60g

制作方法 上药捣烂为泥备用。

功效主治 收湿敛疮。主治乳痈，溃破难愈。

临床用法 外敷患处，每日2次。

注意事项 湿热者慎用。

生虾仁糊※

《中医验方秘方集锦》

药物组成 生虾仁50g 醋适量

制作方法 生虾仁捣烂，和醋炖熟备用。

功效主治 清热解毒，祛腐生肌。主治乳痈溃烂，日久不愈。

临床用法 外敷疮周，每日2～3次。

注意事项 外敷时，注意将疮口留出排脓。

白芷乳汁糊※

《常见病验方研究参考资料》

药物组成 白芷9g 乳汁适量

制作方法 上药研细末，乳汁调匀备用。

功效主治 清热解毒，消肿排脓。主治妇女乳头破裂疼痛。

临床用法 外敷患处，每日2～3次。

注意事项 忌食辛辣之品。

瓜片荸荠糊※

《常见病验方研究参考资料》

药物组成 南瓜适量 冰片0.6g 鲜荸荠50g

制作方法 南瓜瓦上炙灰研细末，入冰片，用荸荠捣汁调匀备用。

功效主治　清热解毒，消肿散结。主治乳头破裂。

临床用法　外敷患处，每日1次。

注意事项　忌食辛辣之品。孕妇慎用。

老茄子糊※

《常见病验方研究参考资料》

药物组成　秋后老茄子1枚

制作方法　上药烧炭存性，研细末，开水调糊备用。

功效主治　清热解毒，除湿敛疮。主治妇女乳头破裂疼痛。

临床用法　外敷患处，每日1次。

注意事项　忌食辛辣之品。

全瓜蒌糊※

《常见病验方研究参考资料》

药物组成　全瓜蒌90g

制作方法　上药研细末，温开水调糊备用。

功效主治　化痰散结，通络消痈。主治乳痈，乳汁不畅。

临床用法　外敷患处，每日2次。

注意事项　乳痈较大者宜决以刀针。

牡蛎醋糊※

《常见病验方研究参考资料》

药物组成　牡蛎30g　白醋适量

制作方法　上药研细末，白醋调匀备用。

功效主治　软坚散结，收敛固涩。主治乳头咬伤、乳疮。

临床用法　外搽患处，每日2～3次。

注意事项　用药期间应减少哺乳次数。

贯众糊※

《常见病验方研究参考资料》

药物组成　贯众30g　酒适量

制作方法　上药研细末，酒调糊备用。

功效主治　清热解毒，凉血止痛。主治乳痈红肿、已溃或未溃。

临床用法　未溃者遍涂肿处，已溃者只涂疮口周围，每日2～3次。

注意事项　忌将药糊敷溃烂处。

姑麦糊※

《常见病验方研究参考资料》

药物组成 山慈姑 3g 大麦芽 9g

制作方法 上药共研细末，茶水调匀备用。

功效主治 清热解毒，消痈散结。主治乳痈。

临床用法 外敷患处，每日 3 次。

注意事项 忌食辛辣之品。

香附糊※

《常见病验方研究参考资料》

药物组成 香附粉 9g 酒适量

制作方法 热酒调上药成糊备用。

功效主治 舒肝解郁，行气定痛。主治乳痈疼痛。

临床用法 外敷患处，每日 2 次。

注意事项 酒的度数不宜太高，以 40~50 度为宜。

椒叶糊※

《常见病验方研究参考资料》

药物组成 花椒叶 100g

制作方法 上药晒干研细末，浓茶水调糊备用。

功效主治 散寒止痛。主治乳痈疼痛。

临床用法 外涂患处，每日 2 次。

注意事项 乳痈溃破者慎用。

樟黛冰片糊※

《常见病验方研究参考资料》

药物组成 青黛 樟脑各 15g 冰片 0.6g 醋适量

制作方法 上药共研细末，醋调糊备用。

功效主治 清热解毒，通络止痛。主治乳痈。

临床用法 外敷患处，每日 2 次。

注意事项 不可内服。孕妇慎用。

芙叶盐泥※

《常见病验方研究参考资料》

药物组成　鲜芙蓉叶15g　食盐适量

制作方法　上药共捣为泥备用。

功效主治　清热解毒，消肿定痛。主治虫蛇咬伤。

临床用法　外敷患处，每日2次。

注意事项　用药前应严格消毒伤处。

杨树叶泥※

《常见病验方研究参考资料》

药物组成　杨树叶适量

制作方法　上药捣烂，开水调泥备用。

功效主治　解毒，消肿，止痛。主治狼咬伤。

临床用法　外敷患处，每日2～3次。

注意事项　用药前应彻底消毒伤处。

苎叶泥※

《常见病验方研究参考资料》

药物组成　野苎叶50g　红糖适量

制作方法　上药捣烂为泥，调红糖备用。

功效主治　清热解毒，消肿止痛。主治毒蛇咬伤。

临床用法　外敷患处，每日2～3次。

注意事项　彻底消毒伤口，防止蛇毒内攻。

茄叶泥※

《常见病验方研究参考资料》

药物组成　茄子叶50g

制作方法　上药捣烂为泥备用。

功效主治　清热解毒，消肿定痛。主治毒蛇咬伤。

临床用法　外敷患处，每日2～3次。

注意事项　用药前应严格消毒伤处。

青蒿泥※

《常见病验方研究参考资料》

药物组成 鲜青蒿50g

制作方法 上药捣烂为泥备用。

功效主治 清热止痛。主治黄蜂蜇伤。

临床用法 外敷患处，每日2～3次。

注意事项 伤处忌艾灸。

齿苋解毒泥※

《常见病验方研究参考资料》

药物组成 鲜马齿苋50g 食盐适量

制作方法 上药共捣为泥备用。

功效主治 清热解毒，消肿定痛。主治毒蛇咬伤。

临床用法 外敷患处，每日2～3次。

注意事项 彻底消毒伤处，防止蛇毒内攻。

金樱子叶泥※

《常见病验方研究参考资料》

药物组成 金樱子叶100g

制作方法 上药捣烂为泥备用。

功效主治 敛湿，解毒，生肌。主治蜈蚣咬伤。

临床用法 外敷患处，每日2～3次。

注意事项 伤处忌艾灸。

柏树叶泥※

《常见病验方研究参考资料》

药物组成 野柏树叶50g

制作方法 上药捣烂为泥备用。

功效主治 清热解毒，消肿止痛。主治毒蛇咬伤。

临床用法 外敷患处，每日3～4次。

注意事项 彻底消毒伤口，防止蛇毒内攻。

韭菜泥※

《常见病验方研究参考资料》

药物组成 鲜韭菜30g

制作方法 上药捣烂为泥备用。

功效主治 清热，解毒，消肿。主治蜂螫伤。

临床用法 外敷患处，每日2～3次。

注意事项 伤处忌艾灸。

扁豆叶泥※

《常见病验方研究参考资料》

药物组成 鲜白扁豆叶50g

制作方法 上药捣烂为泥备用。

功效主治 清热解毒，除湿消肿。主治蜂螫伤或蜈蚣、蜘蛛等咬伤。

临床用法 外敷患处，每日2次。

注意事项 伤处忌艾灸。

桃叶泥※

《常见病验方研究参考资料》

药物组成 鲜桃叶25g

制作方法 上药捣烂为泥备用。

功效主治 解毒，消肿，止痛。主治蜘蛛咬伤。

临床用法 外敷患处，每日2~3次。

注意事项 伤处忌艾灸。

臭虫泥※

《常见病验方研究参考资料》

药物组成 臭虫7只

制作方法 上药捣烂为泥备用。

功效主治 解毒，消肿，定痛。主治毒蛇咬伤。

临床用法 外敷患处，每日1次。

注意事项 不可内服。

蛇伤泥※

《常见病验方研究参考资料》

药物组成 鲜蚤休50g

制作方法 上药捣烂为泥。若无鲜蚤休可将干蚤休研细末，醋调匀备用。

功效主治 清热解毒，消肿止痛。主治蛇咬伤。

临床用法 外敷患处，每日2~3次。

注意事项 忌艾灸处。

野菊花叶泥※

《常见病验方研究参考资料》

药物组成 野菊花叶50g

制作方法 上药捣烂为泥备用。

功效主治 清热，解毒，散肿。主治毒蛇咬伤，红肿麻痛。

临床用法 外敷患处，每日2~3次。

注意事项　伤处忌艾灸。

葎草泥※

《常见病验方研究参考资料》

药物组成　葎草（全株）100g　食盐适量

制作方法　葎草洗净，加食盐同捣烂备用。

功效主治　清热解毒，散肿止痛。主治蛇咬伤。

临床用法　外敷患处，每日2～3次。

注意事项　先用温水或高锰酸钾溶液洗净伤口，再敷药泥。

葫芦叶泥※

《常见病验方研究参考资料》

药物组成　葫芦叶100g

制作方法　上药捣烂为泥备用。

功效主治　清热解毒，消肿定痛。主治蜂螫伤。

临床用法　外敷患处，每日2～3次。

注意事项　伤处忌艾灸。

蒜头泥※

《常见病验方研究参考资料》

药物组成　大蒜头1枚　醋适量

制作方法　上药捣烂为泥，醋调匀备用。

功效主治　解毒杀虫。主治蜈蚣及蜂、蝎螫咬伤。

临床用法　外敷患处，每日2～3次。

注意事项　不可久敷。皮肤过敏者忌用。

解毒泥※

《常见病验方研究参考资料》

药物组成　鲜凤尾草100g

制作方法　上药捣烂为泥备用。

功效主治　清热，解毒，止血。主治毒蛇咬伤，疼痛出血。

临床用法　外敷患处，每日2～3次。

注意事项　彻底消毒患处，以防蛇毒内攻。

酱草泥※

《常见病验方研究参考资料》

药物组成 鲜败酱草240g

制作方法 上药捣烂为泥备用。

功效主治 清热解毒，祛瘀止痛。主治蛇咬伤。

临床用法 外敷患处，每日2～3次。

注意事项 伤处忌艾灸。

鲜竹叶泥※

《常见病验方研究参考资料》

药物组成 鲜竹叶20g

制作方法 上药捣烂为泥备用。

功效主治 清热，利湿，止血。主治蚂蟥叮伤，流血不止。

临床用法 外敷患处，每日2～3次。

注意事项 伤处忌艾灸。

鲜夏枯草泥※

《常见病验方研究参考资料》

药物组成 鲜夏枯草20g

制作方法 上药捣烂为泥备用。

功效主治 清热解毒，消肿散结。主治蜂螫伤。

临床用法 外敷患处，每日2～3次。

注意事项 现制现用。

辣叶泥※

《常见病验方研究参考资料》

药物组成 辣椒叶50g

制作方法 上药捣泥备用。

功效主治 温中散寒，行气止痛。主治蛇咬伤。

临床用法 外敷患处，每日2～3次。

注意事项 伤处忌艾灸。

辣蓼草泥※

《常见病验方研究参考资料》

药物组成 鲜辣蓼草100g

制作方法 上药捣烂为泥备用。

功效主治 清热，解毒，消肿。主治蜈蚣咬伤。

临床用法 外敷患处，每日2～3次。

注意事项 伤处忌艾灸。

薯叶泥※

《常见病验方研究参考资料》

药物组成 番薯叶适量

制作方法 上药捣烂为泥备用。

功效主治 清热解毒，消肿散结。主治鼠咬伤。

临床用法 外敷患处，每日2~3次。

注意事项 用药前彻底消毒伤处。

皮肤科·癣

水芥泥※

《民间验方》

药物组成 水芥菜50g

制作方法 上药捣烂为泥备用。

功效主治 清热，利湿，解毒。主治癣。

临床用法 外敷患处，每日2~4次。

注意事项 患部忌搔抓。

桑椹泥※

《常见病验方研究参考资料》

药物组成 鲜桑椹60g

制作方法 上药捣烂为泥备用。

功效主治 滋阴养血，润肤止痒。主治头癣瘙痒。

临床用法 外涂患处，每日3~4次。

注意事项 患部忌搔抓，以防感染。

槐叶泥※

《常见病验方研究参考资料》

药物组成 槐树叶100g 盐适量

制作方法 上药共捣为泥备用。

功效主治 清热凉血，除湿止痒。主治皮肤体癣瘙痒。

临床用法 外涂患处，每日3~5次。

注意事项 忌食腥味发物。

蒜头泥※

《常见病验方研究参考资料》

药物组成 大蒜头2枚 糯米

饭适量

制作方法 上药捣烂为泥备用。

功效主治 燥湿杀虫，解毒止痒。主治手脚癣、灰指甲。

临床用法 外涂患处，每日3~4次。

注意事项 保持局部干燥。皮肤过敏者忌用。

乌梅麻油糊※

《常见病验方研究参考资料》

药物组成 乌梅50g 香油适量

制作方法 上药烧存性，研细末，香油调匀备用。

功效主治 敛湿止痒。主治头癣瘙痒。

临床用法 外涂患处，每日2~3次。

注意事项 忌食肥甘厚味之品。

白及醋糊※

《常见病验方研究参考资料》

药物组成 白及30g 醋适量

制作方法 上药研细末，醋调匀备用。

功效主治 收湿敛疮，消肿生肌。主治顽癣久溃不愈。

临床用法 外敷患处，每日2~3次。

注意事项 患部忌搔抓。

苦楝石灰糊※

《常见病验方研究参考资料》

药物组成 苦楝子粉 石灰各10g 菜油适量

制作方法 上药研细末，菜油调匀备用。

功效主治 杀虫解毒。主治头癣。

临床用法 外敷患处，每日1次。

注意事项 治疗前，宜将患者头发剃去，每次涂药前要彻底洗头。

桃叶药糊※

《全国中草药新医疗法展览会资料选编》

药物组成 鲜桃树嫩叶200g

制作方法 上药捣烂备用。

功效主治 杀虫解毒。主治手、脚癣。

临床用法 外敷患处，每晚1次，连用2~3次。

注意事项 忌食辛辣、油腻之

品。

破布艾药糊※

《全国中草药新医疗法展览会资料选编》

药物组成 破布艾100g

制作方法 上药洗净，捣烂备用。

功效主治 解毒清热。主治牛皮癣。

临床用法 外搽患处，每日1~3次。

注意事项 对脓疱型、厚痂型，均可用上药煎水洗患处，待好转后改用鲜叶搽或洗搽结合。厚痂型者，当痂皮软化剥去后，用鲜叶搽之，如见血露点，仍可继续搽。牛皮癣消失后仍坚持搽一段时间，以巩固疗效。

醋杏糊※

《常见病验方研究参考资料》

药物组成 杏仁15g捣烂 醋适量

制作方法 上药调匀，加热备用。

功效主治 杀虫止痒。主治癣痒。

临床用法 热水洗净患处，再外涂药糊，每日1次。

注意事项 用药期及用药后半月内不可饮酒。

丹毒

苏叶泥※

《常见病验方研究参考资料》

药物组成 苏叶50g

制作方法 苏叶捣烂为泥备用。

功效主治 解毒，消肿，止痛。主治丹毒肿痛。

临床用法 外敷患处，每日2~3次。

注意事项 忌食辛辣之品。

板蓝泥※

《常见病验方研究参考资料》

药物组成 板蓝根50g

制作方法 上药捣烂如泥备用。

功效主治 清热解毒，凉血散结。主治丹毒。

临床用法 外敷患处，每日2~3次。

注意事项　忌用针法、灸法。

柏叶泥※

《常见病验方研究参考资料》

药物组成　柏叶50g　鸡蛋清适量

制作方法　柏叶捣如泥，鸡蛋清调匀备用。

功效主治　凉血解毒。主治丹毒。

临床用法　外敷患处，每日2～3次。

注意事项　忌食辛燥之品。

漆疮

韭叶泥※

《常见病验方研究参考资料》

药物组成　韭叶50g

制作方法　上药捣烂如泥备用。

功效主治　杀虫，消肿，止痒。主治漆疮肿痛。

临床用法　外敷患处，每日2～3次。

注意事项　避生漆。

荨麻疹

狗仔花叶糊※

《全国中草药新医疗法展览会资料选编》

药物组成　狗仔花叶200g

制作方法　上药捣烂，加适量水备用。

功效主治　清热解毒。主治荨麻疹。

临床用法　外搽患处，每日3～4次。

注意事项　忌食辛辣、油腻食物。

神经性皮炎

细辛药糊※

《全国中草药新医疗法展览会资料选编》

药物组成　苕叶细辛200g

制作方法　上药洗净捣烂备

用。

功效主治 解毒透邪。主治神经性皮炎。

临床用法 外涂患处，每日2次。

注意事项 忌辛辣、油煎食物。

硬皮病

硬皮病药糊※

《全国中草药新医疗法展览会资料选编》

药物组成 葫芦茶（田刀柄）拔脓膏（雾水葛）各150g 食盐适量

制作方法 上药鲜叶与食盐捣烂备用。

功效主治 活血解毒。主治硬皮病。

临床用法 外敷患处，并配合上药煎水洗搽，每日1～3次。

注意事项 忌食辛辣之品及烟酒。

鸡眼

半夏白盐糊※

《常见病验方研究参考资料》

药物组成 半夏15g 盐适量

制作方法 上药捣烂备用。

功效主治 软坚，散结，定痛。主治脚底硬茧疼痛。

临床用法 外贴患处，每日2～3次。

注意事项 忌长途步行。

独活盐泥※

《常见病验方研究参考资料》

药物组成 独活50g 食盐适量

制作方法 上药共捣为泥备用。

功效主治 除湿，通络，止痛。主治脚底硬茧疼痛。

临床用法 外敷患处，每日2～3次。

注意事项 忌长途步行。

二皮药糊※

《全国中草药新医疗法展览会资料选编》

药物组成 五加皮 地骨皮各30g 小鸡1只

制作方法 前2味药共研细末，与鸡肉捣烂混匀备用。

功效主治 通络生筋。主治骨折。

临床用法 骨折整复后，外敷药糊，小夹板固定，1周后去药。

注意事项 忌食生冷之品。

三皮药糊※

《全国中草药新医疗法展览会资料选编》

药物组成 桑白皮 柘桑皮（柘树皮）内皮 姜皮各120g 麻油120ml

制作方法 诸药捣烂至不见姜皮，入麻油捣如泥状，药糊摊布上备用。

功效主治 利水消肿。主治骨折。

临床用法 骨折复位后，外敷药糊，包扎固定24小时。去药后继续用小夹板固定14～30日。

注意事项 忌食生冷之品。

五皮酒糟药糊※

《全国中草药新医疗法展览会资料选编》

药物组成 木棉树皮90g 山萝树皮 厚皮树皮各60g 木桐树皮15g 鸡压树皮30g 大米酒糟120g

制作方法 上药共捣烂备用。

功效主治 清肿止痛。主治骨折。

临床用法 骨折复位后，用甘蔗条间隔固定，外敷药糊，24小时后去药。

注意事项 伤处宜保暖。

止痛草药糊※

《全国中草药新医疗法展览会资料选编》

药物组成 止痛草（珍珠菜）150g

制作方法 上药捣烂备用。

功效主治 活血祛瘀，温经止痛。主治骨折疼痛。

临床用法 外敷患处，每日1次。

注意事项 本品止痛作用可达28小时，故对急症、重症宜慎用。

冬青桑皮药糊※

《全国中草药新医疗法展览会资料选编》

药物组成 毛冬青2g 青棉花藤 香花崖豆藤 桑白皮各60g 糯米饭30g 烧酒适量

制作方法 上药共捣烂备用。

功效主治 温经活血。主治骨折。

临床用法 骨折整复后，用药糊外敷，1小时后下端有热感时去药。

注意事项 敷后若有肿胀，无须处理，6～7日后自退。

南星草乌药糊※

《全国中草药新医疗法展览会资料选编》

药物组成 野葡萄根200g 松树嫩头150g 一支香75g 生南星50g 生草乌25g 黄酒适量

制作方法 上药共捣烂备用。

功效主治 温经通络。主治骨折。

临床用法 骨折复位后，药糊外敷患处，小夹板固定，2日1次。

注意事项 严禁内服。

接骨草药糊※

《全国中草药新医疗法展览会资料选编》

药物组成 鲜接骨草（全草）150g 酒适量

制作方法 上药捣烂，与酒炒热备用。

功效主治 接骨续筋。主治骨折。

临床用法 复位术后，药糊外敷患处，2日1次。

注意事项 忌食生冷。

绿芨凤尾药糊※

《全国中草药新医疗法展览会资料选编》

药物组成 小绿芨100g 凤尾草1g

制作方法 上药共捣烂备用。

功效主治 活血化瘀。主治骨折。

临床用法 骨折复位后，小夹板固定，再用药糊外敷患处。如系开放性骨折，用满山香根粉撒伤口，再敷药，每日或2日1次。

注意事项 开放性骨折注意防止感染。

藤根药糊※

《全国中草药新医疗法展览会资料选编》

药物组成 鲜母猪藤根 5kg 酒糟 20g

制作方法 上药捣烂，与酒糟拌匀（不可用铁器）。

功效主治 化瘀通络。主治骨折。

临床用法 骨折复位后，药糊外敷，小夹板固定。首次可敷 1 周，以后 2 日 1 次，直至痊愈。病情严重者，可配合内服杜仲血藤药酒。

注意事项 忌食生冷之品。

骨髓炎

石莲药糊※

《全国中草药新医疗法展览会资料选编》

药物组成 鲜石上莲（全株）200g

制作方法 上药捣烂备用。

功效主治 解毒清热。主治慢性骨髓炎。

临床用法 外敷患处，每日 1 次。

注意事项 忌食生冷、油腻食物。

毒芹药糊※

《全国中草药新医疗法展览会资料选编》

药物组成 鲜毒芹根 100g 鸡蛋清适量

制作方法 上药用石器捣烂（禁用金属器具），鸡蛋清调匀备用。 **功效主治** 活血逐瘀。主治化脓性骨髓炎。

临床用法 外敷患处，每日 1～2次。

注意事项 敷时面积不宜过大，以免刺激正常皮肤。

活血消炎药糊※

《全国中草药新医疗法展览会资料选编》

药物组成 韩信草 三桠虎 雾水葛 鸡骨香 犁头草 羊踯躅 入地金牛（两面针） 无爷藤各 50g 蜜适量

制作方法 上药共研细末，蜜加水煮沸，调成糊状备用。

功效主治 生肌活血，解毒清热。主治慢性化脓性骨髓炎。

临床用法 清洁伤口，插引流条，按病灶范围大小外敷药糊，小夹板固定，每日1次。

注意事项 可配合内服药物。本方严禁内服。

葡根药糊※

《全国中草药新医疗法展览会资料选编》

药物组成 野葡萄根内皮500g 鸡蛋清4枚 白酒15ml 麻油30ml

制作方法 上药捣烂，与鸡蛋清、麻油、白酒调匀备用。

功效主治 解毒活血。主治慢性骨髓炎。

临床用法 外敷患处，每日1次。

注意事项 忌食生冷、油腻食物。

损伤

月花糊※

《常见病验方研究参考资料》

药物组成 月季花（全株）50g

制作方法 上药洗净，捣烂备用。

功效主治 活血，消肿，止痛。主治手脚扭伤疼痛。

临床用法 外敷患处，每日1次。

注意事项 急性期禁活动。

龙叶糊※

《常见病验方研究参考资料》

药物组成 龙眼树叶50g 熟面适量

制作方法 上药新瓦上焙，研细末，加熟面捣成糊状备用。

功效主治 除湿，消肿，定痛。主治扭伤肿痛。

临床用法 外敷患处，每日1次。

注意事项 避免患处受凉。

损伤出血

刀伤泥※

《常见病验方研究参考资料》

药物组成 鲜一枝蒿50g

制作方法 上药洗净捣烂为泥备用。

功效主治 清热解毒，消肿止

痛。主治刀伤出血。

临床用法 常规消毒伤口后，药泥外敷患处，每日1次。

注意事项 不可内服。

三七叶泥※

《常见病验方研究参考资料》

药物组成 鲜土三七叶50g

制作方法 上药洗净捣烂为泥备用。

功效主治 止血散瘀，消肿定痛。主治跌打损伤出血。

临床用法 外敷患处，每日1次。

注意事项 保护创面清洁，防止感染。

鲜凤尾草泥※

《常见病验方研究参考资料》

药物组成 鲜凤尾草适量

制作方法 上药洗净捣烂为泥备用。

功效主治 清热，解毒，止血。主治外伤出血。

临床用法 常规消毒伤口后，药泥外敷患处，每日1换。

注意事项 保护创面清洁，防止感染。

传染科·流行性腮腺炎

天冬泥※

《常见病验方研究参考资料》

药物组成 鲜天冬适量

制作方法 上药捣泥备用。

功效主治 清热消肿。主治流行性腮腺炎。

临床用法 外敷患处，纱布覆盖，胶布固定，每日3次。

注意事项 忌食辛辣厚味。

车前草泥※

《常见病验方研究参考资料》

药物组成 鲜车前草100g

制作方法 上药洗净捣泥备用。

功效主治 消肿散结。主治流行性腮腺炎。

临床用法 外敷患处，干即换。

注意事项 忌食辛辣厚味食物。

石蒜泥※

《常见病验方研究参考资料》

药物组成 石蒜适量
制作方法 上药洗净捣泥，摊纱布上备用。
功效主治 解毒消肿。主治流行性腮腺炎。
临床用法 外敷患处，每日2次。
注意事项 忌过食辛燥之品。

仙人掌泥※

《常见病验方研究参考资料》

药物组成 仙人掌适量
制作方法 上药洗净捣泥备用。
功效主治 清热解毒。主治流行性腮腺炎。
临床用法 外敷患处，纱布覆盖，胶布固定，每日1~3次。
注意事项 忌食辛辣厚味食物。药用鲜品为佳。

芭根泥※

《常见病验方研究参考资料》

药物组成 芭蕉根50g
制作方法 上药洗净捣泥备用。
功效主治 解毒消肿。主治流行性腮腺炎。
临床用法 外敷患处，纱布覆盖，胶布固定，每日2~3次。
注意事项 忌食辛辣厚味之品。

板蓝根泥※

《常见病验方研究参考资料》

药物组成 鲜板蓝根200g
制作方法 上药洗净捣泥备用。
功效主治 清热解毒，消肿止痛。主治流行性腮腺炎。
临床用法 外敷患处，纱布覆盖，胶布固定，每日2次。
注意事项 忌食辛辣厚味之品。

鱼腥草泥※

《常见病验方研究参考资料》

药物组成 鲜鱼腥草100g 食盐适量
制作方法 上药洗净，与盐共捣泥备用。
功效主治 清热解毒，消肿散结。主治流行性腮腺炎。
临床用法 外敷患处，纱布覆盖

盖，胶布固定，每日2次。

注意事项 忌食辛辣厚味之品。

金沸草叶泥※

《常见病验方研究参考资料》

药物组成 鲜金沸草叶适量

制作方法 上药洗净捣泥备用。

功效主治 清热，消肿，散结。主治流行性腮腺炎。

临床用法 外敷患处，干即换。

注意事项 忌食辛辣厚味之品。

豇豆泥※

《常见病验方研究参考资料》

药物组成 豇豆子50g

制作方法 上药洗净捣泥备用。

功效主治 利湿消肿。主治流行性腮腺炎。

临床用法 外敷患处，纱布覆盖，胶布固定，每日1～2次。

注意事项 忌过食生冷食物。

菊叶泥※

《常见病验方研究参考资料》

药物组成 鲜野菊花叶适量

制作方法 上药洗净捣泥备用。

功效主治 清热解毒，消肿散结。主治流行性腮腺炎。

临床用法 外敷患处，干即换。

注意事项 忌食辛辣厚味之品。

蚯蚓泥※

《常见病验方研究参考资料》

药物组成 蚯蚓7～10条　冰片1.2g

制作方法 蚯蚓捣泥，冰片研细末备用。

功效主治 清热，消肿，散结。主治流行性腮腺炎。

临床用法 蚯蚓泥上撒冰片，外敷患处，纱布覆盖，胶布固定，每日1～2次。

注意事项 孕妇慎用。

椒泥※

《常见病验方研究参考资料》

药物组成 花椒树下泥土适量

制作方法 上药加水调匀备用。

功效主治 祛瘀，消肿，散结。主治流行性腮腺炎。

临床用法 外敷患处，干即换。

注意事项 忌食辛辣厚味之品。

紫苏醋泥※

《常见病验方研究参考资料》

药物组成 紫苏叶 20g 米醋适量

制作方法 苏叶研细末，米醋调匀备用。

功效主治 散寒理气，消肿散结。主治流行性腮腺炎。

临床用法 外敷患处，纱布覆盖，胶布固定，每日1~3次。

注意事项 忌过食生冷食物。

五倍子醋糊※

《常见病验方研究参考资料》

药物组成 五倍子 20g 米醋适量

制作方法 五倍子研细末，米醋调糊备用。

功效主治 消肿敛疮。主治流行性腮腺炎。

临床用法 外敷患处，纱布覆盖，胶布固定，每日 2 次。

注意事项 现制现用。

甘草糊※

《常见病验方研究参考资料》

药物组成 生甘草 20g 鸡蛋1 枚

制作方法 生甘草研细末，鸡蛋清调糊备用。

功效主治 解毒消肿。主治流行性腮腺炎。

临床用法 外敷患处，干即换。

注意事项 忌食辛辣厚味之品。

瓜灰糊※

《常见病验方研究参考资料》

药物组成 丝瓜 500g

制作方法 上药烧灰存性，水调为糊备用。

功效主治 消肿散结。主治流行性腮腺炎。

临床用法 外敷患处，4 小时 1 次。

注意事项 忌食辛辣厚味之品。

灰醋糊※

《常见病验方研究参考资料》

药物组成 陈石灰 10g 米醋适量

制作方法 石灰研细末，醋调为糊备用。

功效主治 消肿散结。主治流行性腮腺炎。

临床用法 外涂患处，4 小时 1 次。

注意事项 不可内服。忌食辛辣厚味之品。

防己糊※

《常见病验方研究参考资料》

药物组成 鲜防己适量

制作方法 用防己磨米泔水成糊备用。

功效主治 清热消肿。主治流行性腮腺炎。

临床用法 频搽患处。

注意事项 忌食辛辣厚味食物。

卤面糊※

《中医秘方验方集锦》

药物组成 卤水 5～10ml 白面适量

制作方法 上药共调为糊，摊纱布上备用。

功效主治 散瘀消肿。主治流行性腮腺炎。

临床用法 外贴患处，胶布固定，每日 2 次。

注意事项 不可内服。

松叶蛋清糊※

《常见病验方研究参考资料》

药物组成 鲜松叶 50g 鸡蛋 2～3 枚

制作方法 松叶捣泥，鸡蛋清和匀为糊。

功效主治 祛风，燥湿，消肿。主治流行性腮腺炎。

临床用法 外敷患处，纱布覆盖，胶布固定，每日1～2次。

注意事项 忌过食生冷食物。

青黛蛋清糊※

《常见病验方研究参考资料》

药物组成 青黛9g 鸡蛋1枚

制作方法 青黛用鸡蛋清调匀为糊备用。

功效主治 清热消肿。主治流行性腮腺炎。

临床用法 温开水冲服，每日1剂，分3次服完。

注意事项 忌食辛辣厚味食物。

柏叶糊※

《常见病验方研究参考资料》

药物组成 鲜侧柏叶60g 鸡蛋1枚

制作方法 侧柏叶洗净捣泥，蛋清调糊备用。

功效主治 凉血，消肿，散瘀。主治流行性腮腺炎。

临床用法 外敷患处，纱布覆盖，胶布固定，每日1次。

注意事项 忌食辛辣厚味食物。

流行性脑膜炎

樟脑葱糊※

《诸暨中医秘方验方集》

药物组成 樟脑霜 葱白汁各适量

制作方法 上药共调匀为糊备用。

功效主治 辟秽解毒。用于治疗及预防流行性脑膜炎。

临床用法 外涂鼻孔，每日3次。

注意事项 现制现用。

白喉

蒜泥※

《常见病验方研究参考资料》

药物组成 独蒜1枚

制作方法 上药捣泥备用。

功效主治 消肿，解毒，杀虫。主治白喉。

临床用法 外敷双手寸口经渠穴，至起泡为度。起泡时将泡挑破，外搽龙胆紫药水。

注意事项　皮肤过敏及阴虚火旺者慎用。

疟疾

桃叶泥※

《常见病验方研究参考资料》

药物组成　桃叶适量

制作方法　上药捣泥备用。

功效主治　清热杀虫。主治疟疾。

临床用法　外敷手腕桡动脉处，或塞鼻孔内，每日1~2次。

注意事项　药用鲜品为佳，现制现用。

常山叶泥※

《常见病验方研究参考资料》

药物组成　鲜常山叶适量

制作方法　上药捣泥备用。

功效主治　截疟。主治疟疾。

临床用法　外敷手腕桡动脉处或塞鼻孔内，每日1~2次。

注意事项　现制现用。

蒜泥※

《常见病验方研究参考资料》

药物组成　大蒜1枚

制作方法　上药捣泥备用。

功效主治　解毒杀虫。主治疟疾。

临床用法　外敷手腕桡动脉处，纱布覆盖，胶布固定，每日1次。

注意事项　大蒜有发泡作用，不可敷过久。皮肤过敏者慎用。

辣蓼泥※

《常见病验方研究参考资料》

药物组成　鲜辣蓼草叶7片

制作方法　上药捣烂为泥备用。

功效主治　消肿止痛。主治疟疾。

临床用法　于发作前2小时塞两鼻孔内，留2~3小时取出。

注意事项　现制现用。可同时外敷手腕桡动脉处。

青蒿糊

《古今脐疗良方集解》

药物组成　鲜青蒿50g

制作方法　上药捣烂备用。

功效主治　清热，透邪，抗疟。主治疟疾热多寒少、头痛、口渴、汗出不畅、苔黄、脉弦数。

临床用法　外敷脐部，胶布固定，每日1次。

注意事项　忌食辛燥食物。

椒叶食盐糊

《中医外治法集要》

药物组成　辣椒叶30g　食盐5g

制作方法　上药共捣烂备用。

功效主治　散寒，解毒，杀虫。主治疟疾。

临床用法　外敷脐部，胶布固定，每次1～3小时，每日1～3次。

注意事项　忌食生冷之品。

耳鼻科·中耳炎

中耳止痛糊※

《常见病验方研究参考资料》

药物组成　枯矾　黄连各3g　冰片0.6g　甘草5g　香油15ml

制作方法　上药共研细末，香油调匀备用。

功效主治　清热解毒，消肿止痛。主治中耳炎引起的耳痛及耳根灼热疼痛。

临床用法　外涂耳根周围，每日3～4次。

注意事项　忌食辛辣刺激性食物，戒烟、酒。

公英冰片糊※

《常见病验方研究参考资料》

药物组成　鲜蒲公英60g　冰片0.5g

制作方法　上药捣汁，冰片调匀备用。

功效主治　清热解毒，消痈散结。主治急、慢性中耳炎。

临床用法　滴耳，1次2～3滴，每日2～3次。

注意事项 忌用利物掏耳。孕妇慎用。

甘石黛梅糊※

《常见病验方研究参考资料》

药物组成 制炉甘石15g 青黛1.5g 冰片0.5g 香油适量

制作方法 上药共研细末，香油调匀备用。

功效主治 清热解毒，收湿敛疮。主治急、慢性中耳炎。

临床用法 滴耳，1次2~3滴，每日2~3次。

注意事项 忌用利物掏耳。孕妇慎用。

白果冰片糊※

《常见病验方研究参考资料》

药物组成 白果仁50g 冰片0.3g

制作方法 白果仁取油，入冰片调匀备用。

功效主治 解毒杀虫，收湿敛疮。主治急、慢性中耳炎。

临床用法 滴耳，每日2次。

注意事项 忌用利物掏耳。孕妇慎用。

朱砂月石糊※

《常见病验方研究参考资料》

药物组成 朱砂 煅月石各等份 香油适量

制作方法 上药共研细末，香油调匀备用。

功效主治 解毒敛疮。主治急、慢性中耳炎。

临床用法 滴耳，1次2~3滴，每日2~3次。

注意事项 朱砂禁火煅。

鱼脑冰片糊※

《常见病验方研究参考资料》

药物组成 鱼脑石15g 冰片1.5g 麻油适量

制作方法 鱼脑石煅存性，研细末，加冰片研匀，麻油调匀备用。

功效主治 化石通淋，解毒敛疮。主治慢性中耳炎。

临床用法 滴耳，1次2~3滴，每日2~3次。

注意事项 忌用利物掏挖。孕妇慎用。

柏连冰矾糊※

《常见病验方研究参考资料》

药物组成 黄柏10g 黄连3g 冰片0.6g 枯矾3g 香油30ml

制作方法 上药共研细末，香油调匀备用。

功效主治 清热解毒，消肿止痛。主治中耳炎，肿胀疼痛。

临床用法 外涂耳根周围，每日3~4次。

注意事项 忌食辛燥食物。孕妇慎用。

海柏黛冰糊※

《常见病验方研究参考资料》

药物组成 海螵蛸3g 黄柏 青黛各0.9g 冰片0.3g 香油适量

制作方法 上药共研细末，香油调匀备用。

功效主治 清热解毒，收湿敛疮。主治慢性中耳炎。

临床用法 滴耳，1次2~3滴，每日2~3次。

注意事项 忌利物挖耳。孕妇慎用。

雄朱冰糊※

《常见病验方研究参考资料》

药物组成 雄黄 朱砂各15g 冰片3g

制作方法 上药共研细末，冷开水调糊备用。

功效主治 解毒杀虫，生肌敛疮。主治急、慢性中耳炎。

临床用法 滴耳，1次2~3滴，每日2~3次。

注意事项 雄黄、朱砂禁火煅不可内服。孕妇慎用。

解毒消肿糊※

《常见病验方研究参考资料》

药物组成 硼砂15g 冰片0.6g 枯矾1.5g 香油适量

制作方法 上药共研细末，香油调匀备用。

功效主治 清热解毒，消肿止痛。主治中耳炎，灼热疼痛。

临床用法 滴耳，1次2~3滴，每日3~4次。

注意事项 不可内服。孕妇慎用。

耳息肉

续随泥※

《常见病验方研究参考资料》

药物组成 续随子 20g

制作方法 上药去壳，捣烂为泥备用。

功效主治 腐蚀赘疣。主治耳息肉、外耳道乳头瘤。

临床用法 外涂患处，每日 3～4次。

注意事项 不可内服。防止药泥进入耳底，以致损伤耳膜。

平矾糊※

《常见病验方研究参考资料》

药物组成 胆矾 15g

制作方法 胆矾研细末，茶汁调匀备用。

功效主治 燥湿解毒，蚀疮去腐。主治耳内息肉。

临床用法 外涂患处，每日 3～4次。

注意事项 不可内服。不可涂及正常皮肤。

冰鸦糊※

《常见病验方研究参考资料》

药物组成 冰片 0.6g 鸦胆子仁 10 粒

制作方法 鸦胆子仁捣烂，入冰片调匀备用。

功效主治 清热解毒，腐蚀赘疣。主治耳息肉、外耳道乳头瘤。

临床用法 外涂息肉，每日 1 次，连用3～5次。

注意事项 不可内服。勿将药糊滴入耳内，以致损伤耳膜。

枫醋糊※

《常见病验方研究参考资料》

药物组成 大枫子 10g 米醋 10ml

制作方法 大枫子研细末，米醋调匀备用。

功效主治 祛风燥湿，攻毒杀虫。主治耳息肉或外耳道乳头瘤，肿胀痒痛。

临床用法 外涂患处，每日 1 次，连用3～5次。

注意事项 不可内服。不可涂及正常皮肤。

硇砂糊※

《常见病验方研究参考资料》

药物组成 硇砂0.3g

制作方法 蒸馏水调和硇砂备用。

功效主治 散结消肿。主治耳内息肉。

临床用法 用棉球蘸药糊塞患处，每日1次，连用7~8次。

注意事项 不可内服。禁将药液滴入耳内。

蓖麻湖※

《常见病验方研究参考资料》

药物组成 蓖麻子仁30g

制作方法 上药捣烂备用。

功效主治 软坚去疣。主治耳道息肉。

临床用法 外涂息肉，每日3~4次。

注意事项 不可内服。不可涂及正常组织。

酒剂

内科·头痛

二黄酒※

《常见病验方研究参考资料》

药物组成 黄芩3g 生大黄9g 白酒100ml

制作方法 大黄研细末，与黄芩、白酒共煮，去渣备用。

功效主治 清热泻火，解毒活血。主治偏头痛属热者。

临床用法 徐徐饮服，2日1剂。

注意事项 现制现用。妇女妊娠期、月经期、哺乳期应慎用或忌用。

石南酒

《备急千金要方》

药物组成 石南 细辛各60g 制天雄 茵芋各60g 防风 山药 贯众 独活 蘼芜各120g 干姜 山茱萸各150g 白酒4000ml

制作方法 上药切细，酒浸泡

5 日即可。

功效主治 祛风除湿，通络止痛。主治头痛、眩晕日久。

临床用法 1 次 5ml，饮服，每日1～2次。

注意事项 不可过量服用。孕妇禁服。

菊花酒

《本草纲目》

药物组成 白菊花 100g 酒曲适量 米 2kg

制作方法 菊花煎汁，同曲、米酿酒。

功效主治 祛风明目。主治风热所致头痛、耳鸣、眼花。

临床用法 1 次 15～30ml，饮服，每日1～2次。

注意事项 忌食辛燥之品。避风热。

咳嗽

百部酒

《本草纲目》

药物组成 百部根 50g 白酒 500ml

制作方法 百部根切细炒，袋盛浸酒。

功效主治 润肺止咳。主治咳嗽。

临床用法 1 次 10～20ml，饮服，每日2～3次。

注意事项 忌食辛燥之品。

哮喘

天果酒※

《全国中草药新医疗法展览会资料选编》

药物组成 天天果（龙葵果实）250g 白酒 500ml

制作方法 上药用酒浸泡 20～30 日，即可。

功效主治 活血温经，化痰止咳。主治慢性支气管炎哮喘。

临床用法 1 次 20ml，饮服，每日 3 次。

注意事项 避风寒，慎饮食。孕妇慎服。

凤仙酒※

《常见病验方研究参考资料》

药物组成 凤仙花全草 1 株

高粱酒 30ml

制作方法 凤仙花洗净捣烂绞汁，入高粱酒搅匀备用。

功效主治 活血，祛风除湿，消肿止痛。主治哮喘。

临床用法 以手蘸药酒，轻拍膏肓俞，随蘸随拍，至微痛为止。每日1～3次，连用3～5日。

注意事项 避风静养。孕妇慎用。

咳喘舒药酒

《全国中草药新医疗法展览会资料选编》

药物组成 海风藤 追地风各60g 白酒 500ml

制作方法 酒浸上药 7 日。

功效主治 祛风通络，平喘止咳。主治支气管哮喘、支气管炎，兼有关节肿胀者尤宜。

临床用法 1 次 10ml，早晚空腹口服，每日 2 次，服时不可加温，否则失效。

注意事项 心脏病及孕妇忌服，感冒及月经期暂停服。

哮喘酒※

《常见病验方研究参考资料》

药物组成 小猪睾丸 10 枚 酒 750ml

制作方法 小猪睾丸洗净，入酒浸泡 2 周即可。

功效主治 补肾平喘。主治哮喘。

临床用法 1 次 10ml，饮服，每日1～3次。

注意事项 亦可用牛睾丸、马睾丸代替。

失眠

白术酒※

《备急千金要方》

药物组成 白术 地骨皮 蔓荆子各 500g 菊花 300g 米 5kg 酒曲适量

制作方法 上药水煎，去渣取汁，酿酒如常法，酒熟即可。

功效主治 健脾养心，安神定志。主治心脾气弱，神志不宁，睡卧不安等。

临床用法 1 次 10～30ml，饮服，每日1～3次。

注意事项 忌食生冷之品。

紫石酒

《备急千金要方》

药物组成 紫石英 0.5kg 钟

乳　防风　远志　桂心各120g　麻黄　茯苓　白术　甘草各90g　酒3L

制作方法　除酒外，余药共研粗末，置酒中，春月浸5日即可。

功效主治　祛风化痰，镇心安神。主治心气不足，失眠惊恐。

临床用法　1次20ml，饮服，每日3次。

注意事项　不可过量。

狂证

丹砂酒

《圣济总录》

药物组成　朱砂15g　麝香4g　白酒600ml

制作方法　上药同研和匀，入酒内浸泡，再用文火煨，不时用银棒搅。

功效主治　通窍醒神，安神定志。主治心神不定、好登高临险、言语不避亲疏、时时自笑、高声叫呼、举止无常、便秘、小便赤、解衣露体、不能安处、虚言妄语、乱说神鬼等。

临床用法　每次随患者平时饮酒多少，令至醉，候患者睡着，急用厚衣被盖之，汗出即可。

注意事项　若患者不能多饮，只用朱砂0.3g　麝香1.5g　酒300ml，制法同前，时时饮之，以尽为度。心神已定，改服补心气药。朱砂严禁火煅。

噎膈

韭汁酒※

《常见病验方研究参考资料》

药物组成　韭菜汁　酒各100ml

制作方法　上药混匀煮热备用。

功效主治　活血解毒，和胃降逆。主治噎膈反胃。

临床用法　顿服，2日1剂。

注意事项　现制现服。

胃脘痛

荜陈酒※

《常见病验方研究参考资料》

药物组成　荜澄茄　陈皮各

30g　陈酒（或黄酒）500ml

制作方法　荜澄茄、陈皮置酒中浸泡3～7日后，去渣澄清备用。

功效主治　温中，行气，止痛。主治虚寒性胃痛，胃寒气滞，胀满而痛者。

临床用法　1次20ml，饮服，每日3次。

注意事项　胃火炽盛者不宜。

香橼酒※

《常见病验方研究参考资料》

药物组成　香橼子15g　烧酒适量

制作方法　香橼子炒热，和酒炖热。

功效主治　疏肝行气，活血止痛。主治虚寒性胃痛，喜热饮者。

临床用法　1次10ml，饮服，每日1～3次。

注意事项　现制现服。胃火炽盛者忌用。

蛇参酒※

《全国中草药新医疗法展览会资料选编》

药物组成　马兜铃根30～60g　白酒250ml

制作方法　上药洗净切片，用酒泡。

功效主治　温中祛痰。主治急性胃炎。

临床用法　1次5ml，饮服，每日2～3次。

注意事项　忌食辛辣、生冷之品。

腹痛

五加皮酒※

《普济方》

药物组成　五加皮根　丹参　陈皮各500g　地骨皮　干姜　白术各240g　猪椒根皮1000g　生地　川芎　制附子各150g　桂心　桔梗各120g　大枣50枚　甘草90g　白酒10L

制作方法　上药切细，酒浸泡7日。

功效主治　消胀除满，温中健脾。主治脾胃虚胀、腹痛，时发时止者。

临床用法　1次10～20ml，饮服，每日2次。

注意事项　忌食生冷之品。孕妇禁服。

牛膝酒※

《常见病验方研究参考资料》

药物组成 牛膝 90g 酒 300ml

制作方法 牛膝浸酒，密封，文火煎熬至余 60ml 药酒备用。

功效主治 活血祛瘀，利尿通淋。主治实证腹痛，腹坚如石、痛如刀割。

临床用法 1 次 10～20ml，饮服，每日1～3次。

注意事项 孕妇及月经过多者忌用。饮后吐出恶物为有效。

芋花酒※

《常见病验方研究参考资料》

药物组成 芋头花 120g 酒 500ml

制作方法 芋头花洗净泡酒备用。

功效主治 行气止痛。主治腹胀痛。

临床用法 1 次 10～20ml，蒸热饮服，每日1～3次。

注意事项 宜保持情绪舒畅。

草果酒※

《常见病验方研究参考资料》

药物组成 草果仁 6g 白酒 10ml

制作方法 草果仁捣碎，入酒内煮热备用。

功效主治 温中止痛，行气活血。主治虚寒性腹痛，痛喜揉按者。

临床用法 饭前热服，每日 1 剂，分 3 次服完。

注意事项 现制现服。

桃仁酒※

《常见病验方研究参考资料》

药物组成 苦桃仁 10 枚 米酒 100ml

制作方法 桃仁捣碎，浸米酒备用。

功效主治 活血祛瘀，润肠通便。主治小腹痛。

临床用法 随意饮酒，2 日 1 剂。

注意事项 孕妇忌服。

缩砂酒

《本草纲目》

药物组成 缩砂 50g 白酒 500ml

制作方法 缩砂炒，研细末，袋盛浸酒，煮取汁。

功效主治 消食和中。主治食积，心腹冷痛。

临床用法 1 次 15 ~ 30ml，饮服，每日2 ~ 3次。

注意事项 忌食生冷之品。

泄泻

薯蓣酒

《本草纲目》

药物组成 薯蓣 200g 酒曲适量 米 2kg

制作方法 薯蓣粉同曲、米酿酒。

功效主治 健脾益肾。主治慢性泄泻。

临床用法 1 次 15 ~ 30ml，饮服，每日2 ~ 3次。

注意事项 忌食生冷之品。

黄疸

石螺酒※

《常见病验方研究参考资料》

药物组成 生石螺肉 60g 酒 150ml 生盐适量

制作方法 酒烧热，冲浸石螺肉备用。

功效主治 行气，解毒，活血。主治溶血性黄疸。

临床用法 空腹饮酒，饮时加盐少许，每日 1 剂，分 2 次服完。

注意事项 宜清淡饮食。

薏苡根酒※

《本草纲目》

药物组成 薏苡仁根 200g 白酒 500ml

制作方法 薏苡仁根捣汁，撒入酒中。

功效主治 利湿退黄。主治黄疸。

临床用法 1 次 20ml，饮服，每日1 ~ 2次。

注意事项 忌饮酒过量。

胁痛

猪膏酒

《外台秘要》

药物组成 猪膏60g 生姜汁30ml 白酒500ml

制作方法 前2味药用文火煎，入酒调匀去渣。

功效主治 温经散寒，通络止痛。主治肝经虚寒，两胁胀痛、筋脉挛急、毛枯少色。

临床用法 1次30ml，早饭前、午饭前、临卧时各服1次。

注意事项 避风冷。

眩晕

五味子酒※

《常见病验方研究参考资料》

药物组成 五味子120g 白酒300ml

制作方法 五味子捣碎，酒中浸泡20～30日，去渣备用。

功效主治 敛肺滋肾，宁心安神。主治眩晕。

临床用法 1次10ml，饮服，每日2次。

注意事项 本品酸涩收敛，凡表邪未解、内有实热、咳嗽初起、麻疹初发、实喘、眩晕属实者均不宜。

中风

天麻浸酒

《圣济总录》

药物组成 天麻 恶实根 骨碎补 龙骨 虎骨酒炙 乌蛇酒浸 白花蛇酒浸炙 牛蒡子 羌活 独活 牛膝酒浸 熟地焙各15g 松节 败龟板醋炙 川芎 当归焙各30g 大麻仁 茄子根焙 晚蚕沙炒各60g 制附子20g 白酒2000ml

制作方法 诸药切细，用酒浸，密封，7日即可。

功效主治 祛风除湿，补肾壮骨。主治瘫痪，不计深浅，病久在床枕。

临床用法 1次20～30ml，温服，每日1～3次。

注意事项 不可随意加大饮用量。

牛蒡酒

《太平圣惠方》

药物组成 牛蒡子 生地 枸杞子各90g 牛膝150g 白酒2000ml

制作方法 上药切细，纱布袋盛，与酒共放入瓷器内浸，7日即可。

功效主治 补益肝肾，祛风除湿。主治中风，久不瘥，四肢缓弱。

临床用法 1次20～30ml，饮服，每日3次。

注意事项 不可过饮致醉。

仙酒

《扶寿精方》

药物组成 牛膝500g 秦艽60g 防风 枳壳 蚕沙 桔梗各60g 牛蒡子炒240g 苍术100g 熟地 当归各90g 天麻150g 白酒5000ml

制作方法 上药切细，酒浸7日，密封。

功效主治 祛风除湿，补益肝肾。主治中风，手脚拘挛、半身不遂。

临床用法 1次20～30ml，饮服，每日2～3次。

注意事项 避风冷。

仙灵脾浸酒

《太平圣惠方》

药物组成 当归30g 淫羊藿 天麻 独活 天雄炮裂去皮脐 牛膝 五加皮 川芎 茵芋 萆薢 狗脊 海桐皮 鼠粘子 苍耳子 川椒各30g 虎胫骨酥炙60g 肉桂 石斛各45g 白酒4000ml

制作方法 上药切细，纱布袋盛，酒浸，密封，7日后可用。

功效主治 祛风除湿，补肾壮骨。主治中风，半身不遂、肢节疼痛无力。

临床用法 1次10～20ml，饮服，每日1～2次。

注意事项 不可随意加大服药量。

白术醞酒

《备急千金要方》

药物组成 白术 地骨皮 蔓荆子 菊花各500g 黍米5kg 酒曲适量

制作方法 上药切细，与水同煎，水减半时，去渣，澄清取汁，与黍米、酒曲如常法酿酒，酒熟压去糟滓，取清酒，放瓷器中收，密封。

功效主治　祛风除湿，补神定志。主治中风，手足不遂、神志昏昧。

临床用法　1次30ml，饮服，每日3次。

注意事项　不可过量致醉。酒后配合灸疗更好。

虎骨酒

《医学切问》

药物组成　茄子根150g　鼠粘子炒　蔓荆子各30g　火麻仁　晚蚕沙　苍耳子　枸杞子各15g　秦艽　萆薢　虎骨各60g　牛蒡叶50g　白酒2500ml

制作方法　上药用纱布袋盛，于大罐内以酒浸，封闭不令失气，14日即可。

功效主治　祛风除湿，补肾壮骨。主治中风瘫痪。

临床用法　1次20～30ml，饮服，每日3次。

注意事项　不可过饮致醉。

虎胫骨酒

《济生方》

药物组成　石斛　石南叶　防风　虎胫骨酥炙　当归　茵芋叶　杜仲　川牛膝　川芎　续断　狗脊　巴戟天各30g　白酒1500ml

制作方法　上药切细，纱布袋盛，入酒浸10日。

功效主治　活血祛风，补肾强筋。主治中风偏枯、四肢不遂、不能行步，及诸风挛急之证。

临床用法　1次20～30ml，温服，每日1～3次。

注意事项　避风冷。孕妇慎服。

羌活酒

《圣济总录》

药物组成　羌活　独活　川芎各15g　大麻仁炒　黑豆各30g　白酒500ml

制作方法　除黑豆外余药研粗末，入酒中浸，夏月3日，秋冬7日，更煎10分钟。炒黑豆令烟起，乘热倾于酒中，半小时后即可。

功效主治　祛风胜湿，润肠通便。主治偏风，手脚摇曳、大便秘结。

临床用法　1次20～30ml，饮服，每日3次。

注意事项　忌过食生冷、辛燥食物。

治风酒

《普济方》

药物组成 茯苓 续断 天麻各150g 菊花 生地 瓜蒌 防风 丹皮 黄芪 石菖蒲 萆薢 苍耳子各60g 人参 白术 制附子 虎胫骨醋炙 狗脊 山茱萸各30g 菟丝子 肉苁蓉 牡蛎烧取粉 牛膝 晚蚕沙炒各90g 紫菀 桔梗 羌活 枸杞子各15g 白芍 蛇床子炒 大力各9g 杜仲10g 石斛15g 柏子仁30g 白酒5000ml

制作方法 上药研细末，纱布包，浸入酒中，酒坛密封顶，14天后即可。

功效主治 祛风除湿，强筋壮骨。主治言语謇涩、口眼㖞斜，中风半身不遂等。

临床用法 1次50ml，温服，早晚饭前各1次，常令酒气在。酒用完后可将药滓阴干，炼蜜和丸，每次温酒送服10g，每日3次。

注意事项 不可过饮药酒而致昏醉。

茯苓菊花浸酒

《太平圣惠方》

药物组成 石斛30g 菊花 山茱萸 丹皮 肉苁蓉 天花粉 防风 天雄炮裂去皮脐 熟地 黄芪 石菖蒲 杜仲 远志 干姜 赤芍 制附子 苍耳子 狗脊 萆薢 牛膝 羌活 牛蒡根 续断各60g 白术 人参 牡蛎烧为粉 紫菀 蛇床子 桔梗 大力微炒 虎胫骨涂酥炙微黄各30g 菟丝子 晚蚕沙各90g 茯苓150g 柏子仁30g 枸杞子15g 白酒4000ml

制作方法 上药研细末，纱布包，浸入酒中，酒坛密封顶，14日即成。

功效主治 祛风除湿，活血定痛，强筋壮骨。主治言语謇涩、口㖞面斜、中风失音、半身不遂等疾。

临床用法 1次20～40ml，饮服，每日3次，酒用完后可将药滓阴干，炼蜜和丸，每次饭前服下10g。

注意事项 忌食生冷、油腻食物。

枸杞菖蒲酒

《备急千金要方》

药物组成 地骨皮5kg 石菖蒲2.5kg 米5kg 酒曲适量

制作方法 上药切细，水煎取汁，和米、曲酿酒。

功效主治 除湿化痰，补益肝肾。主治中风，四肢不得屈伸、行步不正。

临床用法 1次20～30ml，饮服，每日3次。

注意事项 避风冷。

独活浸酒

《太平圣惠方》

药物组成 独活 肉桂 防风 制附子 牛膝各30g 大麻子 川椒 天蓼木各60g 白酒1000ml

制作方法 上药切细，纱布袋盛，与酒共浸，密封7日即可。

功效主治 活血祛风，散寒止痛。主治中风，偏枯不遂，骨节冷痛。

临床用法 1次20～30ml，温服，每日2～3次。

注意事项 避风冷。

换骨酒

《卫生宝鉴》

药物组成 茯苓 晚蚕沙炒各90g 虎胫骨酒炙 制附子 郁李仁 何首乌 防风 瓜蒌 牛蒡根 牛膝 菊花 杜仲 黄芪 石菖蒲 牡蛎 丹皮 枸杞 羌活 鼠粘子 天雄炮去皮脐尖 干姜 苍耳子炒 紫菀 白术 桔梗 白花蛇炙各15g 甘草 槟榔 白附子 益智仁 天麻 山茱萸 蛇床子 肉苁蓉 狗脊 菟丝子各30g 白酒4000ml

制作方法 上药共研粗末，纱布袋盛，与酒共放入坛内封闭，春夏14日，秋冬20日，开时人面不得向坛口。

功效主治 祛风除湿，补养肝肾，温经通络。主治偏风，四肢不举，病久者。

临床用法 1次20～30ml，饮服，每日3次。

注意事项 不可随意加大饮用药酒量。

麻黄酒

《鲍氏方》

药物组成 麻黄 制木鳖 杏

仁　大黄各15g　白酒2500ml

制作方法　上药切细，酒浸7日。

功效主治　通络散结，消肿定痛。主治中风、瘫痪及历节走注疼痛。

临床用法　1次5ml，饮服，每日2～3次。

注意事项　不可过量服用。

窦侍御仙酒

《杨氏家藏方》

药物组成　牛膝　牛蒡根各250g　大麻子炒120g　枸杞子150g　苍术500g　牛蒡子炒　蚕沙炒　羌活　防风　秦艽　桔梗各30g　白酒4000ml

制作方法　上药切细，酒浸，密封7日即可。

功效主治　祛风除湿，活血祛瘀。主治偏风，手脚拘挛、半身不遂。

临床用法　1次30ml，饮服，每日2～3次。

注意事项　不宜过饮致醉。

薏苡仁浸酒

《太平圣惠方》

药物组成　薏苡仁250g　牛膝150g　赤芍　酸枣仁　干姜　制附子　柏子仁　石斛各90g　炙甘草60g　白酒3000ml

制作方法　上药研细末，纱布袋盛，浸酒中，7日即可。

功效主治　温阳除湿，补肝通络。主治肝风，四肢拘挛、不可屈伸等。

临床用法　1次10～20ml，温服，每日1～2次。

注意事项　忌食猪肉、炸鱼。

淋证

茴香根酒※

《常见病验方研究参考资料》

药物组成　生小茴香根60g　白酒适量

制作方法　茴香根洗净切细，加白酒共炖。

功效主治　温肾和中，行气止痛。主治血淋。

临床用法　每日1剂，饮服，早晚各1次。轻者服2剂，重者2～4剂。

注意事项　忌食茶及腥物。本方只宜虚寒性血淋。

癃闭

菊根酒※

《常见病验方研究参考资料》

药物组成 白菊花根50g 白酒适量

药物组成 白菊花根50g 白酒适量

制作方法 菊花根捣烂，加白酒搅匀，纱布过滤取汁炖温备用。

功效主治 清热解毒，活血利尿。主治小便不通。

临床用法 每日1剂，分3次服完。

注意事项 现制现用。

阳痿

仙茅酒

《本草纲目》

药物组成 仙茅50g 白酒1000ml

制作方法 仙茅切细，酒浸7日，取汁。

功效主治 温肾壮阳，散寒除湿。主治阳痿、遗精，及寒湿痹痛，腰膝酸软。

临床用法 1次15～30ml，饮服，每日2～3次。

注意事项 避寒湿忌生冷之品。

痿证

石斛浸酒

《普济方》

药物组成 石斛 牛膝 虎胫骨酥炙各150g 五加皮 羌活 防风 海桐皮 木香 肉桂 川芎 菊花 川椒各60g 制附子30g 天麻90g 白酒4000ml

制作方法 上药切细，纱布袋盛，浸入酒中，以瓷瓶盛，密封，7日后即可。

功效主治 祛风除湿，温经散寒。主治风冷气攻腰脚，行立无力。

临床用法 1次20～30ml，温服，每日2～3次。

注意事项 避风冷寒湿。孕妇禁服。

虎骨酒

《普济方》

药物组成 虎胫骨 萆薢 淫羊藿 薏苡仁 牛膝 熟地各60g 白酒1000ml

制作方法 上药研粗末，纱布包，浸入酒中，10日即可。

功效主治 补血益气，强筋壮骨。主治腿脚软弱无力。

临床用法 1次30～40ml，饮服，每天1～2次。

注意事项 避风寒潮湿。孕妇忌服。

海桐皮浸酒

《圣济总录》

药物组成 海桐皮 仙灵皮 五加皮 独活 天雄炮裂去皮脐 石斛 肉桂 防风 当归 杜仲 萆薢 牛膝 薏苡仁 生地各60g 虎胫骨酥炙90g 酒4000ml

制作方法 上药切细，纱布袋盛，用酒春夏浸7日，秋冬浸14日。

功效主治 祛风解毒，补肾壮骨。主治脚膝软弱，行立不得。

临床用法 1次10～20ml，饮服，每日1～2次。

注意事项 不可随意加大饮用剂量。孕妇禁服。

水肿

桃皮酒

《外台秘要》

药物组成 桃皮 秫米各1.5kg 酒曲适量

制作方法 桃皮煎汁，同秫米酿酒。

功效主治 利水消肿。主治肾炎水肿。

临床用法 1次15～30ml，饮服，每日2～3次。

注意事项 忌食生冷之品。

酸浆酒※

《常见病验方研究参考资料》

药物组成 酸浆草15g 白酒20ml

制作方法 将草洗净剪碎，加白酒共煎备用。

功效主治 清热解毒，利尿消肿。主治急性肾盂肾炎。

临床用法 1次5ml，饮服，

每日3次。

注意事项 轻证用1～2剂，重证每8小时服1剂。现制现用。

血证

黄荆酒※

《常见病验方研究参考资料》

药物组成 黄荆子50g 甜酒200ml

制作方法 黄荆子炒焦，煎甜酒备用。

功效主治 祛风除痰，行气，止血。主治便血。

临床用法 1次20～30ml，饮服，每日1～3次。

注意事项 现制现用。

榕须酒※

《普济方》

药物组成 榕树须30g 红酒适量

制作方法 榕树须洗净切细，入红酒共炖。

功效主治 祛风清热，活血解毒。主治尿血。

临床用法 每日1剂，空腹服，每日3次。

注意事项 现制现用。孕妇慎服。

覆盆子根酒※

《常见病验方研究参考资料》

药物组成 覆盆子根30g 甜酒100ml

制作方法 上药共煮备用。

功效主治 祛风止血。主治肠风下血。

临床用法 顿服，每日1剂。

注意事项 现制现用。不胜酒力者慎用。

虚劳

人参酒

《备急千金要方》

药物组成 人参 防风 茯神 细辛 秦艽 黄芪 当归 牛膝 桔梗各45g 熟地 丹参 山药 钟乳石 矾石各90g 山茱萸 川芎各60g 白术 麻黄各75g 大枣30枚 五加皮50g 生姜

升麻各30g　白酒4000ml

制作方法　上药除钟乳石外切细，钟乳石另用小布袋装，继用白酒浸泡药物5日。

功效主治　益气健脾，补养肝肾，通经活络。主治筋脉虚极、房劳过度所致筋不能转、阴缩、腹中绞痛、脚手拘挛等。

临床用法　1次10～20ml，温服，每日3次。

注意事项　避风冷。孕妇慎用。

人参酒

《本草纲目》

药物组成　人参末100g　酒曲适量　米2kg

制作方法　上药酿酒。

功效主治　补中益气。主治气虚诸证。

临床用法　1次15～30ml，饮服，每日2～3次。

注意事项　阴虚火旺者忌服。

三仙酒

《仙拈集》

药物组成　烧酒5000ml　龙眼肉500g　桂花120g　白糖240g

制作方法　上药同贮罐内，泥封固，愈久愈佳。

功效主治　温肾养心。主治肾虚精冷，及老人心肺气血虚弱，咳嗽失眠。

临床用法　1次15ml，饮服，每日3次。

注意事项　脾胃湿热或痰火之体不宜饮用。

川椒酒※

《本草纲目》

药物组成　川椒90g　白酒2000ml

制作方法　川椒盛入纱布袋中，酒浸3日即得。

功效主治　补肾散寒。主治虚冷短气。

临床用法　1次10～30ml，温服，每日2～3次。

注意事项　避寒湿生冷之品。

五加酒

《删繁方》

药物组成　五加皮　枸杞皮各400g　熟地　丹参各240g　石膏　杜仲各500g　干姜120g　制附子10g　白酒5000ml

制作方法　上药切细，酒浸泡3日。

功效主治 调脾滋肾。主治内虚，坐不安席、好动等。

临床用法 1次20ml，饮服，每日2次。

注意事项 不可过量致醉。孕妇禁服。

地黄酒

《景岳全书》

药物组成 熟地240g 沉香30g 枸杞120g 白酒2500ml

制作方法 熟地、沉香切细，入枸杞、白酒浸之，10日即可。

功效主治 益精血，调营卫。主治精血不足、营卫不充诸证。

临床用法 1次10～30ml，饮服，每日3次。

注意事项 忌劳心、劳力过度。

还元酒

《寿世保元》

药物组成 猪腰1对 童便80ml 白酒40ml 锈针草根60g

制作方法 上药以新瓦瓮贮封，文火煮熟。

功效主治 益精补血。主治肾亏，身体疲瘦，以及男子劳伤咳嗽吐血等。

临床用法 2日1剂，以温酒送服腰子，每日2～3次。

注意事项 可常服。

茯苓酒

《本草纲目》

药物组成 茯苓粉200g 酒曲适量 米2kg

制作方法 上药同酿酒。

功效主治 健脾除湿。主治脾虚诸劳之证。

临床用法 1次15～30ml，饮服，每日2～3次。

注意事项 忌食生冷之品。

枸杞酒

《本草纲目》

药物组成 枸杞200g 酒曲适量 米2kg

制作方法 枸杞煮捣汁，和曲、米酿酒。

功效主治 补肝肾，益精血。主治诸虚亏损，眼泪自流、腰脚痿软。

临床用法 1次15～30ml，饮服，每日2～3次。

注意事项 不可过量致醉。

钟乳酒

《太平圣惠方》

药物组成 钟乳石90g 黄芪 牛膝 石斛 防风各60g 熟地150g 白酒4000ml

制作方法 上药研粗末，纱布包，浸入酒中，3日即可。

功效主治 补养五脏，除风强筋。主治虚劳不足。

临床用法 1次20ml，饭前温饮，每日3次。

注意事项 不可过量。孕妇忌服。

桑椹酒

《本草纲目》

药物组成 桑椹200g 酒曲适量 米2kg

制作方法 桑椹捣汁煎，同曲、米酿酒。

功效主治 滋补肝肾，充耳明目。主治肝肾不足之耳鸣、耳聋、目视昏暗。

临床用法 1次15～30ml，饮服，每日2～3次。

注意事项 不可过量致醉。

鹿茸酒

《普济方》

药物组成 鹿茸30g 山药30g 酒500ml

制作方法 上药共用生薄绢裹，放入酒中，7日即可。

功效主治 健脾益气，益精壮阳。主治虚弱阳事不举、面色不明、小便频数、纳差。

临床用法 1次30ml，饮服，每日3次。

注意事项 酒尽仍可将鹿茸焙干研细末使用。面红、口渴、舌红苔少、脉数者禁用。

单纯性甲状腺肿

香藻酒※

《常见病验方研究参考资料》

药物组成 海藻 香附各30g 白酒1000ml

制作方法 海藻、香附共研细末，入白酒中浸泡10～20日即可。

功效主治 行气活血，温经通络，软坚散结。主治甲状腺肿大。

临床用法 1次5ml，饮服，每日3次。

注意事项 海藻反甘草，不可同服。

黄白药酒※

《常见病验方研究参考资料》

药物组成 黄药子 白药子各60g 白酒500ml

制作方法 上药共浸泡5日即可。

功效主治 清热解毒，消瘿散结，行气活血。主治甲状腺肿大。

临床用法 1次5ml，饮服，每日2次。

注意事项 中病即止。本方多服、久服可引起消化道反应，并对肝功能有一定损害，故凡脾胃虚弱和有肝脏疾患的病人慎用，严禁超量服用。

黄药子酒※

《常见病验方研究参考资料》

药物组成 黄药子60g 白酒500ml

制作方法 上药用酒浸泡5日，去渣备用。

功效主治 散结消瘿，行气活血。主治甲状腺肿大。

临床用法 1次5ml，饮服，每日2次。

注意事项 中病即止。本品多服、久服可引起消化道反应，并对肝功能有一定损害，故凡脾胃虚弱和有肝脏疾患的病人慎用，严禁超量服用。

肿瘤

慈姑根药酒※

《全国中草药新医疗法展览会资料选编》

药物组成 鲜山慈姑块根50g 三花酒100ml

制作方法 上药晒干、切片，研为细末，入酒中。

功效主治 活血化瘀。主治血管瘤，也可用于脂肪瘤。

临床用法 外涂患处，每日3～4次。

注意事项 不可内服。

活血药酒※

《全国中草药新医疗法展览会资料选编》

药物组成 蜈蚣15g 炮穿山甲 土鳖虫 地龙 田七粉各3g

酒 50ml

制作方法 前4味药焙干后共研细末，入田七粉和酒调匀即可。

功效主治 活血破瘀。主治鼻咽癌。

临床用法 1次2～3g，以“辛夷散”汤液送服，每日3次。

注意事项 必要时配合放、化疗。

虫证

姜汁酒※

《常见病验方研究参考资料》

药物组成 生姜汁 酒各50ml 艾绒适量

制作方法 生姜汁与酒混匀。艾绒浓煎，装瓶备用。

功效主治 解毒，活血，消肿。主治丝虫病下肢象皮肿。

临床用法 蘸姜汁酒拍患处，拍令发热，再用艾绒汤熏洗患处。每日1次，连用5日。

注意事项 现制现用。

葱汁酒※

《常见病验方研究参考资料》

药物组成 葱汁 5ml 酒适量 开水 15ml

制作方法 上药共调匀备用。

功效主治 散寒通阳，驱蛔止痛。主治蛔虫病。

临床用法 空腹顿服，每日1剂。

注意事项 现制现用。葱汁不可与蜂蜜共同内服。

杂证

小黄芪酒

《备急千金要方》

药物组成 黄芪 90g 制附子 90g 蜀椒 防风 牛膝 细辛 肉桂 独活 白术 川芎 甘草各 90g 秦艽 大黄 葛根 干姜 乌头 山茱萸各 60g 当归 75g 白酒 4000ml

制作方法 上药切细，纱布袋盛，酒浸10日。

功效主治 益气养血，温经通络。主治风虚痰癖，四肢偏枯，两脚软弱，手不能抬举，或小腹缩痛，胁下挛急，心下有伏水，胁下有积饮，或久坐腰痛，耳聋猝起，目眩头重，或全身浮肿，疼痹，濇濇恶寒，胸中痰满及妇人产后诸疾，风虚积冷不除者。

临床用法 1次20～30ml，饮服，每日3次。

注意事项 避风冷。孕妇禁服。

仙灵酒

《寿世保元》

药物组成 淫羊藿500g 白酒2500ml

制作方法 上药切细，纱布袋盛，浸入酒中，春夏3日，秋冬5日。

功效主治 温肾壮阳，祛风除湿。主治冷风劳气，男子阳痿，女子宫寒不孕，老人健忘以及偏瘫，手脚麻木不仁。

临床用法 1次20～30ml，饮服，每日2次。

注意事项 避风冷。

麻子酒

《备急千金要方》

药物组成 火麻仁 米各5kg 酒曲适量

制作方法 麻仁研粗末，水煮蒸熟，与米、曲如常法酿酒。

功效主治 祛风通络。主治虚劳，伤寒风湿，及妇人带下、月经不调、手脚疼麻等。

临床用法 1次10～50ml，饮服，每日3次。孕妇慎用。

注意事项 不可过饮致醉。孕妇慎用。

屠苏酒

《外台秘要》

药物组成 大黄 桔梗 川椒炒 桂枝各19g 白术12.5g 制乌头 防风 菝葜各7.5g

制作方法 上药研粗末，盛入袋中，以腊月最末日清晨用绳系悬沉井底，正月初一清晨取出药置酒中。

功效主治 杀虫辟秽。古时正月饮用此酒，以避瘟疫。

临床用法 饮时从年龄最小者开始，1次5～30ml。

注意事项 不可过量，不可久服。孕妇禁服。

屠苏酒

《串雅内外编》

药物组成 桂心22.5g 防风30g 菝葜15g 蜀椒 桔梗 大黄各16.5g 制乌头7.5g 赤小豆14枚

制作方法 上药盛布囊内，除夕夜悬井底，正月初一取出，置酒中煎沸5分钟。

功效主治 温阳化湿，祛风泻热。用于预防瘟疫。

临床用法 全家从小至老，正月初一服用，1次1~5g。

注意事项 不可过量服用。孕妇禁服。

中毒

大豆酒※

《本草纲目》

药物组成 黑大豆200g 白酒500ml

制作方法 大豆研细末，酒浸绞汁。

功效主治 解蛇毒。主治蛇毒入菜果中，人食中毒。

临床用法 1次30~50ml，饮服，每日3次。

注意事项 不可过量致醉。

妇产科·月经不调

当归酒

《本草纲目》

药物组成 当归200g 酒曲适量 米2kg

制作方法 当归煎汁，和曲、米酿酒。

功效主治 活血调经。主治月经后期、瘀血疼痛。

临床用法 1次15~30ml，饮服，每日2~3次。

注意事项 忌食生冷之品。孕妇及经量多者慎服。

红曲酒※

《本草纲目》

药物组成 红曲150g 酒100ml

制作方法 红曲浸酒，7日后即成。

功效主治 活血，祛瘀，止痛。主治月经后期、血瘀疼痛，及产后恶血不尽。

临床用法 1次15~30ml，饮服，每日2~3次。

注意事项 不可过量。孕妇慎服。

闭经

蚕沙酒※

《本草纲目》

药物组成 蚕沙120g 白酒

500ml

制作方法　蚕沙入砂锅炒至米黄色，入白酒煮沸，去渣备用。

功效主治　活血通经。主治妇女闭经。

临床用法　1次10～20ml，温服，每日3次。

注意事项　忌生冷避寒湿。孕妇忌服。

儿科·小儿麻痹症

通痹药酒※

《全国中草药新医疗法展览会资料选编》

药物组成　伸筋草15g　当归6g　全木通　毛木通　芦子藤　牛膝各4.5g　通血香9g　白酒500ml

制作方法　上药泡酒,7日即可。

功效主治　活血通络。主治小儿麻痹症。

临床用法　外搽患处，每日1～3次，也可将药酒内服。

注意事项　避风寒忌生冷食物。

外科·疮痈

槐花酒

《寿世保元》

药物组成　槐花150g　白酒500ml

制作方法　槐花炒黄，趁热入酒，煎10分钟，去渣备用。

功效主治　活血解毒。主治各种肿毒，不论已成未成，但见焮痛即可。

临床用法　1次15～30ml，每日2次。

注意事项　孕妇慎服。

淋巴结核

黄药酒

《本草纲目》

药物组成　黄药子240g　白酒600ml

制作方法　上药切细，纱布包，酒浸7日即可。

功效主治　软坚，散结，化

痰。主治瘿瘤、瘰疬。

临床用法 1次15～30ml，饮服，每日2～3次。

注意事项 忌过量饮用。肝功能不正常者慎用。孕妇禁服。

血栓闭塞性脉管炎

消栓药酒※

《全国中草药新医疗法展览会资料选编》

药物组成 金钱白花蛇500g 蟾蜍（红眼、腰部带花纹）200g 银花90g 牛膝60g 制附子30g 65度白酒1500ml

制作方法 上药与酒共放入罐内，蜜封，隔水煮1～1.5小时，凉后取滤液备用。

功效主治 活血消瘀，温经通络。主治血栓闭塞性脉管炎。

临床用法 1次20～50ml，饮服（依体质强弱及嗜酒量酌情增减），每日2次，连服至痊愈。

注意事项 严禁过量服用。孕妇忌服。

烧伤

酸枣树皮药酒※

《全国中草药新医疗法展览会资料选编》

药物组成 酸枣树皮250g 60%酒精适量

制作方法 将上药晒干研细末，用酒精浸没药面，48小时后挤出浸液，过滤备用。

功效主治 解毒生肌。主治各种烧伤。

临床用法 外涂患处，每日1次。可与紫草轻粉冰片药膏换用。

注意事项 防止创面感染。

虫兽伤

油籽药酒※

《全国中草药新医疗法展览会资料选编》

药物组成 鲜地油籽100g（咬伤处有泡者配徐长卿30g） 酒适量

制作方法 上药捣烂，浸酒数分钟即可。

功效主治 解毒清热。主治毒蛇咬伤。

临床用法 1次3~6g，内服，并将前囟门处头发剪去，严格消毒后划破皮肤至现血珠，用药渣外敷，每日1次。若伤口疼痛可用浸出液外涂。

注意事项 禁食牛肉、韭菜、鱼腥类及酒等。咬伤后1~2月内忌房事。

细密梳药酒

《全国中草药新医疗法展览会资料选编》

药物组成 细密梳（全草） 瓜子金（全草） 七叶一枝花（银不换） 双飞蝴蝶根 洗手果木皮 乌桕根各15g 六棱菊（全草）9g 米酒500ml

制作方法 上药切细，米酒浸泡20日即成。

功效主治 解毒清热。主治毒蛇咬伤。

临床用法 1次10ml，每隔1小时服1次，每日3~4次。儿童酌减。

注意事项 病情严重者，须配合西医治疗。

蛇药酒

《全国中草药新医疗法展览会资料选编》

药物组成 寮刁竹50g 蛇总管500g（均用全草） 米酒2500ml

制作方法 上药洗净阴干切细，米酒浸3周即成。

功效主治 解毒清热。主治毒蛇咬伤。

临床用法 首次服150~200ml，以后每次50~150ml，每日3~4次，连服3~4日。可与蛇药片替换使用。

注意事项 病情严重者，须配合西医治疗。

雄黄川芎药酒※

《全国中草药新医疗法展览会资料选编》

药物组成 雄黄 川芎 防风各18g 制川乌 甘草各6g 红花 细辛各15g 五灵脂3g 龙须草 卜地莪 野慈姑 蛇牙草各9g 一支箭6g 白酒500ml

制作方法 上药浸酒内7日即可。

功效主治 解毒清热，活血化

瘀。主治毒蛇咬伤。

临床用法 外涂患处，用于预防则涂搽暴露部位。

注意事项 孕妇忌用。

避毒药酒※

《全国中草药新医疗法展览会资料选编》

药物组成 避蛇生（石蒜） 九龙胆（青牛胆） 黑乌梢 降龙草（连翘） 大血藤 一支箭 鼻血雷（萝藦） 虎牙草 开口箭 拦蛇风（苦爹菜） 麻布七 龙缠柱（盘龙参） 威灵仙 淮木通 磨架子草（长瓣慈姑）各9g 八爪龙（八爪根）根 白芷 甘草各6g 细辛 红花各3g 白酒1500ml

制作方法 上药与白酒浸泡7日，去渣即成。

功效主治 清热解毒，活血逐瘀。主治各种毒蛇咬伤。

临床用法 作治疗用时除喝酒外，另以药渣外敷伤处，每日1次。

注意事项 孕妇忌服。

破伤风

棉豆葱白药酒※

《全国中草药新医疗法展览会资料选编》

药物组成 棉籽100g 小黑豆50g 老葱白（连须，去叶不去皮）500g 高粱原酒75ml

制作方法 1. 棉籽炒焦至棉仁成酱紫色，捣碎，过筛去壳。2. 葱白加水200ml煎汤。3. 小黑豆放大铁勺内炒，先冒白烟，后冒青烟，至小黑豆90%炒焦时离火，把酒倒入铁勺，搅匀去渣，留酱紫色酒液，入棉籽粉混合，加适量葱汤搅匀备用。

功效主治 解毒通络。主治破伤风。

临床用法 灌服，服后盖被发汗。葱汤连服1~2日。

注意事项 服药期间忌食腥、冷食物。

麻醉

九里香酒※

《全国中草药新医疗法展览会资料选编》

药物组成 鲜九里香 500g 三花酒 500ml

制作方法 上药洗净，捣烂，入酒浸泡 24 小时，取滤液备用。

功效主治 行气止痛。用于表面麻醉，药效可持续 10 分钟左右。

临床用法 外涂黏膜表面。

注意事项 因药效维持时间较短，只能用于部分小手术的麻醉。

花椒蟾酥药酒※

《全国中草药新医疗法展览会资料选编》

药物组成 花椒 30g 蟾酥 0.0167g 75%酒精 100ml

制作方法 将花椒捣碎，置于酒精中浸泡 36 小时，经常摇晃，取上清液加已研细的蟾酥，再浸 24 小时，取棕红色上清液密封备用。（行浅部皮肤手术者另加薄荷脑 0.1g）

功效主治 温经止痛。主用于鼻息肉摘除术的手术麻醉。

临床用法 用棉球蘸药液涂于手术部位（或塞入鼻腔手术处），5 分钟后刺激，无痛觉即可手术。

注意事项 不可内服。孕妇忌用。

草乌南星药酒※

《全国中草药新医疗法展览会资料选编》

药物组成 生草乌 生南星 生半夏 土细辛各 10g 蟾蜍 花椒各 4g 70%酒精 100ml

制作方法 上药共研细末，浸酒精内 2 日即可。

功效主治 温经止痛。主用于牙科手术麻醉。

临床用法 用时加适量樟脑及薄荷脑，用小棉球蘸浸液贴于手术部位。

注意事项 严禁内服。孕妇忌用。

癣

肉姜酒※

《常见病验方研究参考资料》

药物组成 肉桂 高良姜 细辛各 1.5g 斑蝥 10 只 白酒

150ml

制作方法 上药入白酒，浸 6 ~8 日即可。为防药酒挥发，可入甘油 30ml。

功效主治 温阳散寒，除湿攻毒。主治牛皮癣，证属肾阳虚者。

临床用法 先将患处用温水洗软，再涂药酒，每日或 2 日 1 次。

注意事项 勿涂正常皮肤。本方不可入口、眼。

愈癣康药酒※

《全国中草药新医疗法展览会资料选编》

药物组成 大枫子 90g 苦参 180g 川槿皮 雄黄 川椒 白矾 制草乌 薄荷各 120g 樟脑 90g 冰片 15g 75% 酒精 6000mL

制作方法 上药加入酒精和清水 2000ml 中浸泡 3 周即可。

功效主治 清热燥湿，活血杀虫。主治牛皮癣。

临床用法 外搽患部，每日 4 至 6 次。

注意事项 严禁入口、眼。孕妇忌用。

癣药酒Ⅱ号※

《常见病验方研究参考资料》

药物组成 土槿皮 百部各 30g 白酒 150ml

制作方法 上药浸酒中，5 日即可。

功效主治 杀虫解毒，祛风止痒。主治癣痒。

临床用法 外涂患处，每日 3 ~4次。

注意事项 患部忌搔抓。

神经性皮炎

斑蝥酒

《全国中草药新医疗法展览会资料选编》

药物组成 斑蝥 30g 土槿皮 樟脑粉各 9g 白酒（45 ~60 度）90ml

制作方法 斑蝥、土槿皮捣碎，分别用白酒浸泡 1 ~2 周，去渣。合并药液，加樟脑粉，过滤即可。

功效主治 活血通络。主治神经性皮炎。

临床用法 先将患处洗净，再涂药酒，10 分钟后再涂 1 次，直至结痂。

注意事项 不可入口。孕妇忌用。结痂后停药，改用洗药搽，直至痊愈。

水田皮炎

松艾酒

《全国中草药新医疗法展览会资料选编》

药物组成 松节 艾叶各100g 酒适量

制作方法 上药入酒浸泡，3日即可。

功效主治 通络活血。主治水田皮炎。

临床用法 外涂患处，每日4次。

注意事项 避免接触疫水。

风疹瘾疹

乌蛇浸酒

《太平圣惠方》

药物组成 五加皮30g 乌蛇酒浸去皮骨炙微黄180g 防风 桂心 白蒺藜炒 牛膝各60g 熟地120g 天麻 羌活 枳壳各90g 酒2000ml

制作方法 除酒外，余药共研细末，布袋盛，入酒中密封浸7日即可。

功效主治 搜风通络，祛风燥湿，行气止痒。主治皮肤痒疹日久及白癜风、紫癜。

临床用法 1次10～20ml，温服，每日3次。

注意事项 忌过食腥味食物。孕妇忌服。

苦参酒

《太平圣惠方》

药物组成 苦参2.5kg 露蜂房150g 猬皮1具 黍米10kg 细曲2.25kg

制作方法 前3味药切细，水煮去渣，入细曲、黍米酿酒，酒熟即可。

功效主治 清热除湿，祛风通络，杀虫止痒。主治遍身白点、搔之屑落，或痒或痛。

临床用法 1次20～30ml，饮服，每日3次。

注意事项 忌辛燥或腥味食物。

枳壳浸酒

《太平圣惠方》

药物组成 枳壳炒90g 秦艽 独活 肉苁蓉各120g 丹参 蒴藋各150g 松叶100g 清酒

5000ml

制作方法 除清酒外，余药切细，纱布袋盛，浸入酒内 6 日即可。

功效主治 祛风除湿，活血止痒。主治风疹瘾疹。

临床用法 1 次 20ml，饮服，每日 4 次。

注意事项 忌食腥味发物。孕妇慎服。

硫黄酒

《仁斋直指方论》

药物组成 硫黄 6g 醇酒 200ml

制作方法 硫黄研细末，入醇酒再研，澄清去渣。

功效主治 温阳祛风。主治头面四肢瘾疹。

临床用法 1 次 10～15ml，空腹服，每日 1 次。

注意事项 不可过量服用。孕妇忌服。

面斑

附及酒※

《本草纲目》

药物组成 白附子 冬瓜仁 白及 石榴皮 笃耨香各 30g 白酒 500ml

制作方法 上药研细末，酒浸 3 日即可。

功效主治 解毒去斑。主治面鼆䵟䵳。

临床用法 洗面后用纱布浸药敷，每次 15 分钟，每日 1～2 次。

注意事项 忌情志过极。

骨伤科·痹证

大豆浸酒

《普济方》

药物组成 黑豆 500g 白酒 4000ml

制作方法 黑豆拣紧小者淘净，与酒同入罐中密封，文火煨，约至酒减半，去豆取酒。

功效主治 祛风通络，化湿和胃。主治风湿，手脚不遂。

临床用法 1 次 20～30ml，空腹及临卧时饮服，每日2～3次。

注意事项 不可过量致醉。

万病无忧酒

《寿世保元》

药物组成 当归 川芎 白芷

荆芥穗　地骨皮　牛膝　木瓜　大茴香　乌药　自然铜煅　木香　乳香　没药　炙甘草各15g　白芍　补骨脂　威灵仙　钩藤　石楠藤各30g　防风20g　羌活　黑豆各60g　杜仲炒　五加皮　紫金皮各45g　白酒3000ml

制作方法　上药切细，纱布袋盛，入酒内，春秋季浸5日，夏浸3日，冬浸10日。

功效主治　疏风活血，理气除湿。主治腰膝酸软、倦怠乏力、风痹冷痛、头眩目瞑等。

临床用法　1次20～30ml，饮服，每日2～3次。

注意事项　避风冷。孕妇慎服。

女贞皮酒

《本草纲目》

药物组成　女贞皮50g　白酒300ml

制作方法　女贞皮切细，酒浸煮取汁。

功效主治　祛风强腰。主治风湿，腰膝痿软。

临床用法　1次15～30ml，饮服，每日2～3次。

注意事项　避风冷。

天仙酒※

《常见病验方研究参考资料》

药物组成　天仙藤30g　酒适量

制作方法　天仙藤酒蒸备用。

功效主治　行气化滞，活血止痛。主治痹证、痛风。

临床用法　1次10ml，饮服，每日3次。

注意事项　现制现用。

车前酒※

《常见病验方研究参考资料》

药物组成　车前草（连根）7株　红枣7枚　葱白（连须）7根　黄酒500ml

制作方法　前3味药共洗净绞汁去渣，药汁和黄酒共煮后放瓶中储存。

功效主治　通阳散寒，行气活血，利湿除痹。主治湿重腰痛。

临床用法　1次10～20ml，饮服，每日1～3次。

注意事项　勿居湿地，防止受寒。

巨胜酒

《医方类聚》

药物组成 巨胜子 炒薏苡仁各100g 生地50g 白酒2000ml

制作方法 上药酒浸7日，取汁。

功效主治 祛风，除湿，止痛。主治风湿痹证，腰膝疼痛。

临床用法 1次15～30ml，饮服，每日2～3次。

注意事项 不可过量饮用。

木瓜根酒※

《常见病验方研究参考资料》

药物组成 木瓜根100g 高粱酒500ml

制作方法 木瓜根泡酒，7日后即可。

功效主治 舒筋活络，行气活血。主治风湿麻木。

临床用法 1次30ml，饮服，每日2次。

注意事项 勿居湿地，防止受寒。

五加皮酒

《太平圣惠方》

药物组成 五加皮90g 薏苡仁150g 羚羊角90g 生地250g 防风 独活各90g 牛蒡根250g 肉桂30g 牛膝150g 黑大豆炒熟250g 海桐皮60g 火麻仁250g 白酒4000ml

制作方法 上药研粗末，纱布包，浸入酒中，7日即可。

功效主治 祛风通络，除湿止痛。主治脚软无力、酸软疼痛、筋脉拘急、行步艰难。

临床用法 1次20～40ml，饭前服，每日3次。

注意事项 避风寒潮湿。孕妇忌服。

五加皮酒

《本草纲目》

药物组成 五加皮50g 白酒300ml

制作方法 五加皮切细袋盛，酒浸煮。

功效主治 祛风湿，壮筋骨。主治风湿痿痹。

临床用法 1次15～30ml，饮服，每日2～3次。

注意事项　避风冷。

五味子酒

《圣济总录》

药物组成　五味子　防风　牛膝　枸杞子根皮　丹皮　肉苁蓉　黄芩　白术　丹参　当归　甘草　枳壳　桂枝　厚朴　五加皮　泽泻　知母　细辛　白芷各30g　酒5000ml

制作方法　除酒外，余药切细，纱布袋盛，酒中密封7日。

功效主治　祛风除湿，养血活血。主治荣卫不调，肌肉不仁、关节不利。

临床用法　1次10～20ml，空腹午时、夜卧时温服，每日2次。

注意事项　避风。孕妇忌服。

五粒松浸酒

《太平圣惠方》

药物组成　防风　黄芪　独活炮　秦艽各60g　五粒松叶7片　麻黄210g　牛膝120g　生地500g　川芎60g　白酒4000ml

制作方法　上药切细，酒浸，春7日，冬20日，夏5日。

功效主治　益气疏风，活血定痛。主治风痹。

临床用法　1次20～50ml，饮服，每日2次。

注意事项　避风冷。孕妇慎服。

乌龙酒

《理瀹骈文》

药物组成　黑鱼1条　羌活　防风　当归　桂枝　川乌　麻黄　钻地风　透骨草各15g　木瓜酒1500ml

制作方法　黑鱼去内脏、切块，与诸药同入容器，再入蒸锅内，蒸煮2小时，取出冷却。

功效主治　温经散寒，除湿止痛。主治风寒湿痹、漏肩、鹤膝风、走注、历节，久不愈者。

临床用法　纱布蘸酒，外敷患处，每日1～2次。

注意事项　避风寒忌生冷。不可内服。孕妇忌用。

牛蒡酒

《本草纲目》

药物组成　生地　牛膝　枸杞子各150g　牛蒡子50g　白酒6000ml

制作方法　上药切细，纱布包，浸入酒内，春夏7日，秋冬

14日即成。

功效主治　补肝肾，强筋骨。主治慢性痹痛。

临床用法　1次20ml，饮服，每日2~3次。

注意事项　避风寒湿。

牛膝酒

《圣济总录》

药物组成　牛膝30g　虎胫骨酥炙30g　白酒2000ml

制作方法　上药切细，入酒浸泡密封，煮4小时，取出放冷。

功效主治　补肝肾，强筋骨。主治风冷伤腰，筋骨疼痛。

临床用法　1次10ml，温服，每日3次。

注意事项　避风冷。孕妇忌服。

牛膝酒

《本草纲目》

药物组成　牛膝200g　酒曲适量　米2kg

制作方法　牛膝煎汁，和曲、米酿酒。

功效主治　补肝肾，壮筋骨。主治痿痹，日久难愈。

临床用法　1次15~30ml，饮服，每日2次。

注意事项　避风冷。孕妇忌服。

牛膝酒

《医方大成》

药物组成　牛膝　川芎　羌活　地骨皮　五加皮　薏苡仁各30g　甘草　生地各15g　海桐皮60g　白酒2000ml

制作方法　上药研粗末，布包酒浸，冬14日，夏7日。

功效主治　除湿祛风，活血止痛。主治腰膝痛不可忍。

临床用法　1次20~30ml，饮服，每日3次。

注意事项　不可过饮致醉。孕妇忌服。

巴戟酒

《普济方》

药物组成　巴戟天　牛膝　石斛各60g　蜀椒　生姜　羌活　当归各90g　白酒3000ml

制作方法　上药切细，纱布袋盛，酒浸10日。

功效主治　活血散瘀，补肾壮阳。主治风痹，脚软弱急痛，行履不能。

临床用法 1次30ml，温服，每日3次。

注意事项 避风冷。孕妇忌服。

石斛酒

《普济方》

药物组成 石斛120g 丹参 牛膝 杜仲 五味子 茯苓 山茱萸 山药 萆薢各60g 黄芪 人参各60g 枸杞30g 防风60g 天冬 细辛 薏苡仁各90g 生姜15g 白酒5000ml

制作方法 上药切细，纱布包，入酒内，于净瓷器中浸7日。

功效主治 益气养阴，补肾活血。主治腰痛强直、不可俯仰日久者。

临床用法 1次6ml，温服，每日3次。可渐加至12～15ml。

注意事项 勿令醉。孕妇忌服。

石斛浸酒

《太平圣惠方》

药物组成 石斛 天麻 川芎 淫羊藿 五加皮 牛膝 萆薢 当归 鼠粘子 杜仲 乌蛇炒 茵芋 狗脊 丹参各30g 肉桂 制附子 川椒各45g 虎胫骨酥炙60g 白酒4000ml

制作方法 上药切细，纱布袋盛，与酒同浸，密封7日。

功效主治 祛风除湿，温经通络。主治风湿所致手足不遂、骨节疼痛、肌肉顽麻。

临床用法 1次15～30ml，温服，每日1次。

注意事项 不可随意加大服药量。孕妇禁服。

仙酒

《三因极一方论》

药物组成 牛膝250g 秦艽 桔梗 防风 羌活 晚蚕沙洗净各60g 大麻子30g 苍术500g 牛蒡根250g 枸杞子60g 牛蒡子15g 糯米酒2000ml

制作方法 上药研粗末，盛于瓷器内，糯米酒浸泡，封口7日即可。

功效主治 祛风，舒筋，除湿。主治风湿痹证。

临床用法 1次20～30ml，饭前温服，每日3次。

注意事项 忌生冷之品。孕妇忌服。

生地黄酒

《普济方》

药物组成 生地500g 松节150g 牛蒡子500g 丹参60g 牛膝150g 火麻仁250g 防风90g 独活 地骨皮各90g 白酒5000ml

制作方法 上药切细，纱布包，浸入酒中，7日即可。

功效主治 祛风除湿，消肿止痛。主治痹证及脚气肿满、烦疼少力。

临床用法 1次20~30ml，饭前服，每日3次。

注意事项 不可过饮致醉。孕妇忌服。

白术煎酒※

《常见病验方研究参考资料》

药物组成 白术30g 酒适量

制作方法 白术酒煎备用。

功效主治 行气活血，燥湿利水。主治痹证，肢体麻木。

临床用法 1次10~30ml，饮服，每日2~3次。

注意事项 现制现用。

白花蛇浸酒

《太平圣惠方》

药物组成 白花蛇炙黄 虎胫骨酥炙各250g 当归 川芎各45g 制附子60g 肉桂 熟地 防风 山茱萸 萆薢 石斛 牛膝 细辛 天麻 黄芪各60g 枳壳30g 独活90g 肉苁蓉75g 白酒4000ml

制作方法 上药切细，纱布袋盛，与酒共放瓷缸内密封，浸7日即可。

功效主治 祛风通络，补肾壮骨。主治风湿，见骨髓及腰脚疼痛、行步艰难，或兼皮肤痒痛不知。

临床用法 1次20~30ml，温服，每日3次。

注意事项 避风冷。孕妇禁服。

地榆酒※

《常见病验方研究参考资料》

药物组成 地榆120g 高粱酒500ml

制作方法 地榆切细，放酒内，文火煎如浓茶色备用。

功效主治 凉血，活血，止

痛。主治风湿性关节炎，关节酸痛。

临床用法 1次6ml，温服，每日2次。

注意事项 勿居湿地，防止受寒。

地锦酒※

《常见病验方研究参考资料》

药物组成 地锦草30g 酒60ml

制作方法 上药共浸泡5日备用。

功效主治 解毒，凉血，止痛。主治肩、臂痛。

临床用法 每日1剂，分3次服完。

注意事项 宜清淡饮食。

壮骨酒※

《常见病验方研究参考资料》

药物组成 桑寄生 杜仲 怀牛膝各18g 白酒300ml

制作方法 上药放酒中共浸泡2周后备用。

功效主治 强腰膝，祛风湿，益气血。主治腰腿痛。

临床用法 1次15～20ml，饭后饮服，每日3次。

注意事项 脾虚泄泻及孕妇不宜。

羊藿酒※

《常见病验方研究参考资料》

药物组成 淫羊藿120g 烧酒500ml

制作方法 淫羊藿切细，酒中浸泡4～5日即可。

功效主治 补肾壮阳，祛风除湿。主治痹证，肢体麻木。

临床用法 1次10～20ml，饮服，每日1～3次。

注意事项 热痹不宜。

关节炎药酒Ⅰ号※

《全国中草药新医疗法展览会资料选编》

药物组成 银花 乌梅 制川乌 制草乌 甘草 大青盐各6g 白酒500ml

制作方法 上药混合，酒浸21日即可。

功效主治 清热除湿，温经通络。主治风湿性关节炎。

临床用法 1次5ml，饮服，每日3次。

注意事项 只用于男性病人。高血压、心脏病、风湿热、严重溃疡患者忌服。

关节炎药酒Ⅱ号※

《全国中草药新医疗法展览会资料选编》

药物组成 红花 乌梅 制草乌 制川乌 甘草各9g 白酒500ml

制作方法 上药混合，酒浸7日即可。

功效主治 温经通络，活血祛瘀。主治风湿性关节炎。

临床用法 1次5ml，饮服，每日3次。

注意事项 用于女性病人。高血压、心脏病、风湿热、严重溃疡病患者及孕妇忌服。

苍公酒

《鲍氏方》

药物组成 当归 防风各0.9g 独活45g 麻黄33g 细辛15g 制附子10g

制作方法 上药共研细末备用。

功效主治 温阳祛风，活血通络，除湿解痉。主治感受风寒，肢体疼痛。

临床用法 1次10g，水、酒各30ml煎服，若口不开者，灌服，每日1～2次。

注意事项 不可服用过量。孕妇禁服。

杜仲酒

《备急千金要方》

药物组成 杜仲240g 石南60g 羌活120g 制附子20g 白酒2000ml

制作方法 上药切细，酒浸3日。

功效主治 补肾壮阳，除湿止痛。主治腰脚疼痛不遂。

临床用法 1次15～20ml，饮服，每日2次。

注意事项 不可过量服用。孕妇禁服。

杜仲酒

《普济方》

药物组成 杜仲 丹参各240g 川芎150g 白酒2000ml

制作方法 上药研细末，酒浸5日。

功效主治 补肝肾，强筋骨。主治腰痛。

临床用法 1次20～40ml，温服，每日2～3次。

注意事项 避风寒湿。孕妇慎服。

杜仲酒

《外台秘要》

药物组成 杜仲 丹参各250g 川芎150g 桂心120g 细辛60g 白酒4000ml

制作方法 上药切细，酒浸5日。

功效主治 补肾温阳，活血止痛，祛风散寒。主治猝然腰痛。

临床用法 1次20~40ml，饮服，每日2~3次。

注意事项 忌食生葱、生菜。孕妇慎服。

杜仲浸酒

《太平圣惠方》

药物组成 杜仲 蛇床子 当归 川芎 干姜 秦艽各60g 制附子 石斛 肉桂 细辛 茵芋 天雄炮裂去皮脐 川椒 防风 独活各30g 白酒4000ml

制作方法 上药切细，纱布袋盛，与酒共放瓷瓶中浸，7日即可。

功效主治 祛风除湿，温经止痛。主治风冷，腰脚疼痛、屈伸不得。

临床用法 1次20~30ml，温服，每日3次。

注意事项 避风冷。孕妇禁服。

抗风湿药酒

《全国中草药新医疗法展览会资料选编》

药物组成 透骨节（全草） 大红袍根 掉毛草根 草本反背红（全草） 满山香根 九不离母（黄山药） 大伸筋根各15g 白龙须（八角枫根） 柳叶见血飞（全草） 土黄芪根各12g 风藤（全草） 白花矮陀根各9g 棉花杜仲（根茎皮）3g 酒1000ml

制作方法 上药混合，酒浸泡3日即可。

功效主治 温经活血，伸筋通络。主治风湿性关节炎、类风湿性关节炎。

临床用法 1次5~10ml，从小剂量开始，饮服，每日2~3次。

注意事项 服用后每天在药酒中添入所用的酒量，保持1L酒浸泡上药。服药期间，忌食豆类、羊肉、酸冷食物。孕妇慎用。

抗风湿蛇酒

《全国中草药新医疗法展览会资料选编》

药物组成 乌梢蛇 蝮蛇 眼镜蛇各100g 酒1000mL

制作方法 上药泡酒，7日即可。

功效主治 除湿通络，透骨搜风。主治风湿性关节炎、类风湿性关节炎，脊柱炎。

临床用法 1次25~50ml，饮服，每日1~2次。

注意事项 忌生冷之品。孕妇忌服。

吴萸木瓜酒※

《常见病验方研究参考资料》

药物组成 吴茱萸 木瓜各100g 白酒500ml

制作方法 上药共浸泡7日，去渣备用。

功效主治 舒筋通络，散寒除湿。主治风湿性关节炎，关节酸痛。

临床用法 炖热随量饮，每日1~3次。

注意事项 不可饮酒致醉。阴虚夹湿者忌用。

松节酒

《太平圣惠方》

药物组成 松节500g 糯米2kg 酒曲300g

制作方法 松节煎汁，同曲、米酿酒。

功效主治 祛风解痉，散寒止痛。主治肢体酸软、筋骨挛痛。

临床用法 1次15~30ml，饮服，每日2~3次。

注意事项 避风寒潮湿。

松节浸酒

《普济方》

药物组成 松节500g 生地90g 肉桂30g 丹参 萆薢各60g 火麻仁75g 牛膝 牛蒡根各90g 白酒3000ml

制作方法 上药研粗末，纱布包，入酒中，密封顶，7日即可。

功效主治 祛风通络，活血止痛。主治腰腿酸软、痹挛掣痛。

临床用法 1次20~40ml，饭前温服，每日1~3次。

注意事项 避风寒潮湿。孕妇忌服。

虎杖酒※

《常见病验方研究参考资料》

药物组成 鲜虎杖根 120g（或干品 60g） 高粱酒 500ml

制作方法 上药浸泡 7 日，去渣备用。

功效主治 活血定痛，清热利湿。主治风湿性关节炎，关节酸痛。

临床用法 1 次 10～20ml，饮服，每日1～3次。

注意事项 孕妇忌服。

虎骨酒

《备急千金要方》

药物组成 虎骨炙 300g 丹参 240g 生地 210g 地骨皮 干姜 川芎各 120g 猪椒根 五加皮 白术 枳实各 150g 白酒 5000ml

制作方法 上药切细，纱布袋装，酒浸 7 日。

功效主治 滋肝补肾，强筋健骨。主治肝经虚寒，关节筋骨疼痛、筋脉挛缩。

临床用法 1 次 20～30ml，饮服，每日 2 次。

注意事项 避风冷。孕妇慎服。

虎骨酒

《杨氏家藏方》

药物组成 虎胫骨炙 75g 当归 制附子 制川乌各 45g 羌活 川芎 独活 赤芍 白术 杜仲 萆薢 防风 肉桂 牛膝 肉苁蓉 黄芪 狗脊 茯苓 白蒺藜 人参 天麻 续断各 45g 白酒 2000ml

制作方法 上药切细，纱布袋盛，用酒浸之，密封瓶口，春浸 5 日、夏 3 日、秋 7 日、冬 10 日即可。

功效主治 祛风散寒，温阳除湿，活血止痛。主治风痹，手足疼痛、步履艰难、腿膝缓弱。

临床用法 1 次 10～20ml，空覆温服，每日 1 次。

注意事项 避风冷。孕妇禁服。

虎骨浸酒

《太平圣惠方》

药物组成 虎胫骨酥炙 150g 羚羊角屑 酸枣仁 猪椒根 枳实 丹参 川芎 桂心 地骨皮各 30g 五加皮 60g 生地 30g 白酒 3000ml

制作方法 上药切细，布袋盛，酒浸泡7日即可。

功效主治 息风止痉，和血通络。主治肝肾不足，肢节疼痛、筋脉挛缩等。

临床用法 1次20～30ml，饭前温服，每日3次。

注意事项 避风冷。孕妇忌服。

虎骨浸酒

《太平圣惠方》

药物组成 虎胫骨酥炙 乌蛇各250g 熟地60g 石斛 独活 防风 牛膝 丹参 肉桂 当归 萆薢 川芎 酸枣仁 山茱萸 淫羊藿 五加皮 制附子 骨碎补 川椒 白蒺藜各30g 白酒3000ml

制作方法 上药研细末，纱布袋盛，与酒共浸，密封7日。

功效主治 祛风除湿，补肾壮骨。主治痹证，腰脚筋骨关节疼痛。

临床用法 1次20～30ml，温服，每日3次。

注意事项 忌过食生冷、油腻、黏滑之物。孕妇禁服。

夜合枝醖酒

《圣济总录》

药物组成 夜合枝 桑枝 槐枝 石榴枝 柏枝 防风各150g 羌活60g 黑豆 糯米各5kg 酒曲适量 细曲3.6kg

制作方法 先以水将诸枝同煎，水减半时，去渣。药汁浸米、黑豆48小时，熟蒸入曲，再入研细的防风、羌活，拌和酿酒，酒熟后，压去糟滓。

功效主治 祛风胜温，通络止痛。主治风湿痹痛，手脚不遂、挛缩屈伸艰难。

临床用法 1次30～40ml，饮服，每日2～3次。

注意事项 不可过量致醉。孕妇忌服。

经效鼠粘根浸酒

《太平圣惠方》

药物组成 防风 独活各150g 制附子 汉防己 桂心 天麻 麻黄各60g 鼠粘根2.4kg 生地240g 白酒6000ml

制作方法 上药切细，纱布包，浸入酒中，密封容器口，春夏7日、秋冬14日即可。

功效主治 养血祛风，温通筋脉。主治风湿痹痛。

临床用法 1次20ml，空服温服，每日3次。

注意事项 避风寒湿。孕妇禁服。

柏叶酒

《太平圣惠方》

药物组成 侧柏叶500g 糯米2kg 酒曲300g

制作方法 侧柏叶煮汁，和曲、米酿酒。

功效主治 祛风除湿，清热止痛。主治风湿热痹，关节疼痛。

临床用法 1次15～30ml，饮服，每日2～3次。

注意事项 不可饮用过量。

枸橘酒※

《本草纲目》

药物组成 枸橘树皮100g 白酒500ml

制作方法 上药切细，酒浸2日即成。

功效主治 祛风通络，舒筋活血。主治风寒所致筋脉拘挛。

临床用法 1次30～50ml，饮服，每日1～2次。

注意事项 避风寒。

枸杞浸酒

《圣济总录》

药物组成 枸杞子 晚蚕沙炒各150g 牛蒡子炒 苍耳子炒各300g 防风 天麻炒 茄子根各450g 牛蒡根炒 牛膝各250g 桔梗 羌活 秦艽 石菖蒲各60g 白酒5000ml

制作方法 上药切细，布袋盛，用酒浸，密闭，7日后即可。

功效主治 祛风除湿，补益肝肾。主治感受风邪，筋脉拘急、肩背肢体强硬疼痛。

临床用法 1次20～30ml，温服，每日3次。

注意事项 避风冷。孕妇忌服。

茵陈酒

《本草纲目》

药物组成 茵陈蒿炙黄200g 秫米2kg 酒曲适量

制作方法 上药共同酿酒。

功效主治 祛风解痉。主治感受风邪，筋骨挛急、痹痛。

临床用法 1次15～30ml，饮服，每日2～3次。

注意事项 不可过量致醉。

茵芋浸酒

《太平圣惠方》

药物组成 茵芋30g 白及 薏苡仁 赤芍 桂心 牛膝 酸枣仁各60g 干姜 炙甘草各30g 制附子20g 白酒1000ml

制作方法 前7味药微炒后与余药混合研细末，再将药末装入布袋浸酒中，7日即可。

功效主治 温阳散寒，活血通络。主治感受风寒，筋脉拘挛、不可屈伸。

临床用法 1次10～20ml，温服，每日1～2次。

注意事项 避风冷。孕妇禁服。

荆芥豆淋酒

《普济方》

药物组成 荆芥穗120g 大豆240g 白酒1000ml

制作方法 先将大豆炒令烟出，将酒浸入，去豆不用。再用水3000ml加入酒中，煎荆芥穗至一半，去渣即可。

功效主治 祛风除湿。主治风寒所致筋脉拘挛、痹痛。

临床用法 1次50ml，饮服。每日1～2次。

注意事项 避风寒。

胡桃芪仲酒※

《常见病验方研究参考资料》

药物组成 杜仲 胡桃 黄芪各等份 酒适量

制作方法 上药共煎备用。

功效主治 益气血，强腰膝，散寒湿。主治肾虚腰腿痛。

临床用法 1次10～20ml，饮服，每日1～3次。

注意事项 现制现用。

骨碎补酒※

《常见病验方研究参考资料》

药物组成 骨碎补30g 桂枝尖15g 白酒250ml

制作方法 上药浸泡入酒，隔水煮，去渣备用。

功效主治 温肾活血。主治痹证及闪挫腰痛。

临床用法 随量饮，每日2次。

注意事项 阴虚火旺及孕妇慎用。

钟乳酒

《备急千金要方》

药物组成 钟乳石240g 丹参180g 石斛 杜仲各150g 川芎 当归各120g 制附子30g 肉桂90g 天冬150g 牛膝 防风 黄芪 秦艽各90g 山茱萸 薏苡仁各200g 白酒4000ml

制作方法 上药研粗末，布袋盛，入酒内浸3日。

功效主治 祛风活络，强筋壮骨。主治风虚劳损，脚气疼痛、消瘦拘挛、弱不能行。

临床用法 1次30~50ml，饮服，每日2次。

注意事项 避风寒潮湿。孕妇禁服。

独活酒

《备急千金要方》

药物组成 独活 生姜 白术 石斛各180g 牛膝 丹参 茯苓 萆薢各120g 薏苡仁 防风 肉桂 山茱萸 人参 当归 天雄炮裂去皮脐 菊花 川芎 秦艽各180g 生地焙 240g 制附子120g 白酒4000ml

制作方法 上药研粗末，纱布包，入酒内，酒坛密封顶，春夏5日、秋冬7日即可。

功效主治 强筋壮骨，补益肝肾。主治腰腿酸痛、软弱无力。

临床用法 1次20ml，饮服，每日3~4次。

注意事项 避风寒潮湿。孕妇禁服。

复方羊花药酒※

《全国中草药新医疗法展览会资料选编》

药物组成 八百力（巴豆）30g 三钱三根（羊踯躅）15g 薄荷脑 樟脑 冰片各2g 三花酒500ml

制作方法 上药泡酒，7日即可。

功效主治 活血通络。主治风湿性关节炎、跌打损伤。

临床用法 外搽患处，每日3次。可与复方羊花药膏替换使用。

注意事项 严禁入口、眼。孕妇忌用。

首乌酒※

《常见病验方研究参考资料》

药物组成 生首乌250g 酒500ml

制作方法 首乌捣碎，浸入酒中，24小时后隔水煮1小时取起，去渣备用。

功效主治 补益精血，活血止痛。主治寒湿筋骨疼痛。

临床用法 1次5ml，每晚临睡时温服。

注意事项 大便溏泻及痰湿较重者不宜。孕妇慎服。

神仙风药酒

《寿世保元》

药物组成 当归 川芎 薏苡仁 苍术各30g 白术 茯苓 川乌炮 防风 荆芥穗 天麻 白芷 细辛 何首乌 制草乌各15g 威灵仙 石斛 牛膝 独活 羌活 石楠藤 干姜 肉桂 槟榔 木瓜 钟石乳 续断 黄芪 两头尖 汉防己 桑寄生 茯神 骨碎补 虎胫骨煅各15g 全蝎炒 没药 木香各6g 麻黄 甘草各9g 白酒3000ml

制作方法 上药切细混匀，与酒先武火后文火熬，去火毒后，贮用。

功效主治 温经散寒，活血止痛，祛风除湿。主治鹤膝风，膝肿不能动、步履艰难、肿痛难当以及风湿麻木、畏寒疼痛者。

临床用法 1次10~20ml，饮服，每日2次。

注意事项 不可随意加大饮用药酒量。孕妇禁服。

活血散药酒※

《全国中草药新医疗法展览会资料选编》

药物组成 川乌 雪上一枝蒿各30g 马钱子10g 烟叶12g 花椒30g 刘寄奴 十大功劳 肉桂 石菖蒲 苍术 茜草 干姜 白芷各60g 樟叶 桉叶各90g 刺老包根120g 独一味 酸浆草 鲜石指甲各180g 冰片9g 70%酒精9L

制作方法 上药切细后，加入酒精6升，在水浴上回流2小时，冷却过滤，收集滤液，残渣再加酒精3升，仍在水浴上回流2小时，冷却过滤，合并两次滤液，约得6升药酒，加入冰片后即成。

功效主治 活血散瘀，消肿止痛。主治以关节痛、手足麻木为主要症状的风湿性关节炎，以及跌打损伤，尤其对新伤效佳。

临床用法 外搽患处，每日3~6次。

注意事项 不可入口、眼。孕妇忌用。

秦艽酒

《备急千金要方》

药物组成 秦艽 天冬 五加皮 牛膝各90g 制附子 肉桂各30g 巴戟天 杜仲 石南 细辛各60g 独活150g 薏苡仁30g 白酒3000ml

制作方法 上药研细末，入酒浸3日。

功效主治 祛风除湿，补肾壮阳。主治四肢不收、腰脚疼弱，或拘急挛缩、屈指偏枯、痿躄不仁。

临床用法 1次15ml，饮服，每日2～3次。

注意事项 孕妇禁服。

破天菜药酒※

《全国中草药新医疗法展览会资料选编》

药物组成 破天菜（野烟）250g 75%酒精适量

制作方法 上药切细，酒精浸7～10日，酒精用量以浸过药面为度。

功效主治 温经散寒。主治风湿性关节炎、跌打损伤。

临床用法 外搽患处，每日3次。

注意事项 不可入口、眼。孕妇忌用。有破损伤口者忌用。

桃仁朱砂煎酒

《太平圣惠方》

药物组成 桃仁400g 朱砂60g 白酒3000ml

制作方法 桃仁炒，与朱砂研细末和匀后浸酒中，密封口，隔水煮4小时即可。

功效主治 活血祛瘀，通络止痛。主治痹证，筋脉拘挛疼痛。

临床用法 1次10～20ml，饮服，每日1～2次。

注意事项 忌食羊血。朱砂禁火煅。不可过量。孕妇忌服。

蚕屎酒※

《神农本草经》

药物组成 蚕沙500g 醇酒300ml

制作方法 上药置甑内蒸热即可。

功效主治 祛风通络。主治风冷气闭，及外感风邪，肢体不遂。

临床用法 将上药摊放于床上，令患者患处向下，盖上被，取汗为度，每日1次。

注意事项 防止烫伤皮肤。

浸酒

《御药院方》

药物组成 虎胫骨$_{炙}$250g 丹参 天麻 牛膝 菝葜 人参 桂枝各30g 杜仲 川芎 羚羊角各1.8g 乌头$_{炮}$20g 薏苡仁2.4g 川椒15g 白酒3000ml

制作方法 上药切细，纱布袋盛，浸入酒中，密封7日即可。

功效主治 益气活血，温经散寒。主治腰脚筋骨疼痛。

临床用法 1次20～30ml，温服，每日2～3次。

注意事项 避风冷。孕妇禁服。

海桐皮酒※

《神农本草经》

药物组成 海桐皮30g 酒500ml

制作方法 海桐皮置酒中浸泡7日。

功效主治 祛风。主治风痹。

临床用法 1次10ml，饮服，每日3次。

注意事项 避风。

海桐皮浸酒

《太平圣惠方》

药物组成 海桐皮 五加皮 独活 防风 干蝎 杜仲 薏苡仁 酸枣仁 肉桂 制附子各30g 生地90g 白酒2000ml

制作方法 上药切细，纱布袋盛，与酒共放瓷瓶中浸，密封，夏秋7日，春冬14日。

功效主治 祛风除湿，温经通络。主治风湿，脚膝疼痛、行履不得。

临床用法 1次20～30ml，温服，每日2次。

注意事项 避风冷。孕妇禁服。

逡巡酒

《本草纲目》

药物组成 桃花100g 马蔺花160g 芝麻花200g 菊花300g 桃仁50枚 腊月水适量 白面5kg 酒曲适量

制作方法 上药合曲、面封酿成酒。

功效主治 补虚益气，祛风除湿。主治风湿痹痛。久服益寿、美容。

临床用法 1次15~30ml，饮服，每日2~3次。

注意事项 忌食油腻厚味食物。

桑枝浸酒

《太平圣惠方》

药物组成 桑枝 垂柳枝 槐枝各500g 羌活 牛膝 制附子 桂心 熟地各90g 黑豆炒熟400g 白酒10L

制作方法 上药研粗末和匀，纱布袋盛，酒浸7日即成。

功效主治 祛风通络，养血温经。主治风湿痹证。

临床用法 1次20~40ml，饮服，每日2次。

注意事项 忌过食生冷、鱼、猪肉。孕妇禁服。

菊花酒

《备急千金要方》

药物组成 菊花 杜仲各500g 防风 制附子 黄芪 干姜 桂心 当归 石斛各120g 紫石英 肉苁蓉各150g 萆薢 独活 钟乳石各240g 茯苓90g 酒10L

制作方法 上药共研粗末，纱布袋盛，置酒中浸5日。

功效主治 温阳益气，祛风通络。主治风冷腰背痛、食少羸瘦、唏嘘少气。

临床用法 1次10~30ml，饮服，每日3次。

注意事项 不可过量服用。孕妇禁服。

菊花浸酒

《太平圣惠方》

药物组成 菊花15g 杜仲 钟乳粉各120g 当归 石斛 黄芪 肉苁蓉 肉桂 防风各60g 制附子60g 萆薢 独活 茯苓 山茱萸根各60g 白酒2L

制作方法 上药切细，纱布袋盛，与酒共放瓷瓶中浸，密封，春夏7日，秋冬14日。

功效主治 滋肝补肾，温阳止痛。主治风虚久冷，腰脚疼痛、面色瘘悴、行立无力。

临床用法 1次20~30ml，温服，每日2~3次。

注意事项 避风冷。孕妇禁服。

菖蒲酒

《本草纲目》

药物组成 石菖蒲200g 酒

曲适量　米 2kg

制作方法　石菖蒲煎汁，和曲、米酿酒。

功效主治　祛风除湿。主治痿痹。

临床用法　1 次 15～30ml，饮服，每日2～3次。

注意事项　忌生冷寒湿。

萆薢酒

《圣济总录》

药物组成　萆薢　杜仲各 90g　地骨皮 150g　白酒 2000ml

制作方法　上药研细末，入酒，密封 5 日即可。

功效主治　祛风除湿，活络止痛。主治风湿腰痛。

临床用法　1 次 20～40ml，饮服，每日2～3次。

注意事项　避风冷。

萆薢浸酒

《普济方》

药物组成　萆薢　牛膝　石斛　熟地各 90g　防风　独活　川芎　山茱萸　当归　酸枣仁　肉桂各 60g　大麻仁 150g　白酒 4000ml

制作方法　上药切细，纱布袋盛，与酒于瓷瓶中浸，密封，7 日即可。

功效主治　补益肝肾，祛风止痛。主治腰脚拘急疼痛。

临床用法　1 次 20～30ml，温服，每日 3 次。

注意事项　避风冷。孕妇忌服。

舒筋酒※

《本草纲目》

药物组成　羊胫骨 100g　白酒 1000ml

制作方法　羊胫骨敲碎，酒浸 7 日即可。

功效主治　舒筋止痉。主治筋骨挛痛。

临床用法　1 次 20～30ml，饮服，每日1～2次。

注意事项　避风寒潮湿。

摄风酒

《世医得效方》

药物组成　寻风藤　三角尖　青藤根　石薜荔各 30g　五加皮　生姜各 45g　虎胫骨　威灵仙　续断　当归　乳香　羌活　细辛　木香各 7.5g　乌药　苍术　防风　苏木　甘草各 15g　石楠叶 15g　骨碎补 2.2g　牛膝 12g　制乌头 5g

白酒2000ml

制作方法 上药除酒外，共研粗末，布袋盛，放酒中，油纸封固。以锅盛水，将酒坛坐于锅内，文火煮4小时，连坛取出放冷即可。

功效主治 祛风散寒，行气活血，燥湿通络。主治风湿流注四肢、肢体关节疼痛及大风鹤膝诸症。

临床用法 1次10～20ml，饮服，每日3～4次。

注意事项 避风冷。孕妇禁服。

痹药酒※

《太平圣惠方》

药物组成 菊花 防风 羌活 杜仲 牡蛎 天花粉 丹皮 紫菀 石菖蒲 人参 白蒺藜 牛蒡子 干姜 生地 柏子仁 狗脊 天雄去皮炮 萆薢 蛇床子 制附子 肉苁蓉 菟丝子 续断 白芍 石斛各9g 白酒2000ml

制作方法 上药研粗末，纱布袋盛，放入酒中，密封，春夏浸14日，秋冬浸20日。

功效主治 祛风除湿，补肾壮阳。主治风湿痹痛，四肢不举。

临床用法 1次15～20ml，饮服，每日3次。

注意事项 不可过量服用。孕妇忌服。

蔷薇根酒※

《常见病验方研究参考资料》

药物组成 野蔷薇根90g 高粱酒500ml

制作方法 野蔷薇根切细，酒内浸泡3日备用。

功效主治 行气活血，通络止痛。主治风湿痛。

临床用法 1次30ml，饮服，每日2次。

注意事项 勿居湿地，防止受寒。

酸枣仁酒

《太平圣惠方》

药物组成 酸枣仁90g 干葡萄150g 黄芪90g 天冬60g 赤茯苓90g 防风 独活各60g 火麻仁250g 肉桂60g 羚羊角90g 五加皮90g 牛膝150g 白酒4000ml

制作方法 上药切细，纱布包，浸入酒中，7日即可。

功效主治 益气养血，祛风止痛。主治腿脚疼痛、肌肤干燥无泽。

临床用法 1次20～50ml，饭前饮服，每日1～3次。

注意事项 避风寒，忌情志过极。孕妇忌服。

酸枣仁浸酒

《太平圣惠方》

药物组成 酸枣仁 生地 虎胫骨酥炙各90g 羌活30g 牛膝 山茱萸60g 肉桂90g 天雄炮裂去皮脐 淫羊藿 萆薢 川芎 天麻 肉苁蓉各60g 菊花 桑寄生各45g 白酒4000ml

制作方法 上药研细末，纱布袋盛，与酒共浸，密封瓶口，5日即可。

功效主治 暖脏腑，利脚膝，止疼痛。主治风湿痹痛。

临床用法 1次20～30ml，温服，每日2～3次。

注意事项 避风冷。孕妇禁服。

熟地酒※

《常见病验方研究参考资料》

药物组成 熟地120g 酒1000ml

制作方法 熟地捣烂，浸入酒中，用竹筷搅匀，隔水蒸。酒坛放水中3日后取出贮存备用。

功效主治 养血滋阴，补精益髓，行气活血。主治体虚血亏之风湿性关节炎，关节酸痛。

临床用法 1次10～30ml，饮服，每日1～2次。

注意事项 本品较为黏滞，凡气滞痰多、脘腹胀痛、食少便溏者不宜。

薏苡仁酒

《普济方》

药物组成 薏苡仁 白蔹 赤芍 酸枣仁 炮姜 甘草各150g 制附子30g 白酒4000ml

制作方法 上药研粗末，入酒浸12小时，文火煎沸去渣。

功效主治 祛风湿，舒经络。主治风寒湿阻滞筋脉，肢体痹挛不可屈伸者。

临床用法 1次20～30ml。饮服，每日2～3次。

注意事项 避风寒潮湿。孕妇禁服。

薏苡仁酒

《本草纲目》

药物组成 薏苡仁粉200g 酒曲适量 米2kg

制作方法 上药同酿成酒。

功效主治 祛风湿，健脾胃。主治风湿病且脾胃虚弱者。

临床用法 1次15～30ml，饮服，每日2～3次。

注意事项 避风冷。

筋根蔷薇山椒酒※

《全国中草药新医疗法展览会资料选编》

药物组成 筋党根 小果蔷薇各36g 山花椒24g 三花酒500ml

制作方法 上药共浸泡14日即可。

功效主治 温经散寒，活血通络。主治风湿性关节炎、腰部劳损、急性扭挫伤。

临床用法 1. 急性扭挫伤：首次服100ml，以后每次50ml，每日1次并适量外搽。2. 风湿性关节炎、腰部劳损：每晚睡前服100ml，或每次50ml，每日2次，20天为一疗程。病重者可连续服用1～2疗程，出现咽喉燥热时，停药数天后可继续服用。

注意事项 不可与肥肉及腥味香燥之品同服。感冒发热、孕妇、月经期及溃疡病患者慎服。

骨折

11号酒

《全国中草药新医疗法展览会资料选编》

药物组成 田七 血竭 琥珀各120g 生大黄 七叶一枝花各90g 乳香 没药 秦艽各50g 制马钱子100g 川断 杜仲 土鳖虫 自然铜 苏木 无名异各150g 三花酒15L

制作方法 上药于三花酒中浸泡1～2月备用。

功效主治 活血通络，续筋接骨。主治开放性骨折。

临床用法 先用生理盐水冲洗患处，再用药酒冲洗。

注意事项 不可入口、眼。孕妇忌用。

地丁反背红药酒※

《全国中草药新医疗法展览会资料选编》

药物组成 反背红 紫花地丁 独宝子（金铁锁） 黑骨头（滇杠柳）各5g 酒500ml

制作方法 上药洗净，酒泡7日即可。

功效主治 解毒活血。主治骨折。

临床用法 1次10ml，饮服，每日3次。骨折处可敷绿及凤尾药糊配合治疗。

注意事项 忌食生冷、油腻。

杜仲血藤药酒※

《全国中草药新医疗法展览会资料选编》

药物组成 大血藤 大树药 生杜仲各2kg 大救驾1.5kg 见血飞 散西飞 钩藤 九龙盘 九龙藤各1.5kg 岩马桑2.5kg 瓜子金0.5kg 三七30g 青藤香 八角莲 黑骨头各1kg 白酒60L

制作方法 上药泡白酒内7日即可。

功效主治 行气活血。主治骨折。

临床用法 1次15ml，饮服，每日2~3次。可配合藤根药糊外敷伤处。

注意事项 本品仅供重病人服用。孕妇忌服。

碎补红花药酒

《全国中草药新医疗法展览会资料选编》

药物组成 叶上花根 杜仲 阉鸡尾 白龙须（八角枫根） 九眼牛（虎杖）各9g 矮陀陀 四块瓦 五加皮各6g 川芎 重楼 黄连 甘草 骨碎补 红花各3g 白酒500ml

制作方法 药浸白酒中，3~5日即成。

功效主治 活血化瘀，续筋接骨。主治骨折。

临床用法 1次10~20ml，饮服，每日2~3次。伤处可用七叶接骨散包敷。

注意事项 忌食生冷、油腻食物。伤处宜保温。开放性骨折注意防止创面感染。孕妇忌服。

骨髓炎

蜜梅花根药酒※

《全国中草药新医疗法展览会资料选编》

药物组成 蜜梅花根120g 酒500ml

制作方法 上药酒浸3日即可。

功效主治 活血解毒。主治慢性骨髓炎。

临床用法 1次15～20ml，饮服，每日2次，小儿酌减。

注意事项 忌食生冷、油腻食物。

腰椎间盘突出症

地花藤枝药酒※

《全国中草药新医疗法展览会资料选编》

药物组成 金钟花 生地各500g 血藤250g 桂枝200g 酒5000ml

制作方法 上药用冷水喷湿，用白酒浸泡1周即可。

功效主治 活血通络。主治腰椎间盘突出症。

临床用法 1次10ml，饮服，每日3次。逐渐增量，至四肢稍有麻木感时为最佳量，以胀为限，连服1周后再逐渐减量。

注意事项 个别患者服药后出现恶心、呕吐、心率减慢等，可用阿托品解之。孕妇忌服。

传染科·流行性腮腺炎

山豆根酒

《常见病验方研究参考资料》

药物组成 山豆根15g 米酒适量

制作方法 上药共煎浓汁备用。

功效主治 清热解毒，活血消肿。主治流行性腮腺炎。

临床用法 外敷患处，干即换。

注意事项 忌食辛燥之品。

肺结核

铃铃抗痨酒※

《全国中草药新医疗法展览会资料选编》

药物组成 铃铃草120g 白酒300ml

制作方法 上药用白酒浸泡7日即可。

功效主治 补虚杀虫，滋阴镇咳。主治以低烧、盗汗、咯痰带血为主要症状的肺结核病。

临床用法 1次8ml，饮服，每日3次。

注意事项 忌食辛燥之品。

疟疾

地骨皮酒※

《全国中草药新医疗法展览会资料选编》

药物组成 地骨皮120g 陈酒300ml

制作方法 地骨皮洗净泡酒，7日即可。

功效主治 凉血退蒸，清泄肺热。主治疟疾。

临床用法 1次10~20ml，饮服，每日1~2次。

注意事项 孕妇忌服。外感风寒发热及脾虚便溏者不宜。

青蒿酒

《本草纲目》

药物组成 青蒿200g 酒曲适量

制作方法 青蒿捣汁，和曲、米酿酒。

功效主治 截疟。主治久疟。

临床用法 1次15~30ml，饮服，每日2~3次。

注意事项 忌过食生冷之品。

鸭胆酒※

《常见病验方研究参考资料》

药物组成 鸭胆1枚 酒5~10ml

制作方法 鸭胆浸酒备用。

功效主治 清肺化痰，清热解毒。主治恶性疟疾。

临床用法 未发作时将胆与酒顿服。

注意事项 防止蚊虫叮咬。

常山叶酒※

《常见病验方研究参考资料》

药物组成 土常山叶9g 酒100ml

制作方法 土常山叶焙干，炖烧酒备用。

功效主治 涌吐痰涎，活血、截疟。主治疟疾。

临床用法 1次10~20ml，饮服，每日1~2次。

注意事项 孕妇及体虚者慎用。

麻风

石榴浸酒

《太平圣惠方》

药物组成 鲜酸石榴 鲜甜石榴各7枚 人参 苦参 沙参 丹参 苍耳子 羌活各60g 白酒5L

制作方法 石榴和皮捣烂，药物共研粗末，纱布包裹，以酒浸泡坛中，密封顶，春夏7日、秋冬14日即可。

功效主治 祛风除湿，滋阴清热，益气活血。主治大风，头面热毒，皮肤生疮、面上生结或眉落者。

临床用法 1次10～20ml，饭前饮服，每日3次。

注意事项 忌食辛辣刺激性食物。

防风酒

《圣济总录》

药物组成 防风 槐白皮各500g 天麻150g 黍米10kg 地骨皮2.5kg 酒曲500g 3年纯黑猫1只

制作方法 防风、天麻、地骨皮加水，煮取汁，入黍米、酒曲依照酒法酿酒。又取槐白皮切细，黑猫去皮肠肚，煮烂与槐白皮相和，再煮去渣入酒，即可。

功效主治 祛风通络。主治麻风病。

临床用法 1次10～20ml，饮服，每日3次。

注意事项 避风。

眼科·迎风流泪

松膏酒

《备急千金要方》

药物组成 松脂500g 米2kg 酒曲适量

制作方法 松脂研细末，用水浸泡1周后煎煮，慢慢接取上浮的膏药，水减少后不断添入，直到松脂已尽。再将所得膏药添水煎煮。待药冷却，膏脂下沉。取所得膏脂与米、曲酿酒。

功效主治 补肝散寒，温通筋脉。主治肝虚寒，迎风流冷泪。

临床用法 1次10～20ml，温服，每日1～2次。

注意事项 避风冷。

枸杞酒

《医方考》

药物组成 枸杞 100g 酒 500ml

制作方法 枸杞子装入布袋，浸入酒中，置入泥罐，密封 10 日。

功效主治 养肝散寒，温通经脉。主治肝虚寒，迎风流冷泪等。

临床用法 1 次 20～40ml，温服，每日 2 次。

注意事项 忌食炙炸之品。

耳鼻科·耳聋

菖蒲浸酒

《太平圣惠方》

药物组成 石菖蒲 90g 木通 60g 磁石捣碎水淘去赤汁 150g 防风 肉桂各 60g 牛膝 60g 白酒 1000ml

制作方法 上药研细末，纱布包，浸入酒内，7 日即可。

功效主治 补益肝肾，祛风开窍。主治耳聋。

临床用法 1 次 20ml，饭前温服，每日 3 次。

注意事项 避风冷。孕妇忌服。

磁石酒

《圣济总录》

药物组成 磁石 15g 木通 石菖蒲各 250g 白酒 1000ml

制作方法 磁石打碎，同木通、石菖蒲浸酒 7 日取汁。

功效主治 通关开窍。主治肾虚耳聋。

临床用法 1 次 10～30ml，饮服，每日2～3次。

注意事项 忌劳力、劳心过度。

酊剂

内科·痢疾

地锦草酊※

《全国中草药新医疗法展览会资料选编》

药物组成 地锦草 500g 白

酒 1L

制作方法 上药入酒浸泡 24 小时，压榨取汁，过滤即成。

功效主治 清热解毒。主治痢疾、肠炎。

临床用法 1 次 15 ~ 20ml，饮服，每日 3 次。可与地锦草片交替使用。

注意事项 服药后偶有不适之感。

高血压

杜仲酊※

《常见病验方研究参考资料》

药物组成 杜仲 30g 白酒 300ml

制作方法 杜仲浸酒中，密封瓶口，经常摇动，7 日即可。

功效主治 补肝肾，强筋骨。主治高血压。

临床用法 1 次 5 ~ 10ml，饮服，每日 3 次。

注意事项 阴虚火旺者慎用。

皮肤科·癣

荆螯酊※

《常见病验方研究参考资料》

药物组成 紫荆皮 18g 斑蝥 20 只 酒精 300ml

制作方法 上药用酒精浸 7 日即可。

功效主治 攻毒杀虫，祛风止痒。主治顽癣。

临床用法 外涂患处，每日 2 ~ 3次。

注意事项 局部溃损者禁用。不可入口。孕妇忌用。

槿榆酊

《常见病验方研究参考资料》

药物组成 土槿皮 500g 地榆末 120g 烧酒 5L

制作方法 土槿皮晒干研细末（不可见火），同地榆末入烧酒内浸 7 日即可。

功效主治 凉血解毒，祛风止痒。主治秃疮瘙痒。

临床用法 外涂患处，每日3~5次。

注意事项 患部忌搔抓。

口齿科·牙痛

乌木酊

《全国中草药新医疗法展览会资料选编》

药物组成 制草乌9g 一枝蒿 冰片各6g 小木通30g 白酒500ml

制作方法 上药共研细末，酒泡1周即可。

功效主治 消肿止痛。主治牙痛，对牙髓炎、牙周炎等引起的疼痛效果较好。

临床用法 取棉球蘸药水塞入患处或外搽红肿疼痛处，每日1次。

注意事项 对部分龋齿病例止痛时间不长，隔几日又须上药。严禁内服。孕妇忌用。

锭剂

内科·杂证

紫金锭

《幼幼集成》

药物组成 山慈姑 五倍子各90g 大戟45g 雄黄 朱砂各30g 麝香9g 糯米饭适量

制作方法 上药共研细末，糯米饭和药为锭。

功效主治 解毒辟秽。主治各种湿热秽浊之毒。

临床用法 1次0.5~2g，以锭磨水内服，每日1~3次。

注意事项 忌食生冷、不洁食物。雄黄、朱砂禁火煅。孕妇忌服。

紫金锭

《串雅内外编》

药物组成 朱砂 胆南星各15g 蝉蜕 甘草各9g 麝香3g 蛇含石120g 米饭适量

制作方法 上药研细末，捣饭为丸。

功效主治 化痰开窍，镇心安神。主治神昏闷乱、呕恶泄泻及小儿痰壅惊闭等各种危证。

临床用法 1次0.5～3g，磨水服，每日1～3次。

注意事项 朱砂禁火煅。不可久服及过量。孕妇忌服。

妇产科·阴道炎

杀虫止痒锭※

《常见病验方研究参考资料》

药物组成 桃仁 雄黄各等份 蜜适量

制作方法 上药捣烂，加蜜做锭备用。

功效主治 解毒，杀虫，止痒。主治妇人阴道瘙痒。

临床用法 取药锭纳阴道中，每日2次。

注意事项 治疗期间应勤换内裤（煮沸消毒），勤洗床单。孕妇忌用。雄黄忌火煅。

外科·疮痈

五毒锭

《理瀹骈文》

药物组成 雄黄6g 朱砂2g 胆矾6g 蟾酥3g 麝香0.5g

制作方法 上药共研细末，水和匀捏为锭。

功效主治 解毒消肿。主治各种肿毒及虫蝎伤。

临床用法 水磨外敷患处，每日1次。

注意事项 严禁内服。雄黄、朱砂禁火煅。孕妇忌用。

中品锭

《万氏家抄方》

药物组成 白矾15.5g 乳香 没药各16.5g 朱砂9g 牛黄2.15g 硇砂3g 信石火煅45g 面适量

制作方法 上药研细末，面糊捻为锭子。

功效主治 解毒提脓，生肌敛疮。主治翻花瘿瘤等。

临床用法 水磨外涂患处，每

日1～2次。

注意事项　严禁入口。朱砂禁火煅。

坎宫锭

《古方汇精》

药物组成　京墨30g　熊胆9g　儿茶　胡黄连各9g　冰片1.5g　麝香1.5g　牛黄0.9g　猪胆汁　生姜汁　醋各适量

制作方法　诸药共研极细末，以猪胆汁、生姜汁、醋和匀捏为锭。

功效主治　清热解毒，活血散结。主治热毒疮肿、痔疮肿痛。

临床用法　以净水磨汁搽患处，每日1～3次。痔疮则直接将药栓塞入肛中，每次1～2小时，每日1次。

注意事项　忌食辛辣刺激性食物，戒烟、酒。孕妇忌用。

离宫锭

《医宗金鉴》

药物组成　蟾酥　血竭　胆矾　朱砂各9g　京墨30g　麝香4.5g

制作方法　上药共研细末，水糊搓成锭，晒干。

功效主治　清热解毒，消肿排脓。主治各种无名肿毒。

临床用法　茶水调匀，外涂患处，每日1～2次。

注意事项　不可入口。孕妇忌用。

蟾酥锭※

《本草纲目》

药物组成　蟾酥3g　白面6g　朱砂2g

制作方法　上药水调成小锭子如麦粒大。

功效主治　解毒。主治疮毒痛肿。

临床用法　1次1锭，开水送服，每日1～2次。如疮势危急，用量每次可增至3～5锭。

注意事项　朱砂禁火煅。本方不可过量、过久服用。孕妇禁服。

疔疮

七圣紫金锭

《证治准绳·疡医》

药物组成　木香　苦花子　仙人薯　蚕沙　柏花各30g　朱砂　雄黄各9g　米糊适量

制作方法　上药研细末，米糊

为丸。

功效主治 清热燥湿，行气解毒。主治疔疮、瘴气、时行毒气。

临床用法 1次3g，开水送服，每日1～2次。

注意事项 朱砂、雄黄禁火煅。不可久服及过量。孕妇忌服。

下品锭

《万氏家抄方》

药物组成 红矾96g 乳香18g 没药15g 朱砂9g 牛黄1.35g 硇砂7.2g 白信石火煅黑烟净，半日方可取起90g 面适量

制作方法 上药研细末，面糊捻成锭子。

功效主治 解毒提脓，生肌敛疮。主治疔疮、发背等。

临床用法 水磨外涂患处，每日1～2次。

注意事项 严禁入口。孕妇忌用。

传染科·淋巴结核

白及锭

《理瀹骈文》

药物组成 天南量 半夏各90g 海藻 昆布各30g 冰片 麝香各6g 红花 牡蛎各60g 青盐18g 白及250g

制作方法 前9味药研细末，白及熬熟捣膏，与前药末和匀捏为锭。

功效主治 化痰散结。主治瘰疬。

临床用法 磨水敷患处，每日1～3次。

注意事项 不可内服。孕妇禁用。

肛肠科·痔瘘

上品锭

《万氏家抄方》

药物组成 红矾75g 乳香 没药 朱砂各9g 牛黄1.65g 硇砂4.2g 白信石30g 面适量

制作方法 上药研细末，面糊和匀，捻成锭子。

功效主治 解毒提脓，生肌敛口。主治痔瘘。

临床用法 视患处大小深浅，插入锭子，每日1次。

注意事项 不可内服，不可久用。孕妇忌用。

栓剂

内科·头痛

白槿花栓※

《常见病验方研究参考资料》

药物组成　白槿花0.9g

制作方法　白槿花用药棉包成小栓备用。

功效主治　清热通窍。主治偏正头痛。

临床用法　塞患侧鼻孔，每日1～3次。

注意事项　现制现用。

朱砂栓※

《常见病验方研究参考资料》

药物组成　万年青根3条　朱砂0.9g

制作方法　万年青根削尖蘸朱砂备用。

功效主治　清热解毒。主治偏正头痛属热者。

临床用法　塞对侧鼻孔内，每日1～3次。

注意事项　肾功不全者慎用。现制现用。朱砂禁火煅。孕妇慎用。

蓖麻大枣栓※

《常见病验方研究参考资料》

药物组成　蓖麻子（去壳）3g　大枣肉5枚

制作方法　上药共捣泥，制成0.7cm直径的小栓备用。

功效主治　消肿拔毒，泻下通滞。主治偏头痛。

临床用法　塞鼻，每日3次。

注意事项　现制现用。塞鼻片刻后即有浊涕流出。

泄泻

铁门栓

《寿世保元》

药物组成　文蛤$_{炒}$ 30g　白矾3g　黄丹1g　黄蜡30g

制作方法　上药研细末，黄蜡化开为丸。

功效主治　收涩止泻。主治泄泻，日久难愈。

临床用法　1次2～3g，用茶

3g、姜6g煎汤送服，每日2～3次。

注意事项 忌食生冷之品。

便秘

肥皂栓※

《常见病验方研究参考资料》

药物组成 肥皂 蜂蜜各适量

制作方法 将肥皂削成橄榄状，蘸蜂蜜备用。

功效主治 润肠通便。主治便秘。

临床用法 塞肛，每日1次。

注意事项 若无蜂蜜，蘸水也可。

盐萝卜栓※

《常见病验方研究参考资料》

药物组成 白萝卜1枚 50%盐水200ml

制作方法 白萝卜削成直径2.5cm细条，浸入盐水中，3日后取出备用。

功效主治 清热润肠，行气通便。主治便秘。

临床用法 塞肛，每日1次。

注意事项 忌辛辣煎炒食物。

通便条栓

《全国中草药新医疗法展览会资料选编》

药物组成 细辛 皂刺各12g 蜂蜜120g

制作方法 细辛、皂刺共研细末。蜂蜜文火煎至滴水成珠，将药末加入搅匀，趁热制成5cm长、直径1cm的栓剂，用玻璃纸或聚乙烯薄膜包装备用。

功效主治 润肠通便。主治便秘，以及蛔虫性肠梗阻。

临床用法 1次1～2条，塞入肛门。使用次数视病情而定，一般1次即可。

注意事项 肠套叠、肠扭转忌用。

萝卜栓※

《常见病验方研究参考资料》

药物组成 鲜萝卜1枚 凡士林适量

制作方法 萝卜去皮，削成拇指大小，一端涂上凡士林备用。

功效主治 清热润肠，行气通便。主治便秘。

临床用法 塞肛，每日1次。

注意事项 若无凡士林，用其他油剂亦可。若无萝卜，用其他鲜菜梗亦可。现制现用。

葱栓※

《常见病验方研究参考资料》

药物组成 大葱白1根 食盐 香油各适量

制作方法 在葱白上打孔，填入食盐，外抹香油备用。

功效主治 通阳散结，润肠通便。主治便秘。

临床用法 塞肛，每日1次。

注意事项 现制现用。

面瘫

蓖麻栓※

《常见病验方研究参考资料》

药物组成 蓖麻子3粒

制作方法 上药捣泥，用棉花裹成小栓备用。

功效主治 消肿，排脓，拔毒。主治口眼㖞斜。

临床用法 塞患侧鼻孔，每日1~3次。

注意事项 现制现用。

虫证

明矾栓※

《常见病验方研究参考资料》

药物组成 明矾1块

制作方法 取明矾一小块备用。

功效主治 解毒杀虫，燥湿止痒。主治蛲虫病。

临床用法 每晚临睡时塞肛，次晨取出，连用数日。

注意事项 取出明矾时可见虫聚集一层在明矾周围，连用数次，至虫尽为度。

油浸百部栓※

《常见病验方研究参考资料》

药物组成 百部 煤油各适量

制作方法 百部浸入煤油中2日取出，制成1.5cm长药栓备用。

功效主治 杀虫。主治蛲虫病。

临床用法 每晚临睡前塞肛，次晨取出，连用5日，以不痒为止。

注意事项 饭前便后要洗手，勤剪指甲，不吸吮手指。注意肛门清洁。

妇产科·阴道炎

消滴栓

《全国中草药新医疗法展览会资料选编》

药物组成 蛇床子 苦参各60g 桃仁 雄黄各30g 枯矾15g 蜜适量

制作方法 上药共研细末，混匀，以蜜制成橄榄形栓剂。

功效主治 祛风杀虫，燥湿止痒。主治阴道滴虫病。

临床用法 塞入阴道，每日1～3次，连用5～7日。

注意事项 不可内服。注意患部卫生，保持清洁。

外科·乳痈

丁夏细辛栓※

《常见病验方研究参考资料》

药物组成 生半夏 丁香 细辛各1.5g

制作方法 上药研细末，用棉球粘药备用。

功效主治 祛风散寒，消痞散结，行气止痛。主治乳痈。

临床用法 棉球粘药塞鼻，每日1次。

注意事项 严禁内服。孕妇忌用。

八角大茴栓※

《常见病验方研究参考资料》

药物组成 八角大茴香2枚

制作方法 上药研细末，用棉包裹备用。

功效主治 温阳散寒，行气止痛。主治乳痈。

临床用法 药棉塞鼻，左乳塞右鼻，右乳塞左鼻，每日1～3次。

注意事项 畅情志，忌郁怒。

芫花消炎栓※

《全国中草药新医疗法展览会资料选编》

药物组成 鲜芫花根皮（二层皮）100g

制作方法 上药洗净，切细捣烂，制成100%浸液，用棉球吸液后装瓶保存备用。

功效主治 活血逐瘀，祛痰通络。主治急性乳腺炎。

临床用法 棉球塞鼻孔，产生

热辣感约1小时后取出。

注意事项 孕妇忌用。

细辛良姜栓※

《常见病验方研究参考资料》

药物组成 细辛 高良姜各等份 薄荷叶适量

制作方法 上药共研细末，薄荷叶或纱布包药末备用。

功效主治 温中祛寒，行气止痛。主治乳痈。

临床用法 塞鼻，左乳塞右鼻，右乳塞左鼻，每日1~3次。

注意事项 药包不宜塞过浅。

细辛樟脑栓※

《常见病验方研究参考资料》

药物组成 细辛1.5g 樟脑0.9g 薄荷适量

制作方法 上药共研细末，薄荷叶或纱布包药末备用。

功效主治 祛风散寒，通窍止痛。主治乳痈。

临床用法 塞鼻，左乳塞右鼻，右乳塞左鼻，每日1次。

注意事项 不可内服。孕妇忌用。

益母草栓※

《常见病验方研究参考资料》

药物组成 鲜益母草叶30g

制作方法 上药捣烂备用。

功效主治 清热解毒，消肿散结。主治乳痈。

临床用法 塞鼻，左乳塞右鼻，右乳塞左鼻，每日1次。

注意事项 忌食辛辣之品。

鹅不食草栓※

《常见病验方研究参考资料》

药物组成 鲜鹅不食草30g

制作方法 上药捣烂备用。

功效主治 祛风寒，通鼻窍。主治乳痈。

临床用法 塞鼻，左乳塞右鼻，右乳塞左鼻，每日1次。

注意事项 不可两鼻孔同时塞。

硼砂栓※

《常见病验方研究参考资料》

药物组成 硼砂30g

制作方法 上药研细末，水调制成黄豆大小颗粒备用。

功效主治 清热，解毒，散

结。主治乳痈久溃不愈。

临床用法 乳痈破溃出脓后，将药粒塞疮内，每日1次。

注意事项 药粒大小视疮口大小而定，一般以比疮口稍小为妥。

肛肠科·痔瘘

痔瘘塞栓※

《常见病验方研究参考资料》

药物组成 枯矾 黄蜡各30g

制作方法 黄蜡熔化，入矾末，和匀，候冷，做成药栓备用。

功效主治 燥湿解毒，祛腐生肌。主治肛瘘，痔瘘。

临床用法 塞患处，每日1次。

注意事项 当管化脓出，脓尽时，宜用消炎生肌膏。

硝草蜓塞栓※

《常见病验方研究参考资料》

药物组成 朴硝0.3g 甘草3g 地龙1条 香油适量

制作方法 上药研细末，香油调匀制成药条晾干备用。

功效主治 清热，解毒，软坚。主治肛瘘，痔瘘。

临床用法 药条纳入孔内深处，每日1次。

注意事项 管化脓尽时，再搽消炎生肌膏。

传染科·疟疾

阿魏栓※

《常见病验方研究参考资料》

药物组成 阿魏2g

制作方法 上药棉裹为栓备用。

功效主治 消积杀虫，解毒截疟。主治疟疾。

临床用法 塞鼻，每日1~3次。

注意事项 防止蚊虫叮咬。

片剂

内科·感冒

上感片

《全国中草药新医疗法展览会资料选编》

药物组成 桑叶 杏仁 牛蒡

子　枳壳　玄参　黄芩18.12kg　前胡　桔梗　薄荷　芥穗各12.8kg　连翘25kg　芦根　竹叶各31.4kg

制作方法　1. 原料加工、提取:(1)芥穗、连翘、枳壳提取挥发油,提油器中余液和以下药材水煮液合并处理。(2)芦根、竹叶、玄参水煎液减压浓缩呈稀膏状,加适量酒精搅匀,静置沉淀,滤取滤液,减压浓缩成膏。(3)桑叶、前胡、牛蒡子,用60%酒精渗滤,滤漉液浓缩成浸膏。(4)黄芩用水煮两次,合并煮液,加盐酸调pH 2~3,静置,滤取沉淀,用水洗至中性,备用。(5)杏仁用85%以上酒精热回流提取,制备浸膏,浸膏用95%酒精洗两次,滤取沉淀即得。(6)按生产常规,每500g薄荷可折2.5g薄荷冰加入。(7)桔梗研细末,作赋形剂。2. 制片:将醇浸膏、水煮膏、杏仁提取物加入桔梗细末搅匀成团块状,于90℃左右干燥后,粉碎成小颗粒,过18目筛,加入挥发油和薄荷冰混匀,密闭放置4小时,加入0.5%的硬脂酸镁,混匀,压凸面片,包糖衣即得。每片重0.35g。

功效主治　清热生津,止咳化痰。主治上呼吸道感染、流行性感冒等。

临床用法　成人1次4~6片,小儿酌减。温开水送服,每日2~3次。

注意事项　忌辛辣、油腻食物。

抗感冒片(4号)

《全国中草药新医疗法展览会资料选编》

药物组成　金银藤1.2g　野菊花0.6g　射干0.2g　阿司匹林60mg　扑尔敏2mg　维生素C10mg(以上为每片的原料量)

制作方法　1. 取金银藤24kg、野菊花12kg、射干4kg,加离子交换水240L,温浸半小时,煎煮1小时,滤出煎液,药渣再煎煮2次,每次加水200L,煎半小时,合并3次煎液。将煎液用薄膜浓缩器浓缩至40L。2. 将上述浓缩液加乙醇至含醇量60%,静置1~2日,收集上清液,将沉淀层过滤。合并上清液和滤液,回收乙醇后继续浓缩至稠(以能放出为度)。3. 将上述浓稠物置敞口缸中继续浓缩至膏状。加入适量淀粉,制粒,干燥。再加入阿司匹林1.2kg、扑尔敏0.04kg、维生素C 0.2kg,混匀,加润滑剂压片,包糖衣。

功效主治　清热解毒。主治流行性感冒、感冒、上呼吸道感染。

临床用法　口服,1次4~5片,儿童酌减,每日3次。

注意事项　忌辛辣、油腻食物。

咽炎

地苦胆含片※

《全国中草药新医疗法展览会资料选编》

药物组成　地苦胆6g

制作方法　上药研细末，制片，每片重0.5g。

功效主治　清热解毒。主治咽炎。

临床用法　1次1片，含服，每日4～6次。

注意事项　忌食辛辣之品。

头痛

姜片※

《常见病验方研究参考资料》

药物组成　生姜4片

制作方法　放火旁煨热备用。

功效主治　辛温散寒。主治头痛。

临床用法　趁热贴双侧太阳穴，冷即换。

注意事项　现制现用。实热头痛及阴虚内热者慎用。

咳嗽

萝卜片※

《常见病验方研究参考资料》

药物组成　萝卜适量

制作方法　萝卜切片晒干，焙黄备用。

功效主治　清热，化痰，止咳。主治热咳，咯痰黄稠。

临床用法　随意食之。

注意事项　避风，忌食辛辣食物。

支气管炎

五海咳喘片

《全国中草药新医疗法展览会资料选编》

药物组成　麻黄　海浮石各3g　炒杏仁1.5g　生石膏4.5g　海螵蛸1g　五味子　甘草各1.2g（以上系4片量）

制作方法　上药研细末，制

片。

功效主治 养阴清热，平喘止咳。主治支气管炎。

临床用法 1次4片，小儿酌减，口服，每日3次。

注意事项 个别病人服药后有心悸、失眠等症状。

加味麻杏石甘片

《全国中草药新医疗法展览会资料选编》

药物组成 百部总生物碱300mg 苦杏仁苷100mg 盐酸麻黄碱 生石膏各200mg 甘草酸（或甘草次酸）500mg 淀粉适量

制作方法 上药研细末，加入淀粉压片，每片重0.25g。

功效主治 解热止渴，宣肺平喘。主治以咳痰、气喘为主的急、慢性支气管炎。

临床用法 1次2~3片，口服，每日3次。

注意事项 忌食生冷、辛辣食物。

安咳片

《全国中草药新医疗法展览会资料选编》

药物组成 胆汁粉20g 桉叶粉40g 胎盘粉 地龙粉各10g 甘草流浸膏20g 淀粉适量

制作方法 胆汁浓缩烤干磨粉，桉叶磨碎过120目筛，新胎盘在70℃以下烤干磨粉，地龙以甘草水浸过烘干磨粉。按上述份量混匀，加甘草流浸膏及少许淀粉，压成每片0.3g，包糖衣。

功效主治 温肾填精，祛痰止咳。主治慢性支气管炎。

临床用法 1次3片，口服，每日3次。可与咳喘片交替使用。

注意事项 避风寒，忌生冷食物。

咳喘片

《全国中草药新医疗法展览会资料选编》

药物组成 桉叶粉 地龙粉各30g 百部粉10g 甘草粉28.5g 洋金花叶粉0.5g 麻黄素粉1g 淀粉 阿拉伯胶各15g

制作方法 前4味药烘干研细末，过120目筛，加入洋金花、麻黄素混匀，过60目筛2~3次，加入淀粉及阿拉伯胶拌成颗粒状，烘干压片，每片重0.4g。

功效主治 宣肺平喘，祛痰止咳。主治慢性支气管炎。

临床用法 成人1次3~5片，儿童酌减，饭后服，每日3次。可与安咳片交替使用。2周为1疗程。

注意事项 避风寒，忌生冷。

复方地龙片

《全国中草药新医疗法展览会资料选编》

药物组成 地龙10g 黄芩素0.48g 猪胆汁粉0.5g

制作方法 地龙焙干研细末，猪胆汁烤干磨粉。上药末混匀，压片，每片重0.25g。

功效主治 清热止咳。主治慢性支气管炎。

临床用法 1次1片，口服，每日3次。

注意事项 忌食辛辣之品。

复方重楼灵丹片※

《全国中草药新医疗法展览会资料选编》

药物组成 重楼1.5g 臭灵丹 曲莲各0.75g 雪上一枝蒿30mg（以上为1日剂量） 淀粉适量

制作方法 上药共研细末，加淀粉压片，每片重1.25g。

功效主治 清热止咳。主治慢性支气管炎。

临床用法 1次1片，口服，每日3次，连服7天为1疗程。可与复方地龙胎盘片交替使用。

注意事项 忌食辛辣、油腻食物。

射干片※

《全国中草药新医疗法展览会资料选编》

药物组成 射干根茎500g 淀粉适量

制作方法 上药磨粉，水提取浓缩成浸膏，加淀粉压片，每片重0.3g，含浸膏0.25g。

功效主治 祛痰利咽。主治慢性支气管炎。

临床用法 1次3~6片，口服，每日2次。

注意事项 忌食辛辣、生冷之品。

浙贝片※

《全国中草药新医疗法展览会资料选编》

药物组成 浙贝母花500g

制作方法 上药粉碎，研细末，压片，每片重0.1g。

功效主治 养阴润肺，化痰止咳。主治慢性支气管炎。

临床用法　1次4片，口服，每日3次。

注意事项　忌烟酒。

胃痛

"204胃药"片

《全国中草药新医疗法展览会资料选编》

药物组成　延胡索粉500g　乌贼骨粉1500g　枯矾粉2000g　蜂蜜1500g　淀粉适量

制作方法　前3味药混匀，加入蜂蜜调成湿砂状，过12目筛，放烘箱内（70℃～90℃）烘干，再过筛，加入硬脂酸镁（润滑剂）、1%干燥淀粉（崩解剂）拌匀压片，每片重0.6g。（硬脂酸镁及淀粉要先过100目筛，将淀粉在90℃～100℃烘箱内烘3小时使之干燥。）

功效主治　收涩止痛。主治胃、十二指肠球部溃疡、疼痛，胃黏膜脱垂，胃幽门痉挛。

临床用法　1次5～7片，口服，每日3～4次。有活动性溃疡者，一般3个月为1疗程。可与"204胃药"丸换用。

注意事项　部分病例有便秘、胃部发嘈等症状。

金不换片※

《全国中草药新医疗法展览会资料选编》

药物组成　金不换（地不容）250g

制作方法　上药研细末压片，每片重0.3g。

功效主治　和中止痛。主治慢性胃炎、胃痛，止痛效果佳。

临床用法　1次2～4片，口服，每日3次。

注意事项　忌食辛辣食物。

复方瓦楞片Ⅰ号※

《全国中草药新医疗法展览会资料选编》

药物组成　瓦楞子800g　枯矾1000g　大黄50g　香附子200g　莨菪浸膏20g　炼蜜500g

制作方法　前5味药共研细末，加蜜调匀，压片，每片重0.7g。

功效主治　温中行气，活血止痛。主治胃、十二指肠溃疡、疼痛。

临床用法　1次1～3片，口服，每日3次。可与复方瓦楞片Ⅱ号交替使用。

注意事项 忌生冷、辛辣及刺激性食物。孕妇慎服。

复方瓦楞片Ⅱ号※

《全国中草药新医疗法展览会资料选编》

药物组成 瓦楞子1000g 枯矾1500g 吴茱萸500g 香附200g 大黄100g 炼蜜500g

制作方法 前5味药共研细末，加蜜调匀，压片，每片重0.7g。

功效主治 温中行气，活血止通。主治胃、十二指肠溃疡、疼痛。

临床用法 1次1~3片，口服，每日3次。可与复方瓦楞片Ⅰ号交替使用。

注意事项 忌食生冷之品。孕妇慎服。

痢疾

白头翁片※

《全国中草药新医疗法展览会资料选编》

药物组成 白头翁5kg 地榆 诃子肉各10kg 公丁香1.5kg

制作方法 上药研细末混合，装入胶囊或压片，每片重0.3g。

功效主治 凉血清热，温中行气。主治痢疾、肠炎。

临床用法 1次2片，开水送服，每日4次。

注意事项 忌食生冷、油腻、辛燥之品。

地锦草片※

《全国中草药新医疗法展览会资料选编》

药物组成 地锦草150g

制作方法 上药煎汁，浓缩，制成颗粒压片，每片重1g。

功效主治 清热解毒。主治痢疾、肠炎。

临床用法 成人1次4片，口服，每日3次。可与地锦草酊互用。

注意事项 忌食辛辣、油腻、生冷食物。

高血压

大蓟降压片

《全国中草药新医疗法展览会资料选编》

药物组成 大蓟500g 淀粉

适量

制作方法 取上药根或叶，加水浸泡半小时，煎煮3次，取3次煎液浓缩成浸膏，加淀粉20～30克，于90℃～100℃干燥，磨粉，过100目筛，加0.8%硬脂酸镁混匀，压片，每片重0.65g。

功效主治 清热凉血。主治高血压病。

临床用法 1次6片，饭后服，每日3次。

注意事项 避免情绪波动。

汉防己甲素片

《全国中草药新医疗法展览会资料选编》

药物组成 汉防己甲素200g 淀粉适量

制作方法 上药与适量淀粉混合，压片，每片含汉防己甲素20mg，每片重25mg。

功效主治 利水降压。主治高血压。

临床用法 1次2片，口服，每日3次，血压特高者，增至每次3片。

注意事项 调畅情志。注意观察血压的变化。

臭梧桐片※

《全国中草药新医疗法展览会资料选编》

药物组成 臭梧桐250g

制作方法 上药研细末，制成药片，制作时不宜加温，每片重0.5g。

功效主治 通络降压。主治高血压病。

临床用法 1次4片，口服，每日3次。

注意事项 使用本药时，可屿平肝潜阳汤剂配合运用。

面瘫

马钱消痹片

《全国中草药新医疗法展览会资料选编》

药物组成 马钱子3.5g 膏药1张

制作方法 上药湿润后，切成薄片（18～24片约重3.5g），排列于橡皮膏上。

功效主治 通经活络。主治面

神经麻痹。

临床用法 外贴患侧脸部，约7～10日换药1次，至恢复正常为止。一般轻证2张即可痊愈。

注意事项 严禁入口、眼。孕妇忌用。

肾炎

石韦片

《全国中草药新医疗法展览会资料选编》

药物组成 石韦500g 淀粉 滑石粉各适量

制作方法 石韦晒干，研细末，过10目筛，置于不锈钢容器内，加8倍量的水，煮沸2小时，共煮2次，合并煎液，过滤后静置4～8小时，取澄清液减压浓缩至稀膏状，冷却备用。取干淀粉425g放入搅拌器内，加入稀浸膏250g拌成软料，置颗粒机内过20目筛，制粒干燥（100℃）。最后加入2%滑石粉压片，压成1000片，每片含生药0.5g。

功效主治 清热通淋。主治以浮肿为主症的急、慢性肾炎，肾盂肾炎。

临床用法 1次2～3片，口服，每日3次。

注意事项 不可过劳。

痹证

活血镇痛片

《全国中草药新医疗法展览会资料选编》

药物组成 生南星5kg 红花 白及 当归 防风各2.5kg 干姜 黑豆各500g

制作方法 生南星、干姜、黑豆用水煎透，过滤，滤液浓缩成膏。当归用70%乙醇渗滤。防风、白芷用60%乙醇渗滤。渗滤液浓缩成膏。红花研细末作赋形剂。将上浸膏及赋形剂混匀，制粒，压片，每片重0.25g。

功效主治 活血祛瘀，通络止痛。主治瘀血作痛，腰、腿痛，筋骨痛。

临床用法 1次2～4片，口服，早晚各1次。

注意事项 不可过量。孕妇忌服。

单纯性甲状腺肿

柳叶流浸膏片

《全国中草药新医疗法展览会资料选编》

药物组成 柳叶 250g 淀粉适量

制作方法 上药切细，加水浸泡1日，过滤，滤液加热浓缩成膏。将膏干燥后研细，加淀粉压片，每片重0.5g。

功效主治 消肿散结。主治地方性甲状腺肿。

临床用法 1次1～2片，口服，每6～8小时1次。可与柳叶膏交替使用。

注意事项 多食含碘食物。

肿瘤

抗癌片

《全国中草药新医疗法展览会资料选编》

药物组成 丹粉 琥珀 山慈姑 白及 山药各300g 田七600g 牛黄180g 黄连 黄芩 黄柏各150g 陈皮 贝母 郁金各60g 桑椹 甘草 银花 黄芪 蕲蛇各90g 犀角9g

制作方法 丹粉中加入牛黄、田七、琥珀捣和，其余药物均研细末，制成片剂，共制1万片，每片含丹0.03g，重约0.3g。

功效主治 清热解毒，活血化瘀。主治直肠癌、鼻咽癌、溶骨肉瘤、胃癌。

临床用法 1次1片，饭后服，每日2～3次。1月为1疗程，4～6个月为治疗期。每疗程结束可停药1周。同时可配合散血膏外贴患处。

注意事项 服药后偶有口腔炎等表现，可减少用量，或停药数日。用药期间少吃葱、蒜、浓茶，禁食鸡、鲤鱼、牛肉、母猪肉。(附丹粉制法：明矾 水银 牙硝各60g 煅皂矾30g 朱砂15g。将上药共研细末，以不见水银为度，放入生铁锅内用大瓷碗覆盖，碗上加压，碗周围以石膏粉密封，按一般炼丹法，先文火后武火，火力均匀，进行煅炼3小时，离火待冷，揭开碗盖，碗面上附着粉末即为丹，以红亮者为上。取下丹粉，置阴湿处1～3个月，以去火毒，即成。) 本方不可过量服用。

复方斑蝥片

《全国中草药新医疗法展览会资料选编》

药物组成 斑蝥 50g 木通 车前子各 90g 滑石 100g

制作方法 上药共研细末，压片，每片重 0.9g。

功效主治 消肿散结。主治肺癌。

临床用法 1 次 1 片，口服，每日 2 次。

注意事项 必要时应配合放、化疗。不可过量服用。

活血片※

《全国中草药新医疗法展览会资料选编》

药物组成 儿茶 6g 乳香 没药各 5g 冰片 8g 蛇床子 2g 轻粉 3g 蟾酥 0.5g 硼砂 三仙丹 雄黄各 6g 血竭 5g 白矾 270g

制作方法 上药各研细末。先将白矾用开水溶化，加入其余药末制成 1 分硬币大小的药片。

功效主治 活血解毒。主治宫颈癌、直肠癌、阴道癌等。

临床用法 外贴患处，2～3 日 1 次。

注意事项 病情严重者宜配合放、化疗及手术治疗。不可内服。

敌癌片

《全国中草药新医疗法展览会资料选编》

药物组成 枝花头 金牛根 穿心莲 大叶蛇总管 蛇舌草各 1000g 急性子 水蛭各 250g 寮刁竹 韩信草各 500g 蟾蜍 1000g 壁虎 750g 蜈蚣 500g 猪胆汁 马蹄粉各适量

制作方法 上药共研细末，和猪胆汁、马蹄粉为丸，每丸重 9g。

功效主治 解毒散结。主治恶性肿瘤。

临床用法 1 次 1 片，温开水化服，每日 3 次。

注意事项 不可过量服用。

斑蝥片

《全国中草药新医疗法展览会资料选编》

药物组成 斑蝥 100g

制作方法 上药研细末，制片，每片重 0.1g

功效主治 去腐杀虫。主治宫颈癌。

临床用法 1次1片，口服，每日2~3次。同时配合八正散内服。

注意事项 不可过量服用。

妇产科·崩漏

牛西西片※

《全国中草药新医疗法展览会资料选编》

药物组成 牛西西（土大黄）50g

制作方法 上药研细末，压片，每片重0.75g。

功效主治 收涩止血。主治子宫出血及各种疾病引起的出血。

临床用法 1次1~2片，口服，每日2~6次。

注意事项 本品只能治标，必须结合原发病治疗。

子宫颈糜烂

钉形宫颈片

《全国中草药新医疗法展览会资料选编》

药物组成 冰片3g 儿茶 黄连 青黛各10g 甘草6g 蛇床子2g 没药4g 飞月石50g 氧化锌15g 蜜75g

制作方法 上药共研细末，过80目筛，混匀后加蜜制成图钉形药片（直径约2cm，每片重2~2.5g），贮放在石灰缸中，待质硬备用。

功效主治 清热燥湿，行气活血。主治宫颈糜烂。

临床用法 用棉球擦净宫颈黏液，将药片钉形部插入宫颈管腔，圆形部贴住宫颈糜烂面，然后于阴道内塞入带线棉球1个，嘱患者24小时后取出。每周2次，4次为1疗程。

注意事项 孕妇忌用。

外科·疮痈

千里光片※

《全国中草药新医疗法展览会资料选编》

药物组成 千里光500g 淀粉适量

制作方法 上药先制成浸膏，再加淀粉制片，每片重0.35g。

功效主治 解毒清热。主治外科各种炎症及感染。

临床用法 1次4片，小儿酌

减，每日4次。

注意事项 忌食辛辣、香燥之品。

急性阑尾炎

“661”片

《全国中草药新医疗法展览会资料选编》

药物组成 红藤提取物3kg 蒲公英提取物 大黄提取物各4.5kg 厚朴流浸膏300g 淀粉适量

制作方法 取前3味药细粉和淀粉混匀，加入厚朴流浸膏，再加淀粉浆适量作黏合剂制成软材，过14目筛制成颗粒，60℃烘干，干颗粒过16目筛，加1%硬脂酸镁作润滑剂，压片，每片重0.5g。

功效主治 清热解毒。主治急性阑尾炎。

临床用法 1次4片，口服，每日3次。

注意事项 症状、体征消失后须再服5～7日以巩固疗效。孕妇慎服。

阑尾消炎片

《全国中草药新医疗法展览会资料选编》

药物组成 银花 红藤 蒲公英 大青叶 败酱草各30g 大黄 黄芩 木香 冬瓜子各9g 赤芍12g 炒桃仁6g 川楝子6g

制作方法 上药洗净，烘干，共研细末，压片，每片重0.5g。

功效主治 解毒清热，活血祛瘀。主治急性阑尾炎。

临床用法 1次10～15片，口服，每日2次。

注意事项 孕妇慎服。病情严重者须手术治疗。

虫兽伤

木香雄黄片※

《全国中草药新医疗法展览会资料选编》

药物组成 青木香 紫薇花叶 野苎麻 野苦荬（苣荬菜）各90g 广木香 大青叶根皮各60g 雄黄3g

制作方法 上药晒干，共研细末，压片，每片重0.5g。

功效主治 解毒清热。主治毒蛇咬伤。

临床用法 1次10~15片，口服，每日2次。可与琴叶榕散、三黄木香丸、芝麻紫薇雄黄散交替使用。

注意事项 雄黄禁火煅。

利草生叶片※

《全国中草药新医疗法展览会资料选编》

药物组成 蛇利草叶　假花生叶各150g

制作方法 上药洗净，晒干，共研细末，压片，每片重0.3g。

功效主治 解毒清热。主治毒蛇咬伤。

临床用法 1次15~20片，口服，每日2次。大力王、假葡萄、铺地稔各50g，煎水外洗，每日1~3次。严重者，剃去百会穴处头发，用消毒针挑刺主血，取药片15~20片，温开水调敷，胶布固定，每日换药1~2次。

注意事项 服药期间忌食酒及生冷食物。

蛇药片

《全国中草药新医疗法展览会资料选编》

药物组成 寮刁竹（徐长卿）500g　蛇总管5kg

制作方法 上药洗净，阴干，研细末，压片，每片重0.5g。

功效主治 解毒清热。主治毒蛇咬伤。

临床用法 首次服10~15片，以后1次5~8片，每日3~4次，连服2~4日。

注意事项 忌烟、酒。

痛证

王瓜止痛片※

《全国中草药新医疗法展览会资料选编》

药物组成 王瓜根50g

制作方法 上药洗净，晒干，切成薄片。

功效主治 行气止痛。主治外伤、手术等引起的疼痛。

临床用法 成人1次0.3~

0.6g，嚼烂吞服，儿童减量。每日用药次数根据病情而定。

注意事项 孕妇忌服。

传染科·肺结核

月华片

《全国中草药新医疗法展览会资料选编》

药物组成 胎兔（即健康孕兔之胎儿）1只 淀粉 糖粉 苯甲酸钠各适量

制作方法 将胎兔搅碎，烘干，研细末，压片。每片重0.3g，内含胎兔粉0.25g，淀粉0.025g，糖粉0.025g 苯甲酸钠0.0003g。

功效主治 补虚治痨。主治肺结核。

临床用法 1次2~4片，口服，每日3次，3~6日为1疗程。

注意事项 必须与其他抗痨药合用。

肺701片

《全国中草药新医疗法展览会资料选编》

药物组成 黄芩提取物36kg 丹参提取物13.5kg 百部生药粉55kg （以上均过120目筛） 百部浸膏（百部生药制成膏）145kg 淀粉4kg 硬脂酸镁适量

制作方法 前3味药与淀粉按比例混合，加入百部浸膏混匀，再加黏合剂适量制成软材，过14目筛网制成湿颗粒，60℃烘干，干颗粒过16目筛，加1%硬脂酸镁做润滑剂，压片即得。

功效主治 清热杀虫。主治慢性开放性空洞型肺结核。

临床用法 1次3~6片，口服，每日3次，3个月为1疗程。

注意事项 忌食辛燥。

结核片※

《全国中草药新医疗法展览会资料选编》

药物组成 炙鳖甲 百部 海藻 藕节各2.75kg 黄柏 紫菀 阿胶各1.35kg 胎盘220枚 鸡蛋清660枚 卤水2800ml 生石灰适量

制作方法 前8味药研粗末。卤水加入适量生石灰浸24小时搅拌数次，澄清，加入蛋清搅匀，将粗末浸入，待卤水蛋清混合液全部渗入药末内，烘干磨细粉，用70%酒精制粒，压片，每片重0.5g。

功效主治 滋阴养血，补虚杀

虫。主治肺结核、骨结核、肠系膜淋巴结核。

临床用法 1次3g，小儿酌减，每日3次，3个月为1疗程。

注意事项 忌食辛辣、香燥之品。

饼剂

内科·感冒

荞面饼※

《民间验方》

药物组成 荞麦面50g 姜汁适量

制作方法 姜汁与荞麦面和匀，制成厚0.5cm、直径5cm大小的圆饼备用。

功效主治 发汗解表，和胃止呕。主治风寒感冒，不思饮食。

临床用法 外贴百会穴，每日1次。

注意事项 现制现用，可烤热再贴，亦可以姜汁时时润之。阴虚内热及热盛之证忌用。

南星雄黄饼※

《常见病验方研究参考资料》

药物组成 生南星 雄黄各20g 米醋少许

制作方法 南星、雄黄共研细末，米醋调匀，制成2枚药饼备用。

功效主治 燥湿，解毒，退热。主治外感发热。

临床用法 外敷双脚心，纱布、胶布固定，每日1次。

注意事项 不可内服。不可大面积涂敷及长期持续使用。皮肤过敏者忌用。

酒矾饼※

《常见病验方研究参考资料》

药物组成 明矾20g 面粉适量 酒50ml

制作方法 明矾用烧酒浸化，加面粉做饼备用。

功效主治 疏风，清热，化痰。主治风痰壅塞。

临床用法 外敷脚心，纱布、胶布固定，每日1次。

注意事项 体虚胃弱者慎用。

栀子桃面饼※

《常见病验方研究参考资料》

药物组成　栀子5g　桃仁10g　面粉适量

制作方法　栀子、桃仁共研细末，入少量面粉，加清水制饼备用。

功效主治　清热泻火，活血祛瘀。主治风热感冒，心烦不宁。

临床用法　外贴手心，纱布、胶布固定，每日2次。

注意事项　风寒感冒不宜。

绿豆蛋饼※

《民间验方》

药物组成　绿豆150g～200g　鸡蛋1枚

制作方法　绿豆研细末炒热，调入鸡蛋清，制成0.5cm厚的薄饼。

功效主治　退热。主治感冒，发热稽留。

临床用法　外敷胸部，每日3次。

注意事项　1岁以下幼儿敷15分钟，1～3岁敷20分钟，4岁以上敷30分钟。

头痛

辛芷饼※

《常见病验方研究参考资料》

药物组成　白芷9g　细辛3g　米粉6g

制作方法　白芷、细辛共研细末，加米粉共炒热，加水调匀，制成小饼备用。

功效主治　辛温散寒，通络止痛。主治偏正头痛属寒者。

临床用法　趁热贴患处，纱布固定，每日3次。

注意事项　现制现用。

荞面饼※

《常见病验方研究参考资料》

药物组成　荞麦面60g　醋适量

制作方法　荞面放锅中炒热，加醋再炒，纱布包好备用。

功效主治　散寒，通络，止痛。主治头痛。

临床用法　趁热敷两侧太阳穴，冷则换。

注意事项　勿受风。现制现

用。

栀麻饼※

《常见病验方研究参考资料》

药物组成 麻黄20g 栀子30g 冷饭适量

制作方法 麻黄、栀子共研细末，入冷饭和匀，制成2枚小饼备用。

功效主治 解表，行气，止痛。主治头痛。

临床用法 外贴两侧太阳穴，每日1～3次。

注意事项 现制现用。

蓖麻乳香饼※

《常见病验方研究参考资料》

药物组成 蓖麻子 乳香各10g

制作方法 蓖麻子去壳，乳香研细末，共捣为饼备用。

功效主治 活血止痛。主治偏头痛。

临床用法 外贴太阳穴，每日1～3次。

注意事项 现制现用。

蓖麻樟脑饼※

《常见病验方研究参考资料》

药物组成 蓖麻子10枚 樟脑适量

制作方法 上药共捣烂，制成饼状备用。

功效主治 消肿拔毒，通窍泻下。主治头痛。

临床用法 外贴额部，纱布固定，每日1次。

注意事项 现制现用。孕妇慎用。

发热

附子饼※

《常见病验方研究参考资料》

药物组成 生附子（或盐附子）5g 醋适量

制作方法 上药研细末，醋调制成小饼备用。

功效主治 温肾助阳，引火归元。主治肾阳虚衰，虚热、不语。

临床用法 外贴双侧涌泉穴，每日1次。

注意事项 现制现用。不可内服。

咳嗽

川贝柿饼※

《常见病验方研究参考资料》

药物组成 柿饼1枚 川贝6g

制作方法 川贝研细末，柿饼去核，纳入川贝末，饭上蒸熟。

功效主治 润肺，止咳，化痰。主治干咳、燥咳。

临床用法 1次1剂，口服，每日2次。

注意事项 贝母反乌头，不可同服。

上上香茶饼

《寿世保元》

药物组成 檀香 诃子皮 孩儿茶 硼砂 薄荷叶 甘松各30g 乌梅15g 冰片10g 甘草500g

制作方法 除甘草外，余药研为细末，甘草与水3500ml熬汤，与药末调匀备用。

功效主治 止渴生津，化痰散积。主治痰热不化，咳嗽痰涎、胸膈咽喉不利、口渴咽干等。

临床用法 1次6g，口服，每日3次。

注意事项 忌食辛燥之品。孕妇忌服。

芥芷轻粉饼※

《常见病验方研究参考资料》

药物组成 白芥子末18g 白芷 轻粉各9g 蜂蜜适量

制作方法 上药共调为饼，烤热备用。

功效主治 温肺散寒，祛痰止咳。主治支气管炎咳嗽。

临床用法 趁热贴风门穴，早晚各1次。

注意事项 本方刺激性强，不可久贴。勿令起泡。皮肤过敏者忌用。

桂花饼

《寿世保元》

药物组成 桂花30g 孩儿茶15g 诃子7枚 甘草1.5g

制作方法 后3味药研细末，桂花煎水，调为饼。

功效主治 清痰降火，止咳生

津。主治痰火犯肺，咳嗽吐痰、痰少而黏、口渴咽干等。

临床用法 1次6g，开水送服，每日3次。

注意事项 忌食辛燥之品。

梅酥饼

《寿世保元》

药物组成 薄荷叶90g 紫苏叶15g 葛根30g 白砂糖250g 乌梅45g 冰片0.45g

制作方法 上药研细末，与糖加热和匀，制成药饼备用。

功效主治 润肺止咳。主治咽喉不利、咳嗽痰少而黏。

临床用法 1次6g，含化，每日3次。

注意事项 忌食辛燥之品。

麻黄椒姜饼※

《常见病验方研究参考资料》

药物组成 麻黄60g 胡椒20粒 老姜15g 烧酒 面粉各适量

制作方法 麻黄、胡椒、老姜共研细末，加入烧酒、面粉共调匀为膏，制成小饼备用。

功效主治 辛温通阳，温肺散寒，止咳平喘。主治寒咳、冬天久咳。

临床用法 烤热贴背心，每日1~2次。

注意事项 实热咳嗽慎用。

哮喘

矾饼※

《常见病验方研究参考资料》

药物组成 明矾30g 面粉 醋各适量

制作方法 明矾研细末，和面粉、醋共制成药饼备用。

功效主治 清热，活血，消痰。主治哮喘。

临床用法 外贴两脚心，纱布覆盖，胶布固定，24小时后取下。

注意事项 冬季须将小饼烤热再用。哮喘属虚证、寒证者慎用。

呕吐

木香饼子

《御药院方》

药物组成 木香 姜黄 白芷

香附子炒　甘松　川芎　砂仁　肉桂各 30g　炙甘草 15g

制作方法　上药研细末，水和捏成饼子。

功效主治　理气消食，化痰利膈。主治痰涎停聚胸膈所致之呕逆、恶心、食物不化。

临床用法　1 次 10g，细嚼，生姜汤送服，每日 3 次。

注意事项　忌食生冷、油腻食物。孕妇忌服。

吴萸姜葱饼

《古今脐疗良方集解》

药物组成　炒吴茱萸 30g　生姜 10g　香葱 10 根

制作方法　吴茱萸研细末，生姜、香葱共捣烂，入药末共调成饼，蒸热备用。

功效主治　温中止呕。主治胃脘受凉所致呕吐。

临床用法　外敷脐部，每日 1～3次。

注意事项　忌食生冷、油腻之品。

柿饭饼※

《常见病验方研究参考资料》

药物组成　柿饼 1 枚　米饭 100g

制作方法　柿饼切细，拌入米饭中，共蒸熟。

功效主治　和胃，降逆，止呕。主治呕吐。

临床用法　每日 1 剂，作为饭食用，每日 3 次。

注意事项　中病即止。现制现服。

姜夏饼

《民间敷灸》

药物组成　生姜　半夏各 10g

制作方法　半夏研细末，生姜捣烂共调匀如饼。

功效主治　降逆止呕。主治胃寒呕吐、喜暖恶寒、面色㿠白。

临床用法　外敷脐部，每日 1～3次。

注意事项　忌食生冷、油腻食物。

椒葱饼※

《常见病验方研究参考资料》

药物组成　胡椒 0.9g　葱白 3g

制作方法　胡椒研细末，葱白捣泥，共调为饼备用。

功效主治　散寒通阳，降逆止

呕。主治呕吐。

临床用法 洗脚后外贴双脚心，胶布固定，次晨取下。

注意事项 现制现用。

椒蒜饼

《古今脐疗良方集解》

药物组成 胡椒8g 大蒜10g

制作方法 大蒜捣烂如泥，胡椒研细末，入大蒜中调匀如饼。

功效主治 温中止呕。主治胃寒所致食积不化、恶心、呕吐等。

临床用法 外敷脐部，每日1～3次。

注意事项 皮肤过敏者忌用。

二乌二白饼※

《常见病验方研究参考资料》

药物组成 川乌 草乌各9g 白芷 白及各12g 面粉适量

制作方法 川乌、草乌、白芷、白及共研细末，加面粉、清水调匀，制成面饼备用。

功效主治 行气温中，活血止痛。主治虚寒性胃痛。

临床用法 外贴剑突下胃脘部，纱布包扎固定，24小时后除去。

注意事项 严禁内服。孕妇慎用。

腹痛

艾绒饼

《古今脐疗良方集解》

药物组成 艾绒6g 白酒适量

制作方法 艾绒用酒拌匀入锅中炒热，制饼备用。

功效主治 温经止痛。主治感寒所致腹痛、畏寒、苔白、脉濡缓等症。

临床用法 外敷脐部，再用热水袋热熨，每次15～30分钟，每日2次。

注意事项 忌食生冷、油腻之品。

姜葱饼※

《常见病验方研究参考资料》

药物组成 连须葱头20g 生姜汁适量 艾条1根

制作方法 葱头捣烂，加姜汁调匀，制饼备用。

功效主治 温中行气，散寒止

痛。主治虚寒性腹痛。

临床用法 外贴脐部，并用艾条灸，每日1次。

注意事项 现制现用。

椒芥生姜饼※

《常见病验方研究参考资料》

药物组成 胡椒末1.5～2.5g 白芥子3～4.5g 生姜去皮30g

制作方法 生姜捣烂，和诸药制饼备用。

功效主治 温中散寒，行气止痛。主治虚寒性腹痛，痛喜揉按者。

临床用法 外贴脐部，膏药固定，痛止后10余分钟可去药。

注意事项 勿令起泡。皮肤过敏者忌用。

泄泻

香芍饼※

《常见病验方研究参考资料》

药物组成 丁香 白芍 甘草各3g

制作方法 上药共研细末，水调制饼备用。

功效主治 行气调肝。主治腹泻。

临床用法 外贴脐部，膏药固定，每日1～2次。

注意事项 现制现用。

椒萸饼※

《常见病验方研究参考资料》

药物组成 白胡椒 吴茱萸各6g 米饭适量

制作方法 上药共研细末，和饭制饼备用。

功效主治 散寒止痛。主治寒性泄泻。

临床用法 外敷脐部，每日2次。

注意事项 4小时后腹中可起雷鸣，9小时后思饮食。亦可同时以大艾炷灸之。

椒蒜饼※

《常见病验方研究参考资料》

药物组成 胡椒5g 大蒜2枚

制作方法 胡椒研细末，大蒜捣泥，共调匀，制成小饼备用。

功效主治 温中，散寒，解毒。主治寒泻。

临床用法 外贴脐部，1 小时后取下，每日 1 次。

注意事项 实热泄泻及皮肤过敏者不宜。勿令起泡。

痢疾

木鳖饼

《本草纲目》

药物组成 木鳖仁 6 枚 面粉 20g

制作方法 上药共研如泥，分作两份，制饼备用。

功效主治 解毒止痢。主治痢疾，不思饮食。

临床用法 药饼烘热外敷脐部，胶布固定，每日 1 次。

注意事项 不可内服。

木鳖丁香饼

《民间敷灸》

药物组成 番木鳖 3 枚 母丁香 24 枚 麝香 0.3g

制作方法 前 2 味药研细末，入麝香研极细，再加水调和，制成直径 2cm、厚 1cm 的药饼备用。

功效主治 解毒止痢，开窍止痛。主治痢疾所致里急后重、腹痛剧烈、神情淡漠等。

临床用法 外敷神阙、脾俞、天枢穴，胶布固定，每日 1 次。

注意事项 不可内服。若局部皮肤起泡则停药。药饼需密闭保存于阴凉干燥之处。孕妇禁用。

水蛙饼※

《本草纲目》

药物组成 水蛙 1 只 麝香 1.5g

制作方法 水蛙并肠肚捣烂，瓦烘热，入麝香末混匀，做饼。

功效主治 理气解毒。主治痢疾。

临床用法 外贴脐部，每日 1 次。

注意事项 忌食生冷之品。孕妇禁用。

吴萸胡椒饼

《古今脐疗良方集解》

药物组成 白胡椒 吴茱萸各 6g 米饭适量

制作方法 上药共研细末，和蒸米饭同捣匀，制成直径 3cm、厚 2mm 的药饼备用。

功效主治　温中，祛寒，止痛。主治痢疾，赤白黏液、白多赤少、腹痛、身重、苔白腻、脉濡缓。

临床用法　外敷脐部，胶布固定，再用热水袋熨，每日2次。

注意事项　现制现用。

螺香饼

《丹溪心法》

药物组成　大田螺2枚　麝香末1g

制作方法　田螺捣烂，入麝香，做成直径2cm、厚2mm的药饼备用。

功效主治　清热利湿，芳香开窍。主治噤口痢。

临床用法　药饼烘热外贴脐部，胶布固定，每日1~2次。

注意事项　孕妇禁用。

便秘

巴豆黄连饼

《杨氏家藏方》

药物组成　巴豆　黄连各15g

制作方法　上药共捣成饼。

功效主治　泻下冷积，逐水通便。主治大便不通。

临床用法　先滴葱盐汁在脐眼内，外贴药饼，艾灸7壮，取利为度。

注意事项　孕妇慎用。忌食辛燥之品。

葱姜豆豉饼※

《常见病验方研究参考资料》

药物组成　连须葱头3枚　生姜5g　豆豉10粒

制作方法　上药共捣烂，制饼，烘热备用。

功效主治　通阳散结，行气通便。主治便秘。

临床用法　外敷脐部，膏药固定，每日1~2次。

注意事项　现制现用。

肝硬化腹水

巴豆饼※

《常见病验方研究参考资料》

药物组成　巴豆120g　轻粉

6g　硫黄粉 3g

制作方法　巴豆去壳不去油，研细末，入轻粉、硫黄粉共调匀，做成饼状，放入纱布袋中包好备用。

功效主治　攻毒杀虫，利水消肿。主治肝硬化腹水。

临床用法　神阙穴消毒后，用一层薄脱脂棉盖上，再放上盛药布袋，胶布固定，脐周出现丘疹或小水泡即除去。

注意事项　去药后可外涂龙胆紫药水，再扑滑石粉。现制现用。不可内服。皮肤过敏者忌用。

癃闭

大葱饼

《常见病验方研究参考资料》

药物组成　连须大葱带泥 500g　生姜 30g　豆豉 9g　食盐 6g

制作方法　上药同捣做饼，烘热备用。

功效主治　通阳散结，化气行水。主治小便不通、少腹胀急。

临床用法　外贴脐部，纱布固定，每日 1 次。

注意事项　现制现用。

大葱饼※

《常见病验方研究参考资料》

药物组成　连须大葱带泥 500g　花椒 30g　食盐 6g

制作方法　上药同捣做饼，烘热备用。

功效主治　通阳散结，化气行水。主治小便不通、少腹胀急。

临床用法　外贴脐部，纱布固定，每日 1 次。

注意事项　现制现用。

茴蚯饼

《本草纲目》

药物组成　茴香适量　白蚯蚓 1～2 条

制作方法　上药共捣成饼备用。

功效主治　通阳利水。主治癃闭，或小便淋漓涩痛。

临床用法　外贴脐部，每日 1～2次。

注意事项　忌食生冷之品。

泌尿系统结石

虎杖消石饼

《中医外治法集要》

药物组成 鲜虎杖根 100g 乳香 15g 琥珀 10g 麝香 1g

制作方法 虎杖根捣烂，乳香、琥珀研细末，诸药调匀制成直径 3cm、厚 2mm 的药饼，再将麝香放于药饼中央备用。

功效主治 清利湿热，活血利尿。主治尿路结石、小便涩痛。

临床用法 外敷神阙、双侧肾俞、膀胱俞穴，胶布固定，每日 1 次。

注意事项 孕妇禁用。药饼应密闭保存于阴凉干燥的地方。

遗精

二子饼

《古今脐疗良方集解》

药物组成 五倍子 女贞子各 30g 醋 20ml

制作方法 上药共研细末，醋调匀制饼备用。

功效主治 补肾固精。主治遗精、腰酸、头晕等。

临床用法 外敷脐部，胶布固定，每日 1 次，7 次为 1 疗程。

注意事项 忌房劳过度。

肾炎

肾炎水肿饼

《中医外治法集要》

药物组成 垂盆草 败酱草 马蓝根 毛茛各 6～10g 大葱 60g 白酒适量 白及 川贝 山楂各 3g

制作方法 前 4 味药若是鲜品，捣烂，若是干品则研细末，后 3 味药研细末，过筛。然后诸药末和大葱、酒合捣为膏，做成直径 3cm、厚 2mm 的药饼备用。

功效主治 除湿，利尿，消肿。主治急性肾炎，水肿、发热等症。

临床用法 药饼用油纱布 2～4 层包裹敷神阙穴，外盖塑料薄膜，纱布、胶布固定，每日 1 次。

注意事项 忌食辛燥食物，宜低盐饮食。局部有烧灼刺痛感时去药即可。皮肤过敏者忌用。

痹证

白芥饼※

《常见病验方研究参考资料》

药物组成 白芥子30g 糯米饭50g

制作方法 上药共捣，制饼备用。

功效主治 利气散结，通络止痛。主治风湿性关节炎，关节酸痛。

临床用法 外贴患处，3小时后即去掉，每日1次。

注意事项 现制现用。白芥子外敷有发泡作用，皮肤过敏者忌用。勿令起泡。

苏叶陈皮饼※

《常见病验方研究参考资料》

药物组成 紫苏 姜 葱头 陈皮各50g 酒 面粉各适量

制作方法 紫苏、姜、葱头、陈皮共捣烂，入酒与面粉制饼备用。

功效主治 通阳散寒，行气活血。主治风湿性关节炎，关节酸痛。

临床用法 外贴患处，每日1次。

注意事项 现制现用。

姜薤苏艾饼※

《常见病验方研究参考资料》

药物组成 生姜 薤白各250g 苏叶 陈艾各120g 面粉适量

制作方法 上药共捣烂，加面粉调匀，再加水适量制饼备用。

功效主治 温经活血，通络止痛。主治风湿性关节炎，关节酸痛。

临床用法 烘热外贴患处，每日1～2次。

注意事项 现制现用。

莱菔饼※

《常见病验方研究参考资料》

药物组成 莱菔子 葱白各15g 醋适量

制作方法 莱菔子研末，葱白捣泥，共调匀制饼备用。

功效主治 通阳散结，行气活血。主治腿痛。

临床用法　外贴患处，每日1～2次。

注意事项　现制现用。

水肿

柏叶饼※

《常见病验方研究参考资料》

药物组成　柏树叶300g　小麦面500g

制作方法　柏树叶晒干研细末，与小麦面和匀，水调为膏，焙成干饼备用。

功效主治　渗湿利水。主治水肿。

临床用法　1次50g，开水送服，每日2次。

注意事项　忌过食生冷之品。

葡萄芦根饼

《民间验方》

药物组成　鲜葡萄根　鲜芦根各30g　大葱10g　生姜5g

制作方法　上药捣烂，做成直径3cm、厚2mm的药饼备用。

功效主治　利尿消肿。主治水肿。

临床用法　外敷神阙穴，胶布固定，每日1次。

注意事项　宜低盐饮食。

便血

青黛柿饼※

《常见病验方研究参考资料》

药物组成　大柿饼1枚　青黛6g

制作方法　柿饼剖开，纳入青黛，放饭上蒸熟备用。

功效主治　清热解毒，凉血止血。主治大便下血。

临床用法　每日1剂，饭后服，每日2次。

注意事项　现制现用。

柿饼※

《常见病验方研究参考资料》

药物组成　柿饼10枚　菜油（或香油）120ml

制作方法　油煎柿饼。

功效主治　润肠通便。主治大便干燥所致便血、肛裂或内痔。

临床用法 每1～2日1剂，饭后服，每日3次。

注意事项 忌食辛燥之品。

虚劳

防俭饼

《寿世保元》

药物组成 栗子 大枣 胡桃 柿子饼各500g

制作方法 各药俱去核皮，共捣烂，搅匀，捏成厚饼，晒干收贮。

功效主治 健脾养血，滋肾养肺。主治少气倦怠、失眠健忘。

临床用法 1次50g，水送服，每日3次。

注意事项 药饼贮藏处忌潮湿以防霉变。

单纯性甲状腺肿

昆布饼※

《常见病验方研究参考资料》

药物组成 昆布15g 白芍 白芷各9g 面粉500g

制作方法 上药共研细末，入面粉及适量水共拌匀，制成15枚小饼，烙熟。

功效主治 消痰软坚。主治甲状腺肿大。

临床用法 每日食饼1枚。

注意事项 忌过食生冷食物。

妇产科·闭经

经闭饼

《古今脐疗良方集解》

药物组成 白胡椒 黄丹 火硝各9g

制作方法 上药共研细末，加水做成3枚药饼备用。

功效主治 祛瘀通经。主治瘀滞闭经，数月不行、小腹胀痛、舌有瘀斑、脉沉涩等。

临床用法 外贴脐部，胶布固定，再用热水袋热熨。每日热敷2～3次，每日换药1次。

注意事项 忌食生冷之品。

带下证

化湿止带饼

《敷脐妙法治百病》

药物组成 醋炒白鸡冠花 土炒白术 茯苓 红花 荷叶炭各3g 陈壁土30g 黄柏 虎杖各3g 白酒适量

制作方法 陈壁土入锅内炒成褐色，余药研细末，诸药末入壁土中同炒1分钟，入白酒再炒，待半干时取出，制药饼备用。

功效主治 清热，利湿，止带。主治带下量多黄稠、阴痒灼热、舌红苔黄厚腻、脉滑数等。

临床用法 外敷脐部，胶布固定，2日1次。

注意事项 忌食辛燥之品。孕妇慎用。

益脾止带饼

《敷脐妙法治百病》

药物组成 醋炒白鸡冠花 酒炒红花 荷叶 白术 茯苓各3g 灶心土30g 车前子15g 白酒适量

制作方法 上药研细末，入锅中炒5分钟，入白酒炒至半干时取出，制药饼备用。

功效主治 利湿止带。主治带下量多、色白质黏、神疲乏力、纳少便溏、苔白腻、脉弦滑等。

临床用法 外贴脐部，胶布固定，每日1次。

注意事项 孕妇慎用。

难产

如神饼

《串雅内外编》

药物组成 巴豆（去壳）3粒 蓖麻子仁30粒 麝香0.03g

制作方法 上药共捣烂制饼备用。

功效主治 祛瘀通络，催产下胎。主治难产。

临床用法 外敷脐部，胎儿产下即去药饼。

注意事项 用药无效当紧急施以手术。

产后诸疾

吴萸缩尿饼※

《敷脐妙法治百病》

药物组成 吴茱萸 益智仁 小茴香各 15g 官桂 10g 麦面粉 10g 酒适量

制作方法 前 4 味药共研细末，加麦面粉拌匀，用热酒调制药饼备用。

功效主治 温肾散寒，收敛固涩。主治产后小便频数或失禁、腰酸畏寒、舌质淡、苔薄白而润、脉沉迟无力。

临床用法 外敷脐部，胶布固定，每日 1 次。

注意事项 若局部出现过敏症状当停药。

补气通便饼

《敷脐妙法治百病》

药物组成 黄芪 党参各 15g 升麻 9g 葱白 5 根 生姜汁 20ml 淡豆豉 15 粒

制作方法 前 3 味药共研细末，与葱白、姜汁、豆豉共捣为泥，制成直径 3cm、厚 2mm 的药饼备用。

功效主治 补气健脾，散寒通阳。主治产后大便数日不解、时有便意、大便不坚、汗出短气、舌质淡、苔薄白、脉虚缓。

临床用法 用时取药蒸热，外敷脐部，纱布覆盖，胶布固定，每次 6～12 小时，每日 1～2 次。

注意事项 避风寒。忌乱服泻药。

缩尿饼

《穴位贴药疗法》

药物组成 肉桂 30g 丁香 10g 黄酒适量

制作方法 上药研细末，入黄酒调匀，制成直径 3cm、厚 2mm 的药饼备用。

功效主治 温阳化气。主治产后小便失禁。

临床用法 外贴脐部，纱布、胶布固定，2 日 1 次。

注意事项 避风冷。

儿科·泄泻

葱姜茴香饼

《古今脐疗良方集解》

药物组成 生葱 1 根 生姜

茴香粉各15g

制作方法 上药共捣烂，制成直径3cm、厚2mm的药饼备用。

功效主治 温中散寒，通阳理脾。主治小儿泄泻、脘腹冷痛、呕吐等。

临床用法 外敷脐部，胶布固定，每次6～12小时，每日1～2次。

注意事项 避风冷。

腹痛

消积饼※

《中国中医独特疗法大全》

药物组成 葱白 豆豉各5g 风化硝 车前子各10g 砂仁1.5g 田螺1枚 冰片0.2g

制作方法 上药共捣烂，制成直径3cm、厚2mm药饼备用。

功效主治 清热通腑，行气除胀。主治小儿腹胀腹痛、大便干结、小便黄赤等。

临床用法 外敷脐部，纱布、胶布固定，每次30～60分钟，每日1～3次。

注意事项 忌辛辣、油腻及鱼腥食物。

积滞

消食饼

《寿世保元》

药物组成 莲米 炒山药 茯苓 炒芡实 炒神曲 炒麦芽 炒扁豆 山楂各120g 白面500g

制作方法 上药研细末，与面、水和匀，烙焦饼备用。

功效主治 益气健脾，消食化湿。主治小儿伤食，面黄肌瘦、腹大腹胀。

临床用法 1次15g，开水送服，每日2次。

注意事项 忌食生冷之品。

疳积

芒硝山楂饼

《古今脐疗良方集解》

药物组成 山楂 栀子 大枣去核各7枚 葱头9枚 芒硝 面粉各30g 白酒适量

制作方法 上药共研细末，入面粉、白酒调成2枚药饼备用。

功效主治 健脾和胃，软坚消积。主治疳积，形体瘦弱、纳呆、烦躁。

临床用法　外敷脐部及命门穴，每2~3小时取下药饼加白酒适量再敷，共敷3昼夜，然后改服汤药：芦荟　芫荑　山楂　麦芽　云茯苓　白术　党参各6g　大枣3枚，每日1剂，连服7日。

注意事项　忌食生冷及不易消化食物。

黄金饼

《回春》

药物组成　黄土　黄连各30g

制作方法　黄土研细末，煎黄连浓汁制为饼。

功效主治　清热，燥湿，杀虫。主治小儿疳积，好吃泥土。

临床用法　1次15g，开水送服，每日2次。

注意事项　加强患儿的饮食营养。

二便不通

葱姜饼※

《常见病验方研究参考资料》

药物组成　连须葱头10枚　生姜20g　豆豉9g　食盐9g

制作方法　上药共捣烂，制饼烘热备用。

功效主治　通阳散结，行气通便。主治新生儿二便不通。

临床用法　外敷脐部，纱布固定，每日1次。

注意事项　勿令烫伤。现制现用。

惊风

芙叶蛋饼※

《常见病验方研究参考资料》

药物组成　芙蓉花嫩叶6片　鸡蛋1枚

制作方法　芙蓉花叶切细，和鸡蛋打匀，煎成薄饼备用。

功效主治　清热解毒，祛风止痉。主治小儿急、慢惊风。

临床用法　趁热外敷脐部，冷则换。

注意事项　温度不宜过高，以免烫伤皮肤。

百日咳

姜柿饼※

《常见病验方研究参考资料》

药物组成 生姜6g 柿饼1枚

制作方法 生姜切细，夹在柿饼内焙熟备用。

功效主治 温肺散寒，止咳平喘。主治百日咳兼见鼻塞流清涕、畏寒肢冷等外感风寒表现。

临床用法 每日1剂，口服，连服3～5日。

注意事项 避风冷。中病即止。

麻绒饼※

《常见病验方研究参考资料》

药物组成 麻绒1.5g 酒9ml

制作方法 上药共炒热备用。

功效主治 解表，发汗，平喘。主治百日咳。

临床用法 外贴肺俞穴，纱布、胶布固定。每日1～2次。

注意事项 喘咳兼见腰膝酸软等肾不纳气者忌用。避风冷。

香米饼※

《常见病验方研究参考资料》

药物组成 丁香3粒 米饭适量

制作方法 丁香研细末，同米饭捣成饼备用。

功效主治 温中散寒。主治小儿夜间遗尿。

临床用法 外贴脐部，每日2次。

注意事项 避免受凉。

夜啼

香饭饼※

《常见病验方研究参考资料》

药物组成 丁香3粒 米饭适量

制作方法 丁香研细末，同米饭捣成饼备用。

功效主治 温中，降逆，和胃。主治小儿夜啼。

临床用法 外贴脐部，每日1次。

注意事项 避风冷。

外科·臁疮

香樟饼※

《常见病验方研究参考资料》

药物组成 嫩松香研末 30g 樟脑 3g

制作方法 上药入碗内隔水炖化，做成饼状备用。

功效主治 祛风燥湿，排脓生肌。主治臁疮。

临床用法 趁热外贴患处，纱布固定，3 日 1 次。

注意事项 患部忌搔抓、挤压。孕妇慎用。

传染科·疟疾

大黄生姜饼

《民间验方》

药物组成 大黄 生姜各 3g

制作方法 上药共捣如泥，做成直径 2cm、厚 2mm 的药饼备用。

功效主治 疏调气机，散寒透热。主治疟疾，时寒时热。

临床用法 外贴脐部，胶布固定，每次 6～12 小时，每日 2 次。

注意事项 药饼需在发疟前 1～2小时贴用。孕妇慎用。

白胡椒药饼※

《常见病验方研究参考资料》

药物组成 白胡椒末 1g 饭适量

制作方法 上药共和为小饼备用。

功效主治 温中止痛。主治疟疾。

临床用法 外贴脐部，纱布覆盖，胶布固定，每日 1 次。

注意事项 温疟慎用。

皂荚细辛饼※

《常见病验方研究参考资料》

药物组成 皂荚 细辛各等份 高粱酒适量

制作方法 皂荚、细辛共研细末，用高粱酒调为稠膏，制成直径 2～3cm、厚 0.5cm 的药饼备用。

功效主治 祛风散寒，温肺祛痰。主治疟疾。

临床用法 外贴中脘穴，膏药固定，每日 1 次。

注意事项 气虚多汗、阴虚肺

热咳嗽及有咯血倾向者不宜。孕妇慎用。

香附姜饼※

《常见病验方研究参考资料》

药物组成 生姜120g 香附12g

制作方法 上药共捣泥，制成4枚药饼备用。

功效主治 温经散寒，解表发汗。主治疟疾。

临床用法 疟发前1晚敷双侧内、外膝眼，外放油纸（菜叶亦可），纱布覆盖，胶布固定。待药性渗透，全身汗出之后，即将药除去。

注意事项 现制现用。疟疾但热不塞者忌用。

姜葱饼※

《常见病验方研究参考资料》

药物组成 生姜 生葱各6g

制作方法 上药共捣泥，制成4枚药饼备用。

功效主治 解表，散寒，发汗。主治疟疾。

临床用法 疟发前1晚敷双侧内、外膝眼，外放油纸（菜叶亦可），纱布覆盖，胶布固定。待全身汗出之后，即将药除去。

注意事项 现制现用。疟疾但热不寒者忌用。

姜附饼※

《常见病验方研究参考资料》

药物组成 生姜120g 生附子12g

制作方法 上药共捣泥，制成4枚药饼备用。

功效主治 温经散寒，解表发汗。主治疟疾。

临床用法 疟发前1晚敷双侧内、外膝眼，外放油纸（菜叶亦可），纱布覆盖，胶布固定。待全身汗出之后，即将药除去。

注意事项 现制现用。疟疾但热不寒者忌用。本方不可内服。

油剂

内科·哮喘

臭草油

《全国中草药新医疗法展览会资料选编》

药物组成 臭草（芸香草）

茎叶 100g

制作方法 上药鲜品置蒸馏锅内，进行水蒸气蒸馏，含有芸香油的水蒸气经过冷凝器凝成油水混合液，流入分油器中，待油水自然分层后，收集芸香油。余下的芸香油饱和水溶液流回蒸馏锅内，以利提高出油率。蒸馏 2～3 小时后，可更换新草。收得的芸香油与适量的无水硫酸钠一起振摇脱水后，滤去硫酸钠即得。

功效主治 行气平喘。主治支气管哮喘、喘息性支气管炎以及消化不良及肠炎。

临床用法 1 次 1～1.5ml，口服，每日3～5次。

注意事项 忌烟。

高血压

芭蕉油※

《常见病验方研究参考资料》

药物组成 芭蕉油 白糖开水各 20ml

制作方法 上药共调匀备用。

功效主治 清热，解毒，生津。主治高血压。

临床用法 1 次 5ml，饮服，每日 3 次。

注意事项 忌食肥甘厚味。

中风

明矾油※

《常见病验方研究参考资料》

药物组成 明矾 18g 香油 100ml

制作方法 明矾研细末，入香油搅匀备用。

功效主治 清热消痰，涌吐痰涎。主治中风不语。

临床用法 每日 1 剂，灌服，以吐出痰涎为佳。

注意事项 体虚胃弱及无湿热痰火者忌服。

姜香油※

《常见病验方研究参考资料》

药物组成 生姜 30g 香油 60ml

制作方法 生姜煎汁去渣，与油调匀备用。

功效主治 温中止呕，温肺祛痰。主治中风不语。

临床用法 每日 1 剂，灌服。

注意事项 待患者能喝时，再以姜汤温服。

虫证

葱汁香油※

《常见病验方研究参考资料》

药物组成 葱汁 60ml 香油 10ml

制作方法 葱汁中加入 20ml 开水备用。

功效主治 解毒，散结，润肠。主治蛔虫病。

临床用法 晨起空腹先饮香油，2～3 分钟后，饮服加水的葱汁，每日 1 剂，连服 2 日。

注意事项 现制现用。生葱不可与蜂蜜同服。

煤油※

《常见病验方研究参考资料》

药物组成 煤油适量

制作方法 棉花蘸煤油备用。

功效主治 杀虫。主治蛲虫病。

临床用法 塞肛，每日 1 次。

注意事项 不可内服。饭前便后洗手。

中毒

菜油※

《常见病验方研究参考资料》

药物组成 菜油 200ml

制作方法 取优质市售菜油备用。

功效主治 催吐。主治河豚中毒。

临床用法 灌服。

注意事项 本方服后可吐出毒物。本方供研究参考。

妇产科・外阴疾患

紫草根油※

《常见病验方研究参考资料》

药物组成 紫草根 40g 清油 100ml

制作方法 上药浸入油中，7 日后取油高压消毒备用。

功效主治 凉血解毒，散肿止痛。主治外阴溃疡、会阴创口感染及宫颈炎。

临床用法 用新洁尔灭消毒患处后，棉签蘸药液涂患处，每日 3

次。

注意事项　禁用高浓度高锰酸钾溶液消毒创口，以免灼伤皮肤。

儿科·二便不通

朴硝油※

《常见病验方研究参考资料》

药物组成　朴硝2g　香油3ml

制作方法　上药共煎煮，待冷备用。

功效主治　清热软坚，泻下润肠。主治初生儿大小便不通。

临床用法　缓缓喂服，每日2～3次。

注意事项　现制现用。不可过量。

麻疹

黑油※

《常见病验方研究参考资料》

药物组成　黑豆1kg　槐树枝适量

制作方法　用瓷坛1个（大小以恰好装满黑豆为佳），将黑豆装入，将槐树枝剪成6cm长的小节，并排塞紧坛口，然后再用搪瓷茶缸1只，将瓷坛倒扣在茶缸口内，放在掘好的65cm深的土坑中央，周围用碎草塞满，点燃。24小时后取出，茶缸内即有黑油，贮存备用。

功效主治　祛风止痒。主治麻疹后皮肤发痒起疹，抓破出血如疮，每年入春即发，秋凉收没，可能十年八年，甚至终身不愈者。

临床用法　棉花蘸黑油搓搽患处，每日2～3次，连用半月。

注意事项　宜清淡饮食。

百日咳

芥菜籽油※

《常见病验方研究参考资料》

药物组成　芥菜籽油适量

制作方法　芥菜籽榨油。

功效主治　润肺止咳。主治百日咳。

临床用法　1次2ml，口服，每日2次，连服7、8日。

注意事项　忌食生冷、黏腻及辛辣厚味之品。

外科·疔疮

冰片疔虫药油※

《全国中草药新医疗法展览会资料选编》

药物组成 冰片 雄黄各5g 飞廉150g 甘草15g 疔虫（苍耳囊虫）50g 麻油适量

制作方法 飞廉捣烂取汁，甘草开水泡汁50ml，诸药共放入油内浸泡备用。

功效主治 解毒杀虫。主治疔疮。

临床用法 将浸在油内的疔虫取出1只，放于疔头，胶布固定，每日1次。

注意事项 不可内服。

退疔油※

《常见病验方研究参考资料》

药物组成 老旱烟筒油适量

制作方法 刮取旱烟筒油备用。

功效主治 解毒，消肿，散结。主治红丝疔。

临床用法 外涂患处，每日2次。

注意事项 不可内服。溃后忌用。

乳痈

鸡蛋油※

《常见病验方研究参考资料》

药物组成 鸡蛋油适量

制作方法 将鸡蛋连壳煮熟，取蛋黄，放勺中文火熬炼出油备用。

功效主治 润燥息风。主治乳头破裂、乳癣。

临床用法 外涂患处，每日2～3次。

注意事项 在涂油期内，尽量减少哺乳次数。

壁虎油※

《民间验方》

药物组成 壁虎2只 香油适量

制作方法 上药浸油内2月，取浸油备用。

功效主治 祛风通络，解毒散

结。主治乳痈溃破腐烂。

临床用法 外涂患处，每日2～3次。

注意事项 严禁内服。

烧伤

三黄烧伤油※

《全国中草药新医疗法展览会资料选编》

药物组成 秋葵（黄蜀葵）花700g 大黄 黄连各2.5kg 黄柏500g 生地2.5kg 银花 赤芍 丹皮 甘草各1kg 当归1.5kg 冰片300g 薄荷脑600g 菜油50L

制作方法 除冰片、薄荷脑外，余药切细，置于菜油中浸泡半个月，然后用文火熬炼，保持20～130℃，3小时后去热过滤，过140目筛去渣，待冷后加入冰片、薄荷脑，混匀分装即得。

功效主治 清热解毒，凉血祛痰。主治Ⅰ、Ⅱ度烧伤。

临床用法 小面积烧伤直接涂患处，大面积者可向患处喷雾，每2小时1次。

注意事项 注意防止创面感染。孕妇慎用。

玉簪花烧伤油※

《全国中草药新医疗法展览会资料选编》

药物组成 玉簪花500g 香油1000ml

制作方法 上药共浸泡2月，取油备用。

功效主治 清热解毒。主治各种烧伤。

临床用法 清创后，无菌操作吸出水泡内液，再用消毒棉球蘸药油外涂，每日1～2次。热天暴露患处，冷天用浸药的纱布敷患处包扎。

注意事项 注意防止创面感染。

柏叶油※

《常见病验方研究参考资料》

药物组成 鲜侧柏叶50g 茶油适量

制作方法 上药捣烂取汁，和茶油等量调匀备用。

功效主治 清热，凉血，止血。主治烧烫伤。

临床用法 外搽患处，每日3～4次。

注意事项 禁用刺激性药品消

毒患处。

秋葵花油※

《全国中草药新医疗法展览会资料选编》

药物组成 秋葵（黄蜀葵）花100g 香油适量

制作方法 上药在油内浸泡2周即成。

功效主治 清热解毒，活血止痛。主治各种烧伤。

临床用法 外搽患处，每日3～6次。

注意事项 注意防止创面感染。

活蝎油※

《常见病验方研究参考资料》

药物组成 活蝎子35～40只 香油1000ml

制作方法 活蝎子浸泡于香油中备用，浸泡时间愈长愈佳。

功效主治 解毒散结，通络止痛。主治烧烫伤。

临床用法 外搽患处，每日3～4次。

注意事项 严禁内服。孕妇忌用。

桐花油※

《常见病验方研究参考资料》

药物组成 桐子花15g 桐油50ml

制作方法 桐子花入桐油中浸泡，愈久愈佳。

功效主治 解毒止痛。主治烧烫伤。

临床用法 外搽患处，每日3～4次。

注意事项 保持创面干燥。若创面有渗液时，可用大麦秆（烧灰存性）、柏皮（烧灰存性）合研细末，撒于患处。

蓖麻油※

《全国中草药新医疗法展览会资料选编》

药物组成 3%～5%漂白粉上清液 蓖麻油各150ml

制作方法 上药混匀呈乳状液即可。

功效主治 凉血解毒。主治各种烧伤。

临床用法 外涂患处，2日1次。

注意事项 防止创面感染。

蜈蚣油※

《常见病验方研究参考资料》

药物组成 大蜈蚣3条 茶油50ml

制作方法 茶油浸泡蜈蚣5日，取油备用。

功效主治 解毒散结，通络止痛。主治烧烫伤。

临床用法 外搽患处，每日3～4次。

注意事项 不可内服。孕妇慎用。

虫兽伤

烟油※

《常见病验方研究参考资料》

药物组成 烟油适量

制作方法 取旱烟筒内烟油备用。

功效主治 解毒，杀虫，止痛。主治蛇、蜈蚣、蜂、毒虫等咬伤。

临床用法 外涂伤处，每日2～3次。

注意事项 不可内服。伤处忌艾灸。

破伤风

桑木油※

《全国中草药新医疗法展览会资料选编》

药物组成 鲜嫩桑枝（直径约3cm，长1m）1枝

制作方法 架空上药，中间用火烧，两端即滴出桑木油，收集备用。

功效主治 清热解毒。主治破伤风。

临床用法 1次取10ml药油加红糖少许，饮服，每日1～2次，服后汗出。

注意事项 服药期间忌腥、冷食物。

皮肤科·癣

石榴皮药油※

《全国中草药新医疗法展览会资料选编》

药物组成 石榴皮100g 麻

油 300ml

制作方法 上药炒炭，研细末，入麻油调匀即可。

功效主治 解毒敛疮。主治牛皮癣。

临床用法 用毛笔（或排笔）蘸药涂患处，每日 2 次。

注意事项 忌酒。

杉木油

《全国中草药新医疗法展览会资料选编》

药物组成 杉木末 100g

制作方法 取碗 1 只，用绳索把碗口捆成“十”字形，用卫生纸盖碗口，上放干杉木末，堆成塔状，从尖端点火燃烧，待火烧至接近纸时，即除去灰烬和残余药末，取碗中杉木油留用。

功效主治 活血通络。主治顽癣。

临床用法 先将癣面洗净，用刀片刮去痂皮，再在癣面铺一层棉花，用火或烧红的木炭稍烘片刻，取下棉花，外涂药油，每日 1 次。

注意事项 忌酒及油腻食品。

头癣

花椒油※

《常见病验方研究参考资料》

药物组成 花椒 50g 花生油适量

制作方法 油煎花椒，去渣，候冷备用。

功效主治 杀虫止痒。主治秃疮。

临床用法 外涂患处，每日 3～4次。

注意事项 患部忌搔抓。

秃疮油※

《常见病验方研究参考资料》

药物组成 蜈蚣 5 条 白芷 9g 菜油适量

制作方法 上药用菜油浸 5 日，取油备用。

功效主治 祛风攻毒，排脓生肌。主治顽固性秃疮。

临床用法 外涂患处，每日 3～4次。

注意事项 忌食辛辣之品。

松香油※

《常见病验方研究参考资料》

药物组成 松香30g 麻油适量

制作方法 松香研细末，用纸包卷，麻油浸透后，用火点着，取滴下的油备用。

功效主治 祛风，除湿，止痒。主治秃疮。

临床用法 先将秃疮洗净，再用药油搽患处，每日3~4次。

注意事项 患部忌搔抓。

紫丹油※

《常见病验方研究参考资料》

药物组成 黄丹5g 紫草根15g 麻油适量

制作方法 紫草根浸麻油中5~6日，再加入黄丹末调匀备用。

功效主治 清热凉血，祛腐生新。主治秃疮。

临床用法 先洗净秃疮，再外涂药油，每日3~4次。

注意事项 患部忌搔抓。不可内服。

零陵香油※

《太平圣惠方》

药物组成 零陵香油15ml 藿香 甘松香 白檀香 马牙硝各15g 莲子草0.3g 没石子5枚 诃黎勒7枚 干椹子30g 沥卷油1L 乏铧子铁0.5L

制作方法 将藿香、甘松香、白檀香、马牙硝、莲子草、没石子、诃黎勒、干椹子、乏铧子铁共研细末，以棉纱布裹之，置零陵香油、沥卷油混合物内浸7日，备用。

功效主治 祛风，清热，解毒。主治头面热毒风，头疮、目赤、头发黄卷。

临床用法 外摩头顶，每日1~2次。

注意事项 忌过食辛辣食物。

疥疮

疥疮油※

《常见病验方研究参考资料》

药物组成 大枫子15g 麻油

50ml

制作方法 大枫子入油内煎熬备用。

功效主治 杀虫，止痒，燥湿。主治疥疮。

临床用法 外涂患处，每日3～4次。

注意事项 患部忌搔抓。不可内服。

肛肠科·痔瘘

明矾脱肛油

《全国中草药新医疗法展览会资料选编》

药物组成 明矾6g 普鲁卡因粉1g 注射用水20ml 甘油73ml

制作方法 前2味药放入注射用水内，加温至溶解后，过滤，加甘油，消毒后备用。

功效主治 去腐脱栓。主治内、外痔及肛瘘。

临床用法 成人1次20ml，分别在肛门两侧注射。小儿酌减。

注意事项 忌食辛燥之品。必要时手术。

枯脱油

《全国中草药新医疗法展览会资料选编》

药物组成 精制食盐8g 石炭酸2ml 甘油100ml

制作方法 先将食盐加入盛有甘油的烧瓶中，加热至溶解为度，一般需20～25分钟，不宜过长，火力宜先大后小，稍冷却（60℃左右）后，加入石炭酸。

功效主治 枯痔脱栓。主治内痔、混合痔及部分黏膜脱垂。

临床用法 注射痔核处，根据痔核大小和颜色来决定用药量。常用量1.5～8ml，最多不超过12ml。

注意事项 嵌顿性内痔、痢疾、腹泻、大便次数过多者忌用。孕妇、心脏病患者慎用。

传染科·白喉

蟆涎油※

药物组成 蛤蟆1只 香油150ml

制作方法 香油火煎待沸，将蛤蟆倒提于锅上，使其口中涎沫滴入油中，待凉备用。

功效主治 润喉，催吐。主治白喉。

临床用法 顿服，每日1剂。

注意事项 忌食生冷、燥辣之品。

耳鼻科·中耳炎

耳炎油

《常见病验方研究参考资料》

药物组成 五倍子6g 枯矾0.9g 冰片0.6g 香油10ml

制作方法 上药共研细末，香油调和备用。

功效主治 解毒消肿，除湿敛疮。主治中耳炎，耳流黄水。

临床用法 滴耳，1次1~2滴，每日4~5次。

注意事项 禁用尖利之物掏耳。

葛藤油※

《常见病验方研究参考资料》

药物组成 葛藤50g 香油适量

制作方法 上药烧炭存性，研细末，香油调匀备用。

功效主治 升阳敛疮。主治慢性中耳炎。

临床用法 滴耳，1次2~3滴，每日2~3次。

注意事项 忌用利物掏耳。

虫入耳

花椒油※

《常见病验方研究参考资料》

药物组成 花椒末15g 香油适量

制作方法 花椒末浸香油中备用。

功效主治 杀虫解毒。主治诸虫入耳。

临床用法 滴耳，1次1~2滴，每日1~5次。

注意事项 勿用利物掏耳。

香麻油※

《常见病验方研究参考资料》

药物组成 香麻油适量

制作方法 取香麻油备用。

功效主治 解毒，杀虫，止痒。主治诸虫入耳。

临床用法 滴耳，1次1~2滴，每日3次。

注意事项 勿用尖物掏耳。

汁剂

内科·感冒

鱼腥草汁※

《常见病验方研究参考资料》

药物组成 鲜鱼腥草100g

制作方法 上药绞取汁。

功效主治 清热解毒。主治感冒。

临床用法 每日1剂，兑入蜂蜜服，每日4次。

注意事项 风寒感冒慎用。

葱白汁※

《常见病验方研究参考资料》

药物组成 葱白3根

制作方法 上药榨取汁备用。

功效主治 发汗解表，散寒通阳。用于治疗预防感冒。

临床用法 滴鼻，1次2~3滴，每日1次。

注意事项 避风冷。现制现用，不宜久存。

蒜汁※

《常见病验方研究参考资料》

药物组成 大蒜头适量

制作方法 上药纱布包，绞取汁，兑入清水成10%大蒜汁溶液瓶装备用。

功效主治 温散寒邪。用于治疗预防感冒。

临床用法 滴鼻，1次2~3滴，每日1次，连用2日。

注意事项 阴虚火旺、风热感冒及皮肤过敏者不宜。

头痛

大蒜汁※

《常见病验方研究参考资料》

药物组成 大蒜1枚

制作方法 上药绞取汁备用。

功效主治 解毒。主治头痛。

临床用法 滴鼻，1次1滴，

每日1～3次。

注意事项　阴虚火旺及有目、舌、喉、口齿诸疾者均不宜。皮肤过敏者不宜。现制现用。

旱莲汁※

《常见病验方研究参考资料》

药物组成　鲜旱莲草50g

制作方法　上药洗净捣汁备用。

功效主治　清热解毒。主治偏头痛。

临床用法　滴鼻，1次2滴，每日3～5次。

注意事项　现制现用。

香附根汁※

《常见病验方研究参考资料》

药物组成　生香附根30g

制作方法　上药捣烂取汁备用。

功效主治　理气止痛。主治头风痛。

临床用法　滴耳，1次3滴，每日3～5次。

注意事项　耳道溃烂者慎用。

萝卜汁※

《常见病验方研究参考资料》

药物组成　生萝卜不拘量

制作方法　上药洗净捣取汁备用。

功效主治　消积滞，化痰热。主治头痛。

临床用法　滴鼻，滴健侧鼻，1次3滴，每日3～5次。

注意事项　现制现用。

菖蒲汁※

《常见病验方研究参考资料》

药物组成　鲜石菖蒲15g　黄酒适量

制作方法　石菖蒲捣烂取汁备用。

功效主治　开窍宁神，和胃化湿。主治偏头痛。

临床用法　黄酒冲药汁，顿服，每日1剂。

注意事项　现制现用。

咽炎

威灵仙药汁※

《全国中草药新医疗法展览会资料选编》

药物组成 鲜威灵仙叶50g

制作方法 上药洗净捣烂，布包绞汁，装瓶备用。

功效主治 除湿通络，解毒消肿。主治咽炎、急性扁桃体炎、急性会厌炎及诸骨鲠喉等。

临床用法 将4~5cm长消毒棉捻条（适应患者鼻孔大小），浸透威灵仙叶汁，插入鼻孔，达上鼻道，4~6分钟，患者即流泪、打喷嚏。1次治疗30~60分钟，每日1~2次。

注意事项 忌食辛辣、油煎食品。

中暑

豆叶汁※

《常见病验方研究参考资料》

药物组成 生扁豆叶适量

制作方法 上药洗净，捣取汁备用。

功效主治 清暑化湿。主治中暑。

临床用法 开水冲服，每日3次。

注意事项 现制现用。

芭蕉汁※

《常见病验方研究参考资料》

药物组成 鲜芭蕉叶、茎适量 白糖9g

制作方法 芭蕉叶、茎洗净绞取汁10ml，加白糖混匀备用。

功效主治 清热，利尿，解毒。主治中暑。

临床用法 每日1剂，开水冲服，每日3次。

注意事项 现制现用。

韭菜汁※

《常见病验方研究参考资料》

药物组成 生韭菜适量

制作方法 上药洗净捣取汁150ml备用。

功效主治 温中行气，生津润燥。主治中暑昏倒、不省人事。

临床用法 灌服。

注意事项 现制现用。因韭菜

性温、味辛，故适宜于阴暑，寒盛阳微之证。

咳嗽

姜汁※

《常见病验方研究参考资料》

药物组成 生姜适量

制作方法 上药洗净捣取汁50ml备用。

功效主治 发汗解表，温中止呕，温肺止咳。主治中暑昏倒、不省人事。

临床用法 灌服。

注意事项 现制现用。本方适宜阴暑，寒盛阳微者。

藕汁※

《常见病验方研究参考资料》

药物组成 生藕250g

制作方法 上药洗净捣取汁备用。

功效主治 清热凉血。主治中暑腹痛。

临床用法 顿服。

注意事项 现制现用。

卜荠汁※

《常见病验方研究参考资料》

药物组成 萝卜汁　荸荠汁各60ml

制作方法 上药混匀，炖温备用。

功效主治 清热，化痰，止咳。主治热咳，咯痰黄稠。

临床用法 时时服之，每日1剂，至痰尽咳止为度。

注意事项 现制现用。

冬瓜藤汁※

《常见病验方研究参考资料》

药物组成 鲜冬瓜藤1根

制作方法 将冬瓜藤破断，断端向下，其汁自然流出，取其汁备用。

功效主治 清热化痰。主治久咳。

临床用法 时时服之，每日1剂。

注意事项 现制现服。

丝瓜藤汁※

《常见病验方研究参考资料》

药物组成 鲜丝瓜藤1根

制作方法 将丝瓜藤剪断，用瓶接住，24小时后即有汁液流盛瓶中，装瓶备用。

功效主治 清热，止咳，化痰。主治咳嗽、热痰、久咳等。

临床用法 1次10ml，饮服，每日3次。

注意事项 现制现服。

芫荽汁※

《常见病验方研究参考资料》

药物组成 芫荽适量 白糖2g

制作方法 芫荽洗净捣汁炖热，加白糖搅匀备用。

功效主治 发汗透疹，宣肺止咳。主治久咳。

临床用法 1次2～10ml，饮服，每日2次，连服2～3日。

注意事项 此汁少饮止咳，多饮反增咳，故体弱者服2～5ml，体强者服5～10ml。热服后宜静卧片刻。

金钱草汁※

《常见病验方研究参考资料》

药物组成 鲜金钱草30g

制作方法 上药洗净捣泥，绞取汁备用。

功效主治 利水通淋，除湿消炎。主治急性支气管炎咳嗽。

临床用法 每日1剂，开水冲服，每日3次。

注意事项 10岁以下患儿不宜用。若无鲜金钱草，可用干品30g水煎服。

南瓜藤汁※

《常见病验方研究参考资料》

药物组成 鲜南瓜藤数根

制作方法 上药剪断，插入瓶中，藤汁流入，取其汁备用。

功效主治 清肺，和胃，通络。主治久咳。

临床用法 1次10～20ml，开水冲服，每日3次。

注意事项 现制现服。

香橼汁※

《常见病验方研究参考资料》

药物组成 陈香橼皮30g

制作方法 上药隔水蒸，取汁备用。

功效主治 疏肝理气，和中化痰。主治咳嗽。

临床用法 1次15~30ml，饮服，每日2~3次。酌加糖或蜜。

注意事项 干咳无痰者慎用。

萝卜汁※

《常见病验方研究参考资料》

药物组成 萝卜汁200ml 姜汁5ml

制作方法 上药和匀炖温备用。

功效主治 温肺，散寒，止咳。主治咳嗽。

临床用法 每日1剂，温服，每日3次。

注意事项 现制现用。

糖醋大蒜汁※

《常见病验方研究参考资料》

药物组成 生大蒜10枚 米醋120ml 黄糖60g

制作方法 大蒜捣烂，放入米醋中，再加黄糖混匀，浸7日去渣备用。

功效主治 收敛止咳，解毒杀虫。主治咳嗽。

临床用法 1次5ml，开水冲服，每日3次。

注意事项 阴虚火旺及有目、舌、喉、口齿诸疾者均不宜。

哮喘

无花果汁※

《常见病验方研究参考资料》

药物组成 鲜无花果数枚

制作方法 上药洗净，捣汁备用。

功效主治 健胃清肠，消肿，敛肺止咳。主治哮喘。

临床用法 1次50ml，开水冲服，每日1次。以愈为度。

注意事项 现制现服。

丝瓜根汁※

《常见病验方研究参考资料》

药物组成 鲜丝瓜根适量

制作方法 将丝瓜根剪断，其自然流出的汁液用瓶收藏备用。

功效主治 通络活血，平喘祛痰。主治哮喘。

临床用法 哮喘发作时服，1次20ml，每日3次。

注意事项 虚喘不宜。

南瓜藤汁

《常见病验方研究参考资料》

药物组成 鲜南瓜藤适量

制作方法 将南瓜藤剪断，将其自然流出的汁液收集，煮沸备用。

功效主治 清肺，和胃，通络。主治哮喘。

临床用法 1次50ml，热服，每日3次。

注意事项 现制现用。

鲜竹沥汁※

《常见病验方研究参考资料》

药物组成 鲜竹沥250ml

制作方法 上药炖温备用。

功效主治 清热涤痰。主治热性痰喘。

临床用法 1次5～20ml，饮服，每日3次。

注意事项 痰多易咯、纳差食少、便溏者慎用。

肺炎

香蕉根汁※

《常见病验方研究参考资料》

药物组成 鲜香蕉根120g 食盐适量

制作方法 香蕉根洗净绞汁敷温，加食盐搅匀备用。

功效主治 清热，解毒，凉血。主治肺炎。

临床用法 每日1剂，顿服，小儿酌减。

注意事项 现制现用。

绣球汁※

《中医验方集》

药物组成 绣球花叶5～10张

制作方法 上药洗净捣烂绞汁备用。

功效主治 清热解毒。主治肺炎。

临床用法 每日1剂，加食盐或蜂蜜调服，每日3次。

注意事项 避风。

车前草汁※

《常见病验方研究参考资料》

药物组成 车前草不拘量

制作方法 上药洗净绞汁备用。

功效主治 清肺化痰，清热解毒。主治肺痈。

临床用法 1次250ml，饮服，每日3次。

注意事项 现制现服。

丝瓜藤汁※

《常见病验方研究参考资料》

药物组成 鲜丝瓜藤尖适量

制作方法 上药剪断，收集流出的汁液备用。

功效主治 止咳祛痰，活血通络。主治肺痈。

临床用法 1次30ml，饮服，每日3次。

注意事项 药在夏秋间采集为佳。现制现服。

竹叶汁※

《常见病验方研究参考资料》

药物组成 鲜竹叶不拘量

制作方法 上药洗净绞汁备用。

功效主治 清热，除烦，利尿。主治肺痈。

临床用法 1次200ml，饮服，每日1次。

注意事项 现制现服。

杨柳叶汁※

《常见病验方研究参考资料》

药物组成 鲜绿杨柳叶适量

制作方法 上药洗净绞汁备用。

功效主治 清热解毒。主治肺痈。

临床用法 1次100ml，饮服，每日2次。

注意事项 现制现服。

苡仁根汁※

《常见病验方研究参考资料》

药物组成 苡仁根200g

制作方法 上药洗净捣汁备用。

功效主治 清热排脓。主治肺痈。

临床用法 每日1剂，顿服。

注意事项 现制现服。

鱼腥草根汁※

《常见病验方研究参考资料》

药物组成 鱼腥草120g 鲜芦根60g

制作方法 上药洗净，共绞汁备用。

功效主治 清热解毒，排脓利尿。主治肺痈，咳脓臭痰。

临床用法 每日1剂，温服，每日3次。

注意事项 现制现服。

狂证

铁落竹沥汁※

《常见病验方研究参考资料》

药物组成 生铁落 灯芯草各30g 竹沥水30ml

制作方法 水750ml煎铁落、灯芯草至300ml，冲竹沥水混合调匀备用。

功效主治 清热涤痰，镇静安神。主治狂证，独语妄行、呼号詈骂。

临床用法 每日1剂，顿服。

注意事项 现制现用。

呕吐

芦根姜汁※

《常见病验方研究参考资料》

药物组成 芦根汁30ml 姜汁5ml

制作方法 上药共调匀炖温备用。

功效主治 清热生津，除烦止呕。主治实热呕吐。

临床用法 每日1剂，温服，每日3次。

注意事项 现制现服。

姜汁※

《常见病验方研究参考资料》

药物组成 生姜100g

制作方法 上药洗净捣取汁备

用。

功效主治 温中，降逆，止呕。主治胃寒呕吐。

临床用法 2日1剂，加少许开水徐徐饮服。

注意事项 阴虚内热及热盛之证忌用。现制现服。

萝卜叶汁※

《常见病验方研究参考资料》

药物组成 白萝卜叶100g

制作方法 上药洗净捣取汁备用。

功效主治 清热，降逆，止呕。主治恶心呕吐。

临床用法 每日1剂，开水送服，每日3次。

注意事项 现制现服。

噎膈

公英汁※

《常见病验方研究参考资料》

药物组成 鲜蒲公英100g

制作方法 上药洗净捣取汁备用。

功效主治 清热利湿，活血解毒。主治噎膈。

临床用法 1次20ml，酒调服，每日3次。

注意事项 现制现用。

韭奶汁※

《常见病验方研究参考资料》

药物组成 生韭菜汁 牛奶 鲜鹅血各50ml

制作方法 牛奶烧开，上药共混匀备用。

功效主治 活血解毒，和胃降逆。主治噎膈反胃。

临床用法 1次50ml，温服，每日3次。

注意事项 现制现服。

胃脘痛

土豆汁※

《常见病验方研究参考资料》

药物组成 鲜土豆（连皮）不拘量

制作方法 上药洗净，加开水等量捣取汁备用。

功效主治 补气，健脾，消肿。主治胃及十二指肠溃疡疼痛。

临床用法 1次100ml，饮服，每日2次。

注意事项 痛愈后还需连服1月。土豆发芽者不宜用。

牛胆汁※

《常见病验方研究参考资料》

药物组成 鲜牛胆1枚

制作方法 上药划破，取胆汁备用。

功效主治 清肺化痰，清热解毒。主治胃炎、胃痛、消化不良。

临床用法 1次0.25～1ml，开水冲服，每日3次。

注意事项 脾胃虚寒、便溏者忌用。不可过量服用。

萝卜汁※

《常见病验方研究参考资料》

药物组成 生萝卜不拘量

制作方法 上药洗净捣汁备用。

功效主治 行气宽中。主治胃痛。

临床用法 1次200ml，饭后饮服，每日3次。

注意事项 现制现用。

猪胆汁※

《常见病验方研究参考资料》

药物组成 鲜猪胆1枚

制作方法 上药划破，取胆汁备用。

功效主治 清肺化痰，清热解毒。主治胃炎、胃痛、消化不良。

临床用法 1次0.25～1ml，开水冲服，每日3次。

注意事项 脾胃虚寒、便溏者忌用。不可过量服用。

腹痛

白扁豆汁※

《常见病验方研究参考资料》

药物组成 鲜白扁豆30荚

制作方法 上药洗净捣汁备用。

功效主治 和中化湿，消暑解毒。主治暑湿腹痛、霍乱吐泻、酒精中毒及草、木、鱼、蟹、河豚中毒所致之吐泻、腹痛。亦可治妇女白带量多黄臭。

临床用法 每日1剂，徐徐饮

服。

注意事项　现制现服。

松毛汁※

《常见病验方研究参考资料》

药物组成　松叶120g

制作方法　上药洗净捣汁备用。

功效主治　燥湿杀虫。主治腹痛。

临床用法　每日1剂，开水冲服，每日3次。

注意事项　血虚风燥者慎用。

萝卜汁※

《常见病验方研究参考资料》

药物组成　生萝卜适量

制作方法　上药洗净绞汁备用。

功效主治　降气化痰，消食除胀。主治食积腹胀。

临床用法　1次200ml，饮服，每日1次。

注意事项　现制现服。

泄泻

三鲜汁※

《常见病验方研究参考资料》

药物组成　鲜扁豆叶　鲜藿香叶　鲜荷叶各9g

制作方法　上药共洗净绞汁备用。

功效主治　清热祛暑，化湿和中。主治夏日水泻。

临床用法　每日1剂，开水冲服，每日3次。

注意事项　加入六一散6g更佳。

枫叶汁※

《常见病验方研究参考资料》

药物组成　枫树叶50片　盐适量

制作方法　枫叶洗净捣汁，加盐调匀备用。

功效主治　清热解毒。主治急性胃肠炎。

临床用法　每日1剂，顿服。

注意事项　枫叶用白嫩者。现制现服。

苎麻汁※

《常见病验方研究参考资料》

药物组成 苎麻嫩叶50g 盐6g

制作方法 苎麻叶洗净捣汁，加盐调匀备用。

功效主治 清热，解毒，止痛。主治急性胃肠炎，绞肠疼痛、泄泻、声音气粗者。

临床用法 每日1剂，顿服。

注意事项 现制现服。脾胃虚寒者忌服。

韭菜汁※

《常见病验方研究参考资料》

药物组成 韭菜（连根）25g

制作方法 上药洗净捣汁备用。

功效主治 温中行气，散血解毒。主治急性胃肠炎。

临床用法 每日1剂，顿服，温开水冲服。

注意事项 现制现服。

姜蒲汁※

《常见病验方研究参考资料》

药物组成 老生姜 石菖蒲各15g

制作方法 上药洗净，共捣汁备用。

功效主治 温中降逆，化湿和胃。主治急性胃肠炎。

临床用法 每日1剂，顿服，温开水冲服。

注意事项 阴虚内热及胃肠实热者忌用。

扁豆花汁※

《常见病验方研究参考资料》

药物组成 鲜扁豆花30g 米汤适量

制作方法 扁豆花捣泥绞汁备用。

功效主治 清暑化湿。主治夏伤暑湿、发热泄泻或痢疾初起，以及妇女赤白带下。

临床用法 每日1剂，米汤冲服，每日3次。

注意事项 现制现用。

辣蓼汁※

《常见病验方研究参考资料》

药物组成 鲜辣蓼叶 50g

制作方法 上药洗净捣汁备用。

功效主治 燥湿止泻，消肿止痛。主治水泻。

临床用法 1 次 10～20ml，开水冲服，每日 2 次。

注意事项 现制现用。

藿香汁※

《常见病验方研究参考资料》

药物组成 鲜藿香叶 50g

制作方法 上药洗净捣汁备用。

功效主治 化湿，解暑，止泻。主治急性胃肠炎。

临床用法 每日 1 剂，开水冲服，每日 3 次。

注意事项 现制现服。

三汁※

《常见病验方研究参考资料》

药物组成 鲜椿根白皮 白萝卜 绿豆芽 白糖各 120g

制作方法 上药分别捣烂取汁，和匀，加白糖共搅匀后蒸 2 小时即可。

功效主治 清热燥湿，涩肠止泻。主治休息痢。

临床用法 前一晚不吃晚饭，次日晨空腹饮服，每日 1 剂。

注意事项 现制现用。

马齿苋汁※

《常见病验方研究参考资料》

药物组成 鲜马齿苋 90～120g

制作方法 上药洗净绞汁备用。

功效主治 清热解毒，凉血止血。主治赤痢及各种痢疾。

临床用法 不拘量服用，每日 3 次。

注意事项 现制现用。

马鞭草根汁※

《常见病验方研究参考资料》

药物组成　马鞭草根30g　米汤适量

制作方法　上药洗净捣泥，绞汁备用。

功效主治　清热解毒，活血利水。主治痢疾。

临床用法　每日1剂，以米汤冲服，每日3次。

注意事项　药用鲜品为佳，现制现用。

木贼汁※

《常见病验方研究参考资料》

药物组成　木贼3株

制作方法　上药洗净捣汁备用。

功效主治　疏风，清热，止血。主治痢疾便血。

临床用法　每日1剂，饮服，每日3次。

注意事项　药用鲜品为佳，现制现用。

石韦汁※

《常见病验方研究参考资料》

药物组成　鲜石韦250g

制作方法　上药洗净，连叶，去根须，加冷开水少许捣烂，绞取汁备用。

功效主治　利水通淋，止咳止血。主治赤痢。

临床用法　每日1剂，兑入100ml冷开水，分3次服完。可连服2剂。

注意事项　现制现用。

龙胆草汁※

《常见病验方研究参考资料》

药物组成　鲜龙胆草30g

制作方法　上药捣烂绞汁备用。

功效主治　清热燥湿。主治湿热痢。

临床用法　每日1剂，加冷开水饮服，分3次服完。

注意事项　现制现用。脾胃虚寒者不宜。

四汁※

《常见病验方研究参考资料》

药物组成 生萝卜汁400ml 老姜汁100ml 生蜂蜜200g 陈细茶6g

制作方法 细茶煎取浓汁200ml，和诸药备用。

功效主治 温中止呕，消食化积。主治噤口痢。

临床用法 不拘时、量饮服。

注意事项 现制现用。

仙鹤草汁※

《常见病验方研究参考资料》

药物组成 鲜仙鹤草30~40g

制作方法 上药洗净捣烂，绞取汁备用。

功效主治 收敛止血，止痢杀虫。主治赤痢、慢性泄泻。

临床用法 每日1剂，饮服，分3次服完。

注意事项 现制现用。

丝瓜根汁※

《常见病验方研究参考资料》

药物组成 丝瓜根适量

制作方法 上药洗净捣烂，绞汁备用。

功效主治 清热解毒，凉血止血。主治痢疾。

临床用法 1次10~30ml，饮服，每日3次。

注意事项 药用鲜品为佳，现制现用。

洋葱汁※

《常见病验方研究参考资料》

药物组成 洋葱2枚

制作方法 上药捣烂，加少许开水和匀后绞取汁备用。亦可加少许白糖调味。

功效主治 解毒止痢。主要用于预防痢疾。

临床用法 1次10ml，饮服，每日3次。

注意事项 有肠出血、肛裂、急性胃痛者忌服。

海金沙叶汁※

《常见病验方研究参考资料》

药物组成 海金沙叶30g

制作方法 加冷开水100ml，共捣烂，绞汁备用。

功效主治 清热解毒，利水通淋。主治痢疾。

临床用法 每日1剂，饮服，

每日3次。

注意事项 现制现用。

黄瓜叶汁※

《常见病验方研究参考资料》

药物组成 黄瓜叶3张

制作方法 上药洗净捣汁备用。

功效主治 清热，解毒，止痢。主治赤痢。

临床用法 每日1剂，饮服，每日3次。

注意事项 现制现用。药用鲜品为佳。

黄花地丁汁※

《常见病验方研究参考资料》

药物组成 黄花地丁30g 蜂蜜适量

制作方法 上药洗净捣汁，加入蜂蜜备用。

功效主治 清热，解毒，利尿。主治痢疾。

临床用法 每次10ml，饮服，每日2次。

注意事项 现制现用。

萹蓄汁※

《常见病验方研究参考资料》

药物组成 萹蓄90～180g 陈酒适量

制作方法 萹蓄洗净捣汁，加陈酒备用。

功效主治 清利湿热，利水通淋。主治痢疾。

临床用法 1次30～60ml，饮服，每日3次。

注意事项 药用鲜品，现制现用。

椿根汁※

《常见病验方研究参考资料》

药物组成 椿根30g

制作方法 上药洗净捣烂，绞汁备用。

功效主治 清热燥湿，涩肠止泻。主治久痢、休息痢及赤白痢后期。

临床用法 每日1剂，和蜜服，每日3次。

注意事项 药用鲜品为佳，现制现用。中病即止，不宜大量服用。

蔻梨汁※

《常见病验方研究参考资料》

药物组成　梨子1枚　老蔻7粒

制作方法　将梨心挖一孔，放入老蔻，梨放锅中蒸，取汁备用。

功效主治　燥湿行气，温中止泻。主治噤口痢。

临床用法　每日1剂，饮服，每日3次。

注意事项　现制现用。

便秘

马铃薯汁※

《常见病验方研究参考资料》

药物组成　鲜马铃薯适量

制作方法　上药洗净捣汁备用。

功效主治　清热，润肠，通便。主治便秘。

临床用法　1次100ml，饮服，每晨及午饭前服。

注意事项　已发芽、发绿者不用。现制现服。

青菜汁※

《常见病验方研究参考资料》

药物组成　青菜1棵

制作方法　上药洗净捣汁备用。

功效主治　清热解毒，润肠通便。主治便秘。

临床用法　1次100ml，炖温服，每日1次。

注意事项　现制现用。

韭菜汁※

《常见病验方研究参考资料》

药物组成　韭菜适量

制作方法　上药洗净捣汁备用。

功效主治　温中，行气，润燥。主治便秘。

临床用法　1次150ml，温开水略加绍兴酒冲服，晨起空腹服。

注意事项　现制现服。

桑椹汁※

《常见病验方研究参考资料》

药物组成　鲜桑椹500g

制作方法　上药洗净绞汁备用。

功效主治　滋阴补血，生津润肠。主治习惯性便秘。

临床用法　1次15ml，饮服，每日2次，连服数日。

注意事项　现制现用。

萝卜汁※

《常见病验方研究参考资料》

药物组成　鲜红萝卜适量

制作方法　上药洗净捣汁备用。

功效主治　润肠通便。主治便秘。

临床用法　1次100ml，每晨及午饭前饮服。

注意事项　现制现服。

猪胆汁※

《常见病验方研究参考资料》

药物组成　鲜猪胆1枚　蜂蜜　皂角末各适量

制作方法　猪胆划破，将胆汁与蜂蜜、皂角末共混匀备用。

功效主治　清热解毒，润肠通便。主治便秘。

临床用法　灌肠，每日1次。

注意事项　不可内服。现制现用。

黄疸

车马汁※

《常见病验方研究参考资料》

药物组成　鲜车前叶　鲜马鞭草各50g

制作方法　上药洗净，共捣汁备用。

功效主治　清热解毒，利水通淋。主治湿热黄疸。

临床用法　1次10ml，饮服，每日2次，连服3日。

注意事项　血虚胃弱者忌用。

凤尾汁※

《常见病验方研究参考资料》

药物组成　鲜凤尾草30g

制作方法　上药洗净捣汁，加凉开水等量备用。

功效主治　清利湿热，解毒止血。主治湿热黄疸。

临床用法　每日1剂，如茶饮。

注意事项　现制现服。

公英车前汁※

《常见病验方研究参考资料》

药物组成 鲜蒲公英 鲜车前草各60g

制作方法 上药洗净，共捣取汁备用。

功效主治 清热解毒，利水通淋。主治湿热黄疸。

临床用法 每日1剂，顿服，连服5～7日。

注意事项 服药前30～60分钟，先用温开水冲服明矾末0.6g。现制现用。

瓜蒌根汁※

《常见病验方研究参考资料》

药物组成 鲜天花粉适量

制作方法 上药洗净捣汁备用。

功效主治 清热生津，消肿排脓。主治黄疸烦渴。

临床用法 1次60ml，饮服，每日2次。

注意事项 现制现用。

生地牛奶汁※

《常见病验方研究参考资料》

药物组成 生地15g 牛奶250ml

制作方法 上药共炖熟，去渣备用。

功效主治 清热凉血，养阴生津。主治黄疸。

临床用法 每日1剂，顿服，连服数日。

注意事项 现制现服。

地丁汁※

《常见病验方研究参考资料》

药物组成 鲜紫花地丁150g 酒适量

制作方法 紫花地丁洗净捣汁，加酒搅匀炖温备用。

功效主治 清热解毒。主治湿热黄疸。

临床用法 1次10ml，饮服，每日3次。

注意事项 现制现服。

地骨皮汁※

《常见病验方研究参考资料》

药物组成 鲜地骨皮120g

制作方法　上药洗净捣汁备用。

功效主治　凉血退蒸，清泄郁热。主治黄疸。

临床用法　1次10ml，睡前，开水冲服，每日1次。

注意事项　外感风寒发热及脾虚便溏者不宜。现制现用。

苡仁汁※

《常见病验方研究参考资料》

药物组成　鲜薏苡仁60g　米酒适量

制作方法　薏苡仁捣汁，和酒调匀备用。

功效主治　利水，渗湿，清热。主治湿热黄疸。

临床用法　每日1剂，饮服，每日2次。

注意事项　现制现用。

苦葫芦汁※

《常见病验方研究参考资料》

药物组成　鲜苦葫芦1枚

制作方法　上药洗净捣烂，绞汁备用。

功效主治　清热解毒。主治黄疸。

临床用法　滴鼻，每次1~2滴，1日3次。

注意事项　现制现用。

金钱草汁※

《验方汇集》

药物组成　鲜金钱草150g　蜂蜜适量

制作方法　金钱草洗净捣汁，加等量蜂蜜调匀备用。

功效主治　利水通淋，除湿退黄，解毒消肿。主治黄疸。

临床用法　每日1剂，饮服，每日2次。

注意事项　现制现用。

胆汁※

《常见病验方研究参考资料》

药物组成　猪胆1枚　黄栀子15g　槐角30g

制作方法　猪胆划破取汁，栀子、槐角浓煎取汁备用。

功效主治　清热，解毒，利胆。主治黄疸。

临床用法　每日1次，用药汁冲服胆汁，2日1剂。

注意事项　体虚胃弱者慎用。孕妇忌服。现制现用。

黄瓜根汁※

《常见病验方研究参考资料》

药物组成 鲜黄瓜根适量

制作方法 上药洗净捣汁，炖温备用。

功效主治 清热利湿。主治湿热黄疸。

临床用法 每晨饮250ml。

注意事项 现制现用。

野蔷薇根汁※

《常见病验方研究参考资料》

药物组成 野蔷薇花根60g 陈酒适量

制作方法 蔷薇花根去皮洗净，捣汁备用。

功效主治 清热解毒。主治黄疸。

临床用法 1次10ml，陈酒冲服，每日1次。

注意事项 现制现用。

萹蓄汁※

《常见病验方研究参考资料》

药物组成 鲜萹蓄适量

制作方法 上药洗净捣取汁，炖热备用。

功效主治 利水通淋。主治湿热黄疸，腹水。

临床用法 1次120ml，饮服，每日2次。

注意事项 现制现用。

酸浆汁※

《常见病验方研究参考资料》

药物组成 酸浆根60g

制作方法 上药洗净捣汁备用。

功效主治 清热解毒，利咽化痰。主治黄疸。

临床用法 每日1剂，饮服，每日2次。

注意事项 现制现服。

胁痛

韭菜汁※

《常见病验方研究参考资料》

药物组成 生韭菜（或根）500g

制作方法 生韭菜洗净捣汁备

用。

功效主治 行气止痛，温中润燥。主治胸胁痛。

临床用法 每日1剂，顿服。

注意事项 现制现服。

黄胆汁※

《常见病验方研究参考资料》

药物组成 鸡胆1枚 黄瓜藤60g

制作方法 鸡胆划破取汁，黄瓜藤浓煎取汁，混匀备用。

功效主治 清热，解毒，利胆。主治胆囊炎。

临床用法 每晨饮1剂。

注意事项 胆汁用鲜品为佳，现制现用。

蛇胆汁※

《中医验方》

药物组成 蕲蛇胆末0.6g 灯芯草5g

制作方法 灯芯草煎汤，将蛇胆与灯芯草汤混匀备用。

功效主治 清热解毒，通络止痛。主治右胁痛。

临床用法 每日1剂，顿服。

注意事项 据原书称此药反烟尘，故服用前须盖好；且服后出汗及鼻涕，是病情好转征兆。可供参考。

肝硬化腹水

冬瓜汁※

《常见病验方研究参考资料》

药物组成 生冬瓜1枚

制作方法 冬瓜放火上，烘烤至焦，打碎，去渣取汁备用。

功效主治 清热化痰，利水消肿。主治肝硬化腹水。

临床用法 每日1剂，徐徐饮服，腹水消则停服。

注意事项 现制现用。

高血压

马兰汁※

《常见病验方研究参考资料》

药物组成 鲜马兰根适量

制作方法 上药洗净捣汁备用。

功效主治 清热利湿，解毒消肿，凉血止血。主治高血压。

临床用法 1次10~20ml，开

水冲服，每日3次。

注意事项 现制现用。

车前汁※

《常见病验方研究参考资料》

药物组成 鲜车前草90g

制作方法 上药洗净捣汁备用。

功效主治 清热利水，清肝明目。主治高血压。

临床用法 每日1剂，徐徐饮服。

注意事项 现制现用。

柿子汁※

《常见病验方研究参考资料》

药物组成 青柿子适量

制作方法 上药洗净绞汁备用。

功效主治 清热，润肺，止渴。主治高血压。

临床用法 1次20ml，饭后饮服，每日3次。

注意事项 现制现用。

葵籽芹根汁※

《常见病验方研究参考资料》

药物组成 生向日葵籽20g 药芹菜根50g

制作方法 芹菜根捣汁，向日葵籽剥壳备用。

功效主治 清热平肝。主治高血压。

临床用法 每日1剂，分3次服完。

注意事项 现制现用。

蕉树汁※

《常见病验方研究参考资料》

药物组成 香蕉树汁适量

制作方法 香蕉树干打洞，用竹管从中取汁备用。

功效主治 清热，利湿，平肝。主治高血压。

临床用法 1次50ml，饮服，每日1次。

注意事项 现制现用。

中风

竹沥汁※

《常见病验方研究参考资料》

药物组成 竹沥60～100ml

制作方法 取鲜竹沥汁备用。

功效主治 清热涤痰。主治中

风口噤不开。

临床用法 灌服。

注意事项 现制现用。

芹菜汁※

《常见病验方研究参考资料》

药物组成 芹菜适量

制作方法 上药洗净绞汁备用。

功效主治 平肝清热，祛风利湿。主治中风。

临床用法 1 次 20～30ml，饮服，每日 3 次，连服 7 日。

注意事项 现制现用。

姜竹沥汁※

《常见病验方研究参考资料》

药物组成 鲜竹沥 60ml 生姜汁 15ml

制作方法 上药共调匀备用。

功效主治 清热涤痰，和胃降逆。主治中风不省人事、痰涎上涌。

临床用法 频频灌服。

注意事项 现制现服。

菖菜汁※

《常见病验方研究参考资料》

药物组成 生石菖蒲 生韭菜 生萝卜各 100g 明矾水 50ml 蜂蜜适量

制作方法 前 3 味药共洗净绞汁，加蜂蜜、矾水调匀备用。

功效主治 祛痰开窍。主治中风。

临床用法 频频灌服。

注意事项 现制现用。

梧叶汁※

《常见病验方研究参考资料》

药物组成 鲜梧桐叶适量

制作方法 上药洗净捣汁备用。

功效主治 祛风除湿，清热解毒。主治中风、瘫痪。

临床用法 1 次 80ml，饮服，每日 3 次。

注意事项 现制现用。

面瘫

白芷鱼血汁※

《常见病验方研究参考资料》

药物组成 白芷 30g 活鳝鱼适量

制作方法 杀鳝鱼取血，白芷磨鳝鱼血，调匀备用。

功效主治 养血，祛风，止痉。主治口眼㖞斜。

临床用法 外涂瘫侧面部，每日 2 次，复正即止。

注意事项 现制现用。

白及鱼血汁※

《常见病验方研究参考资料》

药物组成 白及 30g 活鳝鱼适量

制作方法 杀鳝鱼取血，以白及磨鱼血，调匀备用。

功效主治 补肺，消肿，生肌。主治口眼㖞斜。

临床用法 外涂瘫侧面部，每日 2 次，复正即止。

注意事项 现制现用。

清风汁※

《常见病验方研究参考资料》

药物组成 清风藤 200g 白糖适量

制作方法 清风藤洗净绞汁，加白糖调匀备用。

功效主治 止咳祛痰，祛风活血。主治口眼㖞斜。

临床用法 每次 1 剂，饮服，每日 2 次。

注意事项 现制现用。药用鲜品。

鲫鱼血汁※

《常见病验方研究参考资料》

药物组成 大活鲫鱼 1 条

制作方法 用针刺其头出血，取血备用。

功效主治 润筋止痉。主治口眼㖞斜。

临床用法 外涂面部，左斜涂右，右斜涂左，每日 2 次。

注意事项 现制现用。

淋证

马齿苋汁※

《常见病验方研究参考资料》

药物组成 鲜马齿苋100g

制作方法 上药洗净捣汁备用。

功效主治 清热解毒，凉血止血。主治尿道炎。

临床用法 每日1剂，开水冲服，每日3次。

注意事项 现制现用。

车前汁※

《常见病验方研究参考资料》

药物组成 鲜车前草100g

制作方法 上药洗净捣汁备用。

功效主治 清热解毒，利水通淋。主治血淋。

临床用法 空腹服，每日1剂，每日3次。

注意事项 现制现用。

百地汁※

《常见病验方研究参考资料》

药物组成 鲜百部15g 鲜生地30g

制作方法 上药洗净，共捣取汁备用。

功效主治 清热解毒，凉血止血。主治血淋。

临床用法 每次1剂，饮服，每日2次。

注意事项 现制现用。脾虚湿滞、腹满便溏者不宜。

地骨皮汁※

《常见病验方研究参考资料》

药物组成 鲜地骨皮500g 酒适量

制作方法 上药洗净捣烂取汁备用。

功效主治 凉血退蒸，清泄肺热。主治血淋。

临床用法 1次100ml，加酒少许饮服，每日1～2次。

注意事项 现制现用。外感风寒发热及脾虚便溏者不宜。

常山汁※

《常见病验方研究参考资料》

药物组成 土常山根皮20g

制作方法 上药洗净捣汁备用。

功效主治 宣肺利尿。主治泌尿道感染。

临床用法 每1~2日1剂，开水冲服，每日3次。

注意事项 孕妇及体虚者慎用。不可久服，不可过量。

萹蓄汁※

《常见病验方研究参考资料》

药物组成 鲜萹蓄适量

制作方法 上药洗净绞汁备用。

功效主治 利水通淋。主治血淋。

临床用法 1次10~15ml，开水冲服，每日3次。

注意事项 现制现用。

鲜莲车汁※

《常见病验方研究参考资料》

药物组成 旱莲草 车前草各30g 糖少适量

制作方法 旱莲草、车前草共洗净绞汁，加糖调匀，炖温备用。

功效主治 清热凉血，利水通淋。主治血淋。

临床用法 1次100ml，饮服，每日1次。

注意事项 现制现服。药用鲜品。脾虚胃寒、大便泄泻者不宜。

二便不通

橙汁※

《常见病验方研究参考资料》

药物组成 熟橙2枚

制作方法 剖开去子，捣汁备用。

功效主治 清热，利尿，凉血。主治二便不通、痔疮出血。

临床用法 每日1剂，饮服，每日2次。

注意事项 现制现用。

痹证

大黄醋汁※

《常见病验方研究参考资料》

药物组成 生大黄20g 醋适

量

制作方法 大黄磨醋为浓汁备用。

功效主治 清热解毒，消肿止痛。主治脚趾关节痛、脚痛。

临床用法 外涂痛处，每日1次。

注意事项 现制现用。

寻骨风汁※

《常见病验方研究参考资料》

药物组成 鲜寻骨风适量

制作方法 上药洗净捣汁备用。

功效主治 祛风，活络，止痛。主治风湿性关节炎，关节酸痛。

临床用法 1次100ml，饮服，每日2次。

注意事项 现制现用。

臭梧桐叶汁※

《常见病验方研究参考资料》

药物组成 鲜臭梧桐叶120g

制作方法 上药洗净绞汁备用。

功效主治 祛风除湿。主治风湿痛及痛风。

临床用法 每日1剂，饮服，每日2次。

注意事项 现制现用。

肾炎

冬瓜汁※

《常见病验方研究参考资料》

药物组成 冬瓜1枚 大蒜120g 赤小豆60g

制作方法 冬瓜一头切开，纳入大蒜、赤小豆，放锅中蒸熟，取汁备用。

功效主治 清热解毒，利水消肿。主治慢性肾炎水肿。

临床用法 2日1剂，饮服，每日3次。

注意事项 宜低盐饮食。

柑汁※

《常见病验方研究参考资料》

药物组成 厚皮柑3枚

制作方法 上药煨热，捣取汁备用。

功效主治 清热利尿。主治慢性肾炎。

临床用法 1次1剂，开水冲

服，每日2次，连服1周。

注意事项 现制现用。

消渴

猪胰汁※

《常见病验方研究参考资料》

药物组成 猪胰1枚

制作方法 上药洗净切细，绞汁备用。

功效主治 益肺，补脾，润燥。主治消渴。

临床用法 每日1剂，饮服，每日3次。

注意事项 须连服。现制现用。

血证

大蓟汁※

《常见病验方研究参考资料》

药物组成 鲜大蓟500g 白糖适量

制作方法 大蓟洗净捣汁，入白糖搅匀备用。

功效主治 凉血止血，消瘀散痈。主治吐血、咯血、尿血、便血等各种出血证。

临床用法 1次30ml，凉开水送服，每日3次。

注意事项 重者须连服数剂。孕妇忌服。

万年青汁※

《常见病验方研究参考资料》

药物组成 万年青根适量

制作方法 上药洗净捣汁备用。

功效主治 清热解毒，凉血止血。主治吐血、咳血、尿血。

临床用法 1次50～100ml，饮服，每日1次。

注意事项 现制现用。

三物止血汁※

《常见病验方研究参考资料》

药物组成 绿豆芽 椿根白皮 红糖各120g 菠菜250g

制作方法 绿豆芽、椿根白皮、菠菜共绞汁，加红糖调匀，炖沸备用。

功效主治 清热解毒，凉血止血。主治大便下血。

临床用法 每日1剂，顿服。

注意事项 现制现用。

小蓟汁※

《常见病验方研究参考资料》

药物组成 鲜小蓟 120g

制作方法 上药洗净捣汁，炖温备用。

功效主治 凉血止血，解毒消痈。主治胃出血。

临床用法 每日 1 剂，温服，每日 3 次。

注意事项 现制现用。

凤尾汁※

《常见病验方研究参考资料》

药物组成 鲜凤尾草 100g

制作方法 上药洗净捣汁备用。

功效主治 清热利湿，解毒止血。主治热证吐血。

临床用法 每日 1 剂，凉开水冲服，每日 3 次。

注意事项 忌食辛燥食物。

瓜藤豆叶汁※

《常见病验方研究参考资料》

药物组成 丝瓜藤 90g 蚕豆叶 300g

制作方法 丝瓜藤烧存性，研细末，蚕豆叶洗净，捣取汁备用。

功效主治 清热，凉血，止血。主治便血。

临床用法 丝瓜藤末用酒冲服，同时饮蚕豆叶汁，每日 1 剂，顿服。

注意事项 脾虚泄泻者慎用。现制现用。药用鲜品。

地藕汁※

《常见病验方研究参考资料》

药物组成 鲜生地 60g 鲜藕 2 节

制作方法 上药洗净，共捣汁备用。

功效主治 滋阴清热，凉血止血。主治各种血证。

临床用法 每日 1 剂，频服。

注意事项 脾虚湿滞、腹满便溏者不宜。现制现用。

地骨皮汁※

《常见病验方研究参考资料》

药物组成 鲜地骨皮 120g

制作方法 上药洗净捣汁备用。

功效主治 凉血退蒸，清泄肺

热。主治咯血、尿血。

临床用法 1次15ml，开水冲服，每日服2次。

注意事项 外感风寒发热及脾虚便溏者不宜。

刘寄奴汁※

《常见病验方研究参考资料》

药物组成 鲜刘寄奴50g

制作方法 上药洗净捣汁备用。

功效主治 破血通经，散瘀止痛。主治瘀热所致尿血。

临床用法 每日1剂，饮服，每日3次。

注意事项 孕妇忌服。

豆叶汁※

《锦方选集》

药物组成 蚕豆叶250g 酒适量

制作方法 上药洗净捣汁，加酒搅匀备用。

功效主治 清热凉血，活血止血。主治便血。

临床用法 每日1剂，顿服。

注意事项 现制现用。不胜酒力者慎用。药用鲜品。

芥菜汁※

《常见病验方研究参考资料》

药物组成 鲜芥菜叶（或梗）100g

制作方法 上药洗净捣汁备用。

功效主治 宣肺豁痰，温中降气。主治咳血、吐血。

临床用法 1次20ml，开水冲服，每日2次。

注意事项 现制现服。肺胃虚寒性出血，或风寒犯肺、咳震肺络出血者宜。因其辛、温，故火盛迫血者不宜。

旱莲汁※

《常见病验方研究参考资料》

药物组成 鲜旱莲草120g

制作方法 上药洗净绞汁备用。

功效主治 滋阴益肾，凉血止血。主治尿血。

临床用法 每日1剂，顿服。

注意事项 脾胃虚寒、大便泄泻者不宜。

茅根汁※

《常见病验方研究参考资料》

药物组成 鲜白茅根100g

制作方法 上药洗净捣汁备用。

功效主治 凉血止血，清热利尿。主治吐血、咳血。

临床用法 每日1剂，顿服。

注意事项 现制现用。

金花汁※

《常见病验方研究参考资料》

药物组成 鲜金花菜60g

制作方法 上药洗净捣汁备用。

功效主治 清热解毒，凉血止血。主治胃出血。

临床用法 每日1剂，凉开水冲服，每日3次。

注意事项 现制现用。

柏藕汁※

《常见病验方研究参考资料》

药物组成 生藕240g 鲜侧柏叶60g

制作方法 上药洗净，共捣取汁备用。

功效主治 凉血，化瘀，止血。主治胃出血。

临床用法 每日1剂，冷开水冲服，每日3次。

注意事项 现制现服。

韭菜根汁※

《常见病验方研究参考资料》

药物组成 韭菜根200g

制作方法 上药洗净捣汁备用。

功效主治 散瘀止血。主治衄血。

临床用法 每日1剂，凉开水冲服，每日3次。

注意事项 现制现用。韭菜根味辛性温，宜虚寒性衄血。

胆竹汁※

《常见病验方研究参考资料》

药物组成 猪胆1枚 竹叶 竹芯各适量

制作方法 猪胆划破取汁，与竹叶、竹芯同煎，去竹叶、竹芯备用。

功效主治 清心，泻火，利尿。主治尿血。

临床用法 每日1剂，饮服，每日3次。

注意事项 现制现用。药用鲜品。

绿红汁※

《常见病验方研究参考资料》

药物组成 绿豆芽 椿根白皮 萝卜 红糖各120g

制作方法 上药共捣，纱布包，绞取汁备用。

功效主治 清热泻火，凉血止血。主治大便下血。

临床用法 每日1剂，饮服，每日3次。

注意事项 现制现用。

椿根汁※

《常见病验方研究参考资料》

药物组成 鲜椿树根200g

制作方法 上药洗净捣汁备用。

功效主治 清热，凉血，止血。主治尿血。

临床用法 1次5～10ml，饮服，每日2次。

注意事项 忌食辛辣食物。现制现用。

虫证

木鳖子汁※

《常见病验方研究参考资料》

药物组成 木鳖子适量

制作方法 上药磨汁备用。

功效主治 消肿，散结，祛毒。主治蛲虫病。

临床用法 外搽肛门，每日1次。

注意事项 现制现用。本方不可入口。

苡根汁※

《常见病验方研究参考资料》

药物组成 苡仁根16g

制作方法 上药洗净捣汁备用。

功效主治 清热，利湿，杀虫。主治蛔虫、水肿等。

临床用法 每日1剂，酒冲服，每日3次。

注意事项 药用鲜品为佳，现制现用。

南瓜汁※

《常见病验方研究参考资料》

药物组成 生南瓜1枚

制作方法 上药切成4块，去籽，每天取1块捣泥，加少许水，用纱布包绞汁，煮沸备用。

功效主治 解毒杀虫，补中益气。主治蛲虫病。

临床用法 每晚临睡时饮服，可加糖少许，连服4日。

注意事项 现制现用。

薤白汁※

《常见病验方研究参考资料》

药物组成 薤白头50g 香油（或菜油）适量

制作方法 薤白头洗净捣汁，加香油（或菜油）等量搅匀备用。

功效主治 行气，导滞，润肠。主治蛔虫病。

临床用法 1次30～50ml，饮服，每日3次。

注意事项 气虚、胃弱纳差及不耐蒜味者不宜。

中毒

小蓟根汁※

《常见病验方研究参考资料》

药物组成 鲜小蓟根250g

制作方法 上药洗净捣汁备用。

功效主治 凉血止血，解毒消痈。主治红矾、白砒中毒。

临床用法 灌服。

注意事项 现制现用。本方仅供研究参考。

凤马鲜汁※

《全国中草药新医疗法展览会资料选编》

药物组成 马齿苋 崩大碗 旱莲草 四方拳草 车前草 凤尾草各90g

制作方法 取上鲜药捣烂，加凉开水去渣备用。

功效主治 清热解毒。主治各种食物中毒。

临床用法 药汁1次顿服。如腹痛剧烈可加地胆头100g，呕吐剧烈可加馒头树根30g，亦可与解毒散换用。

注意事项 病情严重者应采取综合治疗，尽快抢救。

白菜汁※

《常见病验方研究参考资料》

药物组成 鲜白菜1棵

制作方法 上药洗净绞汁备用。

功效主治 解毒。主治煤气中毒，昏晕、恶心跌倒。

临床用法 灌服。

注意事项 本方仅供研究参考。

芦根汁※

《常见病验方研究参考资料》

药物组成 鲜芦根500～1000g

制作方法 上药洗净绞汁备用。

功效主治 清热生津，止呕除烦。主治食河豚中毒，或误食瘟马肉中毒。

临床用法 频服。

注意事项 现制现用。本方仅供研究参考。

豆浆汁※

《常见病验方研究参考资料》

药物组成 豆浆适量

制作方法 上药煮沸备用。

功效主治 解盐卤毒。主治喝卤水中毒。

临床用法 冷服。

注意事项 黄、黑豆浆均可，或用生豆浆急速冷服亦可。现制现用。本方仅供研究参考。

空心菜汁※

《常见病验方研究参考资料》

药物组成 鲜空心菜适量

制作方法 上药洗净绞汁备用。

功效主治 解毒。主治误食野蕈中毒。

临床用法 灌服。

注意事项 现制现用。本方仅供研究参考。

树梢韭菜鹿角汁※

《全国中草药新医疗法展览会资料选编》

药物组成 松树梢去叶 30g 韭菜（全草）200g 马鹿角（全草）

30g

制作方法 上药共捣烂，加水100ml，取滤液备用。

功效主治 解毒清热。主治断肠草、木薯中毒。

临床用法 药汁1次顿服。

注意事项 病情严重者应采取综合治疗。

扁豆叶汁※

《常见病验方研究参考资料》

药物组成 白扁豆叶适量

制作方法 上药洗净捣汁备用。

功效主治 解毒。主治斑蝥中毒。

临床用法 冲开水冷服。

注意事项 现制现用。本方仅供研究参考。

萝卜汁※

《常见病验方研究参考资料》

药物组成 萝卜500g

制作方法 上药洗净绞汁备用。

功效主治 解毒。主治食物中毒。

临床用法 1次灌服60ml，每日2次。

注意事项 本方仅供研究参考。

银花汁※

《常见病验方研究参考资料》

药物组成 鲜银花藤叶250g

制作方法 上药洗净绞汁备用。

功效主治 清热解毒。主治误吃野蕈中毒。

临床用法 灌服。

注意事项 本方仅供研究参考。

蓝根薄荷汁※

《常见病验方研究参考资料》

药物组成 板蓝根汁200ml 薄荷汁50ml 砂糖30g

制作方法 上药共调匀备用。

功效主治 清热解毒，疏风散热。主治巴豆中毒。

临床用法 频服。

注意事项 现制现用。本方仅供研究参考。

橄榄汁※

《常见病验方研究参考资料》

药物组成 生橄榄20枚

制作方法 上药洗净捣汁备

用。

功效主治 解毒。主治食河豚中毒。

临床用法 顿服。

注意事项 现制现用。本方仅供研究参考。

妇产科·妊娠尿闭

冬瓜汁※

《常见病验方研究参考资料》

药物组成 冬瓜适量 蜜200g

制作方法 冬瓜绞汁，取汁200ml与蜜调匀备用。

功效主治 清热利尿。主治妊娠尿闭。

临床用法 1次20~50ml，饮服，每日3次。

注意事项 现制现服。

阴道炎

樱桃叶药汁※

《全国中草药新医疗法展览会资料选编》

药物组成 樱桃树叶（或桃树叶）500g

制作方法 上药煎汁备用。

功效主治 清热燥湿。主治滴虫性阴道炎。

临床用法 药汁加热水适量坐浴，同时用棉球（用线扎好）蘸樱桃叶水塞阴道内，每日1次，连用15日。

注意事项 忌食辛辣、油腻之品。

儿科·二便不通

地肤草汁※

《常见病验方研究参考资料》

药物组成 鲜地肤子草适量

制作方法 上药洗净捣汁备用。

功效主治 清热利水。主治小儿小便不通。

临床用法 1次20~30ml，饮服，每日1次。

注意事项 现制现用。

猪胆汁※

《常见病验方研究参考资料》

药物组成 猪胆汁5ml

制作方法　用针管吸出胆汁备用。

功效主治　清肺化痰，清热解毒。主治小儿便秘。

临床用法　灌肠。

注意事项　药用鲜品为佳。

葱乳汁※

《常见病验方研究参考资料》

药物组成　葱汁1滴　母乳适量

制作方法　上药共和匀备用。

功效主治　通阳散结，行气利水。主治新生儿尿闭。

临床用法　顿服。

注意事项　现制现用。

百日咳

万年青汁※

《验方汇编》

药物组成　玉边万年青　冰糖各适量

制作方法　上药捣汁煮沸，入冰糖搅匀备用。

功效主治　清热，润肺，止咳。主治百日咳。

临床用法　1次5ml，饮服，每日服3～5次。

注意事项　玉边万年青又名白边万年青，有小毒。使用时注意：先服1ml，无不适反应，1小时后再服1ml，如此半日后若无不适反应即可按以上剂量服用。

天竺蒜汁※

《常见病验方研究参考资料》

药物组成　大蒜10枚　南天竺9g　白糖6g

制作方法　大蒜捣汁，取其汁煎南天竺，取煎出液，入白糖溶化备用。

功效主治　清热解毒，止咳化痰。主治百日咳。

临床用法　1次1剂，开水送服，每日服3次，连服7日。

注意事项　忌食生冷黏腻、辛辣厚味之品。

白萝卜汁※

《常见病验方研究参考资料》

药物组成　白萝卜200g　饴糖适量

制作方法　白萝卜洗净绞汁，加饴糖蒸熟备用。

功效主治 清热，润肺，止咳。主治百日咳。

临床用法 每次1剂，开水送服，每日3次。

注意事项 忌食生冷黏腻、辛辣厚味之品。

丝瓜汁※

《常见病验方研究参考资料》

药物组成 生丝瓜适量

制作方法 上药洗净绞汁备用。

功效主治 祛风通络，解毒化痰。主治百日咳。

临床用法 3～6岁1次30ml，6～10岁1次50ml，10岁以上1次60ml，饮服。病轻者日服2次，重者日服4次。

注意事项 忌辛辣厚味、生冷黏腻食物。

芹菜汁※

《常见病验方研究参考资料》

药物组成 芹菜（连根、叶）500g

制作方法 上药洗净捣汁备用。

功效主治 清热解毒，润肺止咳。主治百日咳。

临床用法 每晨5点，晚7点各温服50ml，连服3日。

注意事项 忌食辛辣厚味食物。

鸡胆汁※

《常见病验方研究参考资料》

药物组成 鸡苦胆1枚 白糖适量

制作方法 针刺破苦胆，挤出胆汁加白糖搅匀备用。

功效主治 清热，解毒，止咳。主治百日咳。

临床用法 1岁以下3日1剂，2岁以下2日1剂，2岁以上1日1剂，开水送服，每日3次。

注意事项 忌食辛辣厚味、生冷黏腻食物。

甜竹沥汁※

《常见病验方研究参考资料》

药物组成 鲜慈竹1段 冰糖适量

制作方法 竹去两头节，中嵌冰糖，火炙其中部，则竹两头有汁流出，取汁备用。

功效主治 清热止咳。主治百日咳。

临床用法 1次10ml，饮服，

每日3次。

注意事项 表现为痰色白、畏寒、便溏、纳差并遇寒加重之寒嗽及脾虚者忌用。

旋复花汁※

《常见病验方研究参考资料》

药物组成 鲜旋复花250g

制作方法 上药洗净，连茎叶捣烂绞汁备用。

功效主治 消痰行水，降气止咳。主治百日咳。

临床用法 1次10ml，饮服，每日3次，连服5日。

注意事项 忌食生冷黏腻、辛辣厚味之品。

外科·疮痈

仙薇芙蕉汁※

《常见病验方研究参考资料》

药物组成 水仙花根 野蔷薇各20g 芙蓉叶30g 芭蕉根20g

制作方法 上药共捣烂取汁备用。

功效主治 清热解毒，消痈散结。主治无名肿毒。

临床用法 外搽患处，每日3~5次。

注意事项 忌食烟、酒及辛辣刺激之品。

地龙汁※

《常见病验方研究参考资料》

药物组成 活地龙 红糖各30g

制作方法 上药共捣，用纱布滤，取汁备用。

功效主治 清热利水，消肿通络。主治痈疽，红肿疼痛。

临床用法 外涂患处，每日3~5次。

注意事项 忌食辛辣。

淋巴结核

虎耳草汁※

《常见病验方研究参考资料》

药物组成 鲜虎耳草100g

制作方法 上药捣烂取汁备用。

功效主治 祛风清热，凉血解

毒。主治瘰疬，红肿疼痛。

临床用法 外涂患处，每日5～7次，连涂3～5日。

注意事项 用药期间忌食辛辣之品。

乳痈

地龙汁※

《常见病验方研究参考资料》

药物组成 鲜地龙10条 白糖适量

制作方法 地龙放碗内，用白糖撒在上面，盖碗好，4小时后取汁备用。或将活蚯蚓去泥土，捣烂，以陈醋调匀备用。

功效主治 清热除湿，通络利尿。主治乳痈。

临床用法 外涂患处，每日2～3次。

注意事项 对地龙过敏者慎用。

地栗汁※

《常见病验方研究参考资料》

药物组成 生地栗3枚

制作方法 上药捣烂取汁备用。或地栗汁中加少许冰片调糊备用。

功效主治 清热，化痰，消积。主治乳头破裂疼痛。

临床用法 外搽患处，每日3～5次。

注意事项 忌食辛辣之品。

阑尾炎

春花胡枝子鲜汁※

《全国中草药新医疗法展览会资料选编》

药物组成 春花胡枝子（鲜全草）60g

制作方法 上药用冷开水洗净捣烂，加第二次淘米水（米用冷开水洗）250ml和匀，取汁备用。

功效主治 清热解毒。主治急性阑尾炎。

临床用法 每日1剂，分2～3次服完。

注意事项 如有恶心呕吐加食盐6g，大小便不通加鲜乌桕叶15g。

烧伤

公英白糖汁※

《常见病验方研究参考资料》

药物组成 蒲公英（连根节） 白糖各适量

制作方法 蒲公英捣汁，入白糖搅匀，取汁备用。

功效主治 清热，解毒，止痛。主治烧伤疼痛。

临床用法 外搽患处，每日3～4次。

注意事项 保护创面清洁，防止感染。

蔷薇汁※

《常见病验方研究参考资料》

药物组成 鲜蔷薇叶1000g

制作方法 上药捣烂取汁备用。

功效主治 清热解毒，敛疮生肌。主治烧烫伤，皮肤疼痛。

临床用法 外涂患处，每日3～4次。

注意事项 保护创面清洁，防止感染。

鲜大蓟汁※

《常见病验方研究参考资料》

药物组成 鲜大蓟240g

制作方法 上药捣烂取汁备用。

功效主治 清热凉血，祛腐生肌。主治烧烫伤。

临床用法 外涂患处，每日3～4次。

注意事项 保持创面清洁、干燥。

虫兽伤

三白蛇伤鲜汁※

《全国中草药新医疗法展览会资料选编》

药物组成 白花蛇舌草（二叶葎） 田基黄（地耳黄） 麦穗癀 红田乌 白花定经草 旱莲草 白田乌各30g 米酒适量

制作方法 上药洗净捣烂，绞汁，取汁加等量米酒，密贮备用。

功效主治 解毒清热，养阴活

血。主治毒蛇咬伤。

临床用法 1次50ml，饮服药汁，每日3～5次，药渣外敷伤口及肿胀处。

注意事项 孕妇忌用。

水木通叶鲜汁※

《全国中草药新医疗法展览会资料选编》

药物组成 水木通叶200g

制作方法 用鲜药洗净捣烂，取汁备用。

功效主治 解毒清热。主治毒蛇咬伤。

临床用法 每日1剂。药汁加开水稀释徐徐饮服，药渣蘸药汁外敷，并从伤口外围向伤口中心揉搽，以排除毒液，外敷过程中常以药汁滴于药渣上。

注意事项 须配合抗生素治疗。

地丁菊花鲜汁※

《全国中草药新医疗法展览会资料选编》

药物组成 地丁草（犁头草）叶 连钱草叶 野菊花叶各100g

制作方法 上鲜药洗净，捣烂取汁备用。

功效主治 解毒清热。主治毒蛇咬伤。

临床用法 每日1剂，药汁内服，药渣外敷伤口，每日3～5次。

注意事项 服药时忌食温开水和热食物。

青牛眼蛇汁※

《全国中草药新医疗法展览会资料选编》

药物组成 万年青叶3g 山苋菜15g 土牛膝30g 白菊花叶60g 冰片1g 六神丸5g

制作方法 上药捣烂取汁，入冰片及六神丸调匀备用。

功效主治 解毒清热。主治银环蛇咬伤。

临床用法 每日1剂，加食醋少许，分3～5次灌服。

注意事项 禁食牛肉、韭菜、鱼虾类及酒等。咬伤后1～2个月内忌房事。

鱼腥草汁※

《常见病验方研究参考资料》

药物组成 鲜鱼腥草100g

制作方法 上药捣烂取汁备用。

功效主治 清热，解毒，利

湿。主治蜈蚣咬伤。

临床用法 外涂患处，每日3~4次。

注意事项 伤处忌艾灸。

细辛地耳草鲜汁※

《全国中草药新医疗法展览会资料选编》

药物组成 四叶细辛 地耳草各500g

制作方法 上药洗净捣烂，取汁备用。

功效主治 解毒清热。主治毒蛇咬伤，对“荞壳斗”蛇咬伤尤宜。

临床用法 药汁加红糖适量，首次服500ml，以后每2小时服100ml，直至痊愈。可配合敷叶、急解索煎汤清洗伤口，天冬前草药糊外敷伤处周围。

注意事项 忌食生冷食物、酒。

姜油汁※

《常见病验方研究参考资料》

药物组成 生姜150g 清油适量

制作方法 生姜捣烂取汁，入清油调匀备用。

功效主治 解毒止痛。主治蜘蛛咬伤。

临床用法 外涂患处，每日3~4次。

注意事项 现制现用。

续随子汁※

《全国中草药新医疗法展览会资料选编》

药物组成 续随子250g

制作方法 上药折断，取流出的白汁备用。

功效主治 解毒清热。主治毒蛇咬伤。

临床用法 先将伤处用1‰高锰酸钾液或生理盐水冲洗，然后做十字形切开，将所取白汁滴入伤口，每5~10分钟1次。亦可用捣烂的续随子敷伤口及红肿部位。

注意事项 孕妇慎用。毒蛇咬伤后，全身中毒症状严重者，须综合治疗。

椿树叶汁※

《常见病验方研究参考资料》

药物组成 臭椿树叶500g 米醋适量

制作方法 上药加米醋捣汁备用。

功效主治 清热解毒，消肿止痛。主治蛇咬伤。

临床用法 外涂患处，每日3～4次。

注意事项 严格消毒伤口，防止蛇毒内攻。

皮肤科·癣

构叶浆汁※

《中医医方选集》

药物组成 构树叶适量

制作方法 捣烂取汁备用。

功效主治 杀虫，解毒，止痒。主治癣痒。

临床用法 外涂患处，每日3～4次。

注意事项 患部忌搔抓。

泽漆乳汁※

《常见病验方研究参考资料》

药物组成 鲜泽漆适量

制作方法 将鲜泽漆草折断，取流出乳白色药汁备用。

功效主治 利水消肿，解毒散结。主治顽癣。

临床用法 外涂患处，每日3～4次。

注意事项 忌食腥味发物。

顽癣药汁※

《全国中草药新医疗法展览会资料选编》

药物组成 砒霜3g 枯矾 斑蝥各15g 白醋500ml

制作方法 前3味药入醋泡7日备用。

功效主治 解毒止痒，活血通络。主治顽癣。

临床用法 用时震摇，以棉花蘸药液搽患处，3日1次，连续3次即可。若有复发，可再次使用。

注意事项 忌食酒、油腻食物。本方严禁入口、眼。孕妇忌用。

楮树汁※

《单秘验方选集》

药物组成 楮树

制作方法 用刀砍开，取汁备用。

功效主治 清热利湿，杀虫止痒。主治牛皮癣。

临床用法 外涂患处，每日2～3次。

注意事项 患部忌搔抓。

头癣

头癣洗汁※

《常见病验方研究参考资料》

药物组成 藜芦10g

制作方法 上药浓煎取汁备用。

功效主治 杀虫止痒。主治头癣瘙痒。

临床用法 外洗头部，待干后以药渣搽，3日1次。

注意事项 忌食辣椒、蒜等辛辣之品。

手脚癣

生地鲜汁※

《全国中草药新医疗法展览会资料选编》

药物组成 野生地叶（狗奶棵）200g

制作方法 上药捣烂，取鲜汁备用。

功效主治 解毒杀虫。主治手癣、脚癣。

临床用法 外搽患处，每日2次，连用5日。

注意事项 忌食辛辣、油腻食物。

湿疹

地榆汁

《全国中草药新医疗法展览会资料选编》

药物组成 地榆30g

制作方法 上药加水200ml，煎至50ml，取药汁备用。

功效主治 解毒清热。主治湿疹。

临床用法 纱布蘸药汁湿敷患处，每日1次，直至痊愈。本品可与皮湿Ⅰ号膏或皮湿Ⅱ号膏交替使用。

注意事项 忌食辛辣、油腻食物。

黄蚂蚁浆汁※

《全国中草药新医疗法展览会资料选编》

药物组成 黄蚂蚁100g

制作方法 黄蚂蚁去头，挤出

内脏，捣烂取汁备用。

功效主治 活血通络。主治慢性湿疹。

临床用法 外涂患处。用药后4～6小时，患部皮肤有刺激性疼痛，随后出现红、热，形成片状丘疹性皮炎，外涂磺胺软膏，2～3日后结痂，瘙痒消失，4～5日脱痂，痊愈。

注意事项 忌食腥味发物。

野菊汁※

《常见病验方研究参考资料》

药物组成 野菊花叶250g

制作方法 上药捣烂取汁备用。

功效主治 清热解毒，祛风止痒。主治阴囊湿疹。

临床用法 外涂患处，每日3～4次。

注意事项 患部忌搔抓。

水田皮炎

旱莲草药汁※

《全国中草药新医疗法展览会资料选编》

药物组成 墨旱莲草200g

制作方法 上药捣烂取汁备用。

功效主治 解毒疗疮。用于防治水田皮炎及预防手脚糜烂。

临床用法 外搽手脚，至皮肤稍呈黑色为度。

注意事项 待药汁略干后方可下水。

传染科·流行性腮腺炎

一涂灵汁※

《全国中草药新医疗法展览会资料选编》

药物组成 标杆花球茎50g

制作方法 瓦上加水磨汁备用。

功效主治 解毒消肿。主治流行性腮腺炎。

临床用法 外搽患处，每日3～5次。

注意事项 治疗期间注意隔离。

二清浆汁※

《全国中草药新医疗法展览会资料选编》

药物组成 青木香根 青山虎

根去粗皮各 30g　白酒 30ml

制作方法　上药加白酒，研磨取汁备用。

功效主治　行气止痛，解毒消肿。主治流行性腮腺炎。

临床用法　先内服 1 次，每日服 6ml，后外涂患处，干则涂，连涂 1 小时。

注意事项　禁食油腻食物。治疗期间注意隔离。

大青叶汁※

《常见病验方研究参考资料》

药物组成　鲜大青叶、茎 250g

制作方法　上药捣烂，纱布包绞取汁备用。

功效主治　清热解毒，凉血消斑，利咽消肿。主治流行性腮腺炎。

临床用法　1 次 10ml，开水送服，每日 3 次。

注意事项　脾胃虚寒长期泄泻、泻下清稀无臭、舌淡苔薄白者忌用。

马齿苋汁※

《常见病验方研究参考资料》

药物组成　鲜马齿苋适量

制作方法　上药洗净绞汁备用。

功效主治　清热解毒，消肿散结。主治流行性腮腺炎。

临床用法　1 次 10ml，开水送服，每日 3 次。

注意事项　忌食辛辣厚味之品。

凤仙汁※

《常见病验方研究参考资料》

药物组成　凤仙花梗、叶适量　酒 50ml

制作方法　上药洗净晾干后酒浸 2 日即可。

功效主治　清热解毒。主治流行性腮腺炎。

临床用法　棉签蘸汁外搽患处，每日 3 次，连用 2～4 日。

注意事项　忌食辛辣厚味之品。

丝瓜汁※

《常见病验方研究参考资料》

药物组成　丝瓜茎叶 500g

制作方法　上药洗净捣汁备用。

功效主治　清热解毒，活血消肿。主治流行性腮腺炎。

临床用法 外涂患处，3 小时 1 次。

注意事项 忌食辛辣厚味之品。

蕉硝汁※

《常见病验方研究参考资料》

药物组成 朴硝 30g 芭蕉树汁 300ml

制作方法 上药混合，待朴硝完全溶解后，搅匀备用。

功效主治 清热解毒，消肿散结。主治流行性腮腺炎。

临床用法 消毒棉签蘸药汁频涂患处。

注意事项 忌食辛辣厚味之品。

流行性脑膜炎

苦瓜蒂糖汁※

《民间验方》

药物组成 鲜苦瓜蒂 3 枚 红糖 30g

制作方法 苦瓜蒂洗净捣汁，加红糖冲开水搅匀备用。

功效主治 清热解毒。主治脑膜炎。

临床用法 每日 1 剂，饮服，每日 3 次，连服 5 日。

注意事项 忌食辛辣厚味之品。

紫金汁※

《常见病研方研究参考资料》

药物组成 紫金锭适量

制作方法 磨汁备用。

功效主治 化痰开窍，辟秽解毒，消肿止痛。用于预防流行性脑膜炎。

临床用法 涂鼻，每日 3 次。

注意事项 孕妇慎用。

白喉

万年青汁※

《常见病验方研究参考资料》

药物组成 万年青根（或叶）适量

制作方法 上药洗净捣烂，纱布包绞取汁，按 1：30 的比例与凉开水调匀备用。

功效主治 清热解毒，涌吐痰涎。主治白喉呼吸困难，或喘急欲窒息者。

临床用法 成人1次150ml，饮服，饮后探喉使吐痰涎。小儿酌减。

注意事项 不可连续使用。

马鞭草汁※

《常见病验方研究参考资料》

药物组成 鲜马鞭草30g

制作方法 上药洗净捣汁备用。

功效主治 清热解毒。主治白喉呼吸困难，或喘急欲窒息者。

临床用法 每日1剂。温水冲服，或以原汁徐徐服下。

注意事项 忌食辛辣厚味。

马兰头醋汁※

《常见病验方研究参考资料》

药物组成 鲜马兰头根30g 米醋1～2滴

制作方法 马兰头根洗净捣汁，加醋备用。

功效主治 清热凉血，解毒祛痰。主治白喉呼吸困难，或喘息欲窒息者。

临床用法 每日1剂，开水冲服，每日3次。

注意事项 忌食辛辣厚味之品。

牛膝萝卜汁※

《常见病验方研究参考资料》

药物组成 鲜土牛膝 鲜白萝卜各30g

制作方法 上药洗净，共捣汁备用。

功效主治 清热，解毒，利咽。主治白喉，咳如破壶声、咽痛、咽部腐烂、凹陷出血。

临床用法 每日1剂，饮服，每日2次。

注意事项 忌食辛辣厚味之品。

火炭母汁※

《全国中草药新医疗法展览会资料选编》

药物组成 火炭母鲜叶150g 蜂蜜5ml

制作方法 上药捣烂，取汁30ml，加蜂蜜和匀备用。

功效主治 解毒退热。主治白喉。

临床用法 每日1剂，饮服，每日6次。

注意事项　忌食油煎炙炒等食物。不可与生葱同服。

麦冬汁※

《常见病验方研究参考资料》

药物组成　鲜麦冬适量

制作方法　上药捣烂，加开水泡30分钟后纱布包绞汁备用。

功效主治　清热解毒，养阴除烦。主治咽白喉，阴虚潮热、盗汗、烦渴者。

临床用法　1次10ml，饮服，每日3次。小儿酌减。

注意事项　忌食辛燥食物。

芥蓝汁※

《常见病验方研究参考资料》

药物组成　芥蓝菜200g　盐适量

制作方法　芥蓝菜捣烂绞汁，和盐搅匀备用。

功效主治　清热解毒。主治白喉。

临床用法　含漱，2小时1次。

注意事项　忌食辛辣厚味之品。

苋蜜汁※

《常见病验方研究参考资料》

药物组成　生山苋菜120g　米泔水6ml　蜂蜜8g

制作方法　苋菜洗净捣汁，入米泔水、蜂蜜和匀备用。

功效主治　清热解毒。主治白喉。

临床用法　滴喉中，1次5~10滴，2小时1次。

注意事项　忌食辛辣厚味之品。不可与生葱同服。

杜牛膝汁※

《常见病验方研究参考资料》

药物组成　鲜杜牛膝根适量

制作方法　上药捣烂绞汁，用开水以1∶5冲兑备用。

功效主治　清热解毒，涌吐痰涎。主治白喉呼吸困难，或喘急欲窒息者。

临床用法　1次5~10ml，温服，每日3次。

注意事项　服后可吐出痰涎。

卤地菊汁※

《全国中草药新医疗法展览会资料选编》

药物组成　卤地菊（鲜全草）100g　醋适量

制作方法　上药捣烂绞汁，加药液1/4量的醋调匀备用。

功效主治　清热解毒，利咽消肿。用于预防白喉。

临床用法　喷咽或漱口，每日1～2次，连用3日。

注意事项　忌食辛辣之品。

防己醋汁※

《常见病验方研究参考资料》

药物组成　木防己50g　米醋适量

制作方法　木防己醋磨取汁备用。

功效主治　清热解毒，祛风止痛。主治白喉。

临床用法　含漱，每日3～5次。

注意事项　食欲不振及阴虚者忌用。

青竹沥汁

《常见病验方研究参考资料》

药物组成　青竹1m

制作方法　青竹横放，以猛火炙其中段，取两端流出的沥汁备用。

功效主治　清热，解毒，涤痰。主治白喉。

临床用法　1次15～30ml，饮服，每日5次。小儿酌减。

注意事项　脾虚便泄、肢冷、舌淡苔白、脉沉细者忌用。现有市售鲜竹沥可代替本方。

鱼腥草汁※

《常见病验方研究参考资料》

药物组成　鲜鱼腥草60～90g　米泔水　蜂蜜各适量

制作方法　上药捣烂绞汁，调米泔水、蜂蜜备用。

功效主治　清热解毒。主治咽白喉。

临床用法　每日1剂，饮服，每日4次，连服5日。

注意事项　现制现用。不可与生葱同服。

菊花根汁※

《常见病验方研究参考资料》

药物组成 鲜菊花根适量

制作方法 上药洗净捣汁备用。

功效主治 清热解毒。主治白喉。

临床用法 1次200ml，饮服，也可加冷开水服，每日3次。

注意事项 药用黄色单瓣菊花的根为佳。如在冬季汁少时，捣后略加开水浸泡，再绞汁。

醋浆草汁※

《常见病验方研究参考资料》

药物组成 鲜醋浆草适量

制作方法 上药捣汁，加开水搅匀备用。

功效主治 清热解毒。主治咽白喉。

临床用法 棉签蘸药汁涂洗患部，每日3次。

注意事项 忌食辛辣厚味之品。

蛙胆汁※

《常见病验方研究参考资料》

药物组成 青蛙胆2枚

制作方法 划破取汁，加入凉开水100ml搅匀备用。

功效主治 清热解毒。主治白喉。

临床用法 含漱，每日3～5次。

注意事项 药用鲜品。

瘦风轮汁※

《全国中草药新医疗法展览会资料选编》

药物组成 瘦风轮（鲜全草）100g

制作方法 冷开水将上药洗净，捣烂，纱布滤汁备用。

功效主治 清热解毒。主治白喉。

临床用法 1次5～30ml，饮服，1～4小时1次，直至痊愈。

注意事项 服药时应注意避免药汁灌入气管，防止发生阻塞和窒息现象。

肺结核

柏叶汁※

《常见病验方研究参考资料》

药物组成 侧柏叶汁 100ml 贯众末 7.5g 血余炭 15g 黄酒 5ml

制作方法 前 3 味药共炖 1 小时，趁温加入黄酒搅匀。

功效主治 清热，凉血，止血。主治肺结核，痰中带血。

临床用法 每日 1 剂，顿服。

注意事项 现制现服。

南瓜藤汁※

《常见病验方研究参考资料》

药物组成 鲜南瓜藤适量

制作方法 剪断南瓜藤，收集流出的汁液备用。

功效主治 清肺，通络，和胃。主治肺结核。

临床用法 1 次 5ml，饮服，每日1 ~2次。

注意事项 现制现服。

疟疾

马鞭草汁※

《常见病验方研究参考资料》

药物组成 鲜马鞭草 30 ~60g

制作方法 上药洗净捣汁备用。

功效主治 截疟清热利水，消肿破血。主治疟疾。

临床用法 每日 1 剂，饮服，每日 3 次。

注意事项 现制现用。

臭椿叶汁※

《常见病验方研究参考资料》

药物组成 鲜臭椿树叶不拘量

制作方法 上药捣汁备用。

功效主治 清热燥湿，涩肠杀虫。主治疟疾、久痢、蛔虫等。

临床用法 疟发前 2 小时开水送服 100ml。

注意事项 不可过量服用。

传染性肝炎

车前草汁※

《常见病验方研究参考资料》

药物组成 鲜车前草（连根）适量

制作方法 上药洗净捣汁备用。

功效主治 利水通淋，清热解毒。主治传染性肝炎。

临床用法 日夜频服。

注意事项 现制现用。忌食油腻之品。

蚯蚓汁※

《常见病验方研究参考资料》

药物组成 白颈蚯蚓5条 蜂蜜60g

制作方法 蚯蚓洗净装碗内，入蜜盖碗，待蚯蚓化成水即可。

功效主治 清热息风，通络解毒。主治传染性肝炎。

临床用法 1次1～2g，开水冲服，每日3次。

注意事项 蚯蚓用鲜品为佳。

猪胆汁※

《常见病验方研究参考资料》

药物组成 猪胆1枚 米醋适量

制作方法 猪胆刺破取汁，加米醋少许搅匀备用。

功效主治 清肺化痰，清热解毒。主治传染性肝炎阳黄较重者。

临床用法 每日1剂，顿服，连服2～3次。

注意事项 现制现服。

葫芦草汁※

《常见病验方研究参考资料》

药物组成 鲜葫芦草适量

制作方法 上药洗净捣汁备用。

功效主治 清热解毒。主治黄疸型传染性肝炎、慢性肝炎、胆结石、胆囊炎等。

临床用法 1次10～20ml，饮服，每日3次。

注意事项 忌食辛辣厚味之品。

眼科·夜盲

苜蓿汁※

《常见病验方研究参考资料》

药物组成 苜蓿芽适量
制作方法 上药洗净绞汁备用。
功效主治 清热，利湿，明目。主治夜盲。
临床用法 1次10～30ml，饮服，每日3次。
注意事项 现制现用。

柏叶汁※

《常见病验方研究参考资料》

药物组成 鲜侧柏叶适量
制作方法 上药洗净捣汁备用。
功效主治 清热，凉血，止血。主治夜盲。
临床用法 1次50～100ml，饮服，每日3次。
注意事项 现制现用。

耳鼻科·中耳炎

苦参汁※

《常见病验方研究参考资料》

药物组成 苦参15g
制作方法 苦参研细末泡水取汁备用。
功效主治 清热燥湿，祛风杀虫。主治耳痈、耳疔。
临床用法 滴耳，1次2～3滴，每日4～5次。
注意事项 不可用刺激性的液体洗耳道。

益母滴耳汁※

《常见病验方研究参考资料》

药物组成 鲜益母草30g
制作方法 益母草捣烂取汁备用。
功效主治 清热解毒，祛瘀消肿。主治耳痈。
临床用法 滴耳，1次2～3滴，每日3～4次。
注意事项 禁用利物掏耳。

耳息肉

黄连汁

《常见病验方研究参考资料》

药物组成 鲜黄连 30g 硼酸 1～2 滴

制作方法 黄连捣烂取汁，加入硼酸混匀备用。

功效主治 清热解毒，消肿止痛。主治耳痈、耳疔灼热疼痛。

临床用法 滴耳，1 次2～3滴，每日3～4次。

注意事项 硼酸量不宜过大。

鲜藤汁※

《常见病验方研究参考资料》

药物组成 鲜野葡萄藤 50g

制作方法 葡萄藤捣烂取汁备用。

功效主治 祛风，通络，止痛。主治耳痈、耳疔疼痛。

临床用法 滴耳，1 次2～3滴，每日4～5次。

注意事项 如有溃脓者宜先用棉球将脓拭净。

蜗牛汁

《常见病验方研究参考资料》

药物组成 活蜗牛 5 只

制作方法 蜗牛洗净捣烂取汁备用。

功效主治 清热，解毒，通络。主治耳息肉引起的耳道灼热疼痛。

临床用法 滴耳，1 次2～3滴，每日3～4次。

注意事项 禁用利物掏耳。

烟熏剂

内科·咽痛

蛇蜕熏※

《本草纲目》

药物组成 蛇蜕 1 条

制作方法 上药揉碎备用。

功效主治 祛风解痉。主治咽喉肿痛、喉间痰鸣。

临床用法 烧烟，竹筒吸入熏之。

注意事项 防止烧、烫伤。

头痛

通窍熏※

《常见病验方研究参考资料》

药物组成 白芷3g 藁本 细辛各1.5g 辛夷2.4g

制作方法 上药共研细末，混匀，等分为4份，分别用纸卷紧为药条备用。

功效主治 开窍醒神，通络止痛。主治偏正头痛。

临床用法 点燃药条，以烟熏鼻，每日1～3次。

注意事项 阴虚火旺者不宜。

樟脑冰片烟※

《常见病验方研究参考资料》

药物组成 樟脑3g 冰片0.6g

制作方法 上药放碗底，用火点着。

功效主治 开窍醒神。主治偏头痛。

临床用法 用患侧鼻孔嗅闻其烟。每日3次。

注意事项 现制现用。孕妇忌用。

咳嗽

洋金烟※

《常见病验方研究参考资料》

药物组成 洋金花1g

制作方法 卷为细条状备用。

功效主治 止咳平喘，镇痛止痉。主治支气管炎咳嗽。

临床用法 做卷烟吸，分3～5次1日吸完。

注意事项 严格控制剂量，不可过量、久吸。青光眼、眼压增高者忌用。心脏病、高血压以及体弱、孕妇均当慎用。表证未解、热咳痰稠、咳痰不利者忌用。

哮喘

二花烟※

《常见病验方研究参考资料》

药物组成 曼陀罗花（或叶）

4g　款冬花　甘草各10g

制作方法　上药共焙干切细，制成烟卷备用。

功效主治　润肺下气，止咳平喘，止痛镇静。主治哮喘。

临床用法　发作时吸半支。

注意事项　吸服时，病情缓解即止，不可连续多吸，以防中毒。青光眼、眼压增高者忌用。心脏病、高血压以及体弱、孕妇均当慎用。表证未解、热咳痰稠、咳痰不利者慎用。

洋金烟※

《常见病验方研究参考资料》

药物组成　洋金花1朵　姜汁　甘草粉各适量

制作方法　姜汁炒洋金花，研细末，加入甘草粉混匀备用。

功效主治　止咳平喘，镇痛止痉。主治哮喘。

临床用法　作烟吸。

注意事项　若无姜汁，可用香油代替。本品有剧毒，应控制剂量，以免中毒。青光眼、眼压增高者忌用。心脏病、高血压以及青光眼、孕妇均当慎用。表证未解、热咳痰稠、咳痰不利者忌用。

葵花烟※

《常见病验方研究参考资料》

药物组成　葵花瓣50g

制作方法　上药晒干切成丝状备用。

功效主治　下气平喘。主治哮喘。

临床用法　作烟吸，每日3～5次。

注意事项　避风静养。

癃闭

葫芦子烟※

《常见病验方研究参考资料》

药物组成　白葫芦子适量

制作方法　上药炒香，用火点着或以艾火点着。

功效主治　下气利水。主治小便不通。

临床用法　嗅闻药烟，每日3～5次。

注意事项　现制现用。

肾炎

玉米须烟※

《常见病验方研究参考资料》

药物组成 玉米须适量

制作方法 放烟斗内。

功效主治 利水通淋，止血，降压。主治慢性肾炎。

临床用法 作烟吸，每日3～5次，连用3月。

注意事项 饮食宜清淡。

儿科·感冒

葱白熏※

《常见病验方研究参考资料》

药物组成 葱白适量

制作方法 上药切细备用。

功效主治 发汗解表，散寒通阳。主治小儿感冒。

临床用法 开水泡药趁热熏鼻，每日4次。

注意事项 现制现用。

麻疹

葱白熏

《常见病验方研究参考资料》

药物组成 葱白100g

制作方法 上药捣烂放入面盆内备用。

功效主治 发汗，解表，透疹。主治麻疹应出不出，或疹出不透者。

临床用法 开水冲入盆内，趁热吸其气。

注意事项 本方只宜风寒外束所致的疹出不透者。

脱肛

倍绒熏※

《本草纲目》

药物组成 五倍子　艾绒各50g　白矾末适量

制作方法 五倍子研细末，艾绒卷五倍子末成筒。

功效主治 收敛固脱。主治小

儿脱肛。

临床用法 筒以瓦盛，置桶内点燃，令病者坐于桶上，待肛自上，将白矾末外搽肛门，每日1次。

注意事项 防止烧、烫伤。

肛肠科·痔瘘

鳗鲡熏

《本草纲目》

药物组成 鳗鲡骨、头适量

制作方法 上药研细末备用。

功效主治 杀虫疗疮。主治痔瘘。

临床用法 烧药熏患处，每日1次。

注意事项 防止烧、烫伤。

传染科·肺结核

红矾熏※

《全国中草药新医疗法展览会资料选编》

药物组成 红矾6g

制作方法 上药研细末，和水250ml放入熏壶内，塞紧壶盖备用。

功效主治 杀虫治痨。主治肺结核、淋巴结结核、骨关节结核、结核性脑膜炎、结核性瘘管等。

临床用法 使用器械：熏壶1个，容量400ml以上，壶盖用橡皮塞闭严，从橡皮盖上插入直径0.3~0.5cm玻璃管与1m长的胶管相连，胶管远端连一“T”型管。熏壶加温至沸腾，蒸气从“T”型管喷出即可，外熏手心或局部，每日熏治20~90分钟，疗程为1.5~3个月。

注意事项 本方严禁入口、眼。须防止烫伤。

梅毒

银茶烟※

《本草纲目》

药物组成 银朱6g 孩儿茶 龙挂香 皂角子各3g

制作方法 上药研细末，用纸卷药末做捻备用。

功效主治 解毒疗疮。主治杨梅毒疮。

临床用法 烧烟，用鼻吸烟，每日1次。

注意事项 不可内服。

银朱官香烟※

《本草纲目》

药物组成 银朱 官香各等份

制作方法 上药共研细末，用纸卷药末做捻，备用。

功效主治 解毒疗疮。主治杨梅毒疮。

临床用法 烧烟，用鼻吸烟，每日1次。每次10～15分钟。

注意事项 不可内服。

耳鼻科·耳聋

蜕香熏※

《本草纲目》

药物组成 蚕蜕纸一张 麝香0.5g

制作方法 将麝香涂在蚕蜕纸上然后做成纸捻。

功效主治 开窍。主治阵发性耳聋。

临床用法 烧烟熏耳，每日1～2次。

注意事项 防止烧、烫伤。孕妇慎用。

口齿科·牙痛

天茄烟※

《全国中草药新医疗法展览会资料选编》

药物组成 天茄仁50g

制作方法 上药置于烧红的瓦片上，备用。

功效主治 温经止痛。主治牙痛。

临床用法 用竹管吸烟熏患处，每日1～4次。

注意事项 本品药效可持续2～4小时，药效停止后可再次施药。

浆剂

内科·扁桃体炎

去瘟灵干糖浆

《全国中草药新医疗法展览会资料选编》

药物组成 板蓝根提取物25% 淀粉34% 糖粉40% 香精0.5%

制作方法　上药混合均匀，制成干糖浆。

功效主治　解毒清热。主治扁桃体炎。

临床用法　成人1次10g，儿童1次3g，开水送服，4小时1次。

注意事项　忌辛辣刺激性食物。

支气管炎

棉根糖浆※

《全国中草药新医疗法展览会资料选编》

药物组成　棉花根皮　白糖各500g

制作方法　上药洗净，加水4L煮沸30分钟，过滤，药渣再加水3L煮沸30分钟，使药色变成紫红色为度，过滤，将两次滤液合并，加白糖搅匀，浓缩，加入适量防腐剂及芳香剂即成。

功效主治　化痰止咳。主治急、慢性支气管炎。

临床用法　1次10ml，开水送服，每日4次。

注意事项　取用棉花根之皮，浓度不能过高，否则易出现面部、舌根甚至全身麻木等副作用。高血压患者慎用。

泄泻

肠炎糖浆※

《全国中草药新医疗法展览会资料选编》

药物组成　野南瓜（算盘子）1000g　鸡内金250g　地茄子1000g　黄荆子500g　大皮风（紫珠）750g　白糖适量

制作方法　上药加水2L，煎至1L，加糖和防腐剂搅匀备用。

功效主治　清热解毒，涩肠止泻。主治急性肠炎，以及以发热、腹泻伴呕吐为主要症状的小儿中毒性消化不良。

临床用法　1. 急性肠炎：成人1次20～30ml，儿童1次10～15ml，开水送服，每日3～4次。2. 中毒性消化不良：1岁以内，1次3～5ml；1～5岁1次5～10ml，开水送服，每日3～4次。

注意事项　忌食生冷、油腻食品。

肠炎干糖浆

《全国中草药新医疗法展览会资料选编》

药物组成 宁津草浸膏262g 淀粉343g 糖粉395g

制作方法 上药混匀,经制粒机制成颗粒,于80℃干燥(含水量不得超过5%)。过10目筛及40目筛选粒,喷上香精加盖密闭3小时以上,包装。每包15g,约相当于宁津草30g。

功效主治 清热解毒。主治肠炎腹泻及细菌性痢疾。

临床用法 1次半包,冲服或温开水送服,早晚各1次,儿童酌减。

注意事项 忌食辛辣、油腻。宁津草浸膏制法:将宁津草洗净,加水煮沸1小时,过滤,滤液浓缩成浸膏。

黄疸

金钱急黄清糖浆※

《全国中草药新医疗法展览会资料选编》

药物组成 茵陈300g 鲜金钱草600g 板蓝根150g 糖3.65kg 尼泊金3g

制作方法 前3味药洗净加水50L,煎熬2小时,过滤浓缩至10L。另将糖溶于5L水中,煮沸过滤制成单糖浆。将药液与单糖浆混合煮沸,冷后,加尼泊金搅匀即成。

功效主治 清热解毒,利湿退黄。主治急性黄疸型肝炎。

临床用法 1次20~30ml,开水送服,每日3次。

注意事项 忌食辛辣、油腻之品。

虫证

钩虫糖浆※

《全国中草药新医疗法展览会资料选编》

药物组成 苦楝皮(内皮)30g 槟榔15g 蔗糖30g

制作方法 上药加水500ml煎至100ml,加入蔗糖,文火浓缩至60ml即可。

功效主治 燥湿杀虫。主治钩虫病。

临床用法 每晚睡前空腹顿服,连服2日。儿童减量。

注意事项 须空腹服用。

槟榔乌药浆※

《常见病验方研究参考资料》

药物组成 槟榔1枚 乌药9g

制作方法 在陶盆中加水少许，将上药分别带水磨汁后混匀备用。

功效主治 杀虫消积，行气止痛。主治蛔虫病，虫积腹痛。

临床用法 每日1剂，温水冲服，每日3次。

注意事项 脾虚便溏者不宜。

儿科·肝炎

儿肝康糖浆※

《全国中草药新医疗法展览会资料选编》

药物组成 佛手参 黄精 粉苞苣各15g

制作方法 上药制成糖浆备用。

功效主治 解毒退黄。主治小儿肝炎。

临床用法 1次10～15ml，开水送服，每日3次。

注意事项 忌食辛辣、油腻之品。

百日咳

灯台糖浆※

《全国中草药新医疗法展览会资料选编》

药物组成 灯台树30g 糖粉适量

制作方法 上药切细，加水(相当于生药重量的5～7倍)，煎煮至药液颜色变淡时，过滤去渣，将滤液浓缩至半糊状，然后以1:4比例与糖粉混合均匀，制成颗粒，在60℃下干燥即可。1克干糖浆相当于生药0.25g。

功效主治 润肺止咳。主治百日咳。

临床用法 1次2～4g，开水冲服，每日3次。

注意事项 忌食生冷、油腻之品。

鹅鱼糖浆※

《全国中草药新医疗法展览会资料选编》

药物组成 鲜鱼腥草 鲜鹅不

食草各 500g　鲜一匹洞 400g　百部 250g　糖 1kg

制作方法　上药加水 2.5L，煎煮两次，滤液浓缩成 1.5L，加糖及 0.3%苯甲酸钠适量防腐。

功效主治　清热解毒，敛肺止咳。主治百日咳。

临床用法　1～2 岁 1 次 5ml，2 岁以上 1 次 10ml，开水送服，每日 3 次。

注意事项　预防感冒。

传染科·疟疾

牛簕果根糖浆※

《全国中草药新医疗法展览会资料选编》

药物组成　牛簕果根 1kg　蔗糖 200g

制作方法　上药切细，加水 1.5L，煎至 700ml，滤出药液，药渣再加水 1L 煎至 300ml，滤出药液。两次药液合并浓缩至 600ml，入蔗糖，文火浓缩至 500ml。

功效主治　解热截疟。主治疟疾。

临床用法　1 次 15ml，开水送服，每日 1 次，连服 3 日。小儿酌减。用于预防疟疾时，1 次 5ml，每日 1 次，连服 7 日。小儿酌减。

注意事项　坚持服药。

液剂

内科·感冒

黄连滴鼻液

《常见病验方研究参考资料》

药物组成　黄连 10g

制作方法　上药研细末，放于 100ml 开水内浸泡 10～12 小时，过滤去渣备用。

功效主治　清热燥湿，泻火解毒。用于预防流感。

临床用法　滴鼻，1 次 2～3 滴，每日 3 次，连用 5 至 7 日。

注意事项　风寒感冒慎用。

泄泻

肠炎洗液

《全国中草药新医疗法展览会资料选编》

药物组成　涩巴蔓（茜草）适量

制作方法 每次取上药40g煎水备用。

功效主治 活血止泻。主治肠炎。

临床用法 药液洗脚，每日3次。

注意事项 忌食生冷、辛辣及刺激性食物。

蝴蝶草洗液※

《全国中草药新医疗法展览会资料选编》

药物组成 蝴蝶草500g

制作方法 上药洗净，加水500ml煮沸5～10分钟备用。

功效主治 清热解毒。主治肠炎。

临床用法 洗脚，每日1次，连洗2～3日（此药液用后可加温再洗）。

注意事项 忌食生冷、辛辣及刺激性食物。

痹证

红浮萍洗液※

《全国中草药新医疗法展览会资料选编》

药物组成 红浮萍250g

制作方法 上药加水适量，煮沸10分钟，凉置备用。

功效主治 散寒除湿。主治风湿性关节炎。

临床用法 熏洗患处，每日1次。

注意事项 避风寒。注意患处保暖。

烈节液※

《神农本草经》

药物组成 烈节1kg

制作方法 烈节煎水至沸备用。

功效主治 祛风通络。主治肢节风冷、筋脉急痛。

临床用法 沐浴，每日1次。

注意事项 避风冷。

肿瘤

山苦瓜液

《全国中草药新医疗法展览会资料选编》

药物组成 山苦瓜10g　75%酒精25ml　甘油20ml

制作方法 山苦瓜切细，入酒精，加蒸馏水25ml，3日后，再加蒸馏水50ml，搅匀，用消毒纱布过滤去渣，加甘油备用。

功效主治 解毒清热。主治鼻咽癌。

临床用法 滴鼻，1次2~3滴，每日3~6次。

注意事项 必要时应配合放、化疗。

虫证

食醋灌肠液※

《常见病验方研究参考资料》

药物组成 食醋50ml

制作方法 选用市售成品上等食醋备用。

功效主治 解毒杀虫，散瘀止血。主治蛲虫病。

临床用法 每晚灌肠，连用1周。

注意事项 注意饮食卫生，不吃不洁饮食。

妇产科·阴道炎

红石枫艾洗液※

《全国中草药新医疗法展览会资料选编》

药物组成 山红石 大枫艾各30g 柚皮 荆芥 青蒌 香茅各15g

制作方法 上药煎汤备用。

功效主治 祛风止痒，清热解毒。主治阴道炎，外阴瘙痒。

临床用法 熏洗患处，每日1~2次，症状严重者3~4次。

注意事项 保持患处清洁。忌食辛辣、油腻之品。

苦参土茯苓洗液※

《全国中草药新医疗法展览会资料选编》

药物组成 苦参 蛇床子 寻骨风（棉毛马兜铃）各15g 土茯苓30g 黄柏 狼毒 枯矾 雄黄 生甘草各9g

制作方法 上药煎水1500ml备用。

功效主治 清热燥湿，解毒杀

虫。主治霉菌性阴道炎。

临床用法 熏洗患处，每日3次。

注意事项 忌食辛辣、油腻之品。如有溃疡则去狼毒。本方不可内服。

炭母浴液※

《全国中草药新医疗法展览会资料选编》

药物组成 火炭母50g

制作方法 上药煎汤备用。

功效主治 清热止痒。主治霉菌性阴道炎。

临床用法 待药液温后坐浴，每日1次。可与炭母散交替使用，3～5次为1疗程。

注意事项 忌食辛辣、油腻之品。

儿科·泄泻

柞树皮洗液※

《全国中草药新医疗法展览会资料选编》

药物组成 柞树皮50g

制作方法 上药加水适量，煎煮10～15分钟，置凉备用。

功效主治 活血止泻，健脾和胃。主治小儿肠炎腹泻，亦可用于小儿消化不良。

临床用法 洗脚，每次30分钟，每日1次。

注意事项 忌食生冷食物。

鬼针草洗液※

《全国中草药新医疗法展览会资料选编》

药物组成 鬼针草50g

制作方法 上药加水浸泡，煎浓汁连渣放在桶内备用。

功效主治 解毒止泻。主治小儿腹泻。

临床用法 熏洗两脚，每次约5分钟，每日3～4次。1～5岁药液面不超过脚背，5～15岁水位到脚面。腹泻严重者，水位可适当提高。

注意事项 忌食生冷、辛辣及刺激性食物。

独根草洗液※

《全国中草药新医疗法展览会资料选编》

药物组成 独根草200g

制作方法 上药全草用开水浸泡后备用。

功效主治 解毒止泻。主治小儿腹泻、肠炎。

临床用法 药液洗小腿和脚部，每日1次，连用3~4次。

注意事项 忌食生冷、辛辣及刺激性食物。

小儿麻痹症

清痹汤液※

《全国中草药新医疗法展览会资料选编》

药物组成 凤尾草 臭石菖蒲 爬山虎 苍耳草 艾叶 苏叶 醒头草 金银花 马鞭草 绒麻草 辣蓼草 野菊花 臭母猪梢各150g（鲜草则用300g） 醋30ml

制作方法 上药水煎沸5分钟，过滤，滤液倾于盆内加醋备用。

功效主治 解毒散寒，舒筋通络。主治小儿麻痹症。

临床用法 先熏后洗：将患儿衣服脱光，安坐或卧于装有煮沸药液的盆面上，以棉物覆盖熏蒸，待药水至温热时，即为患儿洗澡。浴后静卧休息。病初起或病轻者，每日1次。如病程较长或病情重者，每日2~3次。

注意事项 防止患儿跌伤、烫伤或受凉。熏洗后，应喝盐开水，防止出汗过多引起虚脱。

鹅不食草液※

《全国中草药新医疗法展览会资料选编》

药物组成 鹅不食草60g 白酒500ml

制作方法 上药密封浸泡2小时即可。

功效主治 利湿通络。主治小儿麻痹症。

临床用法 药液揉搽患部，每次15~30分钟，每日3~5次。

注意事项 避风冷。

外科·疮痈

一见喜药液※

《全国中草药新医疗法展览会资料选编》

药物组成 一见喜叶100g

制作方法 上药洗净烘干，研

细末，制成1：4的水溶液。

功效主治 解毒清热。主治皮肤化脓性感染创面。

临床用法 药液浸纱布外敷患处，每日1次。

注意事项 忌食辛辣、香燥之品。

儿肠洗液※

《全国中草药新医疗法展览会资料选编》

药物组成 扫帚鸡儿肠（全草）150g

制作方法 上药水煎，取液备用。

功效主治 清热解毒。主治痈肿、黄水疮、扁桃体炎、腮腺炎。

临床用法 熏洗患处，每日1次。可配合内服扫帚鸡儿肠散。

注意事项 忌食辛辣、油腻之品。

田基黄三丫苦药液※

《全国中草药新医疗法展览会资料选编》

药物组成 鲜田基黄（全草） 三丫苦（根、茎、叶）各500g 入地金牛（两面针根皮）90g

制作方法 上药加水10L，煮沸浓缩至3L，用双层纱布过滤，加适量防腐剂，分瓶盛装密封，高压蒸汽消毒后备用。

功效主治 解毒清热。主治痈、疖等感染。

临床用法 1. 感染伤口：药液浸棉球清创后，用药液浸消毒纱布敷盖创面，外加凡士林纱布一层，纱布、绷带固定，每日换药1次。2. 脓肿切开排脓后，可用药液浸纱布引流。3. 早期脓肿、痈、疖：按病灶范围大小，用药液与天仙子药糊拌和，敷于患处。外加一层油纸及纱布包扎，每日换药1次。本品可与田基黄药液交替使用。

注意事项 感染严重者，须配合抗菌素治疗。

蚯蚓药液※

《全国中草药新医疗法展览会资料选编》

药物组成 新鲜蚯蚓30g 白糖适量

制作方法 蚯蚓洗净，放于白糖内（每2条蚯蚓加白糖3～6g），3～4小时后取滤液备用。

功效主治 活血祛瘀。主治外科各种慢性溃疡。

临床用法 溃疡处按常规消毒后，将消毒纱布放于滤液浸湿，覆盖于溃疡面包扎，每日2次。

注意事项 患部注意保暖。

醋浸泽兰液※

《常见病验方研究参考资料》

药物组成 青泽兰叶30g 米醋适量

制作方法 泽兰叶浸醋内，煮沸备用。

功效主治 活血祛瘀，行水消肿。主治发背。

临床用法 外涂患处，每日3次。

注意事项 忌食辛辣食物。

疔疮

香附醋液※

《常见病验方研究参考资料》

药物组成 香附子30g 醋50ml

制作方法 香附研细末，入醋搅匀备用。

功效主治 行气散结，缓急止痛。主治蛇头疔，肿胀疼痛。

临床用法 患指在药液内浸泡，每次5～10分钟，1小时1次。

注意事项 忌烟酒及辛辣食物。

除丝液※

《常见病验方研究参考资料》

药物组成 七叶一枝花15g

制作方法 上药磨水备用。

功效主治 清热解毒，消肿止痛。主治红丝疔，红肿热痛。

临床用法 外涂患处，每日4次。

注意事项 忌食辛燥食物。

疝气

四物洗液※

《常见病验方研究参考资料》

药物组成 雄黄 白矾 甘草 银花各等份

制作方法 上药加水煎熬备用。

功效主治 解毒，燥湿，止痛。主治疝气疼痛。

临床用法 熏洗患处，每日

2～3次，冷后加温再用。

注意事项 注意患处保暖。不可内服。

疝气洗液※

《常见病验方研究参考资料》

药物组成 花椒30g 葱白9g 瓜蒌1枚 陈醋250ml

制作方法 白布包药，入砂锅与醋同熬备用。

功效主治 温阳散寒，缓急止痛。主治寒疝疼痛。

临床用法 外洗患处，每日3～4次。

注意事项 忌食生冷之品。

烧烫伤

二青药液※

《全国中草药新医疗法展览会资料选编》

药物组成 毛冬青（全草） 三角青（二层皮）各120g 漆大姑（全草）80g 冰片适量

制作方法 上药加水煎2小时，过滤，药渣再煎。药液合并，浓缩，纱布过滤分装，每500ml药液加冰片1g，高压消毒备用。

功效主治 清热解毒。主治各种烧伤。

临床用法 1. 涂抹法：用消毒毛笔或棉球蘸药涂于创面，干后形成薄痂，以后不再涂药。适用于Ⅰ、Ⅱ度烧伤创面。2. 间歇湿敷法：用消毒小纱布块蘸药液敷贴创面，每4小时在纱布上滴药1次。创面有脓时，每天用0.1%新洁尔灭液清洗创面后，再加上敷药，至小纱布块不能从创面取下时止。适用于深Ⅱ度、小面积Ⅲ度和感染的烧伤创面。

注意事项 防止创面感染。

下果藤药液※

《全国中草药新医疗法展览会资料选编》

药物组成 下果藤叶、茎250g

制作方法 上药捣烂，加适量冷开水浸泡。

功效主治 清热解毒。主治各种烧伤。

临床用法 外涂创面，每日3次。

注意事项 防止创面感染。

五眼果树皮药液※

《全国中草药新医疗法展览会资料选编》

药物组成　五眼果树二层皮500g

制作方法　上药加水5L，煎4~5小时后过滤去渣，再浓煎至500ml，加防腐剂备用。

功效主治　清热解毒。主治各种烧伤。

临床用法　创面先用0.1%高锰酸钾液或生理盐水清洗，再涂药液，每日1~2次，涂药后创面暴露。以后视情况每1~2日涂药1次。如有感染，应将伤面除去痂皮，清洗局部后撒适量黄连粉，再涂药液，每日1~3次。

注意事项　防止创面感染。

地榆紫草药液※

《全国中草药新医疗法展览会资料选编》

药物组成　黄芩0.9g　马尾连9.3g　地榆　大黄　紫草各6.24g　冰片0.5g　蜂蜡2g　苯酚0.45ml　香油130.2ml

制作方法　将前5味药置香油中浸泡2~3日，加热炸至黄黑色（140℃~170℃），用纱布两层过滤，加蜂蜡，降温至50℃，加冰片，连续搅拌至常温加苯酚即可。

功效主治　清热凉血，祛瘀解毒。主治Ⅱ度、Ⅲ度烧伤。

临床用法　外涂创面，每日1次。

注意事项　预防创面感染。

米醋止痛液※

《常见病验方研究参考资料》

药物组成　米醋50ml

制作方法　上药煮沸备用。

功效主治　缓急止痛。主治烧烫伤。

临床用法　外涂患处，每日3~5次。

注意事项　米醋浓度不宜太低。

虎杖雷公藤药液※

《全国中草药新医疗法展览会资料选编》

药物组成　虎杖30g　雷公藤60g　乌韭60g

制作方法　上药用水1000ml煎至500ml，过滤去渣，药液备用。

功效主治　清热解毒。主治烧

伤。

临床用法 湿敷创面，每日1~2次。

注意事项 防止创面感染；必须配合支持疗法。

郎果银花药液※

《全国中草药新医疗法展览会资料选编》

药物组成 货郎果（五眼果）树皮80g 金银花藤20g

制作方法 前2味药洗净切细，水煎5小时后过滤去渣，药液浓缩备用。

功效主治 清热解毒。主治各种烧伤。

临床用法 患部用呋喃西林液冲洗后，外涂药液，再撒适量冰片粉，每日1次。

注意事项 防止创面感染。孕妇忌用冰片。

冻疮

冻疮液※

《常见病验方研究参考资料》

药物组成 95%酒精100ml 鲜红辣椒5~10g 甘油20ml 樟脑10g

制作方法 樟脑溶解于酒精内，红辣椒用凉开水洗净切细（籽勿取去），泡入酒精内5~7日，经常摇动，入甘油即可。

功效主治 活血通络，散寒止痛。主治冻疮初起。

临床用法 热水洗涤患处后，再涂搽药液，每日5~7次。

注意事项 初冬即开始使用，直至冬末。已溃烂者忌用。

冻疮Ⅰ号液※

《全国中草药新医疗法展览会资料选编》

药物组成 辣椒10g 水杨酸甲酯6g 樟脑3g 二甲基亚砜100ml

制作方法 1. 二甲基亚砜50ml制备辣椒浸液。2. 水杨酸甲酯加二甲基亚砜20ml制成溶液。3. 樟脑加二甲基亚砜制成30ml溶液。将三种制剂混合即成。

功效主治 活血祛瘀。主治Ⅰ度、Ⅱ度冻伤。

临床用法 外涂患处，6小时1次。

注意事项 患处宜保温。

除冻液※

《常见病验方研究参考资料》

药物组成 酒精25ml 生姜汁10ml 甘油3ml 樟脑3g

制作方法 上药共调匀备用。

功效主治 宣通，活络，止痛。主治冻疮，红肿热痛。

临床用法 外涂患处，每日2～3次。

注意事项 注意局部保暖。

虫兽伤

大力王假葡萄洗液※

《全国中草药新医疗法展览会资料选编》

药物组成 大力王 假葡萄铺地稔各100g

制作方法 上药水煎备用。

功效主治 清热解毒。主治毒蛇咬伤。

临床用法 外洗患处，每日1～3次。

注意事项 服药期间忌食酒及生冷之品。

银花六菊洗液※

《全国中草药新医疗法展览会资料选编》

药物组成 金银花100g 六楼菊50g

制作方法 上药煎水，取液备用。

功效主治 清热解毒。主治毒蛇咬伤。

临床用法 外洗患处，每日2次。可与龙骨文蛤散交替使用。

注意事项 忌食生冷之品5日。

皮肤科・癣

丁黄醋液※

《常见病验方研究参考资料》

药物组成 丁香9g 黑大黄15g 米醋150ml

制作方法 上药浸泡醋内，5日后即可。

功效主治 除湿，解毒，疗疮。主治顽癣。

临床用法 剃光头发，蘸药液外搽患处，每日4～5次。

注意事项 保持患部清洁。

五倍醋液※

《常见病验方研究参考资料》

药物组成 五倍子30g 米醋200ml

制作方法 用烧瓶放米醋煮五倍子5分钟，去渣，取药汁备用。

功效主治 除湿，敛疮，止痒。主治顽癣。

临床用法 外涂患处，每日3～5次。

注意事项 患部忌搔抓。

止痒洗液※

《常见病验方研究参考资料》

药物组成 苍耳子根、叶50g

制作方法 上药煎浓汤备用。

功效主治 祛风止痒。主治皮肤瘙痒。

临床用法 熏洗患处，每日2～3次。

注意事项 患部忌搔抓。

鸡尾木药液※

《全国中草药新医疗法展览会资料选编》

药物组成 鸡尾木500g 95%酒精1000ml

制作方法 鸡尾木浸酒精中，24小时后过滤，滤液备用。

功效主治 活血通络。主治牛皮癣、顽癣。

临床用法 外涂患处，每日1次。

注意事项 忌食酒及油腻之品。

苦榴皮药液※

《全国中草药新医疗法展览会资料选编》

药物组成 苦榴皮45g

制作方法 上药加水5L，煮沸10分钟即可。

功效主治 解毒清热。主治牛皮癣。

临床用法 熏洗患处，每日1次。1剂药液可洗3次。

注意事项 忌食腥味发物。

臭梧浆液※

《常见病验方研究参考资料》

药物组成 臭梧桐树叶50g

制作方法 上药捣烂取汁备用。

功效主治 杀虫止痒。主治癣痒难忍。

临床用法 外涂患处，每日3～5次。

注意事项 患部忌搔抓。

铁蒜浆液※

《常见病验方研究参考资料》

药物组成 独头蒜15g

制作方法 独头蒜放于锈铁板上，磨浆备用。

功效主治 杀虫止痒。主治癣。

临床用法 外涂患处，每日2～3次。

注意事项 皮肤过敏及皮肤破损者禁用。

头癣

五倍米醋液※

《常见病验方研究参考资料》

药物组成 五倍子30g 米醋120ml

制作方法 五倍子浓煎取汁，加入米醋调匀备用。

功效主治 除湿止痒。主治头癣瘙痒。

临床用法 外涂患部，每日3～5次，连涂3日。

注意事项 勤洗头，保持皮肤清洁。

手脚癣

洗药液

《全国中草药新医疗法展览会资料选编》

药物组成 陈茶叶（1年以上） 陈艾叶各15g 老姜捣碎30g 紫皮大蒜捣碎15g 食盐适量

制作方法 上药加水，煮沸后加少许食盐，文火熬10分钟即可。

功效主治 解毒辟秽。主治手足癣、神经性皮炎。

临床用法 患处先用斑蝥酒涂搽治疗，结痂后用药液洗搽，每日2次。1剂用2日，连用1～3周。

注意事项 忌食辛辣及油煎食品。

湿疹

湿疹洗液※

《全国中草药新医疗法展览会资料选编》

药物组成 三叶五加 水杨梅

三角泡各 150g

制作方法 上药煎汤备用。

功效主治 解毒除湿。主治湿疹。

临床用法 外洗患处，每日 2 次。洗后在患处撒湿疹康散。

注意事项 忌食辛辣、油腻之品。

湿疹油液※

《常见病验方研究参考资料》

药物组成 紫草茸 30g 香油 150ml

制作方法 香油浸紫草茸，放容器中，隔水煮 4 小时，取油备用。

功效主治 清热解毒，凉血止痒。主治湿疹痒痛。

临床用法 外涂患处，每日 4 ~ 5次。

注意事项 患部忌搔抓。

湿疹康洗液※

《全国中草药新医疗法展览会资料选编》

药物组成 大飞扬 200g 青凡木 400g 毛麝香 50g

制作方法 上药水煎备用。

功效主治 祛风止痒。主治湿疹。

临床用法 根据湿疹部位及范围，用水剂加热坐浴、湿敷或外涂，每日1 ~ 2次。

注意事项 忌食辛辣、油腻食物。

水田皮炎

水田皮炎防护液

《全国中草药新医疗法展览会资料选编》

药物组成 聚乙烯醇缩丁醛 苯二甲酸二丁酯 漆片各 3.9g 松香 4.9g 酒精 82ml

制作方法 上药混匀备用。

功效主治 行气活血。主治水田皮炎。

临床用法 外涂体表。

注意事项 待药液干后方可下水。

皮炎药水※

《全国中草药新医疗法展览会资料选编》

药物组成 苦楝根皮（春夏

用枝叶，秋冬用根皮） 大柳树枝叶 号筒杆全草 天青鱼胆各250g 九里光100g 旱烟杆 花椒树根各125g 明矾25g 食盐9g

制作方法 上药加水5L，煎至1L，滤液备用。

功效主治 清热解毒。主治水田皮炎、神经性皮炎。

临床用法 外搽患处，每日1～3次。

注意事项 不可内服。

白癜风

补骨脂药液※

《全国中草药新医疗法展览会资料选编》

药物组成 补骨脂50g 75%酒精100ml

制作方法 上药浸泡7日，用2层纱布过滤，得暗褐色滤液，取滤液煮沸浓缩备用。

功效主治 通络活血。主治白癜风。

临床用法 外涂患处，同时配合晒日光20～30分钟，或紫外线照射2～3分钟。每日1次。

注意事项 对紫外线过敏者忌用。

风疹

拓洗液

《备急千金要方》

药物组成 大黄 芒硝各120g 黄连1.8g 甘草60g 黄芩2.4g 蒺藜子30g

制作方法 上药研粗末。除芒硝外,余药加水煎,去渣,入硝即可。

功效主治 清热泻火，祛风解毒。主治风痒肿疮。

临床用法 外洗患处,每日1次。

注意事项 忌食辛燥及腥味发物。孕妇慎用。

鸡眼

鸡眼液※

《常见病验方研究参考资料》

药物组成 补骨脂40g 95%酒精60ml

制作方法 上药混匀备用。

功效主治 温阳，通络，活

血。主治鸡眼。

临床用法 外涂患处，每日2～3次。

注意事项 忌穿不合脚之鞋子。

肛肠科·痔瘘

枯痔液

《全国中草药新医疗法展览会资料选编》

药物组成 明矾10g 胆矾3g 食盐2g

制作方法 上药混合，加注射用水100ml，加温至溶解后过滤，消毒。

功效主治 枯痔去腐。主治内痔。

临床用法 肛门两侧注射，1次20ml。可与枯痔油交替使用。

注意事项 须配合结扎治疗。

枯矾洗液※

《常见病验方研究参考资料》

药物组成 枯矾30g

制作方法 枯矾放入小口罐内，以沸水沏药待用。

功效主治 燥湿，止血，解毒。主治痔疮。

临床用法 坐罐上熏，待不烫手时洗，每日3～5次，液冷加温再使用。

注意事项 药温不宜过高，以免烫伤皮肤。

脱肛液

《全国中草药新医疗法展览会资料选编》

药物组成 明矾6g 普鲁卡因0.5g

制作方法 上药混合，加注射用水100ml，加温溶解后过滤，消毒。

功效主治 通络涩肠。主治痔疮、脱肛。

临床用法 定点注射，成人每侧1次注入10ml，小儿酌减。

注意事项 须与枯痔液压缩结扎配合。

熏洗却毒液

《全国中草药新医疗法展览会资料选编》

药物组成 瓦松 文蛤 川椒 侧柏叶 苍术 防风 艾叶各9g 马齿苋5g 皮硝70g 大葱1g

制作方法 上药水煎备用。

功效主治 消肿止痛，燥湿止

痒。主治内、外痔及肛瘘。

临床用法 趁热熏洗肛门，每日1~2次。

注意事项 忌食辛辣、香燥之品。

骨伤科·骨折

正骨止痛液※

《常见病验方研究参考资料》

药物组成 三七6g 姜黄30g 一枝蒿9g 白酒1L 樟脑4.5g

制作方法 白酒浸上药14小时备用。

功效主治 活血化瘀，消肿止痛。主治骨折肿痛。

临床用法 正骨术后，用草纸10层入药酒中泡透，外敷患处，每日1次。

注意事项 不可内服。孕妇慎用。

骨髓炎

风根洗液※

《全国中草药新医疗法展览会资料选编》

药物组成 边风樟（全草） 闹羊花根（黄杜鹃）各50g

制作方法 上药煎水备用。

功效主治 解毒清热，除湿通络。主治慢性骨髓炎。

临床用法 趁热熏洗患处，每日1次。

注意事项 不可内服。

传染科·白喉

青膝漱口液※

《常见病验方研究参考资料》

药物组成 土牛膝 大青叶各30g

制作方法 上药洗净捣烂，纱布包绞取汁备用。

功效主治 清热，解毒，凉血。主治白喉。

临床用法 漱口,2小时1次。

注意事项 脾虚胃寒者慎用。药用鲜品为佳。

眼科·结膜炎

水蛭眼液※

《全国中草药新医疗法展览会资料选编》

药物组成 活水蛭（田蚂蟥）

10 ~ 20g　生蜂蜜 5ml

制作方法　活蚂蟥置生蜂蜜中，6 小时后将浸液装瓶备用。

功效主治　活血祛瘀。主治急性结膜炎，也可治疗翼状胬肉及 2 年以内的角膜云翳、斑翳。

临床用法　点眼，1 次 1 滴，每日 1 次。

注意事项　注意用眼卫生。

明目消炎眼液※

《全国中草药新医疗法展览会资料选编》

药物组成　蒲公英　金银花各 30g

制作方法　上药分别水煎，煎液过滤凉置备用。

功效主治　清热解毒。主治急性结膜炎。

临床用法　两药液交替冲洗眼睛，每日3 ~ 4次。

注意事项　注意用眼卫生。

角膜云翳

火炭母眼液※

《全国中草药新医疗法展览会资料选编》

药物组成　火炭母 100g　十大功劳 30g

制作方法　上药加水 2000ml，煎 4 ~ 5 小时，去渣取液 150 ~ 200ml，过滤澄清，药液 PH 值在 5.5 ~ 6 之间。

功效主治　清热解毒，明目退翳。主治角膜云翳、斑翳、白斑。

临床用法　滴眼，1 次 3 ~ 5 滴，2 小时 1 次，疗程 1 ~ 2 个月。

注意事项　药液 3 ~ 5 日更换 1 次，过期无效。

鼠曲草眼液※

《全国中草药新医疗法展览会资料选编》

药物组成　细叶鼠曲草 3g

制作方法　上药加水 100ml 浸泡，隔水蒸沸 30 分钟，过滤装入眼药水瓶备用。

功效主治　明目退翳。主治角膜白斑；云翳。

临床用法　滴眼；新患眼每小时滴 2 次，1 次 3 滴；陈旧性患眼每小时滴 4 次，1 次 3 滴。

注意事项　注意用眼卫生。

耳鼻科·中耳炎

白背叶药液※

《全国中草药新医疗法展览会资料选编》

药物组成 白背叶30g

制作方法 上药加水250ml，煎煮1小时（从水沸开始算，煎药器皿要加盖盖好），去渣，用消毒纱布过滤3次，滤液冷却后，加入尼泊金防腐剂，每100ml滤液加防腐剂3ml，分装入滴管备用。

功效主治 解毒清热。主治化脓性中耳炎。

临床用法 先以白蜡冲洗患耳，拭干后滴入上药，1次3～4滴，每日3次。

注意事项 保持患耳卫生。

耳痛液※

《幼幼集成》

药物组成 虎耳草适量

制作方法 鲜虎耳草捣烂取汁备用。

功效主治 清热解毒，除湿排脓。主治耳内肿痛、流脓出水。

临床用法 药液灌耳，保留30～60分钟，倾出拭干耳道，每日4次。

注意事项 忌食辛辣食物。

矾荷黛冰液※

《常见病验方研究参考资料》

药物组成 枯矾3g 薄荷 青黛各6g 冰片0.5g 香油适量

制作方法 上药共研细末，香油调匀备用。

功效主治 疏风清热，解毒杀虫。主治急、慢性中耳炎。

临床用法 先用温开水洗净、擦干耳道，再取药液滴耳，1次2～3滴，每日2～3次。

注意事项 忌利物挖耳。

耳息肉

牛膝液※

《常见病验方研究参考资料》

药物组成 土牛膝30g 白酒50ml

制作方法 白酒浸泡牛膝10日备用。

功效主治 活血祛瘀。主治耳内息肉。

临床用法 滴耳，1 次1～2滴，每日3～4次。

注意事项 每次滴量不宜太大。

冰卤液

《常见病验方研究参考资料》

药物组成 冰片 0.6g 卤水10ml

制作方法 冰片研细末，入卤水调匀备用。

功效主治 清热解毒，消肿止痛。主治乳头瘤引起的耳道灼热肿痛。

临床用法 药棉蘸药液塞入耳内，每日 2 次。

注意事项 禁止药液直滴耳内。

口齿科·牙痛

仙莨液※

《全国中草药新医疗法展览会资料选编》

药物组成 威灵仙 毛莨各100g

制作方法 上药用鲜品洗净捣烂取汁。1000ml 药汁可加 75% 酒精 10ml，用以防腐。

功效主治 解毒止痛。主治牙痛。

临床用法 棉签蘸药液涂患处，每日1～3次。

注意事项 不可内服。不可多涂，以免起泡。

麻醉液※

《全国中草药新医疗法展览会资料选编》

药物组成 入地金牛根皮 50g 冰片 薄荷脑各 10g 酒精 甘油各适量

制作方法 上药用酒精、甘油浸制：1. 按95% 酒精 7 份，甘油 3 份的比例，配制成酒精甘油溶液，将溶液倾入入地金牛根皮研成的粉中，浸至药面为度，2～3 日后过滤，每 10ml 滤液加入冰片、薄荷脑各 0.4g。2. 将 60% 酒精倾入入地金牛根皮粉中，浸至药面为度，1 周后过滤。将滤液再倾入新鲜入地金牛根皮粉中，反复浸取过滤 3 次得滤液，将此滤液每 10ml 加冰片、薄荷脑各 0.4g。3. 将 95% 酒精浸泡入地金牛根皮粉 1 周后，制成流浸膏，加 60% 酒精适量，使其有一定流动性，加入冰片、薄荷

脑各0.4g。(以上3种制作方法均可选用)

功效主治 麻醉止痛。主要用于麻醉拔牙。

临床用法 棉球蘸药液涂牙周，约3~5分钟，分离牙龈，再将药液点入牙周膜，即可拔牙。

注意事项 忌食辛辣刺激性食物。

索 引

一画

二画

三画

四画

五画

六画

七画

八画

九画

十画

十一画

十二画

十三画

十四画

十五画

十六画

十七画

十八画

十九画

二十画

二十一画